PYTHON WEISHENG JIANKANG TONGJI FENXI YU KESHIHUA
FANGFA YU SHIJIAN

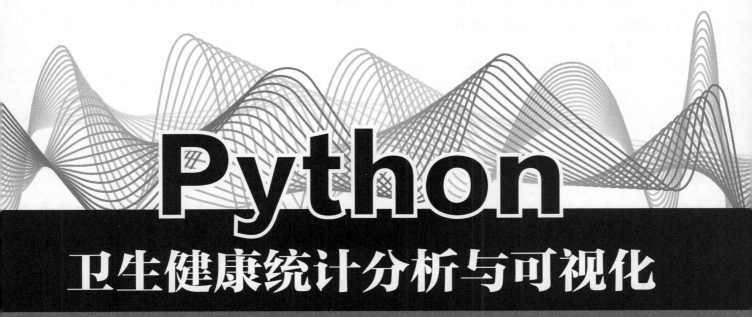

Python 卫生健康统计分析与可视化

——方法与实践

曾四清　著

中山大學出版社
SUN YAT-SEN UNIVERSITY PRESS
·广州·

图书在版编目（CIP）数据

Python 卫生健康统计分析与可视化：方法与实践 / 曾四清著. -- 广州：中山大学出版社，2024.9. -- ISBN 978-7-306-08180-3

Ⅰ. R195.1-39

中国国家版本馆 CIP 数据核字第 2024PC4796 号

出 版 人：王天琪
策划编辑：曾育林
责任编辑：曾育林
封面设计：曾　斌
责任校对：王百臻
责任技编：靳晓虹
出版发行：中山大学出版社
电　　话：编辑部 020-84113349，84110776，84111997，84110779，84110283
　　　　　发行部 020-84111998，84111981，84111160
地　　址：广州市新港西路 135 号
邮　　编：510275　　传　　真：020-84036565
网　　址：http：//www.zsup.com.cn　E-mail：zdcbs@mail.sysu.edu.cn
印 刷 者：佛山家联印刷有限公司
规　　格：787mm × 1092mm　1/16　30.5 印张　779 千字
版次印次：2024 年 9 月第 1 版　2024 年 9 月第 1 次印刷
定　　价：138.00 元

内容简介

本书主要总结著者多年全面系统深入学习、实践、探索、研究和应用 Python 语言解决数据统计分析和可视化问题的方法、案例、经验和体会，系统全面地介绍了 Python 语言基础、Python 统计分析和可视化相关库、Python 数据可视化方法与实践、Python 统计分析方法与实践等。其中，Python 统计分析方法与实践涵盖了数据清理、描述性统计、假设检验、相关与回归分析、多元统计分析，以及曲线拟合、生存分析、Cox 比例风险回归模型、判别分析、聚类分析、主成分分析、因子分析、时间序列分析、传染病动力学模型分析、样条函数分析、分布拟合与极值分析、贡献度分析等多种高级统计分析方法与实践。各种方法的实践部分主要从实践数据、实践任务、实践程序及说明、实践结果等方面进行介绍，并有针对性地对程序语句加以注释，努力做到“易学好用”。本书共介绍了 70 多种图形绘制方法和 100 多种数据清理和统计分析方法的 Python 语言实践。本书的大量实践案例数据主要来源于本地的疾病监测和专题调查，以及相关文献中的实例数据，具有较好的代表性。

本书通俗易懂，注重 Python 语言解决数据分析和可视化问题的技术路线和方法实践。主要读者对象包括卫生健康行业从业人员、高等院校预防医学和医学等专业本科生和研究生，以及其他对数据统计分析和可视化技术有需求的人员。可以作为 Python 语言统计分析和可视化技术学习培训的教材或参考书。

前　言

Python 是一个结合了解释性、编译性、交互性和面向对象的以计算生态为标志的“超级语言”，为我们提供了易于学习和维护，可移植、扩展和嵌入，支持互动模式，具有丰富的标准库和第三方库的高级编程语言。Python 功能强大，在系统编程、图形界面开发、科学计算和数据处理、文本处理、数据库编程、网络编程、Web 开发、自动化运维、金融分析、多媒体应用、网络爬虫、游戏开发和人工智能等方面应用广泛。Python 已经成为数据科学领域使用最广泛的语言之一，在大数据处理和人工智能方面备受青睐。

大数据时代，数据已经成为第五大生产要素，数字化转型的浪潮正蓬勃发展，数据技术正在成为人才的核心技能之一。数据统计分析和可视化技术是数据技术最基本而重要的方面。卫生健康领域拥有并不断产生大量的数据，疾病控制与公共卫生工作离不开数据！然而，大量的数据是否可用？是否能用？是否好用？是否会用？是否有用？传统的统计分析方法和工具是否能满足新时代对数据技术的强烈需求？如何更好让数据说话，最大限度地挖掘和利用数据价值，是摆在我们面前的重要课题。Python 语言的产生、应用和发展为我们提升数据技能提供了崭新的平台和工具。几年来，著者坚持以解决数据治理、统计分析和可视化等方面的技术问题为导向，坚持以解决问题的方法实践为路径，努力学习、积极探索，追求创新，积累沉淀了大量数据分析和可视化问题的 Python 语言解决方案，逐步系统全面整理成册，形成本书的雏形。2023 年以来成功举办了两期面向社会的“Python 数据统计分析与可视化新技术培训班”，讲授了其中部分内容，检验了课程，听取了学员们的反馈意见，以完善教材，反响和收效良好。

本书以基本知识、基本方法、基本技能和基本经验贯穿始终。主要有以下四个方面的特色。

一是注重基础。本书注重为读者介绍 Python 语言、Python 统计分析和 Python 可视化三大方面的基础。它主要包括在第一章、第二章和第三章的内容之中。

二是注重系统全面。本书在介绍三大方面的基础的同时，特别注重知识、方法与实践的系统性和全面性。各部分均在全面介绍基本知识和基本方法的基础上，按照“每法一例”和“一例多法”的原则，利用大量的案例详细介绍了各种方法的应用实践，甚至有多种解决方案。本书注重实践数据的代表性。实践数据来源主要包括专题调查数据、疾病监测数据，以及相关文献数据等。本书注重方法的系统全面性。本书所介绍的数据治理、统计分析和可视化方法基本覆盖通用卫生统计学和医学统计学等教材所介绍的方法，而且还有许多新的方法实践。

三是注重探索和创新。本书介绍了多种新的方法在卫生健康领域的创新应用实践，比如，样条函数分析、极值分析、有协变量的时间序列模型分析等。

四是注重实践。本书通过数据、任务、程序和结果将各种方法的实践贯通联系起来。坚持将方法、技能和经验贯穿于每个数据分析和可视化问题的 Python 语言解决方案之中，具有很强的可操作性和实用性。希望读者重点关注每个程序中各种方法的运用，读懂数据、方法与结果之间的技术路线和联系。

本书主要介绍 Python 在卫生健康领域数据治理、统计分析和可视化等方面的方法与实践。第一章介绍 Python 语言基础；第二章介绍 Python 统计分析相关库；第三章介绍 Python 数据可视化库及方法实践。全书共介绍了 70 多种图形绘制方法的 Python 语言实践，既包括结果展示类图形，也包括统计分析类图形，还有一些复合图形。第四章、第五章和第六章，从基本的数据清理、描述性分析到高级统计分析，系统全面介绍了 100 多种统计分析方法的 Python 语言实践。

本书通俗易懂，注重 Python 语言解决数据分析和可视化问题的技术路线和方法实践。主要读者对象包括卫生健康行业从业人员、高等院校预防医学和医学等专业本科生和研究生，以及其他对数据统计分析和可视化技术有需求的人员。可以作为 Python 语言统计分析和可视化技术学习培训的教材或参考书。

为了让读者能更好地体验阅读和使用本书，著者在这里作以下三点说明。

第一，关于提示符。第一章和第二章的实践程序代码主要是在 Python IDLE Shell 命令行窗口编写的交互式命令程序，每行程序以提示符“>>>”开头，其运行结果前没有提示符；有少部分是在 Spyder 的 IPython 开发环境下编写的交互式程序，每行程序以提示符“In [n]:”开头，其运行结果以提示符“Out[n]:”开头，[n] 中的 n 为整型数字；还有少部分是在 Python IDLE 编辑器或者在 Spyder 编辑器开发环境下编写的文件方式运行的程序，各行程序代码前都没有提示符。第三章至第六章的实践程序都是在 Spyder 编辑器开发环境下编写的文件方式运行的程序，各行程序代码前都没有提示符。在 Spyder 编辑器编写代码时，会在每行代码前自动生成一个连续的代码行序号，但在本书中并没有书写它们的序号。

第二，关于注释和临时禁止。本书中，注释符号“#”的使用有 3 种含义：①表示“#”号之后的一行文字是对整个程序文件内容的简要说明，或者是对它之后几行程序代码块作用的说明。②表示“#”号之后的一行或一段文字是对它上一行或同一行程序代码的注释。在本书中，对首次使用的方法程序语句均有注释，如果同样的方法程序语句再次出现，有的做了再次或多次强化注释，多数就不再重复注释。因此，在各种方法的实践程序代码中，并不是所有的语句都全部出现注释。③表示“#”号之后的一行程序代码被临时禁止运行，如果取消“#”号，则该行程序代码就恢复运行。一般用于该程序语句为可选解决方法，或者是用于禁止输出函数语句的执行。在 Python 中，如果要临时禁止某几行程序代码的执行，可以通过给该几行代码加单三引号 ''' ''' 或双三引号 """ """ 号包裹起来的方法实现。本书中，也有使用单三引号 ''' ''' 作为多行注释的情况。

第三，关于第三方库（包）。还需要说明的是，本书的方法实践主要是在 Python IDLE、IPython 和 Anaconda Spyder 集成开发环境中完成。Anaconda 集成了大量的标准库和第三方库。如果您成功安装了 Python IDLE 和 Anaconda，就可以实现编辑和运行本书中的绝大部分方法程序。但是，由于少部分方法的程序包并未被原生集成到 Anaconda 发行版中，需要专门安装后才能使用。它们包括生存分析 lifelines 包、因子分析 factor_analyzer 库等，其安装方法在对应各节中均有具体介绍。同时，还值得注意的是，Python 语言基础库、标准库和第三方库都是在不断升级和更新的，在使用过程中，要注意由此产生的库 / 包 / 模块升级需要，以及应用方法上的一些变化和改进。

三年磨砺，终于成卷。本书能够顺利完成，首先我要非常感谢一直铭记在心的多位老师！包括让我在某次学术会议上首次了解 Python 语言的老师、首次且仅一次参加 Python 语言培训班时给我们授课的启蒙老师，让我有机会自学的中国大学 MOOC（慕课）中多所大学讲授 Python 语言和相关数学知识精品开放课程的多位教师！在此对他们表示最诚挚的敬意和感谢！在本书的编写过程中，学习参考了 Python 语言、Anaconda 标准库和相关第三方库官方网站的大量帮助文档；学习参考了相关的专著、教材、期刊文献和公开课程；还学习参考了互联网上一些 Python 语言爱好者发布的相关文档和程序，等等。在此，对相关文献的作者和贡献者致以最诚挚的谢意！ 由于未能详尽列举全部文献，不到之处，在此深表歉意！敬请谅解！还要感谢多位同事！是他们对数据分析的技术需求，为我学习钻研和探索创新 Python 语言数据技术提供了前进的动力。同时，感谢他们为我提供了部分实践案例业务数据。本书能够及时出版，要感谢我的同事们和中山大学出版社多位老师的大力支持和帮助！还要感谢家人和朋友们的热情支持和鼓励！

由于著者水平和能力有限，书中可能会出现一些错漏或不当之处，还请读者谅解并不吝指教！

“工欲善其事，必先利其器。”大数据时代的数据价值挖掘利用离不开先进的数据技术。我相信，如果您学习和掌握了 Python 语言，您将会勇立于新数据技术的潮头，成为先进数据技术的拥有者，成为多源大数据价值挖掘的匠者。让我们一起将学习和运用 Python 语言变成习惯！让 Python 成为我们工作的得力助手！

曾四清

2024 年 6 月于广州

目 录

第一章 Python 语言基础 …… 1

第一节 Python 语言及系统开发环境简介 …… 1

一、Python 语言简介 …… 1

二、Python 开发环境简介 …… 3

第二节 Python 系统安装及运行 …… 6

一、搭建 Python 开发环境 …… 6

二、第三方包的安装与测试 …… 7

三、Python 程序的运行方式 …… 8

四、系统升级及包管理 …… 9

五、查阅帮助文档 …… 10

第三节 Python 中的对象、类、函数、方法、模块、包和库 …… 11

一、对象（Object） …… 11

二、类（Class） …… 11

三、函数（Function） …… 11

四、方法（Method） …… 12

五、模块（Model） …… 12

六、包（Package） …… 12

七、库（Library） …… 12

第四节 数据类型和结构 …… 13

一、标准数据类型 …… 13

二、数据类型转换 …… 13

三、索引和切片 …… 14

四、数值 …… 15

五、字符串 …… 15

六、列表与序列类型 …… 17

七、元组 …… 21

八、集合 …… 23

九、字典 …… 24

第五节 基本操作符和运算 …… 27

一、算术操作符 …… 27

二、赋值操作符及复合赋值运算符 …… 27
三、比较操作符 …… 28
四、逻辑操作符 …… 28
五、成员运算符 …… 28
第六节　基础语法 …… 29
一、标识符、关键字和变量 …… 29
二、基本函数 …… 29
三、条件语句 …… 34
四、循环语句 …… 36
第七节　结果输出格式设置 …… 40
一、设置输出格式 …… 40
二、设置小数位数 …… 42
第八节　文件管理 …… 43
一、文件基本操作方法及访问模式说明 …… 43
二、打开或创建新文件 …… 44
三、关闭文件 …… 44
四、读文件数据 …… 45
五、向文件写数据 …… 46
第九节　程序编写基本规则 …… 48
一、编写程序的一般步骤 …… 48
二、程序的构成 …… 49
三、程序书写规则 …… 49

第二章　Python 统计分析相关库 …… 50
第一节　NumPy 库 …… 50
一、NumPy 数组的基本属性 …… 50
二、NumPy 数组元素类型 …… 51
三、NumPy 数组创建 …… 51
四、NumPy 数组对象的索引 …… 54
五、NumPy 函数及其应用 …… 55
六、NumPy IO 工具 …… 59
第二节　Pandas 库 …… 61
一、Pandas 数据结构 …… 61
二、Series 创建和基本操作方法 …… 62
三、DataFrame 创建和基本操作方法 …… 67
四、DataFrame 数据索引、修改和过滤 …… 73

五、Pandas 检查处理缺失值 …… 87
六、检查处理重复数据 …… 90
七、排序和排序算法 …… 93
八、数据转化与分组 …… 94
九、日期时间数据处理 …… 102
十、Pandas 数据合并与连接 …… 106
十一、数据匹配 …… 110
十二、长格式与宽格式数据转换 …… 112
十三、Pandas 统计函数及应用 …… 115
十四、Pandas 的逻辑运算符 …… 121
十五、Pandas IO 工具 …… 121
第三节　SciPy 库 …… 130
一、SciPy 主要模块及其功能概述 …… 130
二、scipy.stats 主要函数功能介绍 …… 132
第四节　Statsmodels 库 …… 136
一、Statsmodels 主要模块及功能介绍 …… 136
二、安装和导入 …… 141
三、建模步骤 …… 141
第五节　Scikit-learn 库 …… 142
一、Scikit-learn 库简介 …… 142
二、数据预处理 …… 143
三、几种数据统计分析方法简介 …… 144

第三章　Python 数据可视化方法与实践 …… 145

第一节　Python 数据可视化库简介 …… 145
一、Matplotlib 库简介 …… 145
二、Seaborn 库简介 …… 147
三、Pandas 库可视化简介 …… 148
四、其他可视化库 …… 149
第二节　Python 绘图方式及基本步骤 …… 150
一、Matplotlib 图形组成 …… 150
二、Python 绘图方式 …… 151
三、Python 绘图基本步骤 …… 151
第三节　Matplotlib 绘图属性参数设置 …… 152
一、中文显示参数设置 …… 152
二、图形大小画布和像素设置 …… 153

三、子图 …… 153
四、线条形状、颜色和标记属性设置 …… 154
五、坐标属性设置方法 …… 155
六、x 轴与 y 轴属性及标签设置 …… 156
七、设置标题 …… 156
八、设置图例 …… 157
九、网格属性设置 …… 158
十、添加辅助线 …… 158
十一、添加垂直区域 …… 158
十二、添加表格 …… 158
十三、添加箭头 …… 159
十四、添加色条 …… 159
十五、添加文本说明 …… 160
十六、图形注释 …… 161
十七、边框处理 …… 162
十八、在屏幕上显示结果 …… 163
十九、保存图形 …… 163
第四节 Matplotlib 主要绘图函数基本用法与绘图实践 …… 163
一、线图 …… 164
二、填充图 …… 168
三、散点图 …… 170
四、条图和组合条图 …… 172
五、双 y 轴图 …… 180
六、饼图 …… 182
七、子图 …… 184
八、直方图 …… 187
九、箱式图 …… 190
十、极坐标图 …… 193
十一、玫瑰图 …… 198
十二、时序图 …… 200
十三、误差条图 …… 202
第五节 Seaborn 库绘图基础 …… 205
一、基本绘图方式 …… 205
二、风格设置 …… 206
三、颜色设置 …… 207
四、图形大小设置 …… 208

五、绘图函数简介 …… 208
第六节　Seaborn 库数据可视化实践 …… 209
一、绘图实践数据及实践任务 …… 209
二、散点图 …… 210
三、折线图 …… 213
四、条形散点图 …… 214
五、集群散点图 …… 215
六、箱式图 …… 216
七、条形图 …… 217
八、点线图 …… 218
九、计数图 …… 219
十、带核密度曲线的直方图 …… 220
十一、累积分布图 …… 223
十二、多分类回归模型组图 …… 224
十三、回归模型图 …… 225
十四、热力图 …… 227
十五、聚类热力图 …… 230
十六、双变量关系图 …… 231
十七、多变量关系组图 …… 232
第七节　Pandas 库绘图基础 …… 234
一、Pandas 库绘图函数 …… 234
二、Pandas 库绘图模块 …… 235
第八节　Pandas 库绘图实践 …… 239
一、散点图 …… 239
二、密度图 …… 240
三、时序图和自相关图 …… 240
四、散点矩阵图 …… 241
五、滞后图 …… 242
六、数据表格图 …… 243
第九节　Statsmodels 和 SciPy 库绘图实践 …… 244
一、自相关图和偏自相关图 …… 244
二、Q–Q 图 …… 245
三、P–P 图和 P–Q 图 …… 246

第四章　Python 统计分析方法与实践（上） …… 248
第一节　Python 统计分析步骤及技术路线 …… 248
一、实践数据说明 …… 248
二、实践任务描述 …… 248
三、技术路线 …… 249
第二节　数据清理 …… 249
一、实践数据 …… 249
二、数据清理任务 …… 250
三、实践程序及说明 …… 250
四、实践结果 …… 252
第三节　数据转化和统计描述 …… 255
一、数据转化 …… 255
二、统计描述 …… 257
第四节　假设检验 …… 263
一、分布检验 …… 263
二、方差齐性检验 …… 271
三、z 检验 …… 271
四、t 检验 …… 272
五、Mann-Whitney U 检验（Wilcoxon 秩和检验） …… 275
六、卡方检验 …… 276
七、方差分析 …… 282
第五节　分布拟合 …… 286
一、正态分布拟合 …… 286
二、二项分布拟合 …… 287
三、Poisson 分布拟合 …… 289
第六节　相关分析与回归分析 …… 291
一、相关分析 …… 291
二、多项式回归 …… 293
三、一元线性回归 …… 295
四、多元线性回归 …… 306
五、广义线性回归 …… 315
六、混合线性模型 …… 324
七、广义相加模型 …… 324
八、广义估计方程 …… 328
九、Logistic 回归 …… 329
十、Poisson 回归 …… 331

第五章 Python 统计分析方法与实践（中） …… 333
第七节 曲线拟合 …… 333
一、实践数据 …… 333
二、实践任务 …… 333
三、实践程序及实践结果 …… 333
第八节 生存分析 …… 337
一、实践数据 …… 338
二、实践任务 …… 338
三、实践程序及实践结果 …… 338
第九节 Cox 比例风险回归模型 …… 346
一、实践数据 …… 346
二、实践任务 …… 347
三、实践程序及说明 …… 347
四、实践结果 …… 348
第十节 判别分析 …… 349
一、Fisher 判别分析 …… 349
二、Bayes 判别分析 …… 352
三、距离判别分析 …… 353
第十一节 聚类分析 …… 355
一、层次聚类 …… 355
二、Kmeans 聚类 …… 358
三、DBSCAN 聚类 …… 360
四、Gaussian 混合模型聚类 …… 361
第十二节 主成分分析 …… 361
一、主成分分析 …… 361
二、主成分回归分析 …… 369
第十三节 因子分析 …… 371
一、实践数据 …… 371
二、实践任务 …… 371
三、实践程序及说明 …… 371
四、实践结果 …… 373

第六章 Python 统计分析方法与实践（下） …… 375
第十四节 时间序列分析 …… 375
一、概述 …… 375
二、自回归模型（AR） …… 376

三、移动平均模型（MA） …… 379
四、自回归移动平均模型（ARMA） …… 381
五、自回归差分移动平均模型（ARIMA） …… 384
六、季节性自回归差分移动平均模型（SARIMA） …… 389
七、含协变量的季节性自回归差分移动平均模型（SARIMAX） …… 392
八、自回归分布滞后模型（ARDL）和含协变量的 ARDL 模型（ARDLX） …… 395
九、向量自回归模型（VAR） …… 399
十、向量自回归移动平均模型（VARMA） …… 402
十一、含协变量的向量自回归移动平均模型（VARMAX） …… 406
十二、指数平滑模型（ES） …… 409
十三、动态因子模型（DF） …… 411
第十五节　传染病动力学模型分析 …… 414
一、基本再生数 R_0 和有效再生数 R_t …… 414
二、SEIR 模型 …… 417
三、SEEIR 模型 …… 423
四、SSEIR 模型 …… 425
第十六节　拟合与极值分析 …… 427
一、样条函数拟合 …… 428
二、正态分布拟合 …… 432
三、对数正态分布拟合 …… 437
四、广义 Logistic 分布拟合 …… 443
五、Logistic 分布拟合 …… 448
六、广义极值分布拟合 …… 452
七、耿贝尔分布拟合 …… 455
八、威布尔分布拟合 …… 458
九、指数威布尔分布拟合 …… 461
十、冈珀茨分布拟合 …… 465
十一、皮尔逊Ⅲ型分布拟合 …… 467
第十七节　贡献度分析 …… 469
一、实践数据 …… 469
二、实践任务 …… 469
三、实践程序及说明 …… 470
四、实践结果 …… 470
主要参考文献 …… 472

关注工具变革的力量，改变从 Python 开始

第一章　Python 语言基础

第一节　Python 语言及系统开发环境简介

一、Python 语言简介

数据分析和展示是公共卫生工作者应当具备的基本技能之一，同时，随着计算机技术的发展，数据挖掘和人工智能已经在越来越多的领域得到实际应用。然而，其在公共卫生领域的应用并不多见。

Python 是一种结合了解释性、编译性、交互性和面向对象的以计算生态（标准库 + 第三方库）为标志的“超级语言”，是一门易于学习和维护，可移植、扩展和嵌入，支持互动模式，具有丰富的标准库和第三方库功能的强大的高级编程语言。其在大数据处理和人工智能方面应用广泛。

本书将主要介绍 Python 在卫生健康领域数据治理、统计分析和可视化等方面的方法与实践应用。

（一）什么是 Python?

Python 意为“蟒蛇”。Python 是一种解释型的面向对象带有动态语义的高级程序设计语言。

Python 是由荷兰计算机程序员 Guido van Rossum 在 20 世纪 80 年代末至 90 年代初，在荷兰国家数学和计算机科学研究所设计出来的。第一个 Python 编译器 / 解释器诞生于 1991 年。Python 程序设计语言的作者 Guido 喜爱电视剧 Monty *Python's Flying Circus*（英国六人喜剧团体《巨蟒剧团之飞翔的马戏团》），因此，他将这一程序设计语言命名为“Python”。

Python 2.0 于 2000 年 10 月 16 日发布，Python 3.0 于 2008 年 12 月 3 日发布，此版不完全兼容之前的 Python 2 源代码。2020 年 1 月 1 日，Python 官方结束了对 Python 2 的维护，这意味着 Python 2 已完全退休，进入 Python 3 时代。从 Python 3.7 版之后，Python 官方团队每年都会发布一个新版本，最近官方团队于 2023 年 10 月 2 日发布了 Python 3.12.0 版。

Python 语言的拥有者是 Python Software Foundation（PSF），PSF 是非营利组织，致力于保护 Python 语言开放、开源和发展，现在是由一个核心开发团队在维护。目前，创始者 Guido 仍然发挥着至关重要的作用，指导其发展。

Python 是一种简单、易学的面向对象的高级语言，具有可扩展性、可移植性和可嵌入性，其代码规范，具有解释性，运行速度快，免费开源，具有丰富的库。

（二）Python 的应用

Python 是一门掌握抽象与求解计算问题的综合能力的语言，是一门助力产业界解决复杂计算问题的方法语言，是一门帮助用户享受利用编程将创新变为现实乐趣的语言。它主要有以下几大方面的应用：

（1）系统编程。提供 API（Application Programming Interface），能方便进行系统维护和管理，是 Linux 下标志性语言之一，是很多系统管理员理想的编程工具。

（2）图形界面开发。Python 在图形界面开发上很强大，可以用 Tkinter/PyQT 框架开发各种桌面软件。

（3）科学计算和数据处理。Python 提供多种具有极其便捷强大的数据处理与统计功能库，是一门很适合做科学计算的编程语言。NumPy、Pandas、SciPy、Matplotlib、Seaborn、Statsmodels、Scikit-learn 等众多程序库的开发，使得 Python 越来越适合做科学计算并绘制高质量的 2D 和 3D 图像。

（4）文本处理。Python 提供的 re 模块能支持正则表达式，还提供 SGML、XML 分析模块，许多程序员利用 Python 进行 XML 程序的开发。

（5）数据库编程。程序员可通过遵循 Python DB-API 规范的模块与 Microsoft SQL Server、Oracle、Sybase、DB2、MySQL、SQLite 等数据库通信。另外，Python 自带有一个 Gadfly 模块，该模块提供了一个完整的 SQL 环境。

（6）网络编程。提供丰富的模块支持 Sockets 编程，方便快速地开发分布式应用程序。

（7）Web 开发。Python 定义了 Web 服务器网关接口 WSGI（Web Sever Gateway Interface）标准应用接口来协调 http 服务器与基于 Python 的 Web 程序之间的沟通。Python 拥有很多免费数据函数库、免费 Web 网页模板系统以及与 Web 服务器进行交互的库，可以实现 Web 开发，搭建 Web 框架。用 Python 开发的 Web 项目小而精，支持最新的 XML 技术，而且数据处理的功能较为强大。

（8）自动化运维。Python 是运维人员广泛使用的语言，能满足绝大部分自动化运维需求，包括前端和后端。

（9）金融分析。利用 NumPy、Pandas、SciPy 等数据分析模块，可快速完成金融分析工作。目前，Python 是金融分析、量化交易领域里使用最多的语言。

（10）多媒体应用。Python 的 PyOpenGL 模块封装了 OpenGL API，能进行二维和三维图像处理。

（11）网络爬虫。在爬虫领域，Python 几乎是“霸主”地位，其提供了 Scrapy、Request、BeautifulSoap、urllib 等工具库，能将网络中的一切数据作为资源，通过自动化程序进行数据采集以及处理。

（12）游戏开发。在网络游戏开发中 Python 也有很多应用。可用于计算机游戏三维场景制作和各种专业领域应用。相比 Lua，Python 有更高阶的抽象能力，可以用更少的代码描述游戏业务逻辑。另外，Python 更适合作为一种 Host 语言，即程序的入口点在 Python 端会比较好，并可以用 C/C++ 写一些扩展。Python 非常适合编写 1 万行以上的项目，而且能够很好地把网络游戏项目的规模控制在 10 万行代码以内。

（13）人工智能（Artificial Intelligence，AI）。基于丰富的 Python 第三方库，可以便捷高效地实现 AI 各个阶段任务。Python 积累了丰富的科学计算库。当 AI 时代来临后，Python 从众多编程语言中脱颖而出，各种 AI 算法都可以基于 Python 编写。在支持向量机、神经网络、深度学习等机器学习方面，Python 都能够找到比较成熟的包来加以调用。这就使得 Python 在 AI 领域备受青睐。

二、Python 开发环境简介

（一）Python IDLE

IDLE 是 Python 所内置的开发与学习环境。IDEL 具有两个主要窗口类型，分别是 Shell 命令行窗口和编辑器窗口（图 1–1）。通过 Shell 窗口的 File 菜单中的 New File 打开编辑器窗口，用户可以同时打开多个编辑器窗口。

IDLE 的 Shell 命令行窗口菜单包括文件菜单（File）、编辑菜单（Edit）、Shell 菜单（Shell）、调试菜单（Debug）、选项菜单（Options）、Window 菜单（Window）和帮助菜单（Help）。

编辑器窗口菜单包括：文件菜单（File）、编辑菜单（Edit）、格式菜单（Format）、运行菜单（Run）、选项菜单（Options）、Window 菜单（Window）和帮助菜单（Help）。

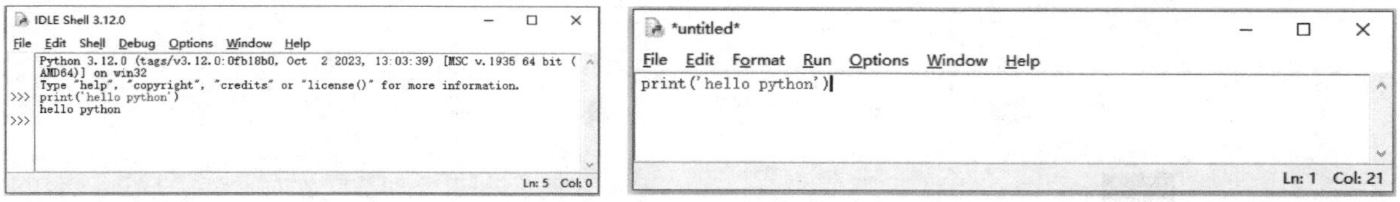
IDLE Shell 3.12.0
File Edit Shell Debug Options Window Help
Python 3.12.0 (tags/v3.12.0:0fb18b0, Oct 2 2023, 13:03:39) [MSC v.1935 64 bit (AMD64)] on win32
Type "help", "copyright", "credits" or "license()" for more information.
>>> print('hello python')
hello python
>>>
Ln: 5 Col: 0
untitled
File Edit Format Run Options Window Help
print('hello python')
Ln: 1 Col: 21

图 1–1　Python IDEL Shell 命令行窗口和编辑器窗口

（二）IPython

IPython 是 Python 科学计算标准工具集的组成部分，它将其他所有相关的工具集成在一起，为交互式和探索式计算提供了一个强健而高效的环境（图 1–2）。同时，它是一个增强的 Python Shell，其目的是提高编写、测试、调式 Python 代码的速度。IPython 主要用于交互式数据并行处理，是分布式计算的基础框架。

另外，IPython 还提供了一个类似于 Mathematica 的 HTML 笔记本、一个基于 Qt 框架的 GUI 控制台，它们具有绘图、多行编辑以及语法高亮显示等功能。

Spyder 集成开发环境的右下窗口即为 IPython 窗口。

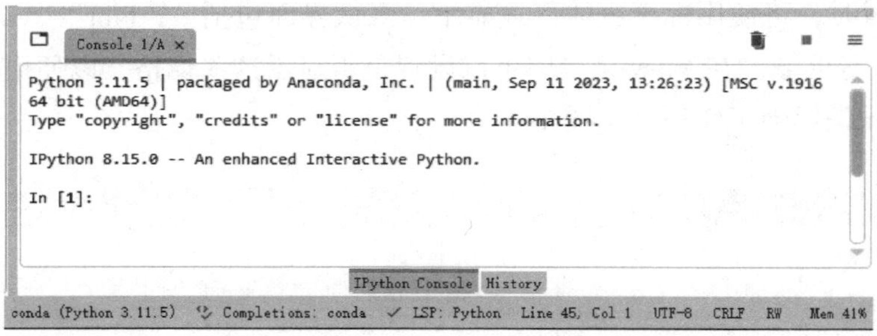
Console 1/A
Python 3.11.5 | packaged by Anaconda, Inc. | (main, Sep 11 2023, 13:26:23) [MSC v.1916 64 bit (AMD64)]
Type "copyright", "credits" or "license" for more information.
IPython 8.15.0 -- An enhanced Interactive Python.
In [1]:
IPython Console
History
conda (Python 3.11.5)
Completions: conda
LSP: Python
Line 45, Col 1
UTF-8
CRLF
RW
Mem 41%

图 1–2　IPython 窗口

IPython 也可以通过 %run 命令运行 Python 程序，使用方法举例如下：

在“F:\PyData2403”目录下有名称为 helloworld.py 的 Python 程序文件，内容如下：

```
myString='hello world'
print(myString)
```

通过 %run 命令在 IPython 中运行该程序的语法及结果如下：

```
In[1]：%run F:\PyData2403\helloworld.py
hello world
```

（三）Anaconda

Anaconda 是一款可以便捷获取包且对包能够进行管理，同时对环境可以进行统一管理的 Python 发行版本。Anaconda 包含了 conda、Python 在内的超过 800 多个科学包及其依赖项。其包含的科学包包括：Conda、NumPy、SciPy、Pandas、Scikit-learn、IPython、Spyder、Jupyter Notebook 等。Conda 是包及其依赖项和环境的管理工具，其可以实现快速安装、运行和升级包及其依赖项，便捷地创建、保存、加载和切换环境。Conda 为 Python 项目而创造，但可适用于多种语言。Pip 是用于安装和管理软件包的包管理器，Pip 仅适用于 Python。Anaconda 导航窗见图 1-3。

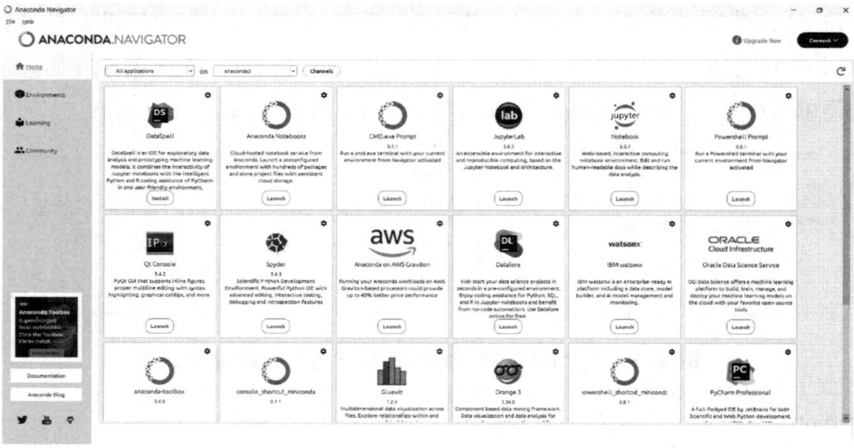

图 1-3　Anaconda Navigater 窗口

（四）Spyder

Spyder 是一个简单的集成开发环境，其提供高级的代码编辑、交互测试和调试等功能。同其他的 Python 开发环境相比，它最大的优点就是模仿了 MATLAB 的“工作空间”的功能，可以很方便地观察和修改数组的值。

Spyder 的界面由许多窗格构成，用户可以根据自己的喜好调整它们的位置和大小。当多个窗格出现在一个区域时，将使用标签页的形式显示。默认界面包括“Editor”“Variable explorer”和“IPython Console”等区域。在 View 菜单中可以设置是否显示这些窗格，以便用户灵活运用。

以下是 Spyder 编辑器工作环境（图 1-4）。

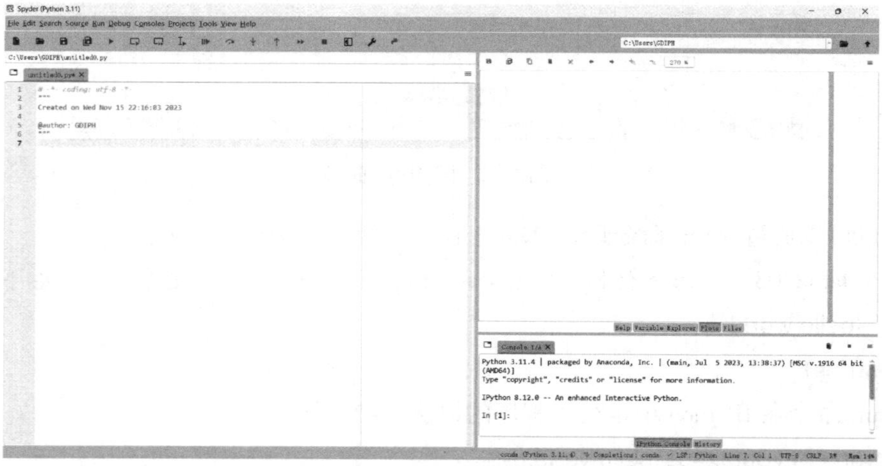

图 1-4　Spyder 编辑器工作环境

左侧为代码编辑“Editor”窗口，主要用于编写代码和注释；右上部分为变量和文件观察“Variable explorer”窗口，主要用于查看变量和文件、获得帮助、图形输出等；右下部分控制台“IPython Console”窗口，可以调用 Python IDLE 和 IPython，主要用于交互式编程、输出程序文件运行结果和查看程序运行记录。

在左侧 Python 编辑窗口输入“print('hello world')”，点击“Run”运行按钮，保存为“*.py”文件并运行，即在右下侧 IPython 交互式编辑窗口输出“hello world”，表示安装运行成功。

用户通过以下方式可实现 Spyder 编辑器工作环境窗口背景颜色和字体大小等个性化设置。

运行 Spyder，按照以下菜单选择即可设置背景颜色，“Tools”→“Preferences”→“Appearance”，在 Syntax Highlighting Theme 下选择“Spyder”，在 Preview 窗口预显设置颜色。选定后按“OK”按钮确认设置。此时，背景颜色即设置为白色。

当然，用户也可以通过 Spyder 窗口菜单中的工具按钮进入 Preferences 窗口，按照以上步骤完成设置。

同样，用户可以通过“Tools”→“Preferences”→“Appearance”，对 Fonts 的参数进行修改，改变字体大小。

（五）Jupyter Notebook

Jupyter Notebook（此前被称为 IPython notebook）是一个交互式笔记本，支持运行 40 多种编程语言。它是一款基于网页的用于交互计算的应用程序。其可应用于全过程计算：开发、文档编写、运行代码和展示结果。其程序文件名为 .ipynb。

Jupyter Notebook 的主要特点有：

（1）编程时具有语法高亮、缩进、tab 补全的功能。

（2）可直接通过浏览器运行代码，同时在代码块下方展示运行结果。

（3）以富媒体格式展示计算结果，富媒体格式包括：HTML、LaTeX、PNG、SVG 等。

（4）对代码编写说明文档或语句时，支持 Markdown 语法。

（5）支持使用 LaTeX 编写数学说明。

以下是 Jupyter 编辑器工作环境（图 1–5）。

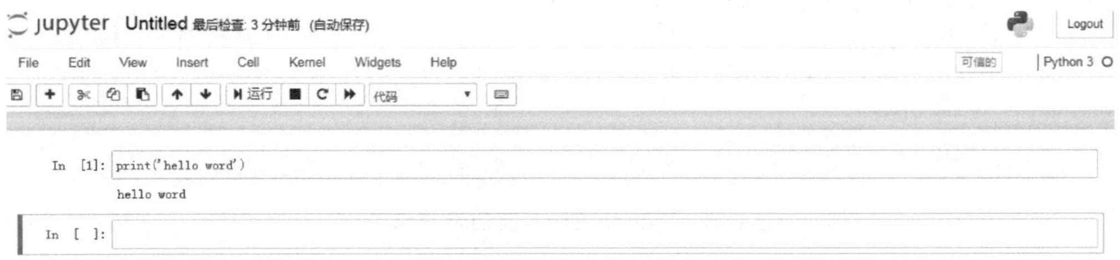

图 1–5 Jupyter 编辑器工作环境

在 In[ ]: 后输入“print('hello world')”，点击“运行”按钮，即输出“hello world”，表示安装运行成功。

（六）PyCharm

PyCharm 是由一家捷克软件开发公司 JetBrains 打造的一款 Python IDE，其带有一整套可以帮助用户在使用 Python 语言开发时提高其效率的工具，比如调试、语法高亮、Project 管理、代码跳转、智能提示、自动完成、单元测试和版本控制等。此外，PyCharm IDE 还提供了一些高级功能，以用于支持高水准的 Python 语言编写的开源 Web 应用程序 Django 框架下的专业 Web 开发。另外，PyCharm 支持 Google App Engine，支持在 .NET 平台上实现的 Python 语言 IronPython。这些功能在先进代码分析程序的支持下，使 PyCharm 成为 Python 专业开发人员和刚起步人员使用的有力工具。

本书主要以 Python IDLE、Anaconda 集成开发平台和 Spyder 编辑器为系统开发环境进行介绍。

第二节 Python 系统安装及运行

一、搭建 Python 开发环境

Python 集成开发学习环境 IDLE（Integrated Development and Learning Environment）由 Python 官方提供，由 Python 解释器和 IDLE 开发环境（轻量级）构成，只有几十兆字节大小，使用灵活，功能丰富，包括编辑器、交互环境、标准库和库安装工具，适用于小规模程序开发。

Python 集成开发环境搭建可通过两种方案实现。第一是分步安装，即先安装 Python，再安装 Spyder 或 Jupyter notebook 或者 Pycharm 等编辑器，然后安装 NumPy、Pandas 或 Scikit-learn 等第三方库；第二是集成安装，即安装 Anaconda，它包括 Python、编辑器 Spyder 和 Jupyter notebook、第三方库 NumPy、Pandas 和 Scikit-learn 等。

（一）Python 集成开发学习环境（IDLE）安装及测试

通过访问 Python 的官网 https://www.python.org/ 下载安装 Python，该官网上有适用于 Windows 或 Mac OS X 等不同操作系统的不同版本的 Python 3.x 或 Python 2.x 供下载安装。安装完成后，运行 Python，就会出现 Python Shell 窗口。

在 ">>>" 标识符后输入 "print('hello python')"，按回车键后就输出 "hello python"，即表明安装运行成功。见图1-6。

```
IDLE Shell 3.12.0                                    —    □    ×

File  Edit  Shell  Debug  Options  Window  Help

    Python 3.12.0 (tags/v3.12.0:0fb18b0, Oct  2 2023, 13:03:39) [MSC v.1935 64 bit (
    AMD64)] on win32
    Type "help", "copyright", "credits" or "license()" for more information.
>>> print('hello python')
    hello python
>>> |

                                                              Ln: 5  Col: 0
```

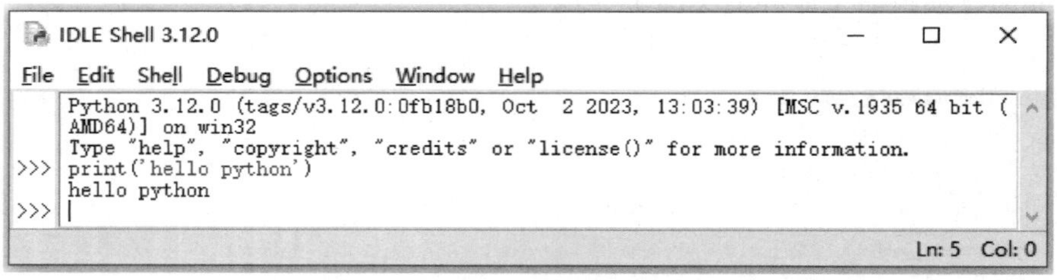

图 1-6 Python Shell 窗口及安装测试

（二）Python 集成开发平台 Anaconda 安装及测试

通过访问 Anaconda 官网 https://www.anaconda.com/（或 https://www.continuum.io）下载安装 Anaconda。其中有个人版（Individual Edition）、商业版（Commercial Edition）、团队版（Team Edition）、企业版（Enterprise Edition）和专业版（Professional Services），个人版是开源的。有适用于 Windows、MacOS 或 Linux 等操作系统的多个版本；此外，也可以访问国内镜像站，如清华大学开源软件镜像站 https://mirrors.tuna.tsinghua.edu.cn/ anaconda/archive/，进行下载安装。安装时要勾选 "Add Anaconda to my PATH environment variable"。安装完成后运行 Anaconda Navigator（图 1-3），即可运行 Spyder 或 Jupyter Notebook 等。

二、第三方包的安装与测试

（一）包安装与测试

1．在 Windows DOS 命令下使用 pip install * 安装需要的包 *

Python 安装包的下载官网为 https://www.lfd.uci.edu/~gohlke/pythonlibs/#，Python 包索引官网为 https://pypi.org/。

在 Windows 系统下，键盘输入“Win+R”，或在“运行”窗口的“打开（O）:”连接中输入“cmd”，点击“确定”，即进入 c:\users\Administrator>_ 命令行窗口；或者在 Windows 系统下，先点击“开始”，再点击“运行”，在“运行”窗口的“打开（O）:”连接中输入“cmd”来开启一个命令行窗口。

在 Windows 的命令提示符窗口，可采用 pip 命令安装第三方包，供 Python 集成开发环境下使用，其基本命令格式包括以下 4 种：① pip install package_name；② python.exe -m pip install package_name；③ python-m pip install package_name；④ py-m pip install package_name。

例如，安装第三方库 Scipy 可以采用以下方式：

C:\Users\Administrater>pip install scipy

通常情况下，pip 会使用默认的包来源，但这样可能会出现下载速度极慢，甚至下载失败。此时，可以采用更换 pip 包源的方法。比如，切换到清华源安装需要的包：

pip install package_name-i https://pypi.tuna.tsinghua.edu.cn/simple

2．在 Anaconda Prompt 的 Dos 命令下安装需要的包

打开 Anaconda 集成开发环境中的 Anaconda Prompt 模块下的 Dos 命令，然后使用 pip install package_name 或 conda install package_name 安装需要的包供 Anaconda 集成开发环境下使用。不过，conda 执行包安装时，会把这个包需要的依赖包一并安装，而 pip 可能会提示你“缺少 ××× 依赖包”。

<base> C:\Users\Administrator>pip install package_name

<base> C:\Users\Administrator>conda install package_name

3．测试

在 Python Shell 窗口 >>> 标识符后输入“import scipy”，按回车键，光标自动跳到下一行，表示第三方包 Scipy 在 Python 集成开发环境中安装成功。见图 1–7。

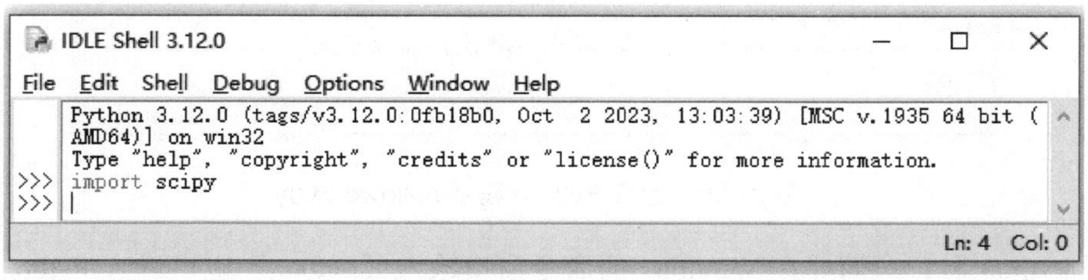

图 1–7　测试第三方包 Scipy

同样，在 Anaconda 集成开发环境下，在程序代码中输入包导入命令行，如果导入成功，则表明包安装成功。

（二）安装读写 Excel 文件的包

值得注意的是，默认的 Pandas 还不能读写 Excel 文件，需要安装 xlrd（读）和 xlwt（写）包才能支持 Excel 的读写，方法如下：

```
pip install xlrd
pip install xlwt
```

三、Python 程序的运行方式

Python 程序的运行方式有两种，一种是 Shell 方式，Shell 是交互式解释器，即输入一行命令，解释器就解释运行出相应结果，适合于语法练习。见图 1–8。

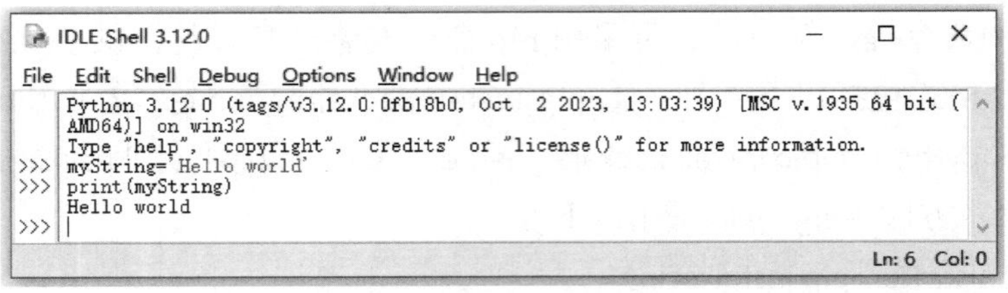

图 1–8　Python 交互式运行

另一种运行方式是文件方式，即在 Python 的 IDE 工作环境中，创建（New File）一个以“py”为扩展名的文件“.py”，再用 Python 解释器运行“Run”菜单下的“Run Model F5”或按键盘上的“F5”得到结果。文件方式是编程的主要方式。见图 1–9 和图 1–10。

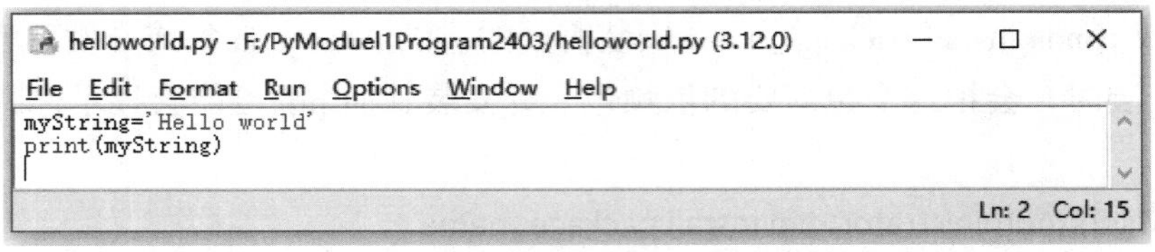

图 1–9　编写 Python 程序 helloworld.py

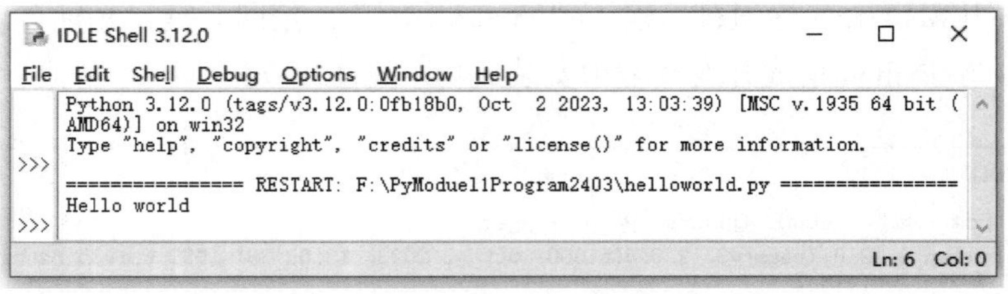

图 1–10　运行 Python 程序 helloworld.py

安装好 Python 后，只需要在 Windows 的命令窗口输入“python”也可进入 Python 交互式运行环境。因此，用户也可以在 Windows 的命令提示符窗口，使用另一种文件方式运行程序，即脚本式运行，见图 1–11。

```
C:\Users\Lenovo>python F:/PyModuel1Program2403/helloworld.py
```

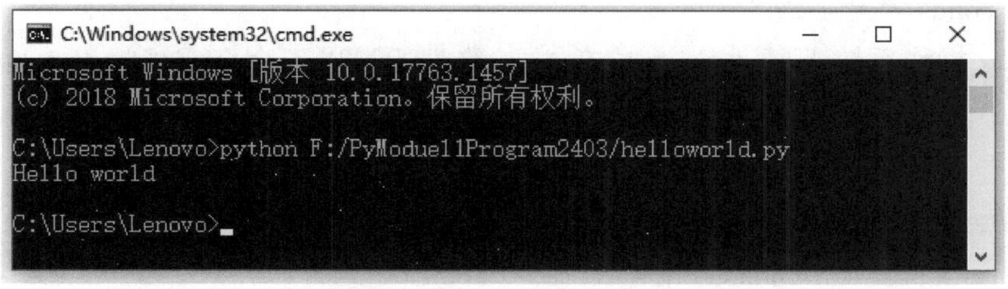

图 1-11　脚本式运行 Python 程序 helloworld.py

四、系统升级及包管理

（一）Python 程序卸载和升级新版本

如果在 Windows 系统下，Python 程序需要更新，应该先把 Python 老版本卸载了，然后再安装新版本程序。卸载 Python 步骤如下：

第一步，在 Windows 系统上，找到 Python 原来版本的待卸载程序，进行卸载；第二步，打开卸载窗口，选择第三项 Uninstall，进入卸载过程；第三步，进入卸载等待阶段，注意需要检查之前安装的文件目录，查看是否还有未删除的文件；第四步，卸载成功后，会弹出成功卸载的提示窗口，然后关闭窗口即可。

安装新版本程序的步骤参见本节中“搭建 Python 开发环境”部分操作。

在 Windows 的命令提示符窗口，输入 python-V 可以查看 Python 版本，见图 1-12。

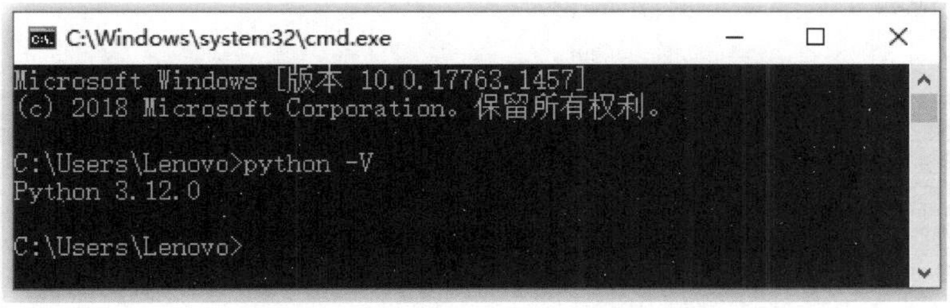

图 1-12　查看 Python 版本

（二）包管理

在 Windows 的命令提示符窗口，采用如下命令可以进行包的管理操作：

（1）查询所有已安装的包和版本：pip list。

（2）列出所有可以升级的包：pip list--outdated。

（3）更新包：pip install package_name-U

或 pip install-U package_name

或 pip install--upgrade package_name

或 pip install package_name--upgrade

可以通过使用 ==, >=, <=, >, < 来指定一个版本号。

如，pip install matplotlib==3.4.1。

（4）卸载包：pip uninstall package_name。

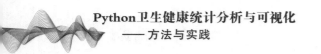

（三）Anaconda 平台上的系统升级

在 Windows 操作系统下的 Anaconda Prompt 终端通过以下命令实现对 Conda、Anaconda 和 Spyder 的升级，其中 23.10.0 为 Conda 的新版本号，5.3.3 为 Spyder 的新版本号。几种命令格式如下：

```
conda update conda
conda update-n base-c defaults conda
conda install conda=23.10.0
conda update anaconda
conda install spyder=5.3.3
```

如果在安装过程中，遇到错误，可以先卸载 Spyder，再重新安装。命令如下：

```
conda remove spyder
conda install spyder
```

五、查阅帮助文档

（一）在 Python Shell 窗口寻求包的使用说明文档帮助

在 Python Shell 窗口，首先导入包，然后通过 help（包名）调用该包的使用说明文档。

将鼠标位置指向帮助文本的压缩文件，双击左键即可打开文本，但如果帮助文件过大，可能无法直接从头开始显示，对此，可根据提示选择适当的打开方式。将鼠标位置指向帮助文本的压缩文件，点击鼠标右键，会出现由“copy”和“view”组成的菜单，可以点击菜单项“copy”复制或“view”浏览帮助文本全文。见图 1–13。

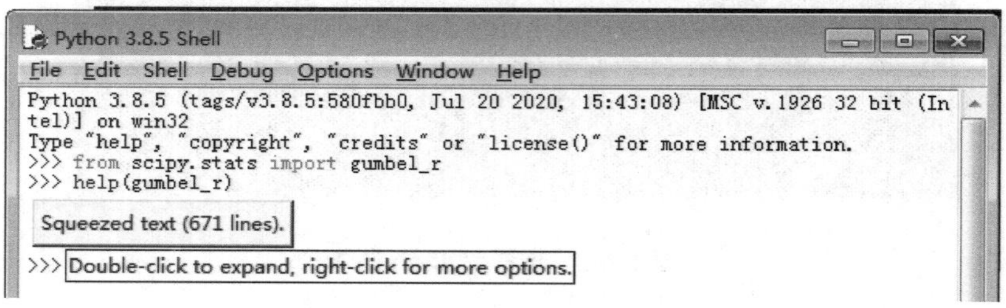

图 1–13　在 Python Shell 窗口寻求包的使用说明文档帮助

（二）在 Spyder 窗口寻求包的使用说明文档帮助

同样，在 Spyder 窗口编写程序，首先导入包，然后通过 help（包名）调用该包的使用说明文档。

编写完成查阅帮助文件的两行程序后，点击“Run”或“▶ Run file(F5)”按钮，或者“F5”快捷键，运行该程序，即可在右下侧的 IPython console 窗口显示所查阅的帮助文本。

（三）在程序编写过程中寻求即时帮助

在编程过程中，如果需要随时了解某个库、包、模块、方法或函数的用法，可以直接将电脑鼠标指向该位置，一般系统即可自动弹出对应的提示信息（tooltips），在提示信息处点击鼠标，即可在帮助窗口（help）显示完整的帮助文件，包括方法介绍及用法示例等。

第三节　Python 中的对象、类、函数、方法、模块、包和库

一、对象（Object）

对象是具有某些特性和功能的具体事物的抽象。Python 被广泛用于面向对象程序设计（Object Oriented Programming，OOP），其思想主要针对大型软件设计而提出。其软件设计更加灵活，能够很好地支持代码复用和设计复用，并且使得代码具有更好的可读性和可扩展性。

面向对象程序设计思路：比如生产一台计算机，不是按顺序生产每一个部件，而是分别生产各个部件，然后再将其组装起来，这些部件通过设计好的接口连接，以便协调工作。

现实生活中的每个相对独立的事物都可以看作一个对象，如一个人、一辆车，都具有描述其特征的属性及附属于它的行为。如一辆车有颜色等属性，一个人有姓名等属性。

对象 = 属性（特征）+ 方法（行为）。

二、类（Class）

Python 中具有相同属性和方法的对象归为一个类。类是对象的抽象化，对象是类的实例化。

每个对象都有一个类，类是创建对象实例的模板，是对对象的抽象和概括。它包含对所创建对象的属性描述和行为特征的定义。

创建类时用变量形式表示的对象属性称为数据成员或属性（成员变量），用函数形式表示的对象行为称为成员函数（成员方法）。成员属性和成员方法统称为类的成员。

类的物理表现形式为含函数的代码块。

三、函数（Function）

函数是封装了一些独立的功能的代码块，可以直接调用，能将一些数据（参数）传递进去进行处理，然后返回一些数据（返回值）。此外，函数也可以没有返回值。其可以直接在模块中进行定义使用。函数是主动传递参数，所有传递给函数的数据都是显式传递的。

函数定义的方式：def 关键字，然后接函数名，再是括号，括号里面可以写形参，也可以省略不写形参 。例如，def sum(x,y,z)。

函数的分类包括：内置函数（Python 内嵌的一些函数）、匿名函数（lambda）（一行代码实现一个函数功能）、递归函数和自定义函数。

函数作用域：从函数调用开始至函数执行完成，返回给调用者后，在执行过程中开辟的空间会自动释放，也就是说函数执行完成后，函数体内部通过赋值等方式修改变量的值不会保留，会随着返回给调用者后，开辟的空间会自动释放。

函数调用语法：函数名（参数）。

四、方法（Method）

方法和函数类似，同样封装了独立的功能，但是方法只能依靠类或者对象来调用，其表示针对性的操作。方法是必须被别人调用才能实现的。方法是自动传递参数，方法中的数据 self（实例本身）和 cls（类本身）是隐式传递的，即方法的调用者；方法可以操作类内部的数据。

方法是定义在类（class）中的，且必须带一个默认参数（self），其他大体和函数定义相似。

方法的调用语法：对象 . 方法名。

方法作用域：通过实例化的对象进行方法的调用，调用后开辟的空间不会释放，也就是说调用方法中对变量的修改值会一直保留。

五、模块（Model）

模块就是 .py 文件，里面定义了一些函数和变量，需要时就可以导入这些模块。

模块的导入通过 import 来实现，导入模块的方式如下：

import 模块名，例如，导入 NumPy 模块语法：import numpy。

六、包（Package）

包体现了模块的结构化管理思想，为了方便管理，将多个具有相关功能的模块 .py 文件进行结构化组合便形成包。包目录下第一个文件便是 __init__.py，然后是一些模块文件和子目录，假如子目录中也有 __init__.py，那么它就是这个包的子包。__init__.py 是包的标志性文件和识别依据。

常见的包结构：

```
package_a
├──── init.py
├──── module_a1.py
└──── module_a2.py
```

包中模块的导入通过 import 来实现，导入包中模块的方式如下：

import 包名 . 模块名，例如，导入 Matplotlib 包中的 Pyplot 模块：

```
import matplotlib.pyplot
```

七、库（Library）

Python 中的库是借用其他编程语言的概念，其没有特别具体的定义，Python 库着重强调其功能性。在 Python 中，库就是具有相关功能的包和模块的集合，也可以包含函数。而具有某些功能的模块和包也可以被称作库。库的物理表现形式为多个处理某一类问题的 .py 文件。库也是 Python 的特色之一，即其具有强大的标准库、第三方库以及自定义模块。

标准库（Standard library）：就是下载安装的 Python 里那些自带的模块（Python 安装后自带的库）。

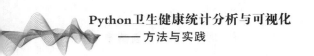

第三方库：就是由其他的第三方机构发布的具有特定功能的模块（Python 安装后还需要下载安装的库）。

自定义模块：用户自己可以自行编写模块，然后使用。

模块、包与库实际上都是模块，只不过是个体和集合的区别。

第四节　数据类型和结构

一、标准数据类型

Python 3 的标准数据类型有 9 种，其使用说明及实例见表 1–1。

表 1–1　Python 3 的标准数据类型使用说明及实例

数据类型		实例	相关说明
Number（数字）	1. int（整形）	8、–6	
	2. float（浮点型）	8.6、8.6E–2、–9.	
	3. complex（复数型）	8.6j、8+8.6j	
4. bool（布尔型）		True、False	
5. string（字符串）		'Hellow Python'、"Hellow World"、'''Hellow CDC'''、"""abcd"""	写在单引号 ' '、双引号 " "、三引号 ''' ''' 或 """ """ 里
6. list（列表）		[8,'abc',8.6,123]	写在中括号里，用逗号分隔，元素类型可以不同，元素的值可以重复
7. tuple（元组）		(8,'abc',8.6,123)	写在圆括号里，用逗号分隔，元素类型可以不同
8. set（集合）		{'Rose','Tom','Jack'} set('Rose')	用大括号 { } 或 set( ) 函数创建集合，基本功能是进行成员关系测试或删除重复元素
9. dictionary（字典）		{'name':"Tom","Score":86 } dict(name='Tom',Score=86) dict([('name','Tom'),('Score',86)])	是无序的键（key）: 值（value）对象集合，是一种映射类型，用大括号 { } 或 dict( ) 函数创建

Python 3 的标准数据类型中：string（字符串）、list（列表）和 tuple（元组）属序列类型；number（数字）、string（字符串）、tuple（元组）为不可变数据，list（列表）、set（集合）和 dictionary（字典）为可变数据。

二、数据类型转换

不同的数据类型可以使用类型转换的内置函数进行互相转换。

表 1–2 列举的几个内置函数可以执行数据类型之间的转换。这些函数返回一个新的对象，表示转换的值。

表 1–2 数据类型转换内置函数使用说明及实例

函数	描述	实例程序	运行结果
int(x [,base])	将数字或字符串 x 转换为一个整数，[,base] 为转换为整数时采用的进制，默认为 10 进制；如果 x 数值为空时，则返回 0	>>>int("10",2) >>>int("10") >>>int(8.25) >>>int( )	2 10 8 0
float(x)	将 x 转换到一个浮点数，如果 x 数值为空时，则返回 0.0	>>>float(10) >>>float( )	10.0 0.0
complex(real [,imag])	创建一个复数，其中 real 为实部，imag 为虚部	>>>complex(10,3)	(10+3j)
str(x)	将对象 x 转换为字符串	>>>str(10) >>>str([110,119,120])	'10' '[110, 119, 120]'
tuple(s)	将序列 s 转换为一个元组	>>>tuple([1,10,100]) >>>tuple(range(5))	(1, 10, 100) (0, 1, 2, 3, 4)
list(s)	将序列 s 转换为一个列表	>>>list([1,10,100]) >>>list(range(1,10,2))	[1, 10, 100] [1, 3, 5, 7, 9]
set(s)	转换为可变集合	>>>set([1,10,100]) >>>set((1, 2, 3, 4, 5))	{1, 10, 100} {1, 2, 3, 4, 5}
dict(x)	字典类型，创建一个字典	>>>fruits=['苹果', '梨', '橘子'] >>>prices=[8,6,5] >>>dict(zip(fruits, prices))	{'苹果': 8, '梨': 6, '橘子': 5}
bool(x)	判断参数 x 是否为真，并返回 True 或者 False。如果 x 为 False、0、空列表、空字典和空字符串，则转换为 False；否则转换为 True	>>>bool(0) >>>bool(2) >>>bool(3>2)	False True True

三、索引和切片

字符串、列表和元组的元素可以进行索引，包括正向索引和反向索引。正向索引为从开头向末尾方向的索引，标号从 0 开始，为 0，1，2，…，n–1；反向索引为从末尾向开头方向的索引，标号从 –1 开始，为 –n，…，–2，–1；也可以进行切片操作截取部分元素。

举例：

```
>>>stringOne='I Learn Python'
>>>stringOne[2]; stringOne[-6]; stringOne[2:7]
```

运行结果：'L'

'P'

'Learn'

```
>>>stringOne[2],stringOne[-6],stringOne[2:7]
```

运行结果：('L','P','Learn')

需要注意的是，如果要用一行语句同时输出多个结果，在 Python IDLE 和 IPython 中都可以采用“,”符号分隔程序语句的语法格式，输出结果为元组类型；同时，在 Python IDLE 中，还可以用“;”符号分隔程序语句的语法格式，输出结果为多条程序语句的运行结果汇集。但在 IPython 中无“;”符号分隔的语法格式用于同时输出多个结果，它只输出最后一句程序的结果。“,”符号和“;”符号前后是否空格或者空格多少均不受限制。

四、数值

Python 变量的数据类型由其被赋予的值决定。Python 提供以下 3 种数值类型：整数 (int)、浮点数（float）和复数（complex）。数值类型的数据能够表示数的大小，能够进行算术运算。数值的算术运算方法见第五节“基本操作符和运算”和第六节“基础语法”之二“基本函数”。

五、字符串

字符串是由若干字符（数字、字母、汉字、标点符号……）组成的序列。每个字符串都是一个整体，表示具体的含义。

Python 转义字符就是那些以反斜杠“\”开头的字符。部分转义字符及其作用如下：

“\”在字符串行尾的续行符，即一行未完，转到下一行继续写。

“\\”为反斜杠符号；“\' ”为单引号字符；“\" ”为双引号字符。

“\n”表示输出时换行，将光标位置移到下一行开头。

“\t”为横向制表符，也即“Tab ”键，一般相当于 4 个空格。

1. 字符串表示方法

Python 中有 4 种字符串表示方法：英文单引号（' '）、双引号（" "）、三引号（''' ''' 或 """ """）。

举例：

```
>>>stringOne='I Learn Python'
>>>stringOne
运行结果：'I Learn Python'
>>>stringTwo="You Learn Py\t\"thon"
>>>stringTwo; print(stringTwo)
运行结果："You Learn Py\t"thon"
          You Learn Py    "thon
>>>stringThree='''We Learn Python'''
>>>stringThree
运行结果：'We Learn Python'
>>>stringThree01='''We Learn
Python'''
>>>stringThree01; print(stringThree01)
运行结果：'We Learn\nPython'
         We Learn
         Python
>>>stringThree02='We Learn\n Python'
```

```
>>>stringThree02; print(stringThree02)
```
运行结果：'We Learn\n Python'
We Learn
Python
```
>>>stringFour01="""Hello Python and Anaconda"""
>>>stringFour01; print(stringFour01)
```
运行结果：'Hello Python and Anaconda'
Hello Python and Anaconda
```
>>>stringFour02="""Hello Python
and Anaconda"""
>>>stringFour02; print(stringFour02)
```
运行结果：'Hello Python\nand Anaconda'
Hello Python
and Anaconda

2．字符串的运算

适用于字符串的内置运算符主要有 4 个，见表 1–3。

表 1–3　内置的字符串运算符功能及实例

运算符	描述	实例程序	运行结果
+	拼接	>>>str1='I' >>>str2='Learn' >>>str3='Python' >>>str103=str1+str2+str3 >>>str103	'ILearnPython'
*	复制	>>>str2*3	'LearnLearnLearn'
in	判断是否为子串	>>>'I' in str2	False
not in	判断是否不为子串	>>>'I' not in str3	True

3．常用的内置字符串处理函数

使用格式：函数名 (参数)。

它们的功能和应用实例见表 1–4。

表 1–4　常用的内置字符串处理函数使用说明及实例

函数	描述	实例程序	运行结果
len(x)	返回字符串 x 的长度	>>>str103='ILearnPython' >>>len(str103) >>>len("str103")	 12 6
str(x)	将任意类型 x 所转换为字符串类型	>>>str(999) >>>str((9,9,9))	'999' '(9,9,9)'
eval(x)	将字符串 x 中的内容作为有效的 Python 表达式进行求值后返回	>>>eval("9+9+9") >>>eval('9'+'9'+'9') >>>eval("'9'+'9'+'9'")	27 999 '999'

4. 部分常用的字符串处理方法

语法格式：字符串 . 方法名 (参数)，或字符串变量名 . 方法名 (参数)。

它们的功能和应用实例见表 1–5。

表 1–5 部分常用的字符串处理方法使用说明及实例

方法	描述	实例程序	运行结果
.find(st)	返回字符串 st 在对象中首次出现的位置，若不存在返回 –1	>>>str103='ILearnPython' >>>str103.find('Learn') >>>str103.find('P')	 1 6
.index(st)	返回字符串 st 在对象中首次出现的位置，若不存在则报错	>>>str103.index('Le') >>>str103.index('K')	1 ValueError: substring not found
.count(st)	返回字符串 st 在对象中出现的次数，若不存在返回 0	>>>str103.count('n')	2
.lower( )	将对象中的英文字母全部转换成小写，并将结果字符串返回	>>>str103.lower( )	'ilearnpython'
.upper( )	将对象中的英文字母全部转换成大写，并将结果字符串返回	>>>str103.upper( )	'ILEARNPYTHON'
.replace(st,x)	将对象中的子串 st 用字符串 x 代替，并将结果字符串返回	>>>str103.replace ('Learn','Love')	'ILovePython'

六、列表与序列类型

1. 定义与特点

列表是一种序列类型，可以存放一组有顺序的数据。列表中元素可以为数值、字符串，也可以是其他组合类型。列表元素的值可以重复。

字符串、列表和元组都是常见的序列类型。序列中的每个元素被分配一个序号对应其位置，也称为索引。并且序列均同时支持正向、反向两套索引方式。

所有序列类型都可以进行某些特定的操作，这些操作包括索引、切片、修改、拼接、复制，以及判断是否为序列元素的运算。

2. 列表的创建

将元素放在一对中括号“[ ]”中，元素间使用英文逗号“,”分隔。

语法格式：列表名 =[元素 1, 元素 2,⋯, 元素 n]。举例如下：

表 1–6 为 6 名学生的体育成绩，请建立包括学生学号、姓名和成绩数据的列表。

表 1–6 6 名学生的体育成绩

学号	姓名	成绩	学号	姓名	成绩
8501	张昕	88	8504	曾阳	95
8502	吴宏	79	8505	夏天	91
8503	刘丽	85	8506	罗桐	72

```
>>>lst=["8501","张昕",88,'8502','吴宏',79,"8503","刘丽",85,"8504","曾阳", 95,"8505",'夏天',91,'8506','罗桐',72]; lst
```

运行结果：['8501', '张昕', 88, '8502', '吴宏', 79, '8503', '刘丽', 85, '8504', '曾阳', 95, '8505', '夏天', 91, '8506', '罗桐', 72]

3．序列类型（以列表为例）的操作

（1）索引。

列表名 [i]，返回索引为 i 的元素值。

举例：先访问后输出第 1 位学生的姓名。

```
>>>lst1=lst[1]; print(lst1)
```

运行结果：张昕

（2）切片。

列表名 [i1:i2]，返回索引为 i1 至 (i2-1) 的元素值。举例如下：

①访问并输出第 1 位学生的全部数据。

```
>>>print(lst[0:3])
```

运行结果：['8501', '张昕', 88]

②访问并输出最后一位学生的全部数据。

```
>>>print(lst[-3:])
```

运行结果：['8506', '罗桐', 72]

③访问并输出全部学生的姓名。

```
>>>print(lst[1: :3])
```

运行结果：['张昕', '吴宏', '刘丽', '曾阳', '夏天', '罗桐']

④访问并输出全部学生的成绩

```
>>>print(lst[2: :3])
```

运行结果：[88, 79, 85, 95, 91, 72]

⑤访问最后 1 位学生的成绩。

```
>>>print(lst[-1:])
```

运行结果：[72]

⑥从最后 1 位学生开始访问全部学生的成绩。

```
>>>print(lst[-1: :-3])
```

运行结果：[72, 91, 95, 85, 79, 88]

⑦依次访问最后 3 位学生的学号。

```
>>>print(lst[-9: :3])
```

运行结果：['8504', '8505', '8506']

（3）建立嵌套列表并访问。

举例如下：

①建立嵌套列表。

```
>>>lst1=[["8501","张昕",88],['8502','吴宏',79],["8503","刘丽",85], ["8504","曾阳",95],["8505",'夏天',91],['8506','罗桐',72]]
>>>lst1
```

运行结果：[['8501', '张昕', 88], ['8502', '吴宏', 79], ['8503', '刘丽', 85], ['8504', '曾阳', 95], ['8505', '夏天', 91], ['8506', '罗桐', 72]]

②访问并输出倒数第二位学生的姓名和成绩。

```
>>>print(lst1[-2][1:3])
```

运行结果：['夏天', 91]

（4）修改。

列表名 [i]=x，将索引为 i 的元素的值修改为 x。

举例：将最后 1 位学生的成绩更改为 83

```
>>>lst[-1]=83; lst
```

运行结果：['8501', '张昕', 88, '8502', '吴宏', 79, '8503', '刘丽', 85, '8504', '曾阳', 95, '8505', '夏天', 91, '8506', '罗桐', 83]

```
>>>lst1[-1][-1]=83; lst1
```

运行结果：[['8501', '张昕', 88], ['8502', '吴宏', 79], ['8503', '刘丽', 85], ['8504', '曾阳', 95], ['8505', '夏天', 91], ['8506', '罗桐', 83]]

（5）判断。

x in 列表名，判断列表中是否存在 x 元素，返回值为 True 或 False。举例如下：

```
>>>'曾阳' in lst; "8510" in lst
```

运行结果：True

False

（6）拼接。

通过 lst+=[ ] 进行列表的拼接操作。举例如下：

```
>>>lst=["8501","张昕",88]; lst+=['8502','吴宏',79]; lst
```

运行结果：['8501', '张昕', 88, '8502', '吴宏', 79]

（7）复制。

[ ]*n 将列表元素重复 n 次。举例如下：

```
>>>lst=["8501","张昕",88]*3; lst
```

运行结果：['8501','张昕',88,'8501', '张昕',88,'8501','张昕',88]

（8）列表与元组的转换。

通过 tuple( ) 函数将列表转换为元组。举例如下：

```
>>>lst=["8501","张昕",88]; tup=tuple(lst); tup
```

运行结果：('8501', '张昕', 88)

4. 列表的方法操作及作用

列表名 .index(x)：返回列表中与 x 值相等的第一个元素的索引。

列表名 .count(x)：返回列表中出现 x 的次数。

列表名 .append(x)：在列表末尾添加元素 x。

列表名 .insert(i, x)：在指定索引位置 i 插入元素 x。

列表名 .extend(C)：合并集合，需要一个集合作为参数。

列表名 .pop(i)：删除列表指定索引位置 i 的元素。

列表名 .remove(x)：删除列表中第一个值为 x 的元素。

列表名 .sort(reverse=False)：将列表中元素进行排序，默认为升序。

列表名 .reverse( )：将列表中元素进行反序。

列表名 .clear( )：清空列表。

列表名.copy()：复制列表。

举例：将列表lst1中的元素进行反序操作并输出结果。

```
>>>lst1.reverse( ); lst1
```

运行结果：[['8506', '罗桐', 83], ['8505', '夏天', 91], ['8504', '曾阳', 95], ['8503', '刘丽', 85], ['8502', '吴宏', 79], ['8501', '张昕', 88]]

5．列表的函数操作及其作用

len（列表名）：返回列表的长度，即列表元素的个数。

min（列表名）：返回列表元素的最小值。

max（列表名）：返回列表元素的最大值。

sum（列表名）：返回列表元素的和。

sorted（列表名,reverse=False）：将列表排序，默认为升序。

举例：将列表lst1中的元素进行降序操作并输出结果。

```
>>>sorted(lst1,reverse=True)
```

运行结果：[['8506', '罗桐', 83], ['8505', '夏天', 91], ['8504', '曾阳', 95], ['8503', '刘丽', 85], ['8502', '吴宏', 79], ['8501', '张昕', 88]]

6．列表的遍历

for items in 列表名:

注意语句最后有一英文冒号“:”。

举例：批量制作发给体育成绩达标同学的贺信。

```
>>>stuName=['张昕', '吴宏', '刘丽', '曾阳', '夏天', '罗桐']
>>>for items in stuName:
        print("祝贺{}同学体育成绩达标!".format(items))
```

运行结果：

祝贺张昕同学体育成绩达标！

祝贺吴宏同学体育成绩达标！

祝贺刘丽同学体育成绩达标！

祝贺曾阳同学体育成绩达标！

祝贺夏天同学体育成绩达标！

祝贺罗桐同学体育成绩达标！

7．列表生成式

Python中的列表生成式（List Comprehension）是一种简洁、高效的方式来生成新的列表。它可以在一个语句中创建一个新的列表，并且允许我们通过简洁的语法来筛选、转换或操作已有的列表。

基本语法：new_list=[expression for item in iterable if condition]

参数说明：

expression：是一个表达式，用于对item进行操作，生成新的元素，这是列表生成式必须要有的部分。

item：是iterable中的元素，可以是列表、元组、字符串、集合、字典等可迭代对象。

iterable：是一个可迭代对象，可以是列表、元组、字符串、集合、字典等。

condition：是一个可选的条件，用于筛选item，只有满足条件的item才会被加入到新列表中。

除了基本列表生成式和条件列表生成式外，还有嵌套列表生成式。嵌套列表生成式指的是在一个列表生成式中使用多个循环语句，来生成嵌套的列表。

其语法形式为：

[[expression for item in iterable1] for item2 in iterable2...]

其中，iterable1 为最外层循环的可迭代对象，iterable2 为内层循环的可迭代对象。expression 是生成元素的表达式，可以使用 item 和 item2 以及其他变量。

例（1）：基本列表生成式

```
>>>A=[1,2,3,4,5,6]   # 原列表
>>>B=[a*10 for a in A]   # 新列表，其元素值为原列表元素值的 10 倍
>>>print(B)
```

输出结果：[10, 20, 30, 40, 50, 60]

例（2）：条件列表生成式

```
>>>A=[1,2,3,4,5,6]   # 原列表
>>>B=[a*10 for a in A if (a+1)%2==0]
  # 新列表，其元素值为原列表元素中奇数值的 10 倍
>>>print(B)
```

输出结果：[10, 30, 50]

例（3）：嵌套列表生成式

```
>>>courseA=[['语文','数学','英语']]   # 定义课程列表A
>>>courseB=[['物理','化学','生物'],['历史','地理','思政']]
  # 定义课程列表 B
>>>course=[[A+B for A in courseA] for B in courseB]   # 定义嵌套课程列表
>>>print(course)
```

输出结果：[[['语文', '数学', '英语', '物理', '化学', '生物']], [['语文', '数学', '英语', '历史', '地理', '思政']]]

七、元组

1. 定义与特点

Python 中的元组 (tuple) 与列表类似，也是用来存放一组相关数据的。两者的不同之处主要有两点：①元组使用圆括号“()”，列表使用方括号“[ ]”；②元组中的元素不能修改。

2. 创建

创建元组最直接的方法就是将多个元素用英文逗号“,”隔开放在一对“( )”中。要注意的是，当创建的元组只有 1 个元素时，一定要在该元素后写一个“,”。否则，系统会将其视为单个数据。

语法格式：元组名 =(元素 1, 元素 2,⋯, 元素 *n*)

3. 元组的操作

元组名 [i]：访问元组的索引为 i 的元素。

len(元组名)：返回元组的长度，即元组元素的个数。

min(元组名)：返回元组元素的最小值。

max(元组名)：返回元组元素的最大值。

sum(元组名)：返回元组元素的和。

元组名 .index(x)：返回元组中与 x 值相等的第一个元素的索引。

元组名 .count(x)：返回元组中出现 x 的次数。

x in 元组名：判断元组中是否存在 x 元素，返回值为 True 或 False。

for items in 元组名 :：遍历元组的元素，注意语句最后有一英文冒号 “:” 。

list( ) 函数可以将元组转换为列表，tuple( ) 函数可以将列表转换为元组。

各种操作方法应用分别举例如下：

（1）访问元组的索引为 i 的元素。

>>>tuplStu=(["8501","张昕",88],['8502','吴宏',79],["8503","刘丽", 85], ["8504","曾阳",95],["8505",'夏天',91],['8506','罗桐',72])

>>>tuplStu[1]; tuplStu[-1]; tuplStu[1][-1]

运行结果：['8502', '吴宏', 79]
['8506', '罗桐', 72]
79

（2）返回元组的长度。

>>>len(tuplStu)

运行结果：6

（3）返回元组元素的最小值。

>>>tuplStuSc=(22,33,44,55,66,77,88,99); min(tuplStuSc)

运行结果：22

（4）返回元组元素的最大值。

>>>max(tuplStuSc)

运行结果：99

（5）返回元组元素的和。

>>>sum(tuplStuSc)

运行结果：484

（6）返回元组中与 x 值相等的第一个元素的索引。

>>>tuplStu.index(["8503","刘丽",85])

运行结果：2

（7）返回元组中出现 x 的次数。

>>>tuplStu.count(["8503","刘丽",85]); tuplStu.count("刘丽")

运行结果：1
0

（8）判断元组中是否存在 x 元素。

>>>"张昕" in tuplStu; ["8501","张昕",88] in tuplStu

运行结果：False
True

（9）遍历元组的元素。

>>>for items in tuplStu:

```
        print(items)
```

运行结果：

```
    ['8501', '张昕', 88]
    ['8502', '吴宏', 79]
    ['8503', '刘丽', 85]
    ['8504', '曾阳', 95]
    ['8505', '夏天', 91]
    ['8506', '罗桐', 72]
>>>tuplStuSc=(22,33,44,55,66,77,88,99);  sum=0
>>>for score in tuplStuSc:
        sum=sum+score;  print(sum) 求元组中元素值的累计和
```

运行结果：22

```
55
99
154
220
297
385
484
```

（10）元组与列表的转换。

```
>>>type(tuplStu);  list(tuplStu)
```

运行结果：<class 'tuple'>

[['8501', '张昕', 88], ['8502', '吴宏', 79], ['8503', '刘丽', 85], ['8504', '曾阳', 95], ['8505', '夏天', 91], ['8506', '罗桐', 72]]

```
>>>type(tuplStu)
```

运行结果：<class 'tuple'>

```
>>>tuplStu2=list(tuplStu);  type(tuplStu2);  tuplStu2
```

运行结果：<class 'list'>

[['8501', '张昕', 88], ['8502', '吴宏', 79], ['8503', '刘丽', 85], ['8504', '曾阳', 95], ['8505', '夏天', 91], ['8506', '罗桐', 72]]

元组不可以进行的操作方法：包括 append、insert、pop、del、remove 等方法。

八、集合

1. 定义及特点

Python 语言中的集合被用来存放一组无序且互不相同的元素。同时，组成集合的元素必须是不可变类型。

2. 创建

（1）集合的创建：直接将元素放在一对大括号“{}”中，元素与元素之间要保证互不相同。

语法格式：集合名 ={ 元素 1, 元素 2,⋯, 元素 n}。举例如下：

>>>setA={'张昕','吴宏','刘丽','曾阳','夏天','罗桐','8503',85}; setA

运行结果：{'罗桐', '张昕', '夏天', '刘丽', '曾阳', '吴宏', '8503', 85}

（2）内置函数 set( ) 用来将序列转换为集合，在转换的过程中重复的元素只会保留一个。所以，set( ) 函数在很多场合会用来实现字符串或者列表的去重操作。

语法格式：集合名 =set(序列)。举例如下：

>>>setB=set([‘8501’,’8502’,’8503’,’8504’,’8505’,’8506’,’8503’]); setB

运行结果：{‘8505’, ‘8503’, ‘8501’, ‘8504’, ‘8506’, ‘8502’}

3. 集合的交（&）、并（|）、差（–）运算

交（&）运算返回多个集合中相同的元素集合，并（|）运算返回多个集合中全部且去掉重复元素的集合，差（–）运算返回前一个集合中去掉与后一个集合中相同元素后的集合。举例如下：

>>>setA={'张昕','吴宏','刘丽','曾阳','夏天','罗桐','8503',85}; setA

运行结果：{'罗桐', '张昕', '夏天', '刘丽', '曾阳', '吴宏', '8503', 85}

>>>setB=set([‘8501’,’8502’,’8503’,’8504’,’8505’,’8506’]); setB

运行结果：{‘8505’, ‘8503’, ‘8501’, ‘8504’, ‘8506’, ‘8502’}

>>>setC=set((88,79,’8503’,85,95,91,72)); setC

运行结果：{72, ‘8503’, 79, 85, 88, 91, 95}

>>>print(setA & setB & setC)

运行结果：{‘8503’}

>>>print(setA-setB)

运行结果：{'罗桐', '张昕', '夏天', '刘丽', '曾阳', '吴宏', 85}

>>>print(setA-setB-setC)

运行结果：{'罗桐', '张昕', '夏天', '刘丽', '曾阳', '吴宏'}

>>>print(setA|setB|setC)

运行结果：{'夏天',72,'曾阳','8503','8501',79, 85, 88, 91,'8502',95,'罗桐', '张昕','刘丽','8505','吴宏','8504','8506'}

九、字典

1. 定义及特点

字典（dictionary）就是通过键值对的形式存储数据的一种数据结构，它反映了键和值之间的映射关系。

键必须是不可变类型。键具有唯一性，字典中不允许出现相同的键，但是不同的键允许对应相同的值。

2. 创建方法

语法格式：

（1）字典名={键:值,键:值,...,键:值}。

（2）字典名=dict([[键,值],[键,值],...,[键,值]])。

举例如下：

>>>dictStu={'8501':['张昕',88],'8502':['吴宏',79],'8503':['刘丽',85], '8504':['曾阳',95], '8505':['夏天',91],'8506':['罗桐',83]}; dictStu

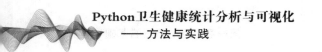

运行结果：{'8501': ['张昕',88], '8502': ['吴宏',79], '8503': ['刘丽',85], '8504': ['曾阳',95], '8505': ['夏天',91], '8506': ['罗桐',83]}

>>>dictStu1=dict([['8501',['张昕',88]],['8502',['吴宏',79]],['8503',['刘丽',85]],['8504',['曾阳',95]],['8505',['夏天',91]],['8506',['罗桐',83]]])

>>>dictStu1

运行结果：{'8501': ['张昕',88], '8502': ['吴宏',79], '8503': ['刘丽',85], '8504': ['曾阳',95], '8505': ['夏天',91], '8506': ['罗桐',83]}

3. 字典元素的访问、添加、删除、修改和查找

（1）访问。

字典中的元素没有先后顺序，因此字典中没有索引。可以按照“键”在字典中查询访问对应的值。

语法格式：

字典名 [键]，返回键对应的值。

字典名 .get(键)，按照 .get() 方法指定的“键”访问字典中对应元素的“值”。

举例如下：

>>>dictStu={'8501':['张昕', 88],'8502':['吴宏',79],'8503':['刘丽',85], '8504':['曾阳',95], '8505':['夏天',91],'8506':['罗桐',83]}

>>>dictStu['8503']; dictStu.get('8503')

运行结果：['刘丽', 85]
['刘丽', 85]

（2）添加。

语法格式：字典名 [键]= 值，举例如下：

>>>dictStu['8507']=['孔东',89]; dictStu['8508']=['孟非',91]; dictStu

运行结果：{'8501': ['张昕',88], '8502': ['吴宏',79], '8503': ['刘丽',85], '8504': ['曾阳',95], '8505': ['夏天',91], '8506': ['罗桐',83], '8507': ['孔东', 89], '8508': ['孟非',91]}

（3）删除。

按元素的“键”进行删除，del 只进行删除，没有返回数据；pop 删除元素后，会返回元素中的“值”。举例如下：

>>>del dictStu['8507']; dictStu

运行结果：{'8501':['张昕',88],'8502': ['吴宏',79],'8503': ['刘丽',85], '8504': ['曾阳',95],'8505':['夏天',91],'8506':['罗桐',83],'8508':['孟非',91]}

>>>dictStu.pop('8508'); dictStu

运行结果：['孟非',99]

{'8501':['张昕',88],'8502':['吴宏',79],'8503':['刘丽',85],'8504':['曾阳', 95],'8505':['夏天',91],'8506':['罗桐',83]}

（4）修改。

语法格式：字典名 [键]= 值，举例如下：

>>>dictStu['8508']=['孟非',99]; dictStu

运行结果：{'8501':['张昕',88],'8502':['吴宏',79],'8503':['刘丽',85], '8504':['曾阳',95],'8505':['夏天',91],'8506':['罗桐', 83],'8508': ['孟非',99]}

（5）查找。

用 in 运算符可以确认指定的键是否在字典中，运算结果为 True 或 False。

语法格式：键名 in 字典名，举例如下：

```
>>>'8503' in dictStu; '曾阳' in dictStu
```

运行结果：
```
True
False
```

4. 字典的遍历

（1）遍历键。

字典中有一个称为 keys( ) 的方法可以用来返回字典中所有的键。for 循环配合 keys( ) 方法一起使用时就可以遍历字典中每一个键。举例如下：

```
>>>dictStu={'8501':['张昕', 88],'8502':['吴宏',79],'8503':['刘丽',85], '8504':[ '曾阳', 95], '8505':['夏天',91],'8506':['罗桐',83]}
>>>for k in dictStu.keys( ):
        print(k)
```

运行结果：
```
8501
8502
8503
8504
8505
8506
```

（2）遍历值。

字典也提供了一个用来返回所有值的方法 values( )，如果 for 循环配合 values( ) 方法一起使用就可以遍历字典中所有的值。举例如下：

```
>>>for k in dictStu.values( ):
        print(k)
```

运行结果：
```
['张昕', 88]
['吴宏', 79]
['刘丽', 85]
['曾阳', 95]
['夏天', 91]
['罗桐', 83]
```

（3）遍历键值对。

字典 items( ) 方法能以“(键 , 值)”的形式返回所有的条目。举例如下：

```
>>>for item in dictStu.items( ):
       print(item)
```

运行结果：
```
('8501', ['张昕', 88])
('8502', ['吴宏', 79])
('8503', ['刘丽', 85])
('8504', ['曾阳', 95])
('8505', ['夏天', 91])
('8506', ['罗桐', 83])
```

请编制成绩超过 85 分的学生成绩册。

```
>>>for item in dictStu.items( ):
        if item[1][1]>85:
          print(item[0],item[1][0],item[1][1])
```

运行结果：8501 张昕 88
8504 曾阳 95
8505 夏天 91

第五节　基本操作符和运算

基本操作符包括算术操作符、赋值操作符、比较操作符、逻辑操作符和成员运算符等。算术操作符一般会返回一个数，而比较操作符、逻辑操作符和成员运算符会返回布尔值 True 或 False。

一、算术操作符

算术操作符功能描述及应用实例见表 1–7。

表 1–7　算术操作符功能描述及应用实例

操作符	描述	实例	结果	操作符	描述	实例	结果
+	加法	>>>3+2	5	%	模运算（取除余数）	>>>5%3	2
–	减法	>>>3–2	1	**	指数运算（求幂）	>>>3**2	9
*	乘法	>>>3*2	6	//	整除运算（取整除数）	>>>5//3	1
/	除法	>>>3/2	1.5				

二、赋值操作符及复合赋值运算符

赋值操作符及复合赋值运算符功能描述及应用实例见表 1–8。

表 1–8　赋值操作符及复合赋值运算符功能描述及应用实例

操作符	描述	实例	结果	操作符	描述	实例	结果
=	赋值运算符	c=a+b 将 a 和 b 相加的值赋给 c >>>c=2+3 >>>c	5	/=	除法和赋值操作符	c/=a 相当于 c=c/a >>>c=50 >>>c/=5 >>>c	10.0
+=	加法和赋值操作符	c+=a 相当于 c=c+a >>>c=5 >>>c+=2 >>>c	7	%=	取模（除余数）和赋值操作符	c%=a 相当于 c=c%a >>>c=20 >>>c%=3 >>>c	2
–=	减法和赋值操作符	c–=a 相当于 c=c–a >>>c=10 >>>c–=2 >>>c	8	**=	指数和赋值运算符	c**=a 相当于 c=c**a >>>c=3 >>>c**=4 >>>c	81

续上表

操作符	描述	实例	结果	操作符	描述	实例	结果
*=	乘法和赋值操作符	c*=a 相当于 c=c*a >>>c=5 >>>c*=3 >>>c	15	//=	取整除数和赋值操作符	c//=a 相当于 c=c//a >>>c=30 >>>c//=7 >>>c	4

三、比较操作符

比较操作符功能描述及应用实例见表 1–9。

表 1–9　比较操作符功能描述及应用实例

操作符	描述	实例	结果
==	如果两个操作数的值相等则返回 True，否则返回 False	>>>3==2	False
!=	如果两个操作数的值不等则返回 True，否则返回 False	>>>3!=2	True
>	如果左侧数大于右侧数则返回 True，否则返回 False	>>>3>2	True
<	如果左侧数小于右侧数则返回 True，否则返回 False	>>>3<2	False
>=	如果左侧数大于或等于右侧数则返回 True，否则返回 False	>>>3>=3	True
<=	如果左侧数小于或等于右侧数则返回 True，否则返回 False	>>>2<=2	True

四、逻辑操作符

逻辑操作符功能描述及应用实例见表 1–10。

表 1–10　逻辑操作符功能描述及应用实例

操作符	描 述	实例	结果
and	逻辑与运算符。当且仅当两个操作数为真则返回真，否则返回假	>>>a=5 >>>b=10 >>>c=15 >>>a<b and b<c	True
or	逻辑或运算符。当且仅当有两个操作数至少一个为真则返回真，否则返回假	>>>a,b,c=10,20,30 >>>a>b or a<c	True
not	逻辑非运算符。用于反转操作数的逻辑状态	>>>a,b=20,30 >>>not a>b >>>not a+b>100	True True

五、成员运算符

成员运算符功能描述及应用实例见表 1–11。

表 1-11　成员运算符功能描述及应用实例

运算符	描述	实例	结果
in	如果在指定的序列中找到值就返回 True，否则返回 False	>>>'PY' in 'PYTHON' >>>25 in [1,2,25]	True True
not in	如果在指定的序列中没有找到值就返回 True，否则返回 False	>>>'PT' not in 'PYTHON' >>>25 not in (1,2,25)	True False

第六节　基础语法

一、标识符、关键字和变量

1．标识符

简单地理解，标识符就是一个名字，就好像我们每个人都有属于自己的名字，它的主要作用就是作为变量、函数、类、模块以及其他对象的名称。关键字和变量是特殊类型的标识符。

标识符的命名规则：

（1）必须以字母或下划线“_”开头，是由字母、数字或下划线组成的序列。

例如：x，num，num_1，studentNum，Level12。

（2）标识符区分大小写。

例如：id，Id，ID 在 Python 程序中被看成不同的标识符。

2．关键字（称为保留字）

它是特殊的标识符，系统定义的具有特殊含义的标识符，目前有 33 个。要注意其字母的大小写。如下：

False None True and as assert break class continue def del elif else except finally for from global if import in is lambda nonlocal not or pass raise return try while with yield

3．变量

变量是由用户自定义的标识符（应避开关键字），用来标识不同的数据对象。需要注意的是变量必须先赋值再使用。

二、基本函数

（一）内置函数

Python 内置了许多类型的函数，比如 print( )，input( ) 等，我们可以直接在程序中使用它们，非常方便，并且它们是 Python 解释器底层实现的，使用效率比一般的自定义函数更高。

1．输入输出函数

（1）输入函数 input( )。

语法格式：变量=input(“提示信息字符串”)

作用：为用户提供输入提示，并获取用户输入的信息。

input( ) 语句获取的内容为字符串类型（Str），可以通过 int( ) 函数转化为整型，通过 float( ) 函数转化为浮点型。举例如下：

```
>>>ID=input('请输入你的学号：')
请输入你的学号：85001
>>>print(ID); type(ID)
运行结果：85001
          <class 'str'>
>>>ID=int(input('请输入你的学号：'))
请输入你的学号：85001
>>>type(ID); print(ID)
运行结果：<class 'int'>
          85001
>>>ID=float(input('请输入你的身高：'))
请输入你的身高：175.9
>>>ID; type(ID)
运行结果：175.9
          <class 'float'>
```

（2）输出函数 print( )。

print( ) 函数用于打印输出。

语法格式：print(*objects,sep=' ',end='\n',file=sys.stdout,flush=False)

参数说明：

*objects：为打印输出对象，输出多个对象时要用逗号分隔。

sep：为打印输出的对象值设置分隔符。

end：为结束符，默认值是换行符 '\n'，即输出内容自动换行，也可设置为其他字符。

file：为输出对象的位置，默认为输出到控制台，在控制台中显示打印输出内容。

flush：为刷新方式。

举例：

```
>>>print('Hello Python'); print('English:',88); print('English',end=':')
运行结果：Hello Python
          English：88
          English:
>>>print('English:\n',88)
运行结果：English:
          88
```

2．基本数据类型函数

内置的基本数据类型函数有 9 种，其语法格式、功能及应用实例见表 1-2。

3．数值运算函数

内置的数值运算函数有 8 种，其语法格式、功能及应用实例见表 1-12。

表 1–12　内置数值运算函数用法说明及实例一览表

函数	功能	实例	结果
abs(x)	求 x 的绝对值	>>>abs(-9)	9
round(x[,ndigits])	对 x 进行四舍五入操作，保留 ndigits 位小数，当 ndigits 省略的时候，返回 x 四舍五入后的整数值	>>>round(3.1459,2) >>>round(3.1459)	3.15 3
sum(x, start=0)	对 x 求和，然后加上 start 值	>>>sum([1,2,3,4,5]) >>>sum([1,2,3,4,5],start=10)	15 25
min(x,key=None)	求最小值	>>>min([3.2,3,5,9]) >>>min([3.2,3,5,9],key=round)	3 3.2
max(x,key=None)	求最大值	>>>max([1,3,6,-9,5]) >>>max([1,3,6,-9,5],key=abs)	6 -9
divmod(x,y)	输出 (x//y, x%y)	>>>divmod(10,3)	(3, 1)
pow(x,y[,z])	(x**y)%z, [ ] 表示可选参数，当 z 省略的时候，等价于 x**y	>>>pow(5,2,7) >>>pow(5,2)	4 25
eval(expression)	将字符串 expression 当成表达式来求值并返回计算结果	>>>eval('2*10-12') >>>a=10 >>>b=5 >>>c=20 >>>eval('a*b-c')	8 30

4．序列与集合操作函数

部分内置的序列与集合操作函数见表 1–13。

表 1–13　部分内置的序列与集合操作函数使用说明及实例一览表

函数	功能	实例	结果
len(obj)	返回一个对象中元素的个数	>>>len([1,2,3,4,5])	5
sorted(x, key=None, reverse=False)	对可迭代对象 x 进行排序，并返回一个排序后的新的对象，key 参数可以规定按照何种方式进行比较，而 reverse 为 True 时，表示按照递减的方式进行排序	>>>sorted([1,2,3,4,5,-6], reverse=True) >>>sorted([1,2,3,4,5,-6], key=abs,reverse=True)	[5, 4, 3, 2, 1,-6] [-6, 5, 4, 3, 2, 1]
reversed(seq)	对于输入的序列 seq 进行反转，生成新的可迭代对象并返回	>>>tuple(reversed((1,2,3,4,5))) >>>list(reversed([1,2,3,4,5]))	(5, 4, 3, 2, 1) [5, 4, 3, 2, 1]
slice(stop) slice(start,stop)	创建一个切片对象，用于切取从 0(start) 到 stop–1 的元素	>>>list1=[1,2,3,4,5] >>>list1[slice(3)] >>>list1[slice(1,3)]	 [1, 2, 3] [2, 3]

续上表

函数	功能	实例	结果
enumerate(iter, start=0)	返回一个枚举对象，其中包含 iterable（如列表、元组或字符串）中的每个元素及其对应的索引，start 设置索引的起始值。一般用于 for 循环中	>>>list(enumerate([5,3,1,-6], start=0)) >>>tuple(enumerate([5,3,1,-6], start=1)) >>>seasons=['Spring', 'Summer','Autumn', 'Winter'] >>>for i,season in enumerate(seasons, start=1): print(i,season)	[(0, 5), (1, 3), (2, 1), (3, -6)] ((1, 5), (2, 3), (3, 1), (4, -6)) 1 Spring 2 Summer 3 Autumn 4 Winter
all(iter)	可迭代对象中所有元素都为 True，返回结果才为 True；否则返回 False	>>>all([2<3,3<5,5<7]) >>>all([2>3,3<5,5<7])	True False
any((iter)	可迭代对象中只要有一个是 True，返回结果就是 True；否则返回 False	>>>any([2>3,3<5,5<7]) >>>any([2>3,3>5,5>7])	True False
zip(iters*) zip(*)	在多个迭代器上并行迭代，从每个迭代器返回一个数据项组成元组，如果各个迭代器的元素个数不同，则返回列表长度与最短的对象相同。可以使用 list( ) 转换来输出列表。 与 zip( ) 相反，zip(*) 可理解为解压，返回 zip( ) 前的值	>>>list1=['A','B','C'] >>>list2=['苹果', '香蕉', '葡萄'] >>>list3=[10,5,20] >>>for data in zip(list1, list2, list3): print(data) >>>list(zip(list1,list2,list3)) >>>list(zip(*zip(list1,list2,list3)))	('A', '苹果', 10) ('B', '香蕉', 5) ('C', '葡萄', 20) [('A', '苹果', 10), ('B', '香蕉', 5), ('C', '葡萄', 20)] [('A', 'B', 'C'), ('苹果', '香蕉', '葡萄'), (10, 5, 20)]
filter(func, iter)	过滤器可以接收一个自定义筛选函数，将迭代器中的元素传到函数中进行判断，用来确定是否保留这个元素	>>>def funct(i): return i%2==1 >>>list1=[1,2,3,4,5] >>>list(filter(funct,list1))	[1, 3, 5]
map(func, iter)	对可迭代对象 iter 中的元素进行映射，分别去执行自定义函数 func	>>>def F2(i): return i**2 >>>list1=[2,4,6,8] >>>list(map(F2,list1)))	[4, 16, 36, 64]

5. 其他内置函数

其他内置函数包括文件操作函数 open( )、帮助函数 help( ) 和对象类型函数 type( ) 等。见表 1–14。

表 1–14　其他内置函数使用说明及实例一览表

函数	功能	实例	结果
open( )	用于打开一个文件，创建文件句柄	f=open("F:/PyData2403/test.txt",'r', encoding='utf-8') f.read( ) f.close( )	'Hello world,\nI am here!\n'

续上表

函数	功能	实例	结果
help( )	函数用于查看其他函数或者模块的说明	help(list)	Squeezed text(143 lines).
type(object)	返回 object 对象的所属类型	type([1,2,3])	<class 'list'>
range(stop) range(start,stop) range(start,stop, step)	返回一个从 0 或起始值 start 到 stop-1 的整数序列，默认步长为 1，也可以设置步长。通常用在 for 循环中指定循环次数	for i in range(3,8,2): print(i)	3 5 7

format(value , format_spec)	format 函数将 value 转换为由 format_spec 参数控制的“格式化”表示形式。格式控制符可以分为文字对齐、填充值、标志设置、格式化、类型转换、千位符等。当 format_spec 为空时，等同于函数 str(x)	format(3.1514926,'.2f')
		# 保留2位小数
		format('PYTHON','+^12')
		# 居中，长度为12，不足用+号补齐
			'3.15'
			
			'+++PYTHON+++'

（二）math 库常数及函数

math 库为数值计算标准函数库，它包括 4 个数学常数和 44 个数学函数，数学函数包括数值函数、幂函数、对数函数、三角函数和其他函数。见表 1-15 和表 1-16。

表 1-15　math 库数学常数

常数	数学形式	描述
pi	π	圆周率，值为 3.141592653589793
e	e	自然对数，值为 2.718281828459045
inf	∞	正无穷大，负无穷大为 -inf
nan		非浮点数标记，Not a Number

表 1-16　math 库部分常用数学函数

函数	描述	实例	结果
math.log(x)	返回 x 的自然对数（e 为底）	>>>math.log(5)	1.609438
math.log10(x)	返回 x 的 10 为底的对数	>>>math.log10(5)	0.698970
math.pow(x,y)	返回 x 的 y 次幂	>>>math.pow(2,3)	8.0
math.fsum(iterable)	计算 iterable 中所有元素的和	>>>iter=[1,3,5,7] >>>math.fsum(iter)	16.0
math.prod(iterable)	计算 iterable 中所有元素的积	>>>math.prod(iter)	105
math.fabs(x)	返回 x 的绝对值，浮点数表示	>>>import math >>>math.fabs(-8)	8.0
math.gcd(a,b)	返回 x 和 y 的最大公约数，a 和 b 为整数	>>>math.gcd(3,15)	3
math.ceil(x)	向上取整，返回不小于 x 的最小整数	>>>math.ceil(8.99)	9

续上表

函数	描述	实例	结果
math.floor(x)	向下取整，返回不大于 x 的最大整数	>>>math.floor(8.99)	8
math.factorial(a)	返回 a 的阶乘，a 为整数	>>>math.factorial(5)	120
math.exp(x)	返回 e 的 x 次幂，e 为自然对数	>>>math.exp(3)	20.085537
math.sqrt(x)	返回 x 的平方根	>>>math.sqrt(5)	2.236068
math.sin(x)	返回 x 的正弦函数值，x 为弧度值	>>>math.sin(2)	0.909297
math.cos(x)	返回 x 的余弦函数值，x 为弧度值	>>>math.cos(2)	-0.416147
math.degrees(x)	将角度 x 从弧度转换为度数	>>>math.degrees(3)	171.887339
math.radians(x)	将角度 x 从度数转换为弧度	>>>math.radians(90)	1.570796

（三）lambda 函数

lambda 函数即匿名函数，是一种简便的在同一行定义函数的方法。lambda 实际上是生成一个函数对象，它广泛用于需要函数对象作为参数或函数比较简单且只使用一次的场合。

lambda 函数的定义格式：lambda 参数 1, 参数 2,⋯⋯ : < 函数语句 >

举例：

```
>>>add=lambda x,y,z:x+y+z;  add(10,30,80)
```

运行结果：120

三、条件语句

条件语句是编程中常用的控制结构之一，其用于根据给定条件执行不同的代码块。Python 提供了几种条件语句，包括 if 语句、if...else 语句、if...elif...else 语句和 if...elif...elif 语句。

（一）if 语句

if 语句用于检查一个条件是否为真，如果条件为真，则执行相应的代码块。

1. 基本语法

```
if 条件 :
   执行的代码块
```

其中，条件是一个返回布尔值（True 或 False）的表达式。代码块需要缩进，通常使用 4 个以上空格或一个制表符进行缩进。

2. 实例

（1）实例代码。

```
BMI=30
if BMI>=28:
    print('肥胖')
```

（2）运行结果：肥胖。

（二）if...else 语句

if...else 语句在条件为真时执行一个代码块，在条件为假时执行另一个代码块。

1．基本语法

if 条件：

　执行条件为真时的代码块

else:

　执行条件为假时的代码块

2．实例

（1）实例代码。

```
BMI=25
if BMI>=28:
    print('肥胖')
else:
    print('非肥胖')
```

（2）运行结果：非肥胖。

（三）if...elif...else 语句

if...elif...else 语句用于检查多个条件，并在满足条件时执行相应的代码块。

1．基本语法

if 条件 1:

　执行条件 1 为真时的代码块

elif 条件 2:

　执行条件 2 为真时的代码块

elif 条件 3:

　执行条件 3 为真时的代码块

...

else:

　执行条件都不为真时的代码块

2．实例

（1.1）实例代码。

```
BMI=25
if BMI>=28:
    print("肥胖")
elif BMI>=24:
    print("超重")
elif BMI>=18.5:
    print("正常")
else:
    print("体重过低")
```

（1.2）运行结果：超重。

（2.1）实例代码。

```
BMI=25
if BMI>=28:
```

```
    print("肥胖")
elif 28>BMI>=24:
    print("超重")
elif 24>BMI>=18.5:
    print("正常")
else:
    print("体重过低")
```

（2.2）运行结果：超重。

（四）if...elif...elif 语句

Python 中并没有强制要求必须有 else 语句，便有了这个结构。

1. 基本语法

```
if 条件 1:
   执行的语句 1
elif 条件 2:
   执行的语句 2
   ...
elif 条件 N:
   执行的语句 N
```

2. 实例

（1）实例代码。

```
BMI=15
if BMI>=28:
    print("肥胖")
elif 28>BMI>=24:
    print("超重")
elif 24>BMI>=18.5:
    print("正常")
elif BMI<18.5:
    print("体重过低")
```

（2）运行结果：体重过低。

四、循环语句

循环语句是控制程序的语句，使用循环语句控制就可以重复执行程序中的某段代码。循环语句包括 while 循环语句和 for 循环语句。

（一）while 循环语句

while 循环根据判断条件确定一段程序是否再次执行一次或多次。while 和 if 的用法基本类似，区别在于 if 条件成立，则执行一次；while 条件成立，则重复执行，直到条件不成立为止。

1. 基本语法

while 条件 :

```
    代码块 1
else:
    代码块 2
代码块 3
```

也可以与 if 条件语句结合使用。

2. 实例

（1.1）实例代码。

```
BMI=20
while BMI>=28:
    print("肥胖")
else:
    print("不肥胖")
```

（1.2）运行结果：不肥胖。

（2.1）实例代码。

```
# 计算 1 到 10 之间的整数累计和（含 10）
number=1
total=0
while number<=10:
    total=total+number
    number=number+1
print("10以内的整数之和：",total)
```

（2.2）运行结果：10 以内的整数之和：55。

（3.1）实例代码。

```
# 计算 1 到 9 之间的偶数累计和
number=1; total=0; print("（3.2.1）9以内的偶数：")
while number<9:
    if number%2==0:  # 判断偶数
        print(number)  # 输出偶数
        total+=number  # 偶数相加
    number+=1  # 循环取值
print("（3.2.2）9以内的偶数之和：",total)
```

（3.2）运行结果。

（3.2.1）9 以内的偶数：

2

4

6

8

（3.2.2）9 以内的偶数之和：20。

（二）for 循环语句

for 循环可以遍历任何序列的数据，包括字符串、列表、元组、字典和集合。循环变量 x 在每次循环时，被赋值成对应的元素值。for 循环的次数固定，即所遍历的系列长度。

1．基本语法

```
for 迭代变量 in 序列：
    代码块 1
else:
    代码块 2
代码块 3
```

2．实例

（2.1）实例代码。

```
for i in 'age':
    print(i)
```

（2.2）运行结果。

```
a
g
e
```

（2.3）实例代码。

```
age=[20,23,25]
for i in age:
    print(i)
```

（2.4）运行结果。

```
20
23
25
```

（三）range( ) 函数

如果需要遍历数字序列，可以使用内置 range( ) 函数，它会生成数列。

1．基本语法：range(start,end,step)

参数说明：

start：计数从 start 开始。默认从 0 开始。例如，range(5) 等价于 range(0,5)。

stop：计数到 stop 结束，但不包括 stop。例如，range(0,5) 是 0，1，2，3，4，没有 5。

step：步长，默认为 1，可以为负数。例如，range(0,5) 等价于 range(0,5,1)。

range 函数的返回值不是列表，也不是元组，是可迭代对象。

2．实例

（1）实例代码。

```
print('i1:')
for i1 in range(3):
        print(i1)
print('i2:')
for i2 in range(2,5):
        print(i2)
print('i3:')
```

```
for i3 in range(0,5,2):
    print(i3)
```

（2）运行结果。

i1:	i2:	i3:
0	2	0
1	3	2
2	4	4

（四）break 与 continue 语句

在实际程序运行过程中，因为某些原因我们可能不需要把所有的循环都运行完毕，这时需要设定跳出条件，break 和 continue 就可以帮助我们完成跳出动作。break 生效时，整个循环跳出；continue 命令可以跳出当次循环，而直接执行下一个循环。举例如下：

1. 例 1

（1）实例代码。

```
for i in range(1,5):
    if i>=3:
        break
    print(i)
```

（2）运行结果。

```
1
2
```

2. 例 2

（1）实例代码。

```
for i in range(0,6):
    if i%2==0:
        print(i)
        continue
    if i%3==0:
        print(i)
```

（2）运行结果。

```
0
2
3
4
```

第七节　结果输出格式设置

一、设置输出格式

（一）.format( ) 方法设置输出格式

基本格式：print('{ : }'.format(v))

' ' 中可以有多个 { : }，{ : } 号以外可以书写字符串内容，将按照原样输出。

{ : } 中的 : 号前写参数标号，{ : } 内标号缺省时，默认按照 format 参数的顺序取值。

{ : } 中的 : 号后为设置项，可选值包括设置浮点数、百分数、填充字符、对齐方式和宽度等。

设置浮点数表示为 {:.nf}，设置百分数表示为 {:.n%}，其中 *n* 为保留小数位数。如，{:.1f} 表示保留 1 位小数，{:.2%} 表示保留 2 位小数的百分数（0.00%）。设置十进制整数表示为 {:d}。

“*”“=”“–”等为填充字符，但只能是一个字符，默认为空格；对齐方式“^”为居中，“<”为左对齐，“>”为右对齐。宽度设置为一个整数，指格式化后整个填充字符串的字符个数。

.format(v) 为给定一个或多个参数值，也可以是已经赋值的变量，多个值之间用英文逗号分隔。

举例：

```
>>>'王芬的身高{0:.0f}cm、体重{1:.1f}kg'.format(166.8,49.48)
```

运行结果：'王芬的身高167cm、体重49.5kg'

```
>>>h=166.8; w=49.48; name='王芬'
>>>print('{0:}身高{1:.0f}cm，体重{2:.1f}kg'.format(name,h,w))
```

运行结果：王芬身高167cm，体重49.5kg

```
>>>print('\n','{0:*^30}'.format('光荣榜'))
```

运行结果：************* 光荣榜 **************

举例：编写一个程序输出某讲义的目录内容

```
print('{0:^42}'.format('目 录'))
print('{0}{1:->25}'.format('第一章 Python简介',2))
print('{0}{1:->22}'.format('第二章 Python编程基础',12))
print('{0}{1:->18}'.format('第三章 Python卫生健康统计',30))
print('{0}{1:->15}'.format('第四章 Python卫生健康机器学习',80))
print('{0}{1:->17}'.format('第五章 Python卫生健康可视化',120))
print('{0}{1:->15}'.format('第六章 Python卫生健康文本分析',160))
```

运行结果：

```
                 目　录
第一章　Python 简介 -------------------------2
第二章　Python 编程基础 ----------------------12
第三章　Python 卫生健康统计 ------------------30
第四章　Python 卫生健康机器学习 --------------80
第五章　Python 卫生健康可视化 ---------------120
第六章　Python 卫生健康文本分析 -------------160
```

（二）f'{}' 用法

Python 中 f'{}' 用法等同于 format 用法的简单使用，更加方便。在字符串中插入变量的值，可在前引号前加上字母 f，再将要插入的变量放在花括号内。举例如下：

```
y_std=5.680921
print(f"x为178.42时y个体值的标准差为：{round(y_std,3)}")
```

运行结果：x为178.42时y个体值的标准差为：5.681

（三）设置上标和下标

1．绘图标目和标题中的上标和下标设置

假设 i 为 R 的上标或下标的数字或字母，则可以采用 R^i 的形式将 i 设为 R 的上标，采用 R$_i$ 的形式将 i 设为 R 的下标。也可以使用 Unicode 字符的下标和上标。举例如下：

（1）标目中的数字或字母上标和下标设置实例。

```
plt.xlabel('距污染源的距离（10$^3$m）')
```

运行结果：距污染源的距离（10^3m）

```
plt.xlabel('有效再生数R$_t$')
```

运行结果：有效再生数 R_t

（2）标题中的数字或字母上标和下标设置实例。

```
plt.title('距污染源的距离（10$^3$m）')
```

运行结果：距污染源的距离（10^3m）

```
plt.title('图1 R$_{t}$随时间的变化图')
```

运行结果：图1 R_t随时间的变化图

```
plt.title('图2 4种自由度χ$\u00B2$分布的概率密度曲线')
```

运行结果：图2 4种自由度x^2分布的概率密度曲线

2．print( ) 函数输出内容中的上标和下标设置

可以使用 Unicode 字符的上标和下标代码在 print( ) 函数输出内容中实现对应的上标或下标。以 R 的上标或下标设置为例，几类上标和下标的代码及输出结果如下：

（1）数字 0~9 作为上标。

```
print('R\u2070','R\u00B9','R\u00B2','R\u00B3','R\u2074','R\u2075','R\u2076','R\u2077','R\u2078','R\u2079')
```

运行结果：R^0 R^1 R^2 R^3 R^4 R^5 R^6 R^7 R^8 R^9

（2）数字 0~9 作为下标。

```
print('R\u2080','R\u2081','R\u2082','R\u2083','R\u2084','R\u2085','R\u2086','R\u2087','R\u2088','R\u2089')
```

运行结果：R_0 R_1 R_2 R_3 R_4 R_5 R_6 R_7 R_8 R_9

（3）符号或字母作为上标。

```
print('R\u207A','R\u207B','R\u207C','R\u207D\u207E','R\u207F','R\u2071')
```

运行结果：R^+ R^- $R^=$ $R^{()}$ R^n R^i

（4）字母或符号作为下标。

```
print('R\u2090','R\u2091','R\u2092','R\u2093','R\u2094','R\u2095','R\u2096','R\u2097','R\u2098','R\u2099','R\u209A','R\u209B','R\u209C','R\u208A','R\u208B','R\u208C','R\u208D\u208E')
```

运行结果：R_a R_e R_o R_x $R_{ə}$ R_h R_k R_l R_m R_n R_p R_s R_t R_+ R_- $R_=$ $R_{()}$

（5）应用举例。

```
Rt=1.43
print('有效再生数R\u209C值：',Rt)
```

运行结果：有效再生数Rt值： 1.43

（四）特殊符号 / 字符的输出

可以使用 Unicode 特殊字符代码得到相应的特殊符号。

```
print('\u00D7','\u2215','\u00B1','\u2261','\u2260','\u2248','\u2264','\u2265','\u2211','\u221A','\u03C0','\u00B5')
```

运行结果：× ∕ ± ≡ ≠ ≈ ≤ ≥ ∑ √ π µ

有些特殊字符作为图的标目或标题内容的一部分时，如果不能正常显示，可以在其前后各加上 $ 号，就可以实现正常输出。举例如下：

```
plt.ylabel('硒含量（$µ$g/kg）')
```

输出结果：硒含量（µg/kg）

```
plt.title('图3 四个县区面粉中硒含量（$µ$g/kg）的箱式图')
```

输出结果：图 4 四个县区面粉中硒含量（µg/kg）的箱式图

二、设置小数位数

1．round( ) 函数

round( ) 如果只有一个数作为参数，当不指定位数的时候，其返回的是一个整数，而且是最靠近原数值的整数。一般情况是使用四舍五入的规则，但是碰到舍入的后一位为 5 的情况，如果要取舍的位数前的数是奇数，则直接舍弃，如果是偶数则向上取舍；而在 np.round( ) 和 np.around( ) 函数中则正好相反。举例如下：

```
In [1]:a=3.185; b=3.175; a1=round(a); b1=round(b)
In [2]:a,a1
Out[2]: (3.185, 3)
In [3]:b,b1
Out[3]: (3.175, 3)
In [4]:a1=round(a,2); b1=round(b,2); a,a1
Out[4]: (3.185, 3.19)
In [5]:b,b1
Out[5]: (3.175, 3.17)
```

2．np.round( ) 函数

举例：

```
In [6]: a=3.185; b=3.175
In [7]: import numpy as np; np.round(a)
Out[7]: 3.0
In [8]: np.round(b)
Out[8]: 3.0
In [9]: np.round(a,2)
```

```
Out[9]: 3.18
In [10]: np.round(b,2)
Out[10]: 3.18
```

3．np.around( ) 函数

举例：

```
In [11]: a=3.185;  b=3.175
In [12]: import numpy as np;  np.around(a)
Out[12]: 3.0
In [13]: np.around(b),  np.around(a,2),  np.around(b,2)
Out[13]: (3.0, 3.18, 3.18)
```

4．格式化方法

（1）'%.nf' % x 格式化方法。

基本格式为（'%.nf'% x）或（"%.nf"% x），其中 n 为设置小数位数，x 为待设置小数位数的数据或变量，特殊情况需要注意的同 round( ) 函数一样。举例如下：

```
In [1]:a=3.185;  b=3.175;  a1=("%.2f"% a);  a1
Out[1]: '3.19'
In [2]:b1=('%.2f'% b);  b1
Out[2]: '3.17'
```

（2）format( ) 函数格式化方法。

```
In [3]: a=3.185;  b=3.175;  format(a,'.2f')
Out[3]: '3.19'
In [4]: format(b,'.2f')
Out[4]: '3.17'
In [5]: '{:.2f}'.format(a)
Out[5]: '3.19'
In [6]: '{:.2f}'.format(b)
Out[6]: '3.17'
```

5．利用 math 模块里 ceil( ) 和 floor( ) 函数方法取整

ceil(x)：取大于或者等于 x 的最小整数；floor(x)：取小于或者等于 x 的最大整数。举例如下：

```
In [12]:import math;  a=3.87;  math.ceil(a)
Out[12]: 4
In [13]:math.floor(a)
Out[13]: 3
```

第八节　文件管理

一、文件基本操作方法及访问模式说明

表 1–17 为文件操作方法说明，表 1–18 为打开文件访问模式说明。

表 1-17 文件操作方法说明一览表

模式	说明
open( )	打开一个文件或创建一个新文件
f.close( )	关闭文件，记住用 open( ) 打开文件后需要关闭它，否则会占用系统的可打开文件句柄数
f.write(string)	把 string 字符串写入文件
f.writelines(list)	把 list 中的字符串一行一行写入文件，是连续写入文件，没有换行
f.read([count])	读出文件数据。若有 count 值，则读取 count 个字符
f.readline( )	读出一行信息
f.readlines( )	读出所有行，也就是读出整个文件的信息
f.flush( )	刷新输出缓存

表 1-18 打开文件访问模式说明一览表

访问模式	说明
r	以只读方式打开文件。文件的指针将会放在文件的开头。这是默认模式
w	打开一个文件只用于写入。如果该文件已存在则将其覆盖。如果该文件不存在，则创建新文件
a	打开一个文件用于追加。如果该文件已存在，文件指针将会放在文件的结尾。也就是说，新的内容将会被写入到已有内容之后。如果该文件不存在，则创建新文件进行写入
r+	打开一个文件用于读写。文件指针将会放在文件的开头
w+	打开一个文件用于读写。如果该文件已存在，则将其覆盖；如果该文件不存在，则创建新文件
a+	打开一个文件用于读写。如果该文件已存在，文件指针将会放在文件的结尾。文件打开时会是追加模式。如果该文件不存在，则创建新文件用于读写

二、打开或创建新文件

在 Python 中，使用 open( ) 函数，可以打开一个已经存在的文件，或创建一个新文件。

open(文件名 , 访问模式)

示例如下：

```
f=open('test.txt', 'r')
f=open('test.txt', 'w')
```

三、关闭文件

close( ) 函数是专门用来关闭已打开文件的，其语法格式也很简单，如下所示：

f.close( )

其中，f 表示已打开的文件对象。

四、读文件数据

使用 read(num) 可以从文件中读取数据，num 表示要从文件中读取的数据的长度（单位是字节），如果没有传入 num，那么就表示读取文件中所有的数据。

就像 read( ) 没有传入参数时一样，readlines( ) 可以按照行的方式把整个文件中的内容进行一次性读取，并且返回的是一个列表，其中每一行的数据为一个元素。举例如下：

1．实践任务

GAHW01.txt 为 F:/PyData2403/ 路径下由制表符分隔的文本文件，内容见图 1–14，试读出文件数据。

F:/PyData2403/GAHW01.txt

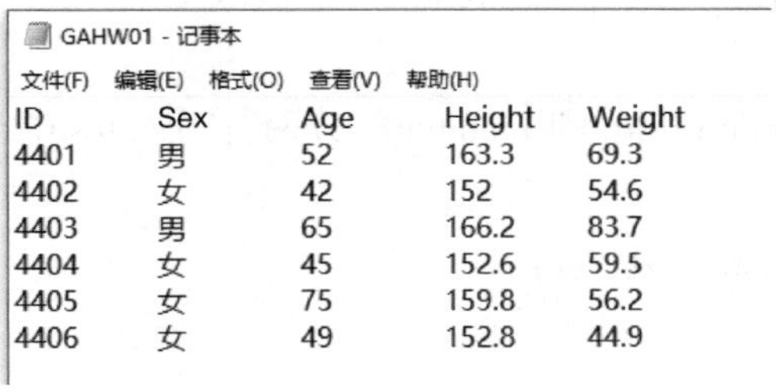
GAHW01 - 记事本
文件(F)　编辑(E)　格式(O)　查看(V)　帮助(H)

ID	Sex	Age	Height	Weight
4401	男	52	163.3	69.3
4402	女	42	152	54.6
4403	男	65	166.2	83.7
4404	女	45	152.6	59.5
4405	女	75	159.8	56.2
4406	女	49	152.8	44.9

图 1–14　6 位成年人体质测量数据 GAHW01.txt 文件

该 txt 文件为 6 位成年人的体质测量数据，其中，ID 为人员编号，Sex 表示性别，Age 表示年龄（岁），Height 表示身高（cm），Weight 表示体重（kg）。

ID	Sex	Age	Height	Weight
4401	男	52	163.3	69.3
4402	女	42	152	54.6
4403	男	65	166.2	83.7
4404	女	45	152.6	59.5
4405	女	75	159.8	56.2
4406	女	49	152.8	44.9

2．实现程序与结果

```
>>>file1=open("F:/PyData2403/GAHW01.txt",'r',encoding='gbk'); file1.read( )
```

运行结果：

'ID\tSex\tAge\tHeight\tWeight\n4401\t男\t52\t163.3\t69.3\n4402\t女\t42 \t 152\t54.6\n4403\t男\t65\t166.2\t83.7\n4404\t女\t45\t152.6\t59.5\n4405\t女\t75\t159.8\t56.2\n4406\t女\t49\t152.8\t44.9\n'

```
>>>file1.close( )
>>>file1=open("F:/PyData2403/GAHW01.txt",'r',encoding='gbk'); file1.readline( )
```

运行结果：'ID\tSex\tAge\tHeight\tWeight\n'

```
>>>file1.close( )
>>>file1=open("F:/PyData2403/GAHW01.txt",'r',encoding='gbk')
>>>file1.readlines( )
```

运行结果：

```
['4401\t男\t52\t163.3\t69.3\n',
 '4402\t女\t42\t152\t54.6\n',
 '4403\t男\t65\t166.2\t83.7\n',
 '4404\t女\t45\t152.6\t59.5\n',
 '4405\t女\t75\t159.8\t56.2\n',
 '4406\t女\t49\t152.8\t44.9\n']
>>>file1.close( )
```

五、向文件写数据

使用 write( ) 方法可以完成向文件写入数据。举例如下：

（一）例 1

（1）实践任务 请将 Hello world, 和 I am here! 分两行写入 test02.txt 文件。

（2）实践程序及结果。

```
f=open('F:/PyData2403/test02.txt', 'w')
f.write('Hello world,\n')
f.write('I am here!\n')
f.close( )
```

得到 test02.txt 文件内容见图 1–15。

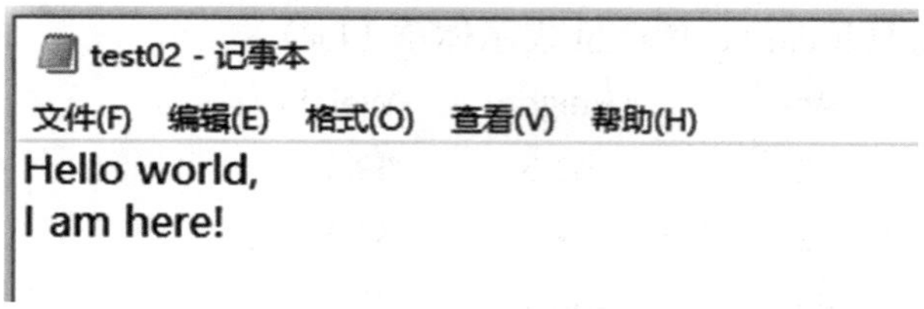

图 1–15 test02.txt 文件内容

（二）例 2

1．实践任务

请在 F:/PyData2403/ 路径下创建 fHello.txt 文件，内容见图 1–16，然后读取文件数据。

F:/PyData2403/fHello.txt

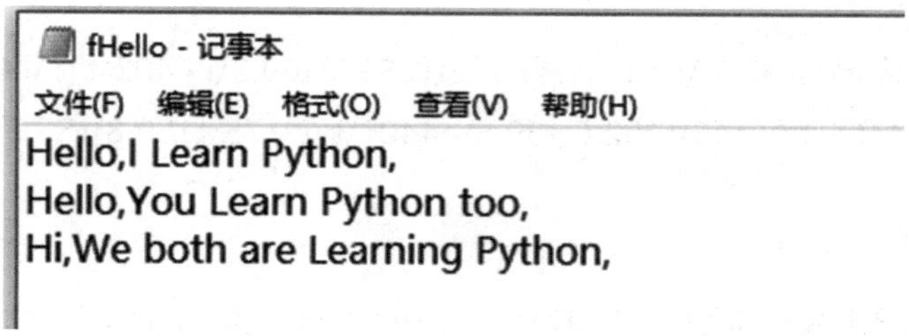

图 1–16 fHello.txt 文件内容

Hello,I Learn Python,

Hello,You Learn Python too,

Hi,We both are Learning Python

2．实现程序与结果

（1）创建 fHello.txt 文件。

```
>>>fHo=open("F:/PyData2403/fHello.txt",'w')
>>>fHo.write("Hello,I Learn Python,\n")
```

运行结果：22　# 为写入的字符数（含空格和标点符号，\n 算一个字符）

```
>>>fHo.write('Hello,You Learn Python too,\n')
```

运行结果：28

```
>>>fHo.write('Hi,We both are Learning Python\n')
```

运行结果：31

```
>>>fHo.close( )
```

得到的 fHello.txt 文本内容如下：

```
Hello,I Learn Python,
Hello,You Learn Python too,
Hi,We both are Learning Python
```

（2）读取 fHello.txt 文件数据。

```
>>>fHo1=open("F:/PyData2403/fHello.txt",'r'); fHo1.read( )
```

运行结果：'Hello,I Learn Python,\nHello,You Learn Python too,\nHi,We both are Learning Python\n'

```
>>>fHo1=open("F:/PyData2403/fHello.txt",'r'); fHo1.readline( )
```

运行结果：'Hello,I Learn Python,\n'

```
>>>fHo1.readlines( )
```

运行结果：['Hello,You Learn Python too,\n', 'Hi,We both are Learning Python\n']

```
>>>fHo1=open("F:/PyData2403/fHello.txt",'r'); fHo1.readlines( )
```

运行结果：['Hello,I Learn Python,\n', 'Hello,You Learn Python too,\n', 'Hi,We both are Learning Python\n']

```
>>>fHo1.close( )
```

（三）例 3

1．实践任务

GAHW01.csv 为 F:/PyData2403/ 路径下由逗号分隔的数据文件，内容如下，请读出文件数据，然后把第 6 人的数据“4406, 女 ,49,152.8,44.9”写入文件。

F:/PyData2403/GAHW01.csv

ID,Sex,Age,Height,Weight

4401, 男 ,52,163.3,69.3

4402, 女 ,42,152,54.6

4403, 男 ,65,166.2,83.7

4404, 女 ,45,152.6,59.5

4405, 女 ,75,159.8,56.2

2．实现程序与结果

```
>>>file2=open("F:/PyData2403/GAHW01.csv",'r'); file2
```

运行结果：<_io.TextIOWrapper name='F:/PyData2403/GAHW01.csv' mode='r' encoding='cp936'>

>>>file2.read( )

运行结果：'ID,Sex,Age,Height,Weight\n4401,男,52,163.3,69.3\n4402,女,42,152,54.6\n4403,男,65,166.2,83.7\n4404,女,45,152.6,59.5\n4405,女,75,159.8,56.2\n'

>>>file2=open("F:/PyData2403/GAHW01.csv",'r'); file2.readline( )

运行结果：'ID,Sex,Age,Height,Weight\n'

>>>file2.readlines( )

运行结果：['4401,男,52,163.3,69.3\n', '4402,女,42,152,54.6\n', '4403,男, 65, 166.2,83.7\n', '4404,女,45,152.6,59.5\n', '4405,女,75,159.8,56.2\n']

>>>file2=open("F:/PyData2403/GAHW01.csv",'r'); file2.readlines( )

运行结果：['ID,Sex,Age,Height,Weight\n', '4401,男,52,163.3,69.3\n', '4402,女,42,152,54.6\n', '4403,男,65,166.2,83.7\n', '4404,女,45,152.6,59.5\n', '4405,女,75,159.8,56.2\n']

>>>file2.close( )

把第6人的数据"4406,女,49,152.8,44.9"写入文件

>>>file3=open("F:/PyData2403/GAHW01.csv",'a+')

>>>file3.write('4406,女,49,152.8,44.9'); file3.read( )

运行结果：20

''

>>>file3=open("F:/PyData2403/GAHW01.csv",'r'); file3.read( )

运行结果：'ID,Sex,Age,Height,Weight\n4401,男,52,163.3,69.3\n4402,女,42,152,54.6\n4403,男,65,166.2,83.7\n4404,女,45,152.6,59.5\n4405,女, 75, 159.8,56.2\n4406,女,49,152.8,44.9'

>>>file3.close( )

这样，第 6 人的数据就追加到 GAHW01.csv 文件的末尾，结果如下：

```
ID,Sex,Age,Height,Weight
4401, 男 ,52,163.3,69.3
4402, 女 ,42,152,54.6
4403, 男 ,65,166.2,83.7
4404, 女 ,45,152.6,59.5
4405, 女 ,75,159.8,56.2
4406, 女 ,49,152.8,44.9
```

第九节　程序编写基本规则

计算机程序是指用计算机程序设计语言进行描述的解决问题的步骤。Python 程序需要通过解释器进行翻译后再由计算机执行。Python 程序文件默认后缀为 .py，如果采用的是 Jupyter Notebook 交互式开发环境，其程序文件名后缀为 .ipynb。

一、编写程序的一般步骤

（1）确定目标。即决定做什么，明确所要解决的问题和执行的任务。

（2）确定算法。即提出怎么做，明确解决问题和执行任务的技术路线和具体方法。

（3）编写代码。即把解决问题和执行任务的步骤和方法用程序设计语言描述出来。

（4）调试代码。即通过测试和修改错误，保证代码能够正确成功地运行。

（5）优化代码。即优化解决问题和执行任务的代码实现方式，使程序更加简单、明了和优雅，提高程序的可阅读性、用户体验性和通用性。

二、程序的构成

一般包括：①调用工具包代码块；②数据获取代码块；③数据处理代码块；④输出结果代码块。

在进行数据处理时，可能还需要进行数据预处理、数据筛选或数据转换，以保证数据能满足分析的需要。

输出结果既包括输出文本类结果，也可能还包括图像类结果。在编写代码块过程中，可以采取阶段性输出结果的方式及时了解数据处理过程中的状态；可以通过完善代码中的相关参数对输出结果的展现方式进行优化，以更好满足结果的应用需求。

同时，还应当给程序命名，编写必要的代码注释，便于自己或他人以后阅读理解。

三、程序书写规则

（1）一般情况下，一行写一条语句；一行也可以写多条语句，语句之间用英文分号即“;”号分隔。

（2）同层次语句要注意缩进对齐，最上层语句必须顶格开始书写。

（3）在 Python 中，程序语句的注释使用井号即“#”标记，也可以用多个“#”号标记。注释可以放置在代码的任何地方，用于提供解释说明或者临时禁用某些代码。其功能是便于程序员阅读和理解程序，程序执行时自动忽略。多行注释可以用单三引号（''' '''）或双三引号（""" """）号包裹起来。三引号可用于定义文档字符，也可以用于注释多行。但要从顶格开始使用。

（4）除字符串中的字符以外的其他语法符号都必须在英文输入法下输入。比如，小括号、引号、逗号等。

本书中，“>>>”为 Python IDLE 交互式命令程序语句提示符；“In[n]”和“Out[n]”分别为 IPython 交互式程序语句提示符和运行结果提示符；对于没有“>>>”或“In[n]”提示符在前面的程序语句，少数是在 Python IDLE 编辑器中编写的，绝大多数是在 Spyder 编辑器中编写的文件方式运行的程序。

另外，如果你在编写 Python 程序中（包括注释部分）要使用中文或其他 non-ASCII 字符，就必须在你编写的程序开始部分写上“# -*-coding:utf-8 -*-”。这是因为 Python 将 ASCII 作为默认编码字符类型。不过，在使用 Spyder 3 以上的编辑器新建 Python 程序文件时，系统会自动出现以下类似信息：

```
#-*- coding: utf-8-*-
"""
Created on Fri Mar 15 14:07:22 2024
@author: Lenovo
"""
```

乐学 Python，享受编程计算的乐趣

第二章 Python 统计分析相关库

第一节 NumPy 库

NumPy（Numerical Python）是 Python 语言的一个扩展程序库，该库支持大量的数组与矩阵运算，此外也针对数组运算提供大量的数学函数。

NumPy 是一个运行速度非常快的数学库，其主要可用于数组计算，包含：

（1）一个强大的 N 维数组对象 ndarray。

（2）广播功能函数。广播（Broadcast）是 NumPy 对不同形状（shape）的数组进行数值计算的方式，对数组的算术运算通常在相应的元素上进行。当运算中的 2 个数组的形状不同时，NumPy 将自动触发广播机制。

（3）整合 C/C++/Fortran 语言代码的工具。

（4）线性代数、傅里叶变换、随机数生成等功能。

NumPy 通常与 SciPy（Scientific Python）和 Matplotlib 绘图库一起使用。SciPy 是一个开源的 Python 算法库和数学工具包，Matplotlib 是 Python 语言可视化工具包。

NumPy 最重要的特点是其 N 维数组对象 ndarray，它是一系列同类型数据的集合，以 0 下标为开始进行集合中元素的索引。ndarray 对象是用于存放同类型元素的多维数组。

一、NumPy 数组的基本属性

NumPy 数组的维数称为秩（rank），秩就是轴的数量，即数组的维度，一维数组的秩为 1，二维数组的秩为 2，依次类推。

在 NumPy 中，每一个线性的数组称为是一个轴（axis），也就是维度（dimensions）。比如说，二维数组相当于是两个一维数组，其中第一个一维数组中每个元素又是一个一维数组。所以一维数组就是 NumPy 中的轴（axis），第一个轴相当于是底层数组，第二个轴是底层数组里的数组。而轴的数量——秩，就是数组的维数。

经常需要声明 axis。axis=0，表示沿着第 0 轴进行操作，即对每一列进行操作；axis=1，表示沿着第 1 轴进行操作，即对每一行进行操作。

NumPy 的数组中比较重要的 ndarray 对象属性及其说明见表 2-1。

表 2-1 ndarray 对象属性说明

属性	说明
ndarray.ndim	秩，即轴的数量或维度的数量
ndarray.shape	数组的维度，对于矩阵，n 行 m 列
ndarray.size	数组元素的总个数，相当于 .shape 中 n*m 的值
ndarray.dtype	ndarray 对象的元素类型

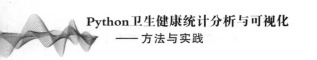

二、NumPy 数组元素类型

NumPy 数组 ndarray 一般要求所有元素类型相同（同质），数组下标从 0 开始。ndarray 元素类型包括：

（1）bool 类型。即 True 或 False。

（2）int 类型。如，intc, 与 C 语言中的 int 类型一致，一般是 int32 或 int64；int8，表示 8 位长度的整数，取值范围位 [–128，127]；int32，表示 32 位长度的整数，取值范围位 [-2^{31}，$2^{31}-1$]。

（3）uint 类型。为无符号整数。如，uint8，表示 8 位无符号整数，取值范围位 [0，255]；uint32，表示 32 位无符号整数，取值范围位 [0，$2^{32}-1$]。

（4）float 类型。为半精度浮点数。如，float16，表示 1 位符号位，5 位指数，10 位尾数；如，float32，表示 1 位符号位，8 位指数，23 位尾数。

三、NumPy 数组创建

NumPy 数组 ndarray 的创建方法包括：使用 NumPy 中的函数创建、从 Python 中的列表、元组等数据类型创建，也可以从数据文件中读取特定格式创建 ndarray 数组。

（一）numpy.zeros( ) 函数创建元素为 0 的数组

1．语法

格式：numpy.zeros(shape,dtype=float,order='C')

创建指定大小的数组，数组元素以 0 来填充。

其中，参数 shape 定义数组形状，dtype 定义数据类型，默认为浮点型，order 定义为 'C' 用于 C 语言的行优先数组，或者 'F' 用于 Fortran 语言的列优先数组。

2．用法示例

```
>>>import numpy   # 导入 numpy 库
>>>numpy.zeros(5)  # 创建一维 5 个元素为 0 的数组，默认为浮点数
运行结果：array([0., 0., 0., 0., 0.])
>>>print(numpy.zeros(5))   # 输出数组
运行结果：[0. 0. 0. 0. 0.]
>>>import numpy as np   # 导入 numpy 取别名为 np
>>>x=np.zeros((2,3),dtype=np.int)
  # 创建二维 2*3 个元素，类型为整型，元素值为 0 的数组
>>>x  # 输出数组
运行结果：array([[0, 0, 0],
              [0, 0, 0]])
>>>print(x)  # 输出数组
运行结果：[[0 0 0]
         [0 0 0]]
```

（二）numpy.ones( ) 函数创建元素为 1 的数组

创建指定形状的数组，数组元素以 1 来填充。用法同上。

（三）numpy.asarray( ) 函数从已有的数组创建数组

1．语法

格式：numpy.asarray(a,dtype=None,order=None)

其中，参数 a 为任意形式的输入参数，可以是列表、列表的元组、元组、元组的元组、元组的列表或多维数组；dtype 定义数据类型；order 有 "C" 和 "F" 两个选项，分别代表行优先和列优先，指定在计算机内存中的存储元素的顺序。

2．用法示例

```
>>>import numpy as np
>>>AgeHeight=[(52,42,65,45,75),(163.3,152,166.2,152.6,159.8)]
  # 由两个元组数据（年龄和身高）创建列表
>>>arAgeHeight=np.asarray(AgeHeight,dtype=int,order=None)
  # 通过 np.asarray( ) 将列表转化为整型数组
>>>arAgeHeight; print(arAgeHeight)
运行结果：array([[52, 42, 65, 45, 75],
                [163, 152, 166, 152, 159]])
                [[52  42  65  45  75]
                [163 152 166 152 159]]
```

（四）numpy.arange( ) 从数值范围创建数组

1．语法

格式：numpy.arange(start,stop,step,dtype)

其中，参数 start 为起始值，默认为 0；stop 为终止值（不包含）；step 为步长，默认为 1；dtype 为返回 ndarray 的数据类型，如果没有提供，则会使用输入数据的类型。

2．用法示例

```
>>>import numpy as np; AgeGroup=np.arange(15,86,10,int)
  # 设起始值为 15，终止值为 85，步长为 10，数据类型为整型
>>>AgeGroup; print(AgeGroup)
运行结果：array([15, 25, 35, 45, 55, 65, 75, 85])
          [15 25 35 45 55 65 75 85]
```

（五）numpy.linspace( ) 创建一个一维数组，数组是一个等差数列

1．语法

格式：numpy.linspace(start,stop,num=50,endpoint=True,retstep=False, dtype=None)

其中，参数 start 为序列的起始值；stop 为序列的终止值；num 为生成的等步长样本数量，默认为 50；endpoint 为 true 时，则数列中包含 stop 值，反之不包含，默认是 True；retstep 为 True 时，则生成的数组中会显示间距，反之不显示；dtype 为 ndarray 的数据类型。

2．用法示例

```
>>>import numpy as np
>>>HeightStep=np.linspace(150,190,num=10,endpoint=False,retstep=True,dtype=int)
  # 将 150 到 190（身高）之间均分为 10 组，不含结尾数 190，显示间距
>>>print(HeightStep)   # 输出数组和间距
运行结果：(array([150, 154, 158, 162, 166, 170, 174, 178, 182, 186]), 4.0)
```

（六）numpy.logspace( ) 创建一个等比数列

1．语法

格式：numpy.logspace(start,stop,num=50,endpoint=True,base=10.0, dtype=None)

其中，参数 start 定义序列的起始值为 base ** start；stop 定义序列的终止值为 base ** stop；num 为生成的等步长样本数量，默认为 50；endpoint 为 true 时，则数列中包含 base ** stop 值，反之不包含，默认是 True；base 为对数 log 的底数，默认值是 10；dtype 为 ndarray 的数据类型。

2．用法示例

```
>>>import numpy as np
>>>twoXn=np.logspace(1,5,num=6,endpoint=True,base=2,dtype=float)
>>>print(twoXn)
  #生成 2**n 的值，n 为 1~5 之间等步长的 6 个数，n 含 5，元素类型为浮点型
```

运行结果：[2.   3.48220225 6.06286627 10.55606329 18.37917368 32.]

（七）从 Python 中的列表、元组等类型数据创建数组

1．语法

格式：arr=numpy.array(list/tuple,dtype=None)

dtype 不指定元素类型时，numpy 将根据数据情况自动关联一个 dtype 类型。

2．用法示例

```
>>>import numpy as np;  list_x=[168,170,176,165,178]
>>>print(np.array(list_x))   #根据列表创建数组并输出结果
```

运行结果：[168 170 176 165 178]

```
>>>tuple_x=(68,70,76,65,78);  print(np.array(tuple_x))
  #根据元组创建数组并输出结果
```

运行结果：[68 70 76 65 78]

```
>>>mix_x=[[18,17,16,15,19],(1,3,5,6,2)]   #由列表和元组数据混合创建列表
>>>print(np.array(mix_x))   #根据列表创建数组并输出结果
```

运行结果：
```
[[18 17 16 15 19]
 [1  3  5  6  2]]
```

（八）从 Pandas 的 Series 或 DataFrame 数据帧创建数组

1．由 Series 创建数组

```
>>>import pandas;  import numpy as np
>>>SerAge=pandas.Series([52,42,65,45,75])   #创建 Series
```

运行结果：

```
SerAge
0   52
1   42
2   65
3   45
4   75
dtype: int64
>>>AgeArr=np.array(SerAge);  print(AgeArr)   #由 Series 创建数组并输出结果
```

运行结果：[52 42 65 45 75]

2．由 DataFrame 数据帧获取 Series 创建数组，或转化为列表后由列表创建数组

>>>import pandas; import numpy as np

>>>DataF1=pandas.DataFrame([[4401,'男',52,163.3,69.3],[4402,'女',42,152.0, 54.6],[4403,'男',65,166.2,83.7],[4404,'女',45,152.6,59.5], [4405,'女',75,159.8, 56.2]],index=[1,2,3,4,5], columns=['ID','Sex', 'Age','Height','Weight'])

>>>DataF1　# 创建数据帧 DataF1，输出数据帧

运行结果：

	ID	Sex	Age	Height	Weight
1	4401	男	52	163.3	69.3
2	4402	女	42	152.0	54.6
3	4403	男	65	166.2	83.7
4	4404	女	45	152.6	59.5
5	4405	女	75	159.8	56.2

>>>AgeArr=np.array(DataF1['Age'])　# 从数据帧获取 Age 的 Series 转化为数组

>>>print(AgeArr)

运行结果：[52 42 65 45 75]

>>>AgeArr=np.array(DataF1['Age'].tolist( )); print(AgeArr)

从数据帧 DataF1 获取 Age 的 Series 转化为列表然后创建数组，输出结果

运行结果：[52 42 65 45 75]

（九）数组合并

1．语法

np.concatenate( ) 函数可以将两个或多个数组合并成一个新的数组。

2．用法示例

>>>import numpy as np

>>>a=np.array([168,170,176,165,178]); print(a)　# 根据列表创建数组 a 输出

运行结果：[168 170 176 165 178]

>>>b=np.array((68,70,76,65,78)); print(b)　# 根据元组创建数组 b 输出

运行结果：[68 70 76 65 78]

>>>c=np.concatenate((a,b)); print(c)　# 将数组 a 和 b 合并为新的数组 c 输出

运行结果：[168 170 176 165 178 68 70 76 65 78]

四、NumPy 数组对象的索引

1．语法

ndarray 对象的内容可以通过索引或切片来访问和修改，与 Python 中 list 的切片和索引操作一样。具体用法可以参考相关内容。

ndarray 数组可以基于 0~n 的下标进行索引，切片对象可以通过内置的 slice 函数，并设置 start、stop 及 step 参数，从原数组中切割出一个新数组。

格式：数组名 [slice(start,stop,step)]

也可以通过冒号分隔切片参数 start:stop:step 来进行切片操作。

格式：数组名 [start:stop:step]

NumPy 比一般的 Python 序列提供更多的索引方式。除了用整数和切片的索引外，数组可以由整数数组索引、布尔索引及花式索引。

2. 用法示例

```
>>>import numpy as np
>>>twoXn=np.logspace(1,5,num=6,endpoint=False,base=2,dtype=float)
  # 生成 2**n 的值，n 为 1~5 间等步长的 6 个数，不含 5，元素类型为浮点型
>>>print(twoXn)
运行结果：[2.  3.1748021  5.0396842  8.  12.69920842  20.1587368 ]
>>>print(twoXn[slice(0,6,2)])  # 取下标（索引号）为 0、2、4 的元素值输出
运行结果：[2.  5.0396842  12.69920842]
>>>import numpy as np
>>>twoXn=np.logspace(1,5,num=6,endpoint=True,base=2,dtype=int); print(twoXn)
运行结果：[2  3  6 10 18 32]
>>>print(twoXn[1:6:2])  # 取下标（索引号）为 1、3、5 的元素值输出
运行结果：[3 10 32]
```

五、NumPy 函数及其应用

（一）NumPy 函数功能

NumPy 函数主要包括数学函数、算术函数和统计函数等，其函数名和功能介绍分别见表 2–2、表 2–3 和表 2–4。此外，NumPy 里有一个比较适用而独特的函数，即 numpy.where( ) 函数。传递给函数的数据类型包括列表、元组、数组、Series 和 DataFrame 等。

1. NumPy 数学函数

表 2–2　NumPy 数学函数及其功能

函数	功能
numpy.sin( )	求数组中角度（弧度）的正弦值
numpy.cos( )	求数组中角度（弧度）的余弦值
numpy.tan( )	求数组中角度（弧度）的正切值
numpy.arcsin( )	求反正弦的弧度值
numpy.arcos( )	求反余弦的弧度值
numpy.arctan( )	求反正切的弧度值
numpy.degrees( )	将弧度转换为角度
numpy.round(a,decimals) numpy.around(a,decimals)	返回数字的四舍五入值，a 为数组，decimals 为舍入的小数位数
numpy.floor( )	返回小于或者等于指定表达式的最大整数，即向下取整

续上表

函数	功能
numpy.ceil( )	返回大于或者等于指定表达式的最小整数，即向上取整
numpy.rint( )	求数组中各元素的四舍五入值
numpy.abs( )，numpy.fabs( )	求数组中各元素的绝对值，fabs( ) 返回浮点类型的绝对值
numpy.sqrt( )	求数组中各元素的平方根
numpy.square( )	求数组中各元素的平方
numpy.log( )，numpy.log2( )，numpy.log10( )	求数组中各元素的自然对数、2 为底的对数、10 为底的对数
numpy.exp( )	求数组中各元素以 e 为底的指数值

2．NumPy 算术函数

表 2–3　NumPy 算术函数及其功能

函数	功能
numpy.add(a,b)，或 a+b	两个数组的元素分别相加
numpy.subtract(a,b)，或 a–b	两个数组的元素分别相减
numpy.multiply(a,b)，或 a*b	两个数组的元素分别相乘
numpy.divide(a,b)，或 a/b	两个数组的元素分别相除
numpy.power(a,b)，或 a**b	将第一个输入数组中的元素作为底数，计算它与第二个输入数组中相应元素的幂
numpy.reciprocal( )	返回元素的倒数
numpy.mod(a,b)，numpy.remainder(a,b)	计算输入数组中相应元素的相除后的余数（模运算）
numpy.maximm(a,b)，numpy.fmax(a,b)	两个数组中对应元素取最大值生成新数组，fmax( ) 返回浮点类型的值
numpy.minimum(a,b)，numpy.fmin(a,b)	两个数组中对应元素取最小值生成新数组，fmin( ) 返回浮点类型的值
>，<，>=，<=，==，!=	算数比较，产生布尔型数组

需要注意的是数组进行加、减、乘、除时，必须具有相同的形状或符合数组广播规则。

3．NumPy 统计函数

NumPy 提供了很多统计函数，用于从数组中查找最小元素、最大元素、百分位数、标准差和方差等。

表 2–4　NumPy 统计函数及其功能

函数	功能
numpy.amin( )	用于计算数组中的元素沿指定轴的最小值
numpy.amax( )	用于计算数组中的元素沿指定轴的最大值
numpy.ptp( )	计算数组中元素最大值与最小值的差（极差）
numpy.percentile(a, q, axis)	a 为输入数组，q 为要计算的百分位数，axis 为沿其计算百分位数的轴

续上表

函数	功能
numpy.sum( ), numpy.cumsum( )	求和，依次累计求和
numpy.prod( ), numpy.cumprod( )	求乘积，依次累计求乘积
numpy.median( )	计算数组中元素的中位数
numpy.mean( )	计算数组中元素的算术平均值，如果提供了轴则沿其计算
numpy.average( )	根据在另一个数组中给出的各自的权重计算数组中元素的加权平均值。该函数可以接受一个轴参数，如果没有指定轴，则数组会被展开
numpy.std( )	计算标准差。参数 ddof 默认为 0，计算总体标准差；ddof=1，则计算样本标准差
numpy.var( )	计算方差。参数 ddof 默认为 0，计算总体方差；ddof=1，则计算样本方差

（二）NumPy 统计函数用法示例

首先，建立 5 人的年龄和身高数据的数组，供演示 NumPy 统计函数用法。

```
>>>import numpy as np
>>>AgeHeight=[(52,42,65,45,75),(163.3,152,166.2,152.6,159.8)]  # 创建由两个元组组成的列表
>>>arAgeHeight=np.asarray(AgeHeight,dtype=int,order=None); print(arAgeHeight)
  # 根据列表创建数组，设元素值为整型，不设置排序，输出结果
运行结果：[[52  42  65  45  75]
          [163 152 166 152 159]]
```

1．numpy.amin( ) 用法示例

```
>>>import numpy as np
>>>np.amin(arAgeHeight)   # 计算年龄和身高全部数据中的最小值
运行结果：42
>>>np.amin(arAgeHeight,axis=0)   # 沿 0 轴（列）计算最小值
运行结果：array([52, 42, 65, 45, 75])
>>>np.amin(arAgeHeight,axis=1)   # 沿 1 轴（行）计算年龄、身高的最小值
运行结果：array([42, 152])
>>>print(np.amin(arAgeHeight,axis=1))   # 打印输出沿 1 轴计算的最小值
运行结果：[42 152]
```

2．numpy.amax( ) 用法示例

```
>>>np.amax(arAgeHeight)   # 计算年龄和身高全部数据中的最大值
运行结果：166
>>>print(np.amax(arAgeHeight,axis=0))   # 沿 0 轴计算最大值，输出结果
运行结果：[163 152 166 152 159]
>>>print(np.amax(arAgeHeight,axis=1))   # 沿 1 轴计算年龄、身高的最大值，输出结果
运行结果：[75 166]
```

3．numpy.ptp( ) 用法示例

```
>>>print(np.ptp(arAgeHeight,axis=1))   # 分别计算年龄、身高的极差，输出结果
运行结果：[33 14]
```

4．numpy.percentile(a,q,axis) 用法示例

```
>>>import numpy as np
>>>AgeHeight=[(52,42,65,45,75),(163.3,152,166.2,152.6,159.8)]
>>>arAgeHeight=np.asarray(AgeHeight,dtype=float,order=None)
  # 由列表生成数组，设数据类型为浮点型，不设置排序
>>>print(arAgeHeight)
```

运行结果：[[52. 42. 65. 45. 75.]
 [163.3 152. 166.2 152.6 159.8]]

```
>>>print(np.percentile(arAgeHeight,50,axis=1))
  # 分别计算年龄、身高的第 50 百分位数并输出
```

运行结果：[52. 159.8]

5．numpy.median( ) 用法示例

```
>>>print(np.median(arAgeHeight,axis=1))  # 分别计算年龄、身高中位数并输出
```

运行结果：[52. 159.8]

6．numpy.mean( ) 用法示例

```
>>>print(np.mean(arAgeHeight,axis=1))  # 分别计算年龄、身高平均值并输出
```

运行结果：[55.8 158.78]

7．numpy.average( ) 用法示例

建立 5 人的年龄和身高浮点数类型数据的数组，供后续演示 NumPy 统计函数用法。

```
>>>import numpy as np
>>>AgeHeight=[(52,42,65,45,75),(163.3,152,166.2,152.6,159.8)]
>>>arAgeHeight=np.array(AgeHeight,dtype=float,order=None)
>>>print(arAgeHeight)
```

运行结果：[[52. 42. 65. 45. 75.]
 [163.3 152. 166.2 152.6 159.8]]

```
>>>w=np.array([1,3,4,2,7])  # 设置权重数组
>>>#w=[1,3,4,2,7]  # 或者设置权重列表
>>>print(np.average(arAgeHeight,axis=1))  # 计算（等权重）平均值输出
```

运行结果：[55.8 158.78]

```
>>>print(np.average(arAgeHeight,axis=1,weights=w))  # 计算加权平均值输出
```

运行结果：[61.94117647 159.28823529]

8．numpy.std( ) 用法示例

```
>>>print(np.std(arAgeHeight,axis=1))  # 沿 1 轴分别计算年龄、身高标准差
```

运行结果（默认 ddof=0，估计总体标准差）：[12.44829306 5.66900344]

9．numpy.var( ) 用法示例

```
>>>print(np.var(arAgeHeight,axis=1))  # 沿 1 轴分别计算年龄、身高方差
```

运行结果（默认 ddof=0，估计总体方差）：[154.96   32.1376]

（三）numpy.where( ) 函数

1．语法

（1）numpy.where(condition,x,y)，当 where 内有 3 个参数时，第一个参数表示条件，当条件成

立时 where 方法返回 x，当条件不成立时返回 y。

（2）numpy.where(condition)，当 where 内只有一个参数时，那个参数表示条件；当条件成立时，where 返回的是每个符合 condition 条件元素的索引。

（3）当 condition 为多条件时，& 表示与，| 表示或。

2．用法示例

```
>>>import numpy
>>>Age=numpy.array([52,42,65,45,75])  # 由列表创建数组 Age
>>>Height=numpy.array([163.3,152,166.2,152.6,159.8])
>>>print(numpy.where(Age>60,Age,Height))
  # 当 Age>60 时 , 返回 Age 值 , 否则返回 Height 值
```

运行结果：[163.3 152.   65. 152.6 75.]

```
>>>numpy.where((Age>50) & (Age<70),Age,Height)
  # Age>50 且 <70 时，返回 Age 值 , 否则返回 Height 值
```

运行结果：array([52. , 152. , 65. , 152.6, 159.8])

```
>>>print(numpy.where(Age>60))  # 返回 Age>60 的元素索引
```

运行结果：(array([2, 4], dtype=int64),)

```
>>>numpy.where((Age>50) & (Age<70))  # 返回 Age>50 且 <70 的元素索引
```

运行结果：(array([0, 2], dtype=int64),)

六、NumPy IO 工具

NumPy 可以读写磁盘上的文本数据或二进制数据。

NumPy 为 ndarray 对象引入了一个简单的文件格式 .npy。npy 文件用于存储重建 ndarray 所需的数据、图形、dtype 和其他信息。

常用的 NumPy IO 函数有：numpy.save( )、numpy.load( )、numpy.savez( )、numpy.savetxt( ) 和 numpy.loadtxt( )。

numpy.save( )、numpy.load( ) 函数是写、读文件数组数据的两个主要函数，默认情况下，数组是以未压缩的原始二进制格式保存在扩展名为 .npy 的文件中。

numpy.savez( ) 函数用于将多个数组写入文件，默认情况下，数组是以未压缩的原始二进制格式保存在扩展名为 .npz 的文件中。

numpy.savetxt( ) 和 numpy.loadtxt( ) 函数处理正常的文本文件 (.txt 等)。

（一）numpy.save( )

numpy.save( ) 函数将数组保存到以 .npy 为扩展名的文件中。

1．语法格式：numpy.save(' 保存文件路径及文件名 ', 数组名)

2．用法示例

```
>>>import numpy as np  # 导入 numpy 取别名为 np
>>>AgeHeight=[(52,42,65,45,75),(163.3,152,166.2,152.6,159.8)]
  # 创建由两个元组数据（年龄和身高）组成的列表
>>>arAgeHeight=np.asarray(AgeHeight,dtype=float,order=None)
  # 由列表构建数组，设数据类型为浮点型，不设置排序
```

```
>>>np.save('F:/PyData2403/arAgeHeight',arAgeHeight)
  # 将 arAgeHeight 数组按照指定文件路径保存为 arAgeHeight.npy 文件
```

（二）numpy.savez( )

numpy.savez( ) 函数将多个数组保存到以 .npz 为扩展名的文件中。

格式：numpy.savez(' 保存文件路径及文件名 ', 多个数组名 , 关键字参数 = 数组名)

其中，可以使用关键字参数为某个数组起一个保存的名字，非关键字参数传递的数组会自动起名为 arr_0,arr_1,…。

（三）numpy.load( )

该函数可实现读文件数组数据。

1．语法格式：numpy.load('文件路径及文件名')

2．用法示例

```
>>>import numpy as np
>>>arAgeHeight1=np.load('F:/PyData2403/arAgeHeight.npy')
  # 读取指定文件路径下的 arAgeHeight.npy 数组文件数据
>>>arAgeHeight1  # 输出数组文件数据
运行结果：array([[52. ,  42. ,  65. ,  45. ,  75. ],
                [163.3, 152. , 166.2, 152.6, 159.8]])
>>>print(arAgeHeight1)  # 打印输出数组文件数据
运行结果：[[52.  42.  65.  45.  75. ]
          [163.3 152.  166.2 152.6 159.8]]
```

（四）numpy.savetxt( )

该函数以简单的文本文件格式存储数据。

语法格式：numpy.savetxt('保存文件路径及文件名',数组名,fmt="数据类型", delimiter="分隔符")

其中，fmt 参数数据类型包括十进制整型 '%d'、浮点型 '%f' 等，参数 delimiter 可以指定各种分隔符、针对特定列的转换器函数、需要跳过的行数等。

（五）numpy.loadtxt( )

该函数获取文本文件数据，见图 2–1。

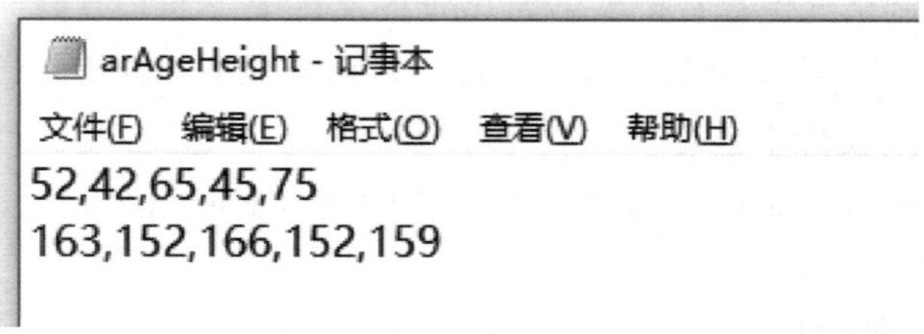
arAgeHeight - 记事本
文件(F) 编辑(E) 格式(O) 查看(V) 帮助(H)
52,42,65,45,75
163,152,166,152,159

图 2–1　arAgeHeight.txt 文件数据

1．语法格式：numpy.loadtxt('文件路径及文件名',dtype=数据类型, delimiter='分隔符')

2．用法示例

```
>>>import numpy as np
>>>AgeHeight=[(52,42,65,45,75),(163.3,152,166.2,152.6,159.8)]
>>>arAgeHeight2=np.asarray(AgeHeight,dtype=float,order=None)
>>>print(arAgeHeight2)  # 创建并输出数组 arAgeHeight2 数据
```

```
运行结果：[[52.  42.  65.  45.  75. ]
          [163.3 152.  166.2 152.6 159.8]]
>>>np.savetxt('F:/PyData2403/arAgeHeight.txt',arAgeHeight2,fmt='%d',delimiter=',')
  # 将数组 arAgeHeight2 数据按指定路径保存为 arAgeHeight.txt 文件
  # 设置数据类型为 10 进制整型，指定逗号 ',' 为分隔符
>>>AgeHeightTxt=np.loadtxt('F:/PyData2403/arAgeHeight.txt', delimiter=",")
  # 按指定路径获取 arAgeHeight.txt 文件数据，指定逗号 ',' 为分隔符
>>>print(AgeHeightTxt)
运行结果：[[52.  42.  65.  45.  75.]
          [163. 152. 166. 152. 159.]]
F:/PyData2403/arAgeHeight.txt
```

第二节　Pandas 库

Pandas 是一款开放源码的 BSD（Berkeley Software Distribution license）许可的 Python 库，为 Python 编程语言提供了高性能、易于使用的数据结构和数据分析工具。它应用领域广泛，包括统计分析、金融、经济等学术和商业领域。Pandas 的主要特点包括：

（1）它提供了一个简单、高效、带有默认索引（也可以自定义索引）的 DataFrame 对象。

（2）能够快速从不同格式的文件中加载数据［比如 Excel、CSV、SQL、SAS 数据集（文件扩展名 .sas7bdat）文件等］，然后将其转换为可处理的对象。

（3）能够按照数据的行、列索引进行分组，并对分组后的对象进行聚合和转换操作。

（4）能够很方便地实现数据归一化操作和缺失值处理。

（5）能够高效处理数据合并和数据追加，能够很方便地对 DataFrame 数据的列进行增加、修改或者删除的操作。

（6）能够处理不同格式的数据集，比如矩阵数据、异构数据表、时间序列等。

（7）提供了多种处理数据集的方式，比如构建子集、切片、过滤、分组以及重新排序等。

（8）Pandas 实现了与其他库的集成，比如 Scipy、Scikit-learn 和 Matplotlib。

一、Pandas 数据结构

Pandas 处理以下 3 种数据结构：系列（Series）、数据帧（DataFrame）和面板（Panel），其各自特点见表 2–5。DataFrame 被广泛使用，是最重要的数据结构之一。

表 2–5　Pandas 3 种数据结构及其特点

数据结构	维数	描述及特点
Series	1	是能够保存任何类型的数据（整数、字符串、浮点数和 Python 对象等）的一维标记数组。轴标签统称为索引。均匀数据，大小不变，数据的值可变
DataFrame	2	是一个具有异构数据的二维数组，即数据以行和列的表格方式排列。异构数据，即潜在的列是不同的类型。大小可变，数据可变，标记轴（行和列），可以对行和列执行算术运算
Panel	3	是具有异构数据的三维数据结构。异构数据，大小可变，数据可变

二、Series 创建和基本操作方法

表 2-6 是 5 名成年人的编号（ID）、性别（Sex）、年龄［Age（岁）］、身高［Height（cm）］和体重［Weight（kg）］数据，以此创建 Series 结构数据，并进行属性查询、索引、修改等基本操作。

表 2-6　5 名成年人的体检数据

ID	Sex	Age	Height	Weight
4401	男	52	163.3	69.3
4402	女	42	152.0	54.6
4403	男	65	166.2	83.7
4404	女	45	152.6	59.5
4405	女	75	159.8	56.2

（一）Series 数据创建

Series 是一种类似于一维数组的对象，由一组数据及数据的标签（即行索引）组成。Series 类型可以由 Python 列表、字典、标量值、ndarray 和其他函数创建。

Series 创建基本格式：pandas.Series(data,index,dtype,copy)

其中，参数 data 数据可采取各种类型，如：ndarray、list、dict 或 constants 等。

index 参数索引值必须是唯一的和散列的，与数据的长度相同。如果没有索引被传递，则默认为 np.arange(n)。

dtype 参数定义数据类型，如果没有，将推断数据类型。

copy 参数指复制数据，默认为 false。

格式 1：Series 名 =pandas.Series( )

函数中传入一个序列值列表 [ ]。输出的第一列为系统默认标签（索引），第二列为传入的值。

```
>>>import pandas    # 导入 pandas 库
>>>AgeSer1=pandas.Series([52,42,65,45,75]); AgeSer1
  # 由列表数据创建 Series，输出 Series 数据（包括索引、元素值和数据类型）
```

运行结果：

```
0   52
1   42
2   65
3   45
4   75
dtype: int64
```

格式 2：Series 名 =pandas.Series([ ],index=[ ])

函数中传入一个序列值列表 [ ], 并指定索引 [ ]。输出的第一列为传入的索引（标签），第二列为传入的值。

```
>>>AgeSer2=pandas.Series([52,42,65,45,75],index=[4401,4402,4403,4404,4405]);  AgeSer2
```

```
#根据列表数据和指定索引创建 Series，输出结果
```
运行结果：

```
4401    52
4402    42
4403    65
4404    45
4405    75
dtype: int64
```

格式 3：Series 名 =pandas.Series({ })

函数中传入一个字典。输出的第一列为字典的键转换成的标签（索引），第二列为传入的键对应的值。

```
>>>AgeSer3=pandas.Series({4401:52,4402:42,4403:65,4404:45,4405:75})
>>>AgeSer3   #由字典数据创建 Series，输出结果
```
运行结果：

```
4401    52
4402    42
4403    65
4404    45
4405    75
dtype: int64
```

上面格式 2 和格式 3 创建的 Series 如果用 Excel 表展示见表 2–7。

表 2–7　5 人年龄数据 Series 的 Excel 展现

数据标签（ID）	数据值 (Age)
4401	52
4402	42
4403	65
4404	45
4405	75

格式 4：Series 名 = pandas.Series(constants,index=[ ])

函数中传入一个标量，并指定索引。

```
>>>import pandas as pd
>>>HeightSer1=pd.Series(163.3 ,index=[' 4401' ,' 4402' ,' 4403' ])
>>>print(HeightSer1)   #根据标量和指定索引创建 Series，输出结果
```
运行结果：

```
4401    163.3
4402    163.3
4403    163.3
dtype: float64
```

格式 5：Series 名 =pandas.Series(np.arange( ),index=np.arange( ))

通过 np.arange( ) 函数生成数据和索引。

```
>>>import pandas as pd; import numpy as np
>>>HeightSer2=pd.Series(np.arange(150.5,160,2),index=np.arange(4401,4406,1)); print(HeightSer2)
  # 通过 np.arange( ) 函数生成数据和索引来创建 Series，输出结果
```

运行结果：

```
4401    150.5
4402    152.5
4403    154.5
4404    156.5
4405    158.5
dtype: float64
```

格式 6：Series 名 =pandas.Series(range( ),index=range( ))

通过 range( ) 函数生成数据和索引。

```
>>>import pandas as pd
>>>HeightSer3=pd.Series(range(150,160,2),index=range(4401,4406,1))
>>>print(HeightSer3)   # 由 range( ) 函数生成数据和索引创建 Series，输出结果
```

运行结果：

```
4401    150
4402    152
4403    154
4404    156
4405    158
dtype: int64
```

（二）Series 基本功能属性或方法

1. Series 基本属性或方法功能描述

Series 基本属性或方法功能描述见表 2–8。

表 2–8　Series 基本属性或方法功能描述

属性或方法	功能描述
Series 名 .axes	返回行轴标签列表和数据类型
Series 名 .dtype	返回对象的数据类型
Series 名 .empty	如果系列为空，则返回 True
Series 名 .ndim	返回底层数据的维数，默认为 1
Series 名 .size	返回基础数据中的元素数
Series 名 .index	获得索引和数据类型
Series 名 .values	将系列作为 ndarray 返回值和数据类型
Series 名 .head(n)	返回前 n 行数据和数据类型，默认为前 5 行
Series 名 .tail(n)	返回最后 n 行数据和数据类型，默认为后 5 行

2．用法示例

```
>>>import pandas as pd
>>>SAge=pd.Series([52,42,65,45,75],index=['4401','4402','4403','4404','4405']); SAge
```

运行结果：

```
4401    52
4402    42
4403    65
4404    45
4405    75
dtype: int64
```

```
>>>SAge.axes   # 获取 Series 的行轴标签列表和数据类型
```

运行结果：[Index(['4401', '4402', '4403', '4404', '4405'], dtype='object')]

```
>>>SAge.dtype;  SAge.empty;  SAge.ndim;  SAge.size
   # 获取 Series 的数据类型、是否为空、数据维度、元素个数
```

运行结果：

```
dtype('int64')
False
1
5
```

```
>>>SAge.values   # 获取 Series 元素的值和数据类型
```

运行结果：array([52, 42, 65, 45, 75], dtype=int64)

```
>>>SAge.index   # 获取 Series 的索引和数据类型
```

运行结果：Index(['4401', '4402', '4403', '4404', '4405'], dtype='object')

```
>>>SAge.head(3)   # 获取 Series 的前 3 行（索引及元素值）和数据类型
```

运行结果：

```
4401    52
4402    42
4403    65
dtype: int64
```

```
>>>SAge.tail(2)   # 获取 Series 的后 2 行（索引及元素值）和数据类型
```

运行结果：

```
4404    45
4405    75
dtype: int64
```

（三）Series 索引和修改

1．获取 Series 的值

可以通过 Series 名 .values、Series 名 [索引]、Series 名 [值判断表达式] 和 Series 名 .get([索引]) 等方法获取 Series 的全部或部分数据值。

（1）格式 1：Series 名 .values。

```
>>>import pandas as pd
```

```
>>>WeightSer1=pd.Series([69.3,54.6,83.7,59.5,56.2],index=['4401','4402','4403','4404','4405'])
>>>print(WeightSer1.values)  # 获取并输出 Series 元素值
```

运行结果：[69.3 54.6 83.7 59.5 56.2]

（2）格式 2：Series 名 [索引]。

根据索引号或索引号切片获得数据

```
>>>print(WeightSer1[[ ‘4402’ ,’ 4404’ ]])  # 截取索引号 4402 和 4404 的元素值
```

运行结果：

```
4402    54.6
4404    59.5
dtype: float64
```

```
>>>print(WeightSer1[1:4])  # 截取自动索引号为 1、2、3 的元素值
```

运行结果：

```
4402    54.6
4403    83.7
4404    59.5
dtype: float64
```

（3）格式 3：Series 名 [值判断表达式]。

根据取值大小获得数据。

```
>>>print(WeightSer1[WeightSer1>WeightSer1.mean( )])
  # 截取大于 Series 均值的元素值
```

运行结果：

```
4401    69.3
4403    83.7
dtype: float64
```

```
>>>print(WeightSer1[WeightSer1>=65])  # 截取值大于等于 65 的元素值
```

运行结果：

```
4401    69.3
4403    83.7
dtype: float64
```

（4）格式 4：Series 名 .get([索引])。

```
>>>print(WeightSer1.get(['4402','4405']))  # 截取索引号为 4402 和 4405 的元素值
```

运行结果：

```
4402    54.6
4405    56.2
dtype: float64
```

2. 修改 Series 的值

格式：Series 名 [索引]= 值

```
>>>WeightSer1['4403']=78  # 将索引号 4403 对应的元素值替换为 78
>>>print(WeightSer1)
```

运行结果：

```
4401    69.3
4402    54.6
4403    78.0
4404    59.5
4405    56.2
dtype: float64
>>>WeightSer1[['4403','4405']]=[68,65]; print(WeightSer1)
  # 分别将索引号 4403 和 4405 对应的元素值替换为 68 和 65
```

运行结果：

```
4401    69.3
4402    54.6
4403    68.0
4404    59.5
4405    65.0
dtype: float64
```

三、DataFrame 创建和基本操作方法

（一）DataFrame 创建

1．基本语法

DataFrame 是由一组数据与一对索引（行索引和列索引）组成的表格型数据结构。由行索引和列索引确定唯一值。

DataFrame 数据创建基本格式：pandas.DataFrame(data,index,columns,dtype,copy)

其中，参数 data 数据有多种类型，如：ndarray、series、list、tuple、dict、constant 或另一个 DataFrame。

index 对应于行标签，是可选项，如果没有传递索引值，默认值为 np.arrange(n)。

columns 对应于列标签，可选项，默认是 np.arange(n)。

dtype 定义每列的数据类型。

copy 用于复制数据，默认值为 False。

2．多种创建 DataFrame 的方式

（1）格式 1：DataFrame 名 =pandas.DataFrame([ ])。

函数中传入一个序列值列表 [ ]。输出的第一列为系统默认标签（行索引），第二列为传入的值，同时增加了列索引（默认值）。

```
>>>import pandas   # 导入 pandas 库
>>>AgeDataF1=pandas.DataFrame([52,42,65,45,75]); AgeDataF1
  # 由列表数据创建数据帧 AgeDataF1，输出数据帧
```

运行结果：

```
   0
0  52
```

```
1 42
2 65
3 45
4 75
```

（2）格式 2：DataFrame 名 =pandas.DataFrame([[ ],[ ],...,[ ]])。

函数中传入一个嵌套列表。输出的第一行为默认的列索引，输出的第一列为默认标签（行索引），第二列以后几列为传入的嵌套列表数据值。

```
>>>import pandas
>>>AgeDataF2=pandas.DataFrame([[4401,52],[4402,42],[4403,65],[4404,45],[4405,75]]); AgeDataF2
# 由嵌套列表数据创建数据帧 AgeDataF2，输出结果
```

运行结果：

```
      0   1
0  4401  52
1  4402  42
2  4403  65
3  4404  45
4  4405  75
```

（3）格式 3：DataFrame 名 =pandas.DataFrame([ ],index=[ ],columns=[ ])。

函数中传入一个或嵌套序列值列表 [ ], 并指定行索引 index=[ ], 指定列索引 columns=[ ]。输出的第一行为传入的列索引，输出的第一列为传入的行索引（标签），第二列以后的几列为传入的嵌套列表数据值。

```
>>>import pandas
>>>DataF1=pandas.DataFrame([[4401,'男',52,163.3,69.3],[4402,'女',42,152.0, 54.6],[4403,'男',65,166.2,83.7],[4404,'女',45,152.6,59.5], [4405,'女',75,159.8, 56.2]],index=[1,2,3,4,5], columns=['ID','Sex','Age','Height','Weight'])
>>>DataF1
 # 由嵌套列表数据并指定行索引（列表）和列索引（列表）创建数据帧 DataF1
```

运行结果：

```
     ID   Sex  Age  Height  Weight
1  4401   男   52   163.3   69.3
2  4402   女   42   152.0   54.6
3  4403   男   65   166.2   83.7
4  4404   女   45   152.6   59.5
5  4405   女   75   159.8   56.2
```

（4）格式 4：DataFrame 名 =pandas.DataFrame({ })。

函数中传入一个字典。输出时，字典的键转化为列索引，行索引可以是默认的也可以指定。字典的值就转化为行列索引对应的值。

```
>>>import pandas
>>>DataF2=pandas.DataFrame({'ID':[4401,4402,4403,4404,4405],'Sex': ['男', '女','男','女','女'],'Age':[52,42,65,45,75], 'Height':[163.3,152.0, 166.2,152.6,159.8],'Weight':[69.3,54.6,83.7,59.5,56.2]},
```

```
index=[1,2,3,4,5]); DataF2
   # 由字典数据并指定行索引（列表）创建数据帧 DataF2
```

运行结果：

```
     ID     Sex   Age   Height   Weight
1   4401    男     52    163.3    69.3
2   4402    女     42    152.0    54.6
3   4403    男     65    166.2    83.7
4   4404    女     45    152.6    59.5
5   4405    女     75    159.8    56.2
```

上面格式 3 和格式 4 创建的 DataFrame 如果用 Excel 表展示，则见表 2–9。

表 2–9　5 人体检数据 DataFrame 的 Excel 展现

数据标签	ID	Sex	Age	Height	Weight
1	4401	男	52	163.3	69.3
2	4402	女	42	152.0	54.6
3	4403	男	65	166.2	83.7
4	4404	女	45	152.6	59.5
5	4405	女	75	159.8	56.2

（二）DataFrame 基本功能属性或方法

1．DataFrame 基本属性或方法功能描述

DataFrame 基本属性或方法功能描述见表 2–10。

表 2–10　DataFrame 基本属性或方法功能描述

属性或方法	功能描述
DataFrame 名 .T	转置行和列
DataFrame 名 .axes	返回一个列表，包括行轴标签和列轴标签
DataFrame 名 .dtypes	返回此对象中的数据类型
DataFrame 名 .empty	如果 DataFrame 完全为空，则返回为 True
DataFrame 名 .ndim	返回轴 / 数组维度大小
DataFrame 名 .shape	返回表示 DataFrame 的维度的元组
DataFrame 名 .size	DataFrame 中的元素个数
DataFrame 名 .index	返回行索引
DataFrame 名 .colums	返回列索引
DataFrame 名 .values	返回 DataFrame 的 NumPy 表示
DataFrame 名 .head(n)	返回开头前 n 行，默认为 5 行
DataFrame 名 .tail(n)	返回最后 n 行，默认为 5 行

2. 用法示例

```
>>>import pandas as pd  # 导入 pandas 库取别名为 pd
>>>PhysiData=[['4401','男',52,163.3,69.3],['4402','女',42,152,54.6], ['4403','男',65,166.2,83.7],
['4404','女',45,152.6,59.5],['4405','女',75, 159.8, 56.2]]  # 创建嵌套列表数据
>>>PhysiDataF1=pd.DataFrame(PhysiData,columns=['ID','Sex','Age','Height','Weight'])
  # 由列表数据并指定列索引（列表）创建数据帧 PhysiDataF1
>>>PhysiDataF1
```

运行结果：

```
     ID    Sex   Age   Height   Weight
0   4401   男    52    163.3    69.3
1   4402   女    42    152.0    54.6
2   4403   男    65    166.2    83.7
3   4404   女    45    152.6    59.5
4   4405   女    75    159.8    56.2
```

```
>>>PhysiDataF1.T  # 输出 PhysiDataF1 的转置数据
```

运行结果：

```
            0      1      2      3      4
ID       4401   4402   4403   4404   4405
Sex        男     女     男     女     女
Age        52     42     65     45     75
Height  163.3    152  166.2  152.6  159.8
Weight   69.3   54.6   83.7   59.5   56.2
```

```
>>>PhysiDataF1.axes  # 返回一个列表，包括 PhysiDataF1 的行轴标签和列轴标签
```

运行结果：[RangeIndex(start=0, stop=5, step=1), Index(['ID', 'Sex', 'Age', 'Height', 'Weight'], dtype='object')]

```
>>>PhysiDataF1.dtypes  # 输出 PhysiDataF1 的数据类型
```

运行结果：

```
ID         object
Sex        object
Age         int64
Height    float64
Weight    float64
dtype: object
```

```
>>>PhysiDataF1.empty
  # 判断 PhysiDataF1 是否为空，是则返回为 True，否则返回为 False。
```

运行结果：False

```
>>>PhysiDataF1.ndim; PhysiDataF1.shape; PhysiDataF1.size
  # 输出 PhysiDataF1 的轴维度大小、维度元组、元素个数
```

```
运行结果：2
          (5, 5)
          25
>>>PhysiDataF1.index  #输出 PhysiDataF1 的行索引
运行结果：RangeIndex(start=0, stop=5, step=1)
>>>PhysiDataF1.columns  #输出 PhysiDataF1 的列索引及其数据类型
运行结果：Index(['ID', 'Sex', 'Age', 'Height', 'Weight'], dtype='object')
>>>PhysiDataF1.values  #输出 PhysiDataF1 元素的 NumPy 数组表示方式
运行结果：
array([['4401', ' 男 ', 52, 163.3, 69.3],
       ['4402', ' 女 ', 42, 152.0, 54.6],
       ['4403', ' 男 ', 65, 166.2, 83.7],
       ['4404', ' 女 ', 45, 152.6, 59.5],
       ['4405', ' 女 ', 75, 159.8, 56.2]], dtype=object)
>>>PhysiDataF1.head( )  #输出 PhysiDataF1 的前 5 行
运行结果：
     ID     Sex   Age   Height   Weight
0    4401   男    52    163.3    69.3
1    4402   女    42    152.0    54.6
2    4403   男    65    166.2    83.7
3    4404   女    45    152.6    59.5
4    4405   女    75    159.8    56.2
>>>PhysiDataF1.tail(2)  #输出 PhysiDataF1 的后 2 行
运行结果：
     ID     Sex   Age   Height   Weight
3    4404   女    45    152.6    59.5
4    4405   女    75    159.8    56.2
```

（三）浏览和描述 DataFrame 数据

GAHW.xls 包括 5 名成年人编号（ID）、性别（Sex）、年龄（Age）、身高（Height）和体重（Weight）数据，见图 2–2 。本例通过 Pandas 加载数据，然后浏览和描述数据。

GAHW.xls

	A	B	C	D	E
1	ID	Sex	Age	Height	Weight
2	4401	男	52	163.3	69.3
3	4402	女	42	152	54.6
4	4403	男	65	166.2	83.7
5	4404	女	45	152.6	59.5
6	4405	女	75	159.8	56.2

图 2–2　5 名成年人的体检数据 GAHW.xls

（1）利用 DataFrame 名 .head( ) 预览前几行，默认为 5 行。

```
>>>import pandas  #导入 pandas 库
```

```
>>>DataFAGHW1=pandas.read_excel(r"F:\PyData2403\GAHW.xls")
  # 按指定路径加载 Excel 格式数据并转化为数据帧 DataFAGHW1
>>>DataFAGHW1.head( ); DataFAGHW1.head(2)
  # 输出 DataFAGHW1 的前 5 行、前 2 行
```

运行结果：

```
     ID     Sex    Age    Height    Weight
0    4401   男     52     163.3     69.3
1    4402   女     42     152.0     54.6
2    4403   男     65     166.2     83.7
3    4404   女     45     152.6     59.5
4    4405   女     75     159.8     56.2
     ID     Sex    Age    Height    Weight
0    4401   男     52     163.3     69.3
1    4402   女     42     152.0     54.6
```

（2）利用 DataFrame 名 .tail( ) 预览后几行，默认为 5 行。

```
>>>DataFAGHW1.tail( ); DataFAGHW1.tail(2)
  # 输出 DataFAGHW1 的后 5 行、后 2 行
```

运行结果：

```
     ID     Sex    Age    Height    Weight
0    4401   男     52     163.3     69.3
1    4402   女     42     152.0     54.6
2    4403   男     65     166.2     83.7
3    4404   女     45     152.6     59.5
4    4405   女     75     159.8     56.2
     ID     Sex    Age    Height    Weight
3    4404   女     45     152.6     59.5
4    4405   女     75     159.8     56.2
```

（3）利用 DataFrame 名 .shape 获取数据表的行、列大小。

```
>>>DataFAGHW1.shape   # 输出 DataFAGHW1 的维度的元组
```

运行结果：(5, 5)

（4）利用 DataFrame 名 .info( ) 获取数据表索引、列名、非缺失值数量、数据类型等。

```
>>>DataFAGHW1.info( )
  # 获取 DataFAGHW1 索引、列名、非缺失值数量、数据类型等信息
```

运行结果：

```
<class 'pandas.core.frame.DataFrame'>
RangeIndex: 5 entries, 0 to 4
Data columns (total 5 columns):
#      Column     Non-Null Count     Dtype
---    ------     --------------     -----
0      ID         5 non-null         int64
```

```
1     Sex       5 non-null     object
2     Age       5 non-null     int64
3     Height    5 non-null     float64
4     Weight    5 non-null     float64
dtypes: float64(2), int64(2), object(1)
memory usage: 328.0+ bytes
```

（5）利用 DataFrame 名 .describe( ) 获取数据值分布情况，针对数值变量计数、计算均值、标准差、最大值、最小值和四分位数。

```
>>>DataFAGHW1.describe( )  # 对 DataFAGHW1 的列数据进行基本统计描述性分析
```

运行结果：

	ID	Age	Height	Weight
count	5.000000	5.000000	5.000000	5.000000
mean	4403.000000	55.800000	158.780000	64.660000
std	1.581139	13.917615	6.338139	12.077376
min	4401.000000	42.000000	152.000000	54.600000
25%	4402.000000	45.000000	152.600000	56.200000
50%	4403.000000	52.000000	159.800000	59.500000
75%	4404.000000	65.000000	163.300000	69.300000
max	4405.000000	75.000000	166.200000	83.700000

四、DataFrame 数据索引、修改和过滤

（一）索引

1．基本语法

Python 和 NumPy 索引运算符 "[ ]" 和属性运算符 "." 可以快速轻松地访问 Pandas 数据结构。同时，Pandas 数据访问还有 3 种优化的多轴索引方法。

（1）基于标签的索引：DataFrame 名 .loc[ ]。

Pandas 提供了各种方法来完成基于标签的索引。切片时，包括起始边界。整数是有效的标签，但它们是指向标签而不是位置。此外，基于标签的索引也接受布尔数组。

.loc[ ] 具有多种访问方式，如 DataFrame 名 .loc[' 单个标量标签 ']，DataFrame 名 .loc[[标签列表]]，DataFrame 名 .loc[切片对象]，DataFrame 名 .loc[布尔数组]

.loc 需要两个单 / 列表 / 范围运算符，用 "," 分隔。第一个表示行，第二个表示列。

（2）基于整数的索引：DataFrame 名 .iloc[ ]。

Pandas 提供了各种 .iloc[ ] 方法，以获得纯整数索引。iloc[ ] 方法与 loc[ ] 方法不同的是，它接受的是一个整数，代表着要选择数据的位置。像 Python 和 NumPy 一样，其第一个位置是基于 0 的索引。

.iloc[ ] 具有多种访问方式，如 DataFrame 名 .iloc[整数]，DataFrame 名 .iloc[[整数列表]]，DataFrame 名 .iloc[序列值]。

（3）DataFrame 名 .ix[ ] 混合索引方法。

除了基于纯标签和整数之外，Pandas 还提供了一种使用 .ix[ ] 运算符进行选择和子集化对象的

混合方法。

2．几种索引方法具体用法及示例

（1）按照列名选择某一列或某几列。

格式：DataFrame[列名]或DataFrame[[列名1,列名2,…,列名n]]

```
>>>import pandas  # 导入 pandas 库
>>>DataF1=pandas.DataFrame([[4401,'男',52,163.3,69.3],[4402,'女',42,152.0, 54.6],[4403,'男',65,166.2,83.7],[4404,'女',45,152.6,59.5], [4405,'女',75, 159.8, 56.2]], index=[1,2,3,4,5], columns=['ID','Sex','Age','Height','Weight'])
    # 由嵌套列表数据、指定行索引（列表）和列索引（列表）创建数据帧 DataF1
>>>DataF1
```

运行结果：

```
     ID     Sex    Age    Height    Weight
1    4401   男     52     163.3     69.3
2    4402   女     42     152.0     54.6
3    4403   男     65     166.2     83.7
4    4404   女     45     152.6     59.5
5    4405   女     75     159.8     56.2
```

```
>>>DataF1['Age']  # 根据数据帧 DataF1 的列名 Age 索引数据
```

运行结果：

```
1   52
2   42
3   65
4   45
5   75
Name: Age, dtype: int64
```

```
>>>DataF1[['Age','Height','Weight']]
  # 根据列名 Age、Height 和 Weight（列表）索引数据
```

运行结果：

```
    Age    Height    Weight
1   52     163.3     69.3
2   42     152.0     54.6
3   65     166.2     83.7
4   45     152.6     59.5
5   75     159.8     56.2
```

（2）根据默认列索引号选择连续的某几列。

格式：DataFrame 名 .iloc[:,n1:n2]

n1 和 n2 为默认列索引号，执行时左闭右开，即取值为默认列索引号为 n1 的列至默认列索引号为 n2−1 的列。

```
>>>DataF1.iloc[:,1:3]  # ',' 号前的冒号 ':' 左右无数字，表示全部行
  # '1:3' 表示取值为索引号为 1 的列至索引号为 2（即 3-1）的列
```

运行结果：

	Sex	Age
1	男	52
2	女	42
3	男	65
4	女	45
5	女	75

（3）根据默认行索引号选择连续的某几行。

格式：DataFrame 名 .iloc[m1:m2]

m1 和 m2 为默认行索引号，执行时左闭右开，即取值为默认行索引号为 m1 的行至默认行索引号为 m2−1 的行。

```
>>>DataF1.iloc[0:3]    # 获取默认行索引号为 0 的行至默认行索引号为 2 的行
```

运行结果：

	ID	Sex	Age	Height	Weight
1	4401	男	52	163.3	69.3
2	4402	女	42	152.0	54.6
3	4403	男	65	166.2	83.7

（4）根据行索引号选择某一行或某几行。

格式：DataFrame 名 .loc[行索引号]

或 DataFrame 名 .loc[[行索引号 1, 行索引号 2,…, 行索引号 n]]

```
>>>DataF1.loc[2]    # 选择行索引号为 2（默认行索引号为 1）的那一行
```

运行结果：

```
ID        4402
Sex       女
Age       42
Height    152
Weight    54.6
Name: 2, dtype: object
```

```
>>>DataF1.loc[[2,5]]    # 选择行索引号为 2 和 5（默认行索引号为 1 和 4）的那两行
```

运行结果：

	ID	Sex	Age	Height	Weight
2	4402	女	42	152.0	54.6
5	4405	女	75	159.8	56.2

（5）选择满足条件的行（布尔索引）。

格式：DataFrame 名 [DataFrame 名 [列变量名] 满足条件]

传入的条件可以是多个。

```
>>>DataF1[DataF1['Sex']=='男']    # 获取Sex值为'男'的行
```

运行结果：

	ID	Sex	Age	Height	Weight
1	4401	男	52	163.3	69.3
3	4403	男	65	166.2	83.7

```
>>>DataF1[(DataF1['Sex']=='男') & (DataF1['Age']>60)]
  # 获取Sex值为'男'且Age超过60的行
```

运行结果：

	ID	Sex	Age	Height	Weight
3	4403	男	65	166.2	83.7

（6）同时满足行和列的条件进行选择。

格式 1：.loc[ ] 普通索引选择指定行和列。

DataFrame 名 .loc[[行名],[列名]]

```
>>>DataF1.loc[[2],['ID','Age','Height']]
  # 获取行名为 2，列名为 ID、Age 和 Height 的元素值
```

运行结果：

	ID	Age	Height
2	4402	42	152.0

格式 2：布尔索引 + 普通索引选择指定行和列。

DataFrame 名 [DataFrame 名 [列名] 满足条件] [[列名]]

```
>>>DataF1[DataF1['Sex']==' 男 '][['Age','Height']]
  # 获取 Sex 值为 ' 男 ' 的 Age 和 Height 列值
```

运行结果：

	Age	Height
1	52	163.3
3	65	166.2

格式 3：.iloc[ ] 位置索引选择指定行和列（索引号）。

DataFrame 名 .iloc[[行索引位置],[列索引位置]]

其中，索引号按照默认索引号顺序，从 0 开始，或从 –1 开始。

```
>>>DataF1.iloc[[2],[2,4]]   # 获取行索引号为 2，且列索引号为 2 和 4 的元素值
```

运行结果：

	Age	Weight
3	65	83.7

```
>>>DataF1.iloc[[2],[–3,–1]]   # 获取行索引号为 2，列索引号为 –3 和 –1 的元素值
```

运行结果：

	Age	Weight
3	65	83.7

格式 4：.iloc[:,:] 切片索引选择指定行和列。

DataFrame 名 .iloc[m1:m2,n1:n2]

其中，m1:m2 为默认行索引位置区间，n1:n2 为默认列索引位置区间。索引号按照默认索引顺序，从 0 开始，或从 –1 开始。

```
>>>DataF1.iloc[0:3,2:4]
  # 选取行索引号为 0、1 和 2，列索引号为 2 和 3 的元素值
```

运行结果：

```
     Age   Height
1     52    163.3
2     42    152.0
3     65    166.2
```

（二）修改数据

修改数据包括修改列标签、行索引，修改元素的值和数据替换，删除字符串类型变量值中不必要的字符，增加列、增加行数据等操作。

1. 修改列标签和行索引

（1）采用 df.columns 和 df.rename(columns) 修改列标签。

```
>>>import pandas as pd
>>>PhysiData=[['4401','男',52,163.3,69.3],['4402','女',42,152,54.6], ['4403','男', 65, 166.2, 83.7],['4404','女',45,152.6,59.5],['4405','女', 75, 159.8,56.2]]
>>>PhysiDataF=pd.DataFrame(PhysiData,columns=['ID','Sex','Age','Height','Weight'],index=['A','B','C','D','E']); print(PhysiDataF)
    # 根据列表数据指定列索引和行索引构建数据帧 PhysiDataF
```

运行结果：

```
     ID     Sex    Age    Height   Weight
A   4401    男     52     163.3     69.3
B   4402    女     42     152.0     54.6
C   4403    男     65     166.2     83.7
D   4404    女     45     152.6     59.5
E   4405    女     75     159.8     56.2
>>>PhysiDataF1=PhysiDataF.copy( )  # 拷贝数据帧 PhysiDataF 为 PhysiDataF1
>>>PhysiDataF1.columns=['ID','SEX','Age','Height','Weight']
    # 采用列表形式修改列名，只修改部分列名时也要把全部列名写成列表
    # 将列名 Sex 修改为 SEX
>>>print(PhysiDataF1)  # 输出修改部分列名后的数据帧 PhysiDataF1
```

运行结果：

```
     ID     SEX    Age    Height   Weight
A   4401    男     52     163.3     69.3
B   4402    女     42     152.0     54.6
C   4403    男     65     166.2     83.7
D   4404    女     45     152.6     59.5
E   4405    女     75     159.8     56.2
>>>PhysiDataF2=PhysiDataF.copy( )
>>>PhysiDataF2.rename(columns={'ID':'Id','Age':'AGE'},inplace=True)
    # 采用字典形式修改列名，只针对拟修改的列名操作
    # inplace=True 直接修改 PhysiDataF2
    # inplace=False 则不修改 PhysiDataF2，只是返回一个修改后的数据
>>>print(PhysiDataF2)  # 输出修改部分列名后的数据帧 PhysiDataF2
```

运行结果：

```
     Id    Sex    AGE    Height    Weight
A    4401   男     52     163.3     69.3
B    4402   女     42     152.0     54.6
C    4403   男     65     166.2     83.7
D    4404   女     45     152.6     59.5
E    4405   女     75     159.8     56.2
```

（2）采用 pd.index 和 pd.rename(axis=0) 修改行索引。

```
>>>PhysiDataF3=PhysiDataF.copy( )
>>>PhysiDataF3.index=list('abcde');  print(PhysiDataF3)
```

#采用列表的形式修改行索引，把 index 改为 a、b、c、d、e，直接修改 PhysiDataF3

运行结果：

```
     ID    Sex    Age    Height    Weight
a    4401   男     52     163.3     69.3
b    4402   女     42     152.0     54.6
c    4403   男     65     166.2     83.7
d    4404   女     45     152.6     59.5
e    4405   女     75     159.8     56.2
```

```
>>>PhysiDataF4=PhysiDataF.copy( )
>>>PhysiDataF4.rename({'A':'a','B':'b','C':'c'},axis=0,inplace=True)
```

#采用字典的形式修改 0 轴（行）索引，直接修改 PhysiDataF4 的 index

```
>>>print(PhysiDataF4)
```

运行结果：

```
     ID    Sex    Age    Height    Weight
a    4401   男     52     163.3     69.3
b    4402   女     42     152.0     54.6
c    4403   男     65     166.2     83.7
D    4404   女     45     152.6     59.5
E    4405   女     75     159.8     56.2
```

2. 修改元素的值和数据替换

（1）采用 df.loc[ ] 和 df.iloc[ ] 方法修改元素的值。

```
>>>import pandas as pd
>>>PhysiData=[['4401','男',52,163.3,69.3],['4402','女',42,152,54.6], ['4403','男',
65,166.2,83.7],['4404','女',45,152.6,59.5],['4405','女',75, 159.8, 56.2]]
>>>PhysiDF=pd.DataFrame(PhysiData,columns=['ID','Sex','Age','Height','Weight'])
```

#根据嵌套列表数据和指定列索引创建数据帧 PhysiDF

```
>>>PhysiDF
```

运行结果：

```
     ID    Sex    Age    Height    Weight
0    4401   男     52     163.3     69.3
```

```
1   4402   女   42   152.0   54.6
2   4403   男   65   166.2   83.7
3   4404   女   45   152.6   59.5
4   4405   女   75   159.8   56.2
>>>PhysiDF1=PhysiDF.copy( )  # 拷贝数据帧 PhysiDF 为 PhysiDF1
>>>PhysiDF1.loc[1,'Sex']='男'
  # 采用行索引号和列名定位元素修改行索引号为 1（第 2 行）的 Sex 为 '男'
>>>PhysiDF1.loc[1]=['4401','女',75,159.8,56.2]
  # 采用行索引号定位需修改的行
  # 修改行索引号为 1（第 2 行）的行元素值为 ['4401','女',75,159.8,56.2]
>>>PhysiDF1.loc[2,['ID','Sex']]=['4402','女']
  # 采用行索引号和多个列名的列表定位元素修改
  # 修改行索引号为 2（第 3 行）的 ID 和 Sex 值为 ['4402','女']
>>>PhysiDF1.iloc[4,4]=88  # 按行索引号和列索引号修改指定的元素
  # 修改行、列索引号均为 4（第 5 行第 5 列）的元素值为 88
>>>PhysiDF1.iloc[:,2]=60  # 按列索引号修改一整列，修改第 3 列 Age 值为 60
>>>PhysiDF1.iloc[0,:]=['4403','女',66,166.6,66.6]
  # 按行索引号修改一整行，修改第 1 行值为 ['4403','女',66,166.6,66.6]
>>>print(PhysiDF1)  # 输出经过以上多次修改后的数据帧 PhysiDF1
```

运行结果：

	ID	Sex	Age	Height	Weight
0	4403	女	66	166.6	66.6
1	4401	女	60	159.8	56.2
2	4402	女	60	166.2	83.7
3	4404	女	60	152.6	59.5
4	4405	女	60	159.8	88.0

（2）采用 df.replace(to_replace,value) 方法对指定数据进行替换。

```
>>>PhysiDF2=PhysiDF.replace(to_replace=['男',75],value=['女',55])
  # 采用列表形式将 '男' 替换为 '女'，75 替换为 55
>>>print(PhysiDF2)
```

运行结果：

	ID	Sex	Age	Height	Weight
0	4401	女	52	163.3	69.3
1	4402	女	42	152.0	54.6
2	4403	女	65	166.2	83.7
3	4404	女	45	152.6	59.5
4	4405	女	55	159.8	56.2

```
>>>PhysiDF3=PhysiDF.replace(to_replace={'男':'女',75:50})
>>>print(PhysiDF3)  # 采用字典形式将 '男' 替换为 '女'，75 替换为 50，输出结果
```

运行结果：

```
    ID    Sex  Age  Height  Weight
0  4401   女    52   163.3    69.3
1  4402   女    42   152.0    54.6
2  4403   女    65   166.2    83.7
3  4404   女    45   152.6    59.5
4  4405   女    50   159.8    56.2
>>>PhysiDF4=PhysiDF.replace(to_replace='男',value='女')
  #采用单一赋值形式，只替换一个元素的值，'男'替换为'女'
>>>PhysiDF4=PhysiDF4.replace(to_replace=75,value=45); print(PhysiDF4)
  #采用单一赋值形式，只替换一个元素的值，75 替换为 45，输出结果
```

运行结果：

```
    ID    Sex  Age  Height  Weight
0  4401   女    52   163.3    69.3
1  4402   女    42   152.0    54.6
2  4403   女    65   166.2    83.7
3  4404   女    45   152.6    59.5
4  4405   女    45   159.8    56.2
```

（3）采用 df.replace( ) 方法修改指定元素值。

```
>>>PhysiDF5=PhysiDF.replace('男','女')  #将'男'全部替换为'女'
>>>PhysiDF5=PhysiDF5.replace({'Age':52},40)  #将指定字段的指定值修改
>>>print(PhysiDF5)
```

运行结果：

```
    ID    Sex  Age  Height  Weight
0  4401   女    40   163.3    69.3
1  4402   女    42   152.0    54.6
2  4403   女    65   166.2    83.7
3  4404   女    45   152.6    59.5
4  4405   女    75   159.8    56.2
```

（4）采用常量数据对符合某种条件的列元素值进行替换。

语法：df.loc[df['column_name']>threshold, 'column_name']=new_value

df['column_name'][df.column_name>threshold]=new_value

```
>>>PhysiDF6=PhysiDF.copy( )
>>>PhysiDF6.loc[PhysiDF6.index<=3,'Weight']=30
  #将行索引为 0，1，2，3 的 Weight 值改为 30
>>>PhysiDF6.loc[PhysiDF6['ID']=='4403','Height']=186.6
  #选择 ID 为 4403 的行，将其 Height 值修改为 186.6
>>>PhysiDF6['Age'][PhysiDF6.Age<60]=60  #将年龄 Age 小于 60 岁者替换为 60
>>>print(PhysiDF6)  #输出经多次修改后的数据帧 PhysiDF6
```

运行结果：

	ID	Sex	Age	Height	Weight
0	4401	男	60	163.3	30.0
1	4402	女	60	152.0	30.0
2	4403	男	65	186.6	30.0
3	4404	女	60	152.6	30.0
4	4405	女	75	159.8	56.2

（5）用 df.at[ ] 或 df.iat[ ] 方法，通过索引修改数据。

at[ ] 方法根据行标签和列标签来定位元素，iat[ ] 方法根据行索引和列索引来定位元素。

语法：df.at[row_label, column_label]=new_value

df.iat[row_index, column_index]=new_value

```
>>>PhysiDF7=PhysiDF.copy( )
>>>PhysiDF7.at[1,'Age']=30; PhysiDF7.iat[4,3]=188.9; print(PhysiDF7)
  # 选择行索引为 1 的行和列名为 Age 的元素，将其值修改为 30
  # 选择行索引为 4 和列索引为 3 的元素，将其值修改为 188.9，输出结果
```

运行结果：

	ID	Sex	Age	Height	Weight
0	4401	男	52	163.3	69.3
1	4402	女	30	152.0	54.6
2	4403	男	65	166.2	83.7
3	4404	女	45	152.6	59.5
4	4405	女	75	188.9	56.2

（6）列运算操作修改数据。

```
>>>PhysiDF8=PhysiDF.copy( )
>>>PhysiDF8['Age']=PhysiDF['Age']+10  # 将 Age 列的所有元素值增加 10
>>>print(PhysiDF8)
```

运行结果：

	ID	Sex	Age	Height	Weight
0	4401	男	62	163.3	69.3
1	4402	女	52	152.0	54.6
2	4403	男	75	166.2	83.7
3	4404	女	55	152.6	59.5
4	4405	女	85	159.8	56.2

3. 删除字符串类型变量值中不必要的字符

（1）实践数据及任务。

表 2–11 为 3 人的编号（ID）、性别（Sex）、年龄（Age）、身高（Height）和体重（Weight）等体检记录数据，其中 Sex 值前后有引号，Age 值中有（年龄），试去掉该引号和（年龄）。

表 2-11　3 人的体检记录数据

ID	Sex	Age	Height	Weight
4401	'男'	（年龄）52	163.3	69.3
4402	'女'	42（年龄）	152.0	54.6
4403	'男'	（年龄）65	166.2	83.7

（2）实践程序及结果。

```
>>>import pandas as pd   # 导入 pandas 包取别名为 pd
>>>PhysiData=[['4401','\' 男 \'','( 年龄 )52',163.3,69.3],['4402','\' 女 \' ', '42( 年龄 )',152,54.6],['4403',
'\' 男 \'','( 年龄 )65',166.2,83.7]]
  # 创建数据的嵌套列表，其中用到转义符 \'
>>>PhysiDat=pd.DataFrame(PhysiData,columns=['ID','Sex','Age','Height','Weight'])
  # 根据列表数据和指定列索引创建数据帧 PhysiDat
>>>print('\nSex 值前后有引号和 Age 值中有 ( 年龄 ) 的数据帧：\n',PhysiDat)
  # 输出数据说明字符串及数据帧 PhysiDat
运行结果：
Sex 值前后有引号和 Age 值中有 ( 年龄 ) 的数据帧：
     ID     Sex       Age      Height   Weight
0    4401   '男'    （年龄）52   163.3    69.3
1    4402   '女'   42（年龄）    152.0    54.6
2    4403   '男'    （年龄）65   166.2    83.7
>>>PhysiDat['Sex']=PhysiDat['Sex'].str.strip('\'')
  # 去掉 Sex 值前后的引号 '，要使用转义符 \'
>>>#PhysiDat['Sex']=PhysiDat['Sex'].str.lstrip('\'')
  # 去掉 Sex 值前面（左边）的引号 '
>>>#PhysiDat['Sex']=PhysiDat['Sex'].str.rstrip('\'')
  # 去掉 Sex 值后面（右边）的引号 '
>>>PhysiDat['Age']=PhysiDat['Age'].str.strip('( 年龄 )')
  # 去掉 Age 值中的 ( 年龄 )
>>>print(' 删除 Sex 值前后的引号和 Age 值中的 ( 年龄 ) 后的数据帧：\n',PhysiDat)
  # 输出数据说明字符串及修改后的数据帧 PhysiDat
运行结果：
删除 Sex 值前后的引号和 Age 值中的 ( 年龄 ) 后的数据帧：
     ID     Sex    Age    Height   Weight
0    4401   男      52     163.3    69.3
1    4402   女      42     152.0    54.6
2    4403   男      65     166.2    83.7
```

4．增加列、增加行数据

（1）增加列。

```
>>>import pandas as pd
```

```
>>>PhysiData=[['4401',' 男 ',52,163.3,69.3],['4402',' 女 ',42,152,54.6],['4403',' 男 ',65,166.2,83.7]]
>>>PhysiDat=pd.DataFrame(PhysiData,columns=['ID','Sex','Age','Height','Weight'])
>>>PhysiDat1=PhysiDat.copy( )
>>>PhysiDat1['Waistline']=[79.5,66,95.2]
  # 在数据帧 PhysiDat1 中增加一列 Waistline 并赋值
>>>PhysiDat1['BMI']=PhysiDat1['Weight']/(PhysiDat1['Height']/100)**2
  # 增加一列 BMI，并按计算公式赋值
>>>PhysiDat1['total']=PhysiDat1.select_dtypes(include=['int','float']).sum(axis=1)
  # 把所有为数字 ( 整型和浮点型 ) 的值求和
>>>PhysiDat1['total_2']=PhysiDat1.loc[:,'Age':'Weight'].apply(lambda x: sum(x), axis='columns')
  # 把 Age 至 Weight 的列值求和
>>>PhysiDat1.loc[PhysiDat1['BMI']>=28,'Obese']=' 肥胖 '
>>>PhysiDat1.loc[PhysiDat1['BMI']<28,'Obese']=' 正常 '
  # 增加一列 Obese 并按 BMI 值大小判断结果给其赋值
>>>print(PhysiDat1[['ID','Sex','Waistline','BMI','total','total_2','Obese']])
  # 有选择性地输出数据帧 PhysiDat1 的某些列（含新增加的列）的值
```

运行结果：

	ID	Sex	Waistline	BMI	total	total_2	Obese
0	4401	男	79.5	25.987282	390.087282	284.6	正常
1	4402	女	66.0	23.632271	338.232271	248.6	正常
2	4403	男	95.2	30.301451	440.401451	314.9	肥胖

（2）增加行。

```
>>>PhysiDat2=PhysiDat.copy( )
>>>PhysiDat2.loc[3]=['4406',' 男 ',67,169.8,75.2]
  # 采用列表赋值增加行索引号为 3 的一行
>>>PhysiDat2.loc[5]={'ID':'4407','Sex':' 女 ','Age':35, 'Height':165, 'Weight':56}
  # 采用字典赋值增加行索引号为 5 的一行
>>>print(PhysiDat2)
```

运行结果：

	ID	Sex	Age	Height	Weight
0	4401	男	52	163.3	69.3
1	4402	女	42	152.0	54.6
2	4403	男	65	166.2	83.7
3	4406	男	67	169.8	75.2
5	4407	女	35	165.0	56.0

（三）过滤数据

过滤数据包括条件过滤和函数过滤等操作。在 Pandas 中，可以直接设置筛选条件对 DataFrame 和 Series 的数据进行过滤，也可以通过 where( ) 和 mask( ) 方法筛选和替换 DataFrame 和 Series 的数据，通过 filter( ) 函数过滤数据。

1. 直接设置条件过滤数据

可以设置单个条件，也可以设置多个条件过滤 DataFrame 和 Series 的数据，返回满足条件的数据。用法举例如下：

```
>>>import pandas as pd
>>>PhysiData=[['4401','男',52,163.3,69.3],['4402','女',42,152,54.6], ['4403','男',65,166.2,83.7],['4404','女',45,152.6,59.5],['4405','女',75, 159.8, 56.2]]
>>>PhysiDaF=pd.DataFrame(PhysiData,columns=['ID','Sex','Age','Height','Weight'])
>>>PhysiDaF1=PhysiDaF.copy( ); PhysiDaF1=PhysiDaF1[PhysiDaF1['Age']>=60]
  # 定义单个筛选条件，返回满足条件 Age>=60 的数据帧子集 PhysiDaF1
>>>print(PhysiDaF1)
```

运行结果：

```
     ID    Sex   Age   Height   Weight
2  4403    男    65    166.2    83.7
4  4405    女    75    159.8    56.2
```

```
>>>PhysiDaF2=PhysiDaF.copy( )
>>>PhysiDaF2=PhysiDaF2[(PhysiDaF2['Age']>=60)&(PhysiDaF2['Sex']==" 女 ")]
  # 定义多个筛选条件，返回满足多个条件的数据帧子集 PhysiDaF2
>>>print(PhysiDaF2)
```

运行结果：

```
     ID    Sex   Age   Height   Weight
4  4405    女    75    159.8    56.2
```

```
>>>PhysiDaF3=PhysiDaF.copy( )
>>>PhysiSer1=pd.Series(PhysiDaF3['Age'])
  # 由数据帧 PhysiDaF3 建立 Age 的 Series
>>>print(PhysiSer1)
```

运行结果：

```
0   52
1   42
2   65
3   45
4   75
Name: Age, dtype: int64
```

```
>>>PhysiSer2=PhysiSer1[PhysiSer1.values>=60]; print(PhysiSer2)
  # 按定义的条件元素值 >=60 筛选 Series 数据
```

运行结果：

```
2   65
4   75
Name: Age, dtype: int64
```

2．where( ) 方法筛选和替换

（1）语法。

where( ) 方法用于根据条件筛选数据，并替换不满足条件的元素。与前面的条件过滤不同，where( ) 方法的特点是能保持原始 DataFrame 或 Series 的形状。

where( ) 方法的基本语法如下：

```
DataFrame.where(cond,other=nan,inplace=False,axis=None, level=None, errors='raise',try_cast=False)
```

用于 Series 的语法与用于 DataFrame 一样。

参数说明：

cond：条件表达式或可调用函数，用于筛选数据。如果条件为真，则保留原始数据，否则用 other 参数指定的值进行替换。

other：可选参数，用于替换不满足条件的元素，默认为 NaN。

inplace：可选参数，表示是否在原地修改 DataFrame，默认为 False，即返回一个新的 DataFrame。如果设置为 True，则在原始 DataFrame 上进行修改。

axis：可选参数，表示在哪个轴上应用条件，可以是 0 或 1。默认为 None，表示在所有轴上应用条件。

level：可选参数，用于多级索引时，指定在哪个级别上应用条件。

errors：可选参数，用于处理条件表达式中的错误。可以设置为 'raise'、'ignore' 或 'coerce'。

try_cast：可选参数，布尔值，表示是否尝试将条件表达式的结果转换为原始数据类型。

（2）用法示例。

```
>>>PhysiDaF4=PhysiDaF.copy( )
>>>PhysiDaF4=PhysiDaF4.where(PhysiDaF4['Age']>=60); print(PhysiDaF4)
  # 符合条件 Age>=60 的整行值保留，不符合条件的整行值为替换为 NaN
```

运行结果：

	ID	Sex	Age	Height	Weight
0	NaN	NaN	NaN	NaN	NaN
1	NaN	NaN	NaN	NaN	NaN
2	4403	男	65.0	166.2	83.7
3	NaN	NaN	NaN	NaN	NaN
4	4405	女	75.0	159.8	56.2

3．mask( ) 方法过滤和替换

（1）语法。

在 Pandas 中，mask( ) 方法用于根据条件对 DataFrame 或 Series 中的元素进行替换操作。它类似于 where( ) 方法，但其不同在于 mask( ) 方法在条件为 False 的情况下进行替换，而不是在条件为 True 的情况下进行替换。

mask( ) 方法的基本语法如下：

```
DataFrame.mask(cond, other=nan, inplace=False, axis=None, level=None, errors='raise', try_cast=False)
```

用于 Series 的语法与用于 DataFrame 一样。

参数说明：

cond：指定条件的布尔表达式或可调用对象。

other：用于替换条件为 False 的元素，默认为 NaN。

inplace：指定是否原地修改 DataFrame 或 Series，默认为 False。

axis：指定应用条件的轴，可以是 0 或 1，默认为 None。

level：指定轴的层级，用于层次化索引，默认为 None。

errors：处理条件表达式中的错误，默认为 'raise'，即引发异常。

try_cast：尝试将替换值转换为原始数据的类型，布尔值默认为 False。

（2）应用示例。

```
>>>PhysiDaF5=PhysiDaF.copy( )
>>>PhysiDaF5=PhysiDaF5.mask(PhysiDaF5['Age']>=60); print(PhysiDaF5)
  # 不符合条件 Age>=60 的整行值保留，符合条件的整行值为 NaN
```

运行结果：

	ID	Sex	Age	Height	Weight
0	4401	男	52.0	163.3	69.3
1	4402	女	42.0	152.0	54.6
2	NaN	NaN	NaN	NaN	NaN
3	4404	女	45.0	152.6	59.5
4	NaN	NaN	NaN	NaN	NaN

4. filter( ) 函数过滤

（1）语法。

Pandas 的 filter( ) 方法根据指定的索引标签对数据帧行或列查询子集。它支持 DataFrame、Series 和分组对象 DataFrame GroupBy 来使用。也可通过定义匿名函数筛选，返回满足条件的变量数据子集，可以生成 DataFrame、list 或 tuple 数据类型。

DataFrame 使用时的语法为：

```
df.filter(items=None,like=None,regex=None,axis=None)
```

参数说明：

items：对行列进行筛选，为对应轴的标签名列表。

like：为字符串或 None，进行对应标签名的模糊筛选。

regex：为字符串或 None，用正则表达式查询。

axis=0 或 'index' 表示对行操作，axis=1 或 'columns' 表示对列操作。默认为对列操作。

需要注意的是，items，like 和 regex 3 个参数是互斥的，只能出现 1 个。此方法不会对数据帧的数据内容进行过滤，仅应用于按标签筛选。

（2）用法示例。

```
>>>PhysiDaF6=PhysiDaF.copy( )
>>>PhysiDaF6.filter(items=['ID','Age','Weight'])
```

运行结果：

	ID	Age	Weight
0	4401	52	69.3
1	4402	42	54.6

```
2   4403    65    83.7
3   4404    45    59.5
4   4405    75    56.2
>>>PhysiDaF6.filter(like='ght'); PhysiDaF6.filter(regex='^S')
```

运行结果：

```
    Height   Weight
0   163.3    69.3
1   152.0    54.6
2   166.2    83.7
3   152.6    59.5
4   159.8    56.2
     Sex
0    男
1    女
2    男
3    女
4    女
>>>PhysiDaF7=PhysiDaF.copy( )
>>>PhysiDaF7Filt1=pd.DataFrame(filter(lambda age:age>=60, PhysiDaF7['Age']))
  # 定义匿名函数进行数据筛选，并将筛选结果生成数据帧 PhysiDaF7Filt1
>>>print(PhysiDaF7Filt1)
```

运行结果：

```
      0
0    65
1    75
>>>PhysiDaF7Filt2=list(filter(lambda age:age>=60,PhysiDaF7['Age']))
  # 定义匿名函数进行数据筛选，并将筛选结果生成列表
>>>print(PhysiDaF7Filt2)
```

运行结果：[65, 75]

```
>>>PhysiDaF7Filt3=tuple(filter(lambda age:age>=60,PhysiDaF7['Age']))
  # 定义匿名函数进行数据筛选，并将筛选结果生成元祖
>>>print(PhysiDaF7Filt3)
```

运行结果：(65, 75)

五、Pandas 检查处理缺失值

（一）检查缺失值

为了检测缺失值，Pandas 提供了 .isnull( ) 和 .notnull( ) 函数，它们也是 Series 和 DataFrame 对象的方法。

1．语法

```
DataFrame 名 .isnull( )  # 查看各个元素值是否为缺失值
DataFrame 名 .isnull( ).all( )
  # 全部值均为缺失值的列则返回 True，否则返回 False
DataFrame 名 .isnull( ).any( )
  # 只要有一个值是缺失值的列则返回 True，否则返回 False
DataFrame 名 .notnull( )  # 查看各个元素值是否不是缺失值
DataFrame 名 .notnull( ).all( )
  # 全部值均不是缺失值的列则返回 True，否则返回 False
DataFrame 名 .notnull( ).any( )
  # 只要有一个值不是缺失值的列则返回 True，否则返回 False
```

2．用法示例

```
>>>import pandas as pd;  import numpy as np
>>>PhysiData=[['4401','男',52,163.3,69.3],['4402','女',42,152,54.6], ['4403','男',65,166.2,83.7],['4404','女',45,152.6,59.5],['4405','女',75, 159.8, 56.2], ['4406',np.nan,np.nan,152.8,44.9]]  # np.nan定义缺失值
>>>PhysiDataF5=pd.DataFrame(PhysiData,columns=['ID','Sex','Age', 'Height','Weight'])
>>>PhysiDataF5;  PhysiDataF5.isnull( )
```

运行结果：

	ID	Sex	Age	Height	Weight
0	4401	男	52.0	163.3	69.3
1	4402	女	42.0	152.0	54.6
2	4403	男	65.0	166.2	83.7
3	4404	女	45.0	152.6	59.5
4	4405	女	75.0	159.8	56.2
5	4406	NaN	NaN	152.8	44.9

	ID	Sex	Age	Height	Weight
0	False	False	False	False	False
1	False	False	False	False	False
2	False	False	False	False	False
3	False	False	False	False	False
4	False	False	False	False	False
5	False	True	True	False	False

```
>>>PhysiDataF5.notnull( )
```

运行结果：

	ID	Sex	Age	Height	Weight
0	True	True	True	True	True
1	True	True	True	True	True
2	True	True	True	True	True
3	True	True	True	True	True
4	True	True	True	True	True
5	True	False	False	True	True

```
>>>PhysiDataF5.isnull( ).all( )  # 查看各列是否全部值均为缺失值
```

运行结果：

```
ID          False
Sex         False
Age         False
Height      False
Weight      False
dtype: bool
>>>PhysiDataF5.isnull( ).any( )  # 查看各列是否含有缺失值
```

运行结果：

```
ID          False
Sex         True
Age         True
Height      False
Weight      False
dtype: bool
```

（二）删除缺失值所在行或列

1．语法

格式：DataFrame 名 .dropna(axis=0 或 1)

想删除缺失值，则使用 .dropna( ) 函数和 axis 参数。默认情况下，axis=0，即删除行数据，如果行内任何值是 NaN，那么整个行被删除。如果 axis=1，则删除缺失值所在列。

2．用法示例

```
>>>print(PhysiDataF5.dropna( ))  # 删除缺失值所在的行
```

运行结果：

	ID	Sex	Age	Height	Weight
0	4401	男	52.0	163.3	69.3
1	4402	女	42.0	152.0	54.6
2	4403	男	65.0	166.2	83.7
3	4404	女	45.0	152.6	59.5
4	4405	女	75.0	159.8	56.2

（三）填充缺失值

1．语法

利用 Pandas 替换缺失值有 3 种方法：

方法 1 格式：DataFrame 名 .fillna(0)　# 缺失值用 0 替换

方法 2 格式：DataFrame 名 .ffill( )　# 用前面的值替换

方法 3 格式：DataFrame 名 .bfill( )　# 用后面的值替换

当第一行有缺失值时，利用向前替换是会失败的；当最后一行有缺失值时，利用向后替换就不能实现。

2．用法示例

```
>>>print(PhysiDataF5.fillna(0))  # 缺失值用 0 替换
```

运行结果：

```
   ID    Sex   Age    Height  Weight
0  4401  男    52.0   163.3   69.3
1  4402  女    42.0   152.0   54.6
2  4403  男    65.0   166.2   83.7
3  4404  女    45.0   152.6   59.5
4  4405  女    75.0   159.8   56.2
5  4406  0     0.0    152.8   44.9
```

```
>>>print(PhysiDataF5.ffill( )  # 用前面的值替换
```

运行结果：

```
   ID    Sex   Age    Height  Weight
0  4401  男    52.0   163.3   69.3
1  4402  女    42.0   152.0   54.6
2  4403  男    65.0   166.2   83.7
3  4404  女    45.0   152.6   59.5
4  4405  女    75.0   159.8   56.2
5  4406  女    75.0   152.8   44.9
```

```
>>>print(PhysiDataF5.bfill( )  # 用后面的值替换
```

运行结果：

```
   ID    Sex   Age    Height  Weight
0  4401  男    52.0   163.3   69.3
1  4402  女    42.0   152.0   54.6
2  4403  男    65.0   166.2   83.7
3  4404  女    45.0   152.6   59.5
4  4405  女    75.0   159.8   56.2
5  4406  NaN   NaN    152.8   44.9
```

六、检查处理重复数据

（一）检查标记和筛选数据

1．语法格式：DataFrame.duplicated(subset=None,keep='first')

duplicated 函数返回的都是布尔类型的结果。参数说明如下：

subset：此参数设置标识重复行时要考虑的列标签或标签序列。如果未提供，它将处理DataFrame 中的所有列。

keep：此参数确定要保留的重复行。'first'：（默认）删除除第一个匹配项以外的重复项。'last'：删除除最后一个匹配项之外的重复项。False：删除所有重复项。

2．用法示例

```
>>>import pandas as pd
>>>PhysiData=[['4401','男',52,163.3,69.3],['4402','女',42,152,54.6], ['4403','男', 65,166.2,83.7],['4404','女',45,152.6,59.5],['4405','女',75, 159.8, 56.2], ['4403','男', 65,166.2,83.7],['4403','男',65,168.2,85.7],
```

```
['4404','女', 45,152.6,59.5]]
>>>PhysiDataFDup=pd.DataFrame(PhysiData,columns=['ID','Sex','Age','Height','Weight'])
>>>print('\n（1）原始数据：\n',PhysiDataFDup)  # 输出原始数据
```

运行结果：（1）原始数据：

```
   ID    Sex   Age   Height   Weight
0  4401  男    52    163.3    69.3
1  4402  女    42    152.0    54.6
2  4403  男    65    166.2    83.7
3  4404  女    45    152.6    59.5
4  4405  女    75    159.8    56.2
5  4403  男    65    166.2    83.7
6  4403  男    65    168.2    85.7
7  4404  女    45    152.6    59.5
```

```
>>>duplicate_rows=PhysiDataFDup.duplicated( )
  # 使用 duplicated( ) 方法找出重复行
>>>print('\n（2）查找完全重复结果（布尔值）：\n',duplicate_rows)
```

运行结果：（2）查找完全重复结果（布尔值）：

```
0  False
1  False
2  False
3  False
4  False
5   True
6  False
7   True
dtype: bool
```

```
>>>data_dup=PhysiDataFDup[duplicate_rows]  # 筛选完全重复行数据
>>>print('\n（3）完全重复行数据：\n',data_dup)
```

运行结果：（3）完全重复行数据：

```
   ID    Sex   Age   Height   Weight
5  4403  男    65    166.2    83.7
7  4404  女    45    152.6    59.5
```

```
>>>PhysiDataFDup['duplicate_rows']=duplicate_rows
  # 将重复行的标记值添加到数据帧中
>>>print('\n（4）含完全重复行标记值的数据帧：\n',PhysiDataFDup)
```

运行结果：（4）含完全重复行标记值的数据帧：

```
   ID    Sex   Age   Height   Weight   duplicate_rows
0  4401  男    52    163.3    69.3        False
1  4402  女    42    152.0    54.6        False
2  4403  男    65    166.2    83.7        False
```

```
3  4404  女  45  152.6  59.5  False
4  4405  女  75  159.8  56.2  False
5  4403  男  65  166.2  83.7  True
6  4403  男  65  168.2  85.7  False
7  4404  女  45  152.6  59.5  True
>>>data_drop_dup3=PhysiDataFDup[PhysiDataFDup['duplicate_rows']==False]
>>>print('\n（5）按布尔值删除完全重复行后的数据帧：\n',data_drop_dup3)
```

运行结果：（5）按布尔值删除完全重复行后的数据帧：

	ID	Sex	Age	Height	Weight	duplicate_rows
0	4401	男	52	163.3	69.3	False
1	4402	女	42	152.0	54.6	False
2	4403	男	65	166.2	83.7	False
3	4404	女	45	152.6	59.5	False
4	4405	女	75	159.8	56.2	False
6	4403	男	65	168.2	85.7	False

（二）删除重复数据

1．语法格式：DataFrame.drop_duplicates(subset=None,keep='first', inplace=False,ignore_index=False)

参数说明：

subset 参数和 keep 参数说明同上。

inplace：如果设置为 True，则直接对对象进行更改，而不返回新的对象。如果设置为 False（默认），则返回丢弃重复的新对象。

ignore_index：是否重新生成索引号。默认为 False，即保留原索引号。

除了在 DataFrame 对象上使用 drop_duplicates( ) 函数，还可以在 Series 对象上使用。

2．用法示例

```
>>>import pandas as pd
>>>PhysiDataFDup=pd.DataFrame(PhysiData,columns=['ID','Sex','Age','Height','Weight'])
>>>data_drop_dup1=PhysiDataFDup.drop_duplicates( )
  # 使用 drop_duplicates( ) 方法删除重复行
>>>print('\n（6）删除完全重复行后的数据：\n',data_drop_dup1)
```

运行结果：（6）删除完全重复行后的数据：

	ID	Sex	Age	Height	Weight
0	4401	男	52	163.3	69.3
1	4402	女	42	152.0	54.6
2	4403	男	65	166.2	83.7
3	4404	女	45	152.6	59.5
4	4405	女	75	159.8	56.2
6	4403	男	65	168.2	85.7

```
>>>data_drop_dup2=PhysiDataFDup.drop_duplicates(subset=['ID','Sex','Age'])
  # 使用 subset 参数指定删除行时需要判断的列
>>>print('\n（7）删除 ID、Sex 和 Age 等 3 列重复的行后的数据：\n', data_drop_dup2)
```

运行结果：（7）删除 ID、Sex 和 Age 等 3 列重复的行后的数据：

	ID	Sex	Age	Height	Weight
0	4401	男	52	163.3	69.3
1	4402	女	42	152.0	54.6
2	4403	男	65	166.2	83.7
3	4404	女	45	152.6	59.5
4	4405	女	75	159.8	56.2

七、排序和排序算法

（一）按索引排序

1．语法格式：DataFrame 名 .sort_index(axis=0 或 1, ascending=False 或 True)

通过传递 axis 参数值和设置排序参数 ascending，可以对 DataFrame 进行排序。默认情况下 axis=0，按照升序对行标签进行排序。

2．用法示例

```
>>>import pandas as pd
>>>PhysiData=[['4401',' 男 ',52,163.3,69.3],['4402',' 女 ',42,152,54.6],['4403', ' 男 ',65,166.2,83.7],['4404',
' 女 ',45,152.6,59.5],['4405',' 女 ',75, 159.8, 56.2]]
>>>PhysiDataF3=pd.DataFrame(PhysiData,columns=['ID','Sex','Age','Height','Weight'])
>>>PhysiDataF3.sort_index( )  # 默认 axis=0，按照升序按行标签对行进行排序
```

运行结果：

	ID	Sex	Age	Height	Weight
0	4401	男	52	163.3	69.3
1	4402	女	42	152.0	54.6
2	4403	男	65	166.2	83.7
3	4404	女	45	152.6	59.5
4	4405	女	75	159.8	56.2

```
>>>PhysiDataF3.sort_index(axis=0,ascending=False)
  # 按照降序按行标签对行进行排序
```

运行结果：

	ID	Sex	Age	Height	Weight
4	4405	女	75	159.8	56.2
3	4404	女	45	152.6	59.5
2	4403	男	65	166.2	83.7
1	4402	女	42	152.0	54.6
0	4401	男	52	163.3	69.3

```
>>>PhysiDataF3.sort_index(axis=1,ascending=False)
  # 按照降序按列标签对列进行排序
```

运行结果：

	Weight	ID	Height	Sex	Age
0	69.3	4401	163.3	男	52
1	54.6	4402	152.0	女	42
2	83.7	4403	166.2	男	65
3	59.5	4404	152.6	女	45
4	56.2	4405	159.8	女	75

（二）按值排序和算法

1．语法格式：DataFrame 名 .sort_values(by=' ',ascending=None)

按值排序的方法，参数 by 为要对其值进行排序的 DataFrame 列名称。参数 ascending 定义按值降序 False 或升序 True 排序。

2．用法示例

```
>>>PhysiDataF3.sort_values(by="Age",ascending=True)   #按年龄升序排列
```

运行结果：

	ID	Sex	Age	Height	Weight
1	4402	女	42	152.0	54.6
3	4404	女	45	152.6	59.5
0	4401	男	52	163.3	69.3
2	4403	男	65	166.2	83.7
4	4405	女	75	159.8	56.2

八、数据转化与分组

（一）将数据转换为数值类型

1．语法格式：pandas.to_numeric(arg, errors='raise', downcast=None)

参数说明：

arg：表示要转换的数据，可以是 list、tuple、1-d array 或 Series。

errors：错误采用的处理方式，可以取值 'raise'、'ignore' 或 'coerce'，默认为 'raise'。其中，raise 表示遇到含有非数字字符串类型报错；ignore 表示只对数字字符串转换，其他类型一律不转换；coerce 表示将无法转换的值设置为 NaN 缺失值。

downcast：可以取值 'integer'、'signed'、'unsigned' 或 'float'，分别表示转换为最小整形（np.int8）、最小符号整形（np.int8）、最小无符号整形（np.uint8）和浮点型（np.float32）；默认为无，返回 float64 或 int64。

2．用法示例

```
>>>import pandas as pd
>>>Physi_list=['4401',52,163.3,69.3]   #建立列表
>>>print('\n（1）原始数据：\n',Physi_list,type(Physi_list))
```

运行结果：（1）原始数据：

['4401', 52, 163.3, 69.3]   <class 'list'>

```
>>>Physi_listN=pd.to_numeric(Physi_list)   #转化数据
>>>print('\n（2）将数字字符串转化为数值后的结果：\n',Physi_listN)
```

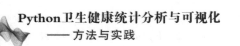

```
>>>print(type(Physi_listN))
运行结果：（2）将数字字符串转化为数值后的结果：
 [4401.   52.   163.3   69.3]   <class 'numpy.ndarray'>
>>>import pandas as pd
>>>PhysiData=[['4401',' 男 ',52,163.3,69.3], ['4402',' 女 ',42, '152', 54.6], ['4403',' 男 ',65,166.2,83.7]]
   # 建立数据列表
>>>PhysiDataF=pd.DataFrame(PhysiData,columns=['ID','Sex','Age','Height','Weight'])
   # 创建数据 DataFrame
>>>print('\n（1）原始数据及其类型：\n',PhysiDataF)
>>>print(type(PhysiDataF)); print(PhysiDataF.dtypes)
运行结果：（1）原始数据及其类型：
      ID      Sex     Age     Height    Weight
0    4401     男       52     163.3      69.3
1    4402     女       42      152        54.6
2    4403     男       65     166.2      83.7
<class 'pandas.core.frame.DataFrame'>
ID              object
Sex             object
Age              int64
Height          object
Weight         float64
dtype: object
>>>ID=pd.to_numeric(PhysiDataF['ID'])   # 转化 ID 数据
>>>print('\n（2）ID 转化为数值后的数据及其类型：\n',ID,type(ID))
运行结果：（2）ID 转化为数值后的数据及其类型：
0   4401
1   4402
2   4403
Name: ID, dtype: int64   <class 'pandas.core.series.Series'>
>>>Height=pd.to_numeric(PhysiDataF['Height'])   # 转化 Height 数据
>>>print('\n（3）Height 转化为数值后的数据及其类型：\n',Height)
>>>print(type(Height))
运行结果：（3）Height 转化为数值后的数据及其类型：
0   163.3
1   152.0
2   166.2
Name: Height, dtype: float64   <class 'pandas.core.series.Series'>
```

（二）标准化

标准化包括零均值标准化（Z-score）和最小 – 最大值（Min-Max）标准化（极差变换法）。

1. 语法格式：DataFrame 名 .transform(score)

其中，score 为数据变换方法匿名函数。

2. 用法示例

```
>>>import pandas as pd; import numpy as np
>>>PhysiData=[['4401','男',52,163.3,69.3],['4402','女',42,152,54.6], ['4403','男',65,166.2,83.7],['4404','女',45,152.6,59.5],['4405','女',75, 159.8,56.2], ['4406',np.nan,np.nan,152.8,44.9]]
>>>PhysiDataF5=pd.DataFrame(PhysiData,columns=['ID','Sex','Age', 'Height','Weight'])
>>>score=lambda x:(x-x.mean( ))/x.std( )  # 创建 Z-score 标准化匿名函数
>>>print(PhysiDataF5[['Age','Height','Weight']].transform(score))
```

运行结果：

```
        Age     Height    Weight
0  -0.273035  0.893774  0.588435
1  -0.991549 -0.936977 -0.501901
2   0.661033  1.363612  1.656519
3  -0.775995 -0.839769 -0.138455
4   1.379547  0.326727 -0.383225
5        NaN -0.807367 -1.221374
```

```
>>>score=lambda x:(x-x.min( ))/(x.max( )-x.min( ))  # 创建 Min-Max 标准化匿名函数
>>>print(PhysiDataF5[['Age','Height','Weight']].transform(score))
```

运行结果：

```
       Age    Height    Weight
0  0.303030  0.795775  0.628866
1  0.000000  0.000000  0.250000
2  0.696970  1.000000  1.000000
3  0.090909  0.042254  0.376289
4  1.000000  0.549296  0.291237
5       NaN  0.056338  0.000000
```

（三）分类变量编码

1. 有序分类变量编码

（1）建立数据帧。

```
>>>import pandas as pd  # 导入 pandas 库取别名 pd
>>>SurData=[['4401','越秀','男',52,'初中'],['4402','越秀','女',41,'大专'],['4403','番禺','男',64,'小学'],['4404','海珠','女',45,'高中'],['4405','番禺', '女',75,'文盲'],['4406','番禺','女',37,'大专'],['4407','海珠','男',76,'文盲'], ['4408','越秀','男',59,'小学']]  # 建立数据列表
>>>SurDataDF=pd.DataFrame(SurData,columns=['Number','县区','Sex', 'Age', 'Educat_Lev'])
>>>print(SurDataDF)  # 建立数据帧，输出结果
```

运行结果：

```
  Number  县区  Sex  Age  Educat_Lev
0  4401   越秀  男   52    初中
1  4402   越秀  女   41    大专
```

```
2   4403   番禺   男   64   小学
3   4404   海珠   女   45   高中
4   4405   番禺   女   75   文盲
5   4406   番禺   女   37   大专
6   4407   海珠   男   76   文盲
7   4408   越秀   男   59   小学
```

（2）给有序分类变量文化程度 Educat_Lev 编码。

```
>>>Educat_Lev_num={'文盲':0,'小学':1,'初中':2,'高中':3,'大专':4}
  # 建立文化程度 Educat_Lev 赋值字典
>>>SurDataDF_Edu=SurDataDF['Educat_Lev'].replace(Educat_Lev_num)
  # 转化赋值
>>>print(SurDataDF_Edu)
```

运行结果：

```
0   2
1   4
2   1
3   3
4   0
5   4
6   0
7   1
Name: Educat_Lev, dtype: int64
```

（3）生成文化程度编码新变量 Educat_Lev_N 添加到数据帧中。

```
>>>SurDataDF['Educat_Lev_N']=SurDataDF['Educat_Lev'].replace(Educat_Lev_num)
  # 将转化赋值以新变量 Educat_Lev_N 添加到数据帧中
>>>print(SurDataDF)
```

运行结果：

```
   Number   县区   Sex   Age   Educat_Lev   Educat_Lev_N
0   4401   越秀   男   52   初中   2
1   4402   越秀   女   41   大专   4
2   4403   番禺   男   64   小学   1
3   4404   海珠   女   45   高中   3
4   4405   番禺   女   75   文盲   0
5   4406   番禺   女   37   大专   4
6   4407   海珠   男   76   文盲   0
7   4408   越秀   男   59   小学   1
```

2．无序分类变量的哑变量转换（独热编码）

（1）对性别 Sex 进行哑变量转换，并添加到数据帧中。

```
>>>Dum_Sex=pd.get_dummies(SurDataDF[['Sex']]); print(Dum_Sex)
  # 生成变量 Sex 的哑变量，默认数据类型为布尔型
```

运行结果:

```
      Sex_女     Sex_男
0     False      True
1     True       False
2     False      True
3     True       False
4     True       False
5     True       False
6     False      True
7     False      True
```

```
>>>SurDataDF[['Sex_女','Sex_男']]=Dum_Sex; print(SurDataDF)
  #将哑变量以Sex_女、Sex_男为变量名添加到数据帧中
```

运行结果:

```
   Number  县区   Sex  Age  Educat_Lev  Educat_Lev_N  Sex_女   Sex_男
0  4401    越秀   男   52   初中        2             False    True
1  4402    越秀   女   41   大专        4             True     False
2  4403    番禺   男   64   小学        1             False    True
3  4404    海珠   女   45   高中        3             True     False
4  4405    番禺   女   75   文盲        0             True     False
5  4406    番禺   女   37   大专        4             True     False
6  4407    海珠   男   76   文盲        0             False    True
7  4408    越秀   男   59   小学        1             False    True
```

（2）对“县区”变量进行哑变量转换，并添加到数据帧中。

```
>>>Dum_县区=pd.get_dummies(SurDataDF[['县区']],dtype=int)
>>>print(Dum_县区)  #生成变量“县区”的哑变量，设置哑变量数据类型为整型
```

运行结果:

```
   县区_海珠   县区_番禺   县区_越秀
0     0          0          1
1     0          0          1
2     0          1          0
3     1          0          0
4     0          1          0
5     0          1          0
6     1          0          0
7     0          0          1
```

```
>>>SurDataDF[['县区_海珠','县区_番禺','县区_越秀']]=Dum_县区
  #将哑变量以“县区_海珠”、“县区_番禺”、“县区_越秀”为变量名添加到数据帧中
>>>print(SurDataDF[['Number','Sex_女','Sex_男','Age','县区_海珠','县区_番禺','县区_越秀','Educat_Lev_N']])  #有选择地输出变量
```

运行结果:

	Number	Sex_女	Sex_男	Age	县区_海珠	县区_番禺	县区_越秀	Educat_Lev_N
0	4401	False	True	52	0	0	1	2
1	4402	True	False	41	0	0	1	4
2	4403	False	True	64	0	1	0	1
3	4404	True	False	45	1	0	0	3
4	4405	True	False	75	0	1	0	0
5	4406	True	False	37	0	1	0	4
6	4407	False	True	76	1	0	0	0
7	4408	False	True	59	0	0	1	1

（四）分组

pandas.cut( ) 函数用于将数组中的元素划分成不同的 bins 分组。cut 函数返回的分组对象可以直接传递给 groupby( ) 函数。

1．语法

pandas.cut(x,bins,right=True,labels=None,retbins=False,precision=3, include_lowest=False,duplicates='raise',ordered=True)

参数说明：

x：要分组的数组对象。

bins：设置对数组元素进行分组时的边界值（间距不一定相等），可以是一组分组边界值的列表或数组；也可以是单个整数表示基于数据中的最小值和最大值生成等距间隔的分组数。

right：按照 bins 分组时是否包含右边的值（即区间右边是否是闭合），right=True 表示闭合，right=False 表示不闭合。

labels：用于设置代替分组结果的标签，可以是列表或数组，必须与返回的分组长度相同。

retbins：可选参数，是否返回分组边界值，默认为 False，不返回。当 bins 是以标量形式提供时很有用。此参数适合于对数组分组情况下使用。

precision：可选参数，指定分组边界值精度，默认为 3 位小数。

include_lowest：第一个区间是否包含左端点。

duplicates='raise'：'raise' 或 'drop'，如果 bins 列表里有重复就报错或删除至保留一个。

ordered：是否对生成的分类标签进行排序。

2．用法示例

```
>>>SurDataDF1=SurDataDF.copy( )  # 拷贝数据帧 SurDataDF 为 SurDataDF1
>>>SurDataDF1["AgeGr"]=pd.cut(x=SurDataDF1["Age"],bins=3,labels=['青年','中年','老年'])
  # 将分组结果以 AgeGr 为列名添加到 SurDataDF1 数据帧中
  # 设置待分组数据为 Age 的 Series，分组数为 3，设置 3 组的标签
>>>SurDataDF1[['Number','Age','AgeGr']]  # 选择 3 列输出结果
```

运行结果：

	Number	Age	AgeGr
0	4401	52	中年
1	4402	41	青年
2	4403	64	老年
3	4404	45	青年

```
4    4405    75    老年
5    4406    37    青年
6    4407    76    老年
7    4408    59    中年
>>>SurDataDF2=SurDataDF.copy( )
>>>SurDataDF2["AgeGr"]=pd.cut(x=SurDataDF2["Age"],bins=[30,60,80],right=False,labels=['中青年',
'老年'])
    # 将分组结果以 AgeGr 为列名添加到 SurDataDF2 数据帧中
    # 设置待分组数据为 Age 的 Series，分组界限值设为 [30,60,80]
    # 区间右边不闭合，设置 2 组的标签
>>>SurDataDF2[['Number','Age','AgeGr']]
运行结果：
   Number   Age   AgeGr
0    4401    52    中青年
1    4402    41    中青年
2    4403    64    老年
3    4404    45    中青年
4    4405    75    老年
5    4406    37    中青年
6    4407    76    老年
7    4408    59    中青年
>>>SurDataDF3=SurDataDF.copy( )
>>>import pandas as pd;  import numpy as np;  AgeArr=np.array(SurDataDF3['Age'])
    # 由 SurDataDF3 数据帧 Age 的 Series 创建数组 AgeArr
>>>pd.cut(x=AgeArr,bins=3,labels=[' 青年 ',' 中年 ',' 老年 '],retbins=True)
    # 设置待分组数据为 Age 的数组，分组数为 3，设置 3 组的标签
    # 设置返回分组边界值
运行结果：
([' 中年 ', ' 青年 ', ' 老年 ', ' 青年 ', ' 老年 ', ' 青年 ', ' 老年 ', ' 中年 ']
Categories (3, object): [' 青年 ' < ' 中年 ' < ' 老年 '], array([36.961, 50.  , 63.  , 76.  ]))
>>>print(pd.cut(x=AgeArr,bins=[30,60,80],labels=[' 中青年 ',' 老年 '], retbins=False))
    # 设置待分组数据为 Age 的数组，分组边界值为 [30,60,80]
    # 设置 2 组的标签，不返回分组边界值
运行结果：
[' 中青年 ', ' 中青年 ', ' 老年 ', ' 中青年 ', ' 老年 ', ' 中青年 ', ' 老年 ', ' 中青年 ']
Categories (2, object): [' 中青年 ' < ' 老年 ']
>>>SurDataDF4=SurDataDF.copy( )
>>>AgeCut=pd.cut(SurDataDF4['Age'],[30,45,60,80],labels=[' 青年 ',' 中年 ',' 老年 ']);  AgeCut
    # 设置待分组数据为 SurDataDF4 的 Age 的 Series
    # 分组边界值为 [30,45,60,80]，设置 3 组的标签
```

运行结果：

0　中年

1　青年

2　老年

3　青年

4　老年

5　青年

6　老年

7　中年

Name: Age, dtype: category

Categories (3, object): ['青年'<'中年'<'老年']

>>>Ages=SurDataDF4['Age']　# 获取 SurDataDF4 的 Age 的 Series，赋值给 Ages

>>>Age_Groups=Ages.groupby(AgeCut); Age_Groups

　# 将 AgeCut 传递给 groupby( ) 函数用于对 Ages 进行分组

运行结果：

<pandas.core.groupby.generic.SeriesGroupBy object at 0x0000013362269970>

>>>list(Age_Groups)

　# 将结果转化为列表输出，包括组标签、索引、元素值及数据类型

运行结果：

[('青年', 1　41

3　45

5　37

Name: Age, dtype: int64),

('中年', 0　52

7　59

Name: Age, dtype: int64),

('老年', 2　64

4　75

6　76

Name: Age, dtype: int64)]

>>>functions=['min','max','count','mean']　# 定义统计描述函数列表

>>>Age_Groups.agg(functions)　# 通过聚合函数对分组数据进行统计描述

运行结果：

Age	min	max	count	mean
青年	37	45	3	41.000000
中年	52	59	2	55.500000
老年	64	76	3	71.666667

九、日期时间数据处理

Python 的日期时间模块 datetime 包所含的类见表 2-12。datetime 模块包含一个 datetime 类，通过 from datetime import datetime 导入的就是 datetime 这个类。

表 2-12　datetime 包所含的类及其功能说明

类名	功能说明
date	日期对象，包含的属性有 year、month 和 day
time	时间对象，包含的属性有 hour、minute、second、microsecond（微秒，即百万分之一秒）和 tzinfo
datetime	日期和时间对象，datetime 类可以看作 date 类和 time 类的结合
timedelta	表示两个 date 对象或 time 对象或者 datetime 对象之间的时间间隔，即两个时间点之间的长度，精确到微秒
tzinfo	时区信息对象

（一）获取当前日期和时间

```
>>>import datetime　# 导入 datetime 包
>>>todayDate=datetime.date.today( ); todayDate　# 获取当前日期
运行结果：datetime.date(2021, 1, 14)
>>>todayDate.year; todayDate.month; todayDate.day
  # 获取当前年度、月份、日期
运行结果：2021
          1
         14
>>>nowDateTime=datetime.datetime.now( ); nowDateTime
  # 获取当前日期和时间
运行结果：datetime.datetime(2021,1,14,14,52,38,948084)
>>>nowDateTime.date( )　# 返回 datetime 对象的日期部分
运行结果：datetime.date(2021, 1, 14)
>>>nowDateTime.time( )　# 返回 datetime 对象的时间部分
运行结果：datetime.time(14, 52, 38, 948084)
```

（二）日期时间索引和格式转换

Pandas 主要是面向处理日期数组的，无论是用作轴索引还是用作 DataFrame 中的列。to_datetime 方法可以转换很多不同的日期表示格式。

1．DatetimeIndex 时间索引类

```
>>>import pandas as pd; import datetime
>>>from datetime import datetime
>>>BirthDays1=['1968-10-08','1978-05-04','1955-06-22','1975-12-25','1945-01-02']
  # 建立日期字符串（%Y-%m-%d）列表
>>>pd.to_datetime(BirthDays1)　# 转换为日期
运行结果：DatetimeIndex(['1968-10-08','1978-05-04', '1955-06-22', '1975-12-25','1945-01-02'],
```

dtype='datetime64[ns]', freq=None)

>>>BirthDays2=['10/8/1968','5/4/1978','6/22/1955','12/25/1975','1/2/1945']

#建立日期字符串（%m/%d/%y）列表

>>>pd.to_datetime(BirthDays2)　#转换为日期

运行结果：DatetimeIndex(['1968-10-08', '1978-05-04', '1955-06-22', '1975-12-25', '1945-01-02'], dtype='datetime64[ns]', freq=None)

>>>BirthDays3=['19681008','19780504','19550622','19751225','19450102']

#建立日期字符串（%y%m%d）列表

>>>pd.to_datetime(BirthDays3)　#转换为日期

运行结果：DatetimeIndex(['1968-10-08', '1978-05-04', '1955-06-22', '1975-12-25', '1945-01-02'], dtype='datetime64[ns]', freq=None)

2. 将 DatetimeIndex 时间索引类，通过 to_pydatetime( ) 函数转换为 Python 的 datetime 格式

>>>BirthDay3D=pd.to_datetime(BirthDays3); print(BirthDay3D)

运行结果：DatetimeIndex(['1968-10-08', '1978-05-04', '1955-06-22', '1975-12-25','1945-01-02'], dtype='datetime64[ns]', freq=None)

>>>pyDateTime=BirthDay3D.to_pydatetime( ); pyDateTime

运行结果：array([datetime.datetime(1968, 10, 8, 0, 0),datetime.datetime(1978, 5, 4, 0, 0),datetime.datetime(1955, 6, 22, 0, 0),datetime.datetime(1975, 12, 25, 0, 0),datetime.datetime(1945, 1, 2, 0, 0)], dtype=object)

（三）根据出生日期计算年龄

>>>BirthDays={'BirthDay':['10/8/1968','5/4/1978','6/22/1955','12/25/1975', '1/2/1945']}

#创建出生日期字典

>>>BirthDF=pd.DataFrame(BirthDays)　#将出生日期字典转化为数据帧 BirthDF

>>>BirthDF

运行结果：

```
      BirthDay
0    10/8/1968
1     5/4/1978
2    6/22/1955
3   12/25/1975
4     1/2/1945
```

>>>BirthDF['BirthDay']=pd.to_datetime(BirthDF['BirthDay']); BirthDF

#转换日期格式

运行结果：

```
    BirthDay
0  1968-10-08
1  1978-05-04
2  1955-06-22
3  1975-12-25
4  1945-01-02
```

```
>>>import datetime as dt  # 导入 datetime 包取别名为 dt
>>>now_year=dt.datetime.today( ).year  # 获取当前年份
>>>BirthDF['Age']=now_year-BirthDF['BirthDay'].dt.year; BirthDF
  # 给 BirthDF 添加列标签 Age，计算 Age 的值
```

运行结果:

	BirthDay	Age
0	1968-10-08	53
1	1978-05-04	43
2	1955-06-22	66
3	1975-12-25	46
4	1945-01-02	76

（四）计算两个日期相差的天数

1．方法 1

```
>>>import datetime
>>>DateA=datetime.date(2021,1,14); DateB=datetime.date(1949,10,1)
   # 生成日期 DateA、DateB
>>>DateA.__sub__(DateB)  # 计算二者相差的天数
```

运行结果：datetime.timedelta(days=26038)

```
>>>DateA.__sub__(DateB).days  # 返回天数
```

运行结果：26038

2．方法 2

```
>>>import datetime; DateA=datetime.date(2021,1,14)
>>>DateB=datetime.date(1949,10,1)
>>>print(DateA-DateB); print((DateA-DateB).days)
```

运行结果：26038 days, 0:00:00
26038

3．计算疾病潜伏期示例

现根据发病日期和接触（暴露）时间计算潜伏期。

（1）实践数据。

假设有 5 名某新发传染病患者的发病日期（OnsetDates）分别为 12/30/2019、1/2/2020、1/6/2020、1/5/2020 和 1/9/2020，经回顾调查，可能与病例的接触日期（ExpoDates）分别为 12/27/2019、12/27/2019、1/2/2020、1/2/2020 和 1/5/2020，试计算各自的潜伏期和平均潜伏期。

（2）实践程序与结果。

```
>>>import pandas as pd
>>>OnsExpDates={'ExpoDates':['12/27/2019','12/27/2019','1/2/2020','1/2/2020','1/5/2020'],'OnsetDates':['12/30/2019','1/2/2020','1/6/2020','1/5/2020','1/9/2020']}  # 创建接触日期和发病日期的字典
>>>OEDatesDF=pd.DataFrame(OnsExpDates); OEDatesDF
  # 根据数据字典创建数据帧 OEDatesDF，输出结果
```

运行结果:

```
     ExpoDates     OnsetDates
0   12/27/2019   12/30/2019
1   12/27/2019   1/2/2020
2   1/2/2020     1/6/2020
3   1/2/2020     1/5/2020
4   1/5/2020     1/9/2020
```

>>>InterDays=pd.DataFrame(pd.to_datetime(OEDatesDF['OnsetDates'])-pd.to_datetime(OEDatesDF['ExpoDates']),columns=['Incubation'])

#计算二者相差天数（潜伏期），以 Incubation 作为各列创建数据帧

>>>InterDays; InterDays.mean( )　#输出潜伏期和平均潜伏期

运行结果:

```
    Incubation
0      3 days
1      6 days
2      4 days
3      3 days
4      4 days
Incubation    4 days
dtype: timedelta64[ns]
```

（五）计算两个时间差的小时数

1．实践数据和任务

已知 2023 年 3 名某种传染病患者的诊断时间分别为 11 月 29 日 12 时、12 月 8 日 11 时和 12 月 8 日 16 时，报告卡录入时间分别为 11 月 30 日 16:36 时、12 月 8 日 17:32 时和 12 月 8 日 18:20，试计算报告时间与诊断时间的时间差。

2．实践程序与结果

假定日期 / 时间数据为字符串类型，计算时间差

>>>import pandas as pd; from datetime import timedelta

>>>timedata={' 报告卡录入时间 ': ['2023/11/30 16:36','2023/12/8 17:32','2023/12/8 18:20'],' 诊断时间 ':['2023/11/29 12:00','2023/12/8 11:00','2023/12/8 16:00']}

>>>timeDF=pd.DataFrame(timedata)　#建立时间数据的数据帧 timeDF

>>>timeDF[' 报告卡录入时间 ']=pd.to_datetime(timeDF[' 报告卡录入时间 '])

>>>timeDF[' 诊断时间 ']=pd.to_datetime(timeDF[' 诊断时间 '])

#将字符串类型的日期 / 时间转换为 datetime 对象

>>>time_diff=timeDF[' 报告卡录入时间 ']-timeDF[' 诊断时间 ']　#计算时间差

>>>print("（1）时间差（天时分秒）：\n",time_diff)

运行结果:（1）时间差（天时分秒）:

```
0  1 days 04:36:00
1  0 days 06:32:00
2  0 days 02:20:00
dtype: timedelta64[ns]
```

```
>>>time_diff_hours=time_diff/timedelta(hours=1)
  # timedelta 函数创建时间间隔（小时），计算时间差（小时数）
>>>print( "（2）时间差（小时数）：\n",time_diff_hours)
```

运行结果:（2）时间差（小时数）：

```
0   28.600000
1    6.533333
2    2.333333
dtype: float64
```

十、Pandas 数据合并与连接

Pandas 的 merge( ) 函数可进行数据横向合并，concat( ) 函数可进行数据横向合并和纵向连接，_append( ) 函数可将数据沿 axis=0 轴进行追加连接。

（一）merge( ) 函数

执行横向合并操作。

1．语法

基本格式：pd.merge(left, right, how='inner', on=None,left_on=None, right_on =None,left_index=False,right_index=False,sort=True)

参数说明：

left：为必要参数，表示左表，为一个 DataFrame 或 Series 对象，一般是 DataFrame。

right：为必要参数，表示右表，另一个 DataFrame 或 Series 对象，类型应与 left 一致。

on：连接列名，必须同时在两个待合并的 DataFrame 对象中存在。该参数与 left_on 和 right_on 参数互斥，使用该参数后就不能再使用 left_on 和 right_on 这两个参数。

left_on：左侧 DataFrame 中的列名用作连接键，可以是列名或长度等于 DataFrame 长度的数组。如果存在多个连接列名，可以传入一个包含多个连接列名的列表。该参数必须与 right_on 参数一同使用，且不能与 on 参数一起使用。

right_on：右侧的 DataFrame 的列名作为连接键，可以是列名或长度等于 DataFrame 长度的数组。

left_index：如果为 True，则使用左侧 DataFrame 中的索引（行标签）作为其连接键。在具有 MultiIndex（分层）的 DataFrame 的情况下，级别的数量必须与来自右 DataFrame 的连接键的数量相匹配。

right_index 与 left_index 具有相同的用法。如果为 True，则使用右侧 DataFrame 中的索引（行标签）作为其连接键。

how：匹配的方式，可选的参数包括字符串 'left'、'right'、'outer' 和 'inner'，它分别表示左连接（使用左侧对象的键），右连接（使用右侧对象的键），外连接（使用键的联合）以及内连接（使用键的交集），默认为内连接。

sort：按照字典顺序通过连接键对结果 DataFrame 进行排序。默认为 True，设置为 False 时，在很多情况下大大提高性能。

2．用法示例

下面各有一个 5 名成年人编号、性别、年龄和该 5 名成年人编号、身高和体重的 DataFrame

数据 PhysiDFGA 和 PhysiDFHW，试进行横向合并操作。

```
>>>import pandas as pd
>>>PhysiDFGA=pd.DataFrame([['4401','男',52],['4402','女',42],['4403','男', 65],['4404','女',45],['4405','女',75]],columns=['ID','Sex','Age'])
>>>print(PhysiDFGA)
```

运行结果：

	ID	Sex	Age
0	4401	男	52
1	4402	女	42
2	4403	男	65
3	4404	女	45
4	4405	女	75

```
>>>PhysiDFHW=pd.DataFrame([['4401',163.3,69.3],['4402',152,54.6],['4403',166.2,83.7],['4404',152.6,59.5],['4405',159.8,56.2]],columns=['ID','Height','Weight']);  print(PhysiDFHW)
```

运行结果：

	ID	Height	Weight
0	4401	163.3	69.3
1	4402	152.0	54.6
2	4403	166.2	83.7
3	4404	152.6	59.5
4	4405	159.8	56.2

```
>>>PhysiDFMer=pd.merge(PhysiDFGA,PhysiDFHW,on='ID',how='inner')
  # 将两个数据帧 PhysiDFGA 和 PhysiDFHW 根据 ID 进行内连接
>>>print(PhysiDFMer)
```

运行结果：

	ID	Sex	Age	Height	Weight
0	4401	男	52	163.3	69.3
1	4402	女	42	152.0	54.6
2	4403	男	65	166.2	83.7
3	4404	女	45	152.6	59.5
4	4405	女	75	159.8	56.2

（二）concat() 函数

沿轴执行级联操作（横向合并和纵向连接）。

1. 语法

基本格式：

```
pd.concat(objs,axis=0,join='outer',join_axes=None,ignore_index=False)
```

参数说明：

objs：要连接的数据。必须是 Series 或 DataFrame 对象，或者是一个由它们组成的列表、元组、字典或其组合。

axis：沿着哪个轴进行连接。默认为 0，即按行进行连接。设置为 1，则按列连接。

join：用于指定连接的方式。可以是 'inner'（内连接）或 'outer'（外连接），默认为 'outer'。

ignore_index：是否忽略原来的索引。默认为 False，即保留原来的索引。如设置为 True，则会按照连接后的数据重新生成索引。

2．concat( ) 横向合并用法示例

```
>>>import pandas as pd
>>>PhysiDFCon1=pd.concat([PhysiDFGA,PhysiDFHW],axis=1); print(PhysiDFCon1)
  # 横向合并数据帧 PhysiDFGA 和 PhysiDFHW
```

运行结果：

	ID	Sex	Age	ID	Height	Weight
0	4401	男	52	4401	163.3	69.3
1	4402	女	42	4402	152.0	54.6
2	4403	男	65	4403	166.2	83.7
3	4404	女	45	4404	152.6	59.5
4	4405	女	75	4405	159.8	56.2

3．concat( ) 纵向连接用法示例

下面各有一个 5 名和 6 名成年人性别、年龄、身高和体重的 DataFrame 数据 PhysiDF1 和 PhysiDF2，进行纵向连接操作。

```
>>>import pandas as pd
>>>PhysiDF1=pd.DataFrame([['4401',' 男 ',52,163.3,69.3],['4402',' 女 ',42, 152, 54.6], ['4403',' 男 ',65,166.2,83.7],['4404',' 女 ',45,152.6,59.5],['4405',' 女 ', 75, 159.8,56.2]], columns= ['ID','Sex','Age','Height','Weight']); PhysiDF1
```

运行结果：

	ID	Sex	Age	Height	Weight
0	4401	男	52	163.3	69.3
1	4402	女	42	152.0	54.6
2	4403	男	65	166.2	83.7
3	4404	女	45	152.6	59.5
4	4405	女	75	159.8	56.2

```
>>>PhysiDF2=pd.DataFrame([['4406',' 女 ',42,153.0,60.4],['4407',' 女 ',33, 156.6,50.8], ['4408',' 男 ',35,169.3,70.0],['4409',' 女 ',41,169.4,62.1],['4410',' 男 ',55,169.1,64.2], ['4411',' 女 ',66, 147.4, 45.7]], columns= ['ID', 'Sex', 'Age','Height','Weight']); PhysiDF2
```

运行结果：

	ID	Sex	Age	Height	Weight
0	4406	女	42	153.0	60.4
1	4407	女	33	156.6	50.8
2	4408	男	35	169.3	70.0
3	4409	女	41	169.4	62.1
4	4410	男	55	169.1	64.2
5	4411	女	66	147.4	45.7

```
>>>PhysiDFCon=pd.concat([PhysiDF1,PhysiDF2]); PhysiDFCon
  # 纵向连接数据帧 PhysiDF1 和 PhysiDF2
```

运行结果:

	ID	Sex	Age	Height	Weight
0	4401	男	52	163.3	69.3
1	4402	女	42	152.0	54.6
2	4403	男	65	166.2	83.7
3	4404	女	45	152.6	59.5
4	4405	女	75	159.8	56.2
0	4406	女	42	153.0	60.4
1	4407	女	33	156.6	50.8
2	4408	男	35	169.3	70.0
3	4409	女	41	169.4	62.1
4	4410	男	55	169.1	64.2
5	4411	女	66	147.4	45.7

（三）_append() 函数

沿 axis=0 轴追加连接。

1. 语法

基本格式：DataFrame_one._append(DataFrame_others)

_append() 函数也可以同时追加多个对象（列表），形如，

DataFrame_one._append([DataFrame_two,DataFrame_three,DataFrame_four])

2. 用法示例

```
>>>PhysiDFAppen=PhysiDF1._append(PhysiDF2,ignore_index=True)
>>>PhysiDFAppen   # 将数据帧 PhysiDF2 追加到 PhysiDF1 中，重新生成索引
```

运行结果:

	ID	Sex	Age	Height	Weight
0	4401	男	52	163.3	69.3
1	4402	女	42	152.0	54.6
2	4403	男	65	166.2	83.7
3	4404	女	45	152.6	59.5
4	4405	女	75	159.8	56.2
5	4406	女	42	153.0	60.4
6	4407	女	33	156.6	50.8
7	4408	男	35	169.3	70.0
8	4409	女	41	169.4	62.1
9	4410	男	55	169.1	64.2
10	4411	女	66	147.4	45.7

十一、数据匹配

（一）isin( ) 函数

isin( ) 函数，是一种 Python 内置的函数，isin( ) 函数最常见的使用场景就是在 DataFrame 或 Series 中查找指定值，将 DataFrame 或 Series 中与函数参数匹配上的值标记为 True，并将没有匹配上的值标记为 False，也可以指定标记为 1 和 0。

基本语法：DataFrame.isin(values)，或 Series.isin(values)

其中，values 可以是可迭代的对象如列表、元组、集合等，或者是其他的 DataFrame 或 Series。表示需要判断是否在其中的数据。

（二）应用示例

1. 实践数据

表 2–13 为 8 人的体检结果现场记录，表 2–14 为 9 人的体检结果整理数据，包括编号（ID）、姓名（Name）、性别（Sex）、年龄（Age）、身高（Height）和体重（Weight）等数据。

表 2–13　8 人的体检结果现场记录

编号	姓名	性别	年龄	身高	体重
1511	张 桐	男	17	165	56
1512	王浩明	男	14	172	60
1513	罗慧娟	女	16	160	48
1514	孙张艺	女	13	155	45
1515	马建宏	男	15	162	55
1516	吴 萱	女	14	156	43
1517	何莹莹	女	15	162	51
1518	刘洋航	男	18	175	66

表 2–14　9 人的体检结果整理数据

ID	Name	Sex	Age	Height	Weight
1512	王浩明	男	14	172	60
1513	罗慧娟	女	16	160	48
1515	马建宏	男	15	162	55
1516	吴 萱	女	14	156	43
1517	何莹莹	女	15	162	51
2501	彭何莹	女	15	157	46
2503	何 哲	男	17	170	62
2505	唐婉茹	女	16	165	58
2511	张 桐	男	17	165	56

2. 实践任务

（1）根据体检者姓名判断 8 人的体检结果现场记录是否在体检结果整理数据之中。

（2）根据体检者编号和姓名判断 8 人的体检现场记录是否在体检结果整理数据之中。

3. 实践程序

```
# Model2-- 数据匹配程序
# 创建数据帧
import pandas as pd   # 导入 pandas 库取别名 pd
PhysiD1=pd.DataFrame([['1511',' 张 桐 ',' 男 ',17,165,56], ['1512',' 王浩明 ',' 男 ',14,172,60],
                      ['1513',' 罗慧娟 ',' 女 ',16,160,48], ['1514',' 孙张艺 ',' 女 ',13,155,45],
                      ['1515',' 马建宏 ',' 男 ',15,162,55], ['1516',' 吴 萱 ',' 女 ',14,156,43],
                      ['1517',' 何莹莹 ',' 女 ',15,162,51], ['1518',' 刘洋航 ',' 男 ',18,175,66]],
                      columns=[' 编号 ',' 姓名 ',' 性别 ',' 年龄 ',' 身高 ',' 体重 '])
```

```
    # 由嵌套列表数据创建 8 人的体检结果现场记录数据帧 PhysiD1
PhysiD2=pd.DataFrame([['1512',' 王浩明 ',' 男 ',14,172,60], ['1513',' 罗慧娟 ',' 女 ',16,160,48],
                    ['1515',' 马建宏 ',' 男 ',15,162,55], ['1516',' 吴 萱 ',' 女 ',14,156,43],
                    ['1517',' 何莹莹 ',' 女 ',15,162,51], ['2501',' 彭何莹 ',' 女 ',15,157,46],
                    ['2503',' 何 哲 ',' 男 ',17,170,62], ['2505',' 唐婉茹 ',' 女 ',16,165,58],
                    ['2511',' 张 桐 ',' 男 ',17,165,56]],
                    columns=['ID','Name','Sex','Age','Height','Weight'])
    # 由嵌套列表数据创建 9 人的体检结果整理数据帧 PhysiD2
      # 根据姓名和 Name 判定 PhysiD1 现场记录是否在 PhysiD2 整理数据中
D1InD2=PhysiD1[' 姓名 '].isin(PhysiD2['Name'])
print('（1）根据姓名 /Name 判定 PhysiD1 记录是否在 PhysiD2 数据中（True/False）结果。
\n',D1InD2)
PhysiD1['D1InD2']=D1InD2
print('（2）在 PhysiD1 记录中添加一列 D1InD2 表示是否在 PhysiD2 数据中（True/False）结果。
\n',PhysiD1)
      # 根据姓名 /Name 和编号 /ID 判定 PhysiD1 现场记录是否在 PhysiD2 整理数据之中
D1InD2_2=PhysiD1[' 姓名 '].isin(PhysiD2['Name']).astype(int)\
        & PhysiD1[' 编号 '].isin(PhysiD2['ID']).astype(int)
print('（3）根据姓名 /Name 和编号 /ID 判定 PhysiD1 记录是否在 PhysiD2 数据中（1/0 表示）结果。
\n',D1InD2_2)
PhysiD1['D1InD2_2']=D1InD2_2
print('（4）在 PhysiD1 记录中添加一列 D1InD2_2 表示是否在 PhysiD2 数据中（1/0 表示）结果。
\n',PhysiD1)
```

4. 实践结果

（1）根据姓名 /Name 判定 PhysiD1 记录是否在 PhysiD2 数据中（True/False）的结果。

```
0    True
1    True
2    True
3    False
4    True
5    True
6    True
7    False
Name: 姓名 , dtype: bool
```

（2）在 PhysiD1 记录中添加一列 D1InD2，表示是否在 PhysiD2 数据中（True/False）的结果。

	编号	姓名	性别	年龄	身高	体重	D1InD2
0	1511	张　桐	男	17	165	56	True
1	1512	王浩明	男	14	172	60	True
2	1513	罗慧娟	女	16	160	48	True
3	1514	孙张艺	女	13	155	45	False

```
4   1515   马建宏   男   15   162   55   True
5   1516   吴  萱   女   14   156   43   True
6   1517   何莹莹   女   15   162   51   True
7   1518   刘洋航   男   18   175   66   False
```

（3）根据姓名 /Name 和编号 /ID 判定 PhysiD1 记录是否在 PhysiD2 数据中（1/0 表示）的结果。

```
0  0
1  1
2  1
3  0
4  1
5  1
6  1
7  0
dtype: int32
```

（4）在 PhysiD1 记录中添加一列 D1InD2_2 表示是否在 PhysiD2 数据中（1/0 表示）结果。

```
    编号    姓名    性别   年龄   身高   体重   D1InD2  D1InD2_2
0   1511   张  桐   男    17    165    56    True     0
1   1512   王浩明   男    14    172    60    True     1
2   1513   罗慧娟   女    16    160    48    True     1
3   1514   孙张艺   女    13    155    45    False    0
4   1515   马建宏   男    15    162    55    True     1
5   1516   吴  萱   女    14    156    43    True     1
6   1517   何莹莹   女    15    162    51    True     1
7   1518   刘洋航   男    18    175    66    False    0
```

十二、长格式与宽格式数据转换

（一）长格式数据转换为宽格式数据

1．语法格式：DF.pivot(index=None,columns=None,values=None)

通过给定的索引和列的值生成一个新的 DataFrame 对象。

参数说明：

DF：要转化的数据帧。

index：指定原 DF 中的一列作为新的 DataFrame 对象的索引，如果为空，则默认为原来的索引。

columns：指定原 DF 中一列的值作为新的 DataFrame 对象的列名，必须传值。

values：指定原 DF 中一列的值作为新的 DataFrame 对象的值。可以为空。

2．用法示例

（1）实践数据及任务。

某地 2010—2012 年 3 年各月的手足口病报告病例数见表 2-15，试建立长格式数据，然后转换为宽格式数据。

表 2-15　某地 2010—2012 年各月手足口病报告病例数

年月	1	2	3	4	5	6	7	8	9	10	11	12
2010	496	575	3701	14816	10455	13397	11041	6399	9362	10226	6627	5665
2011	3627	1117	2799	8423	35636	47497	45553	27755	27473	26003	30599	18032
2012	6257	5803	18909	41989	69615	39288	26495	19299	32191	29785	22263	19315

（2）实践程序。

```
# Model2-- 长格式数据转换为宽格式数据程序
# 构建长格式 DataFrame 数据
import pandas as pd
HFMD_DF=pd.DataFrame([[2010,1,496],[2010,2,575 ],[2010,3,3701],[2010,4,14816],[2010,5,10455],
        [2010,6,13397],[2010,7,11041],[2010,8,6399],[2010,9,9362],[2010,10,10226],[2010,11,6627],
        [2010,12,5665],[2011,1,3627 ],[2011,2, 1117],[2011,3,2799],[2011,4,8423 ],[2011,5,35636],
        [2011,6,47497],[2011,7,45553],[2011,8,27755],[2011,9,27473],[2011,10,26003],[2011,11,
        30599],[2011,12,18032],[2012,1,6257],[2012,2,5803],[2012,3,18909],[2012,4,41989 ],[201
        2,5,69615],[2012,6,39288],[2012,7,26495],[2012,8,19299],[2012,9,32191],[2012,10,29785],
        [2012,11,22263],[2012,12,19315]],columns=['年度','月份','病例数'])
print('（3.1）长格式数据：\n',HFMD_DF)
# 将长格式数据转化为宽格式数据
HFMD_DF_Wide=HFMD_DF.pivot(index='年度',columns=['月份'],values='病例数')
print('（3.2）宽格式数据：\n',HFMD_DF_Wide.head( ))
```

（3）实践结果。

（3.1）长格式数据：

```
    年度    月份    病例数
0   2010    1      496
1   2010    2      575
2   2010    3      3701
…   …       …      …
33  2012    10     29785
34  2012    11     22263
35  2012    12     19315
```

（3.2）宽格式数据：

```
月份     1     2      3      4      5   ...     8      9     10     11     12
年度                                    ...
2010   496   575   3701  14816  10455   ...   6399   9362  10226   6627   5665
2011  3627  1117   2799   8423  35636   ...  27755  27473  26003  30599  18032
2012  6257  5803  18909  41989  69615   ...  19299  32191  29785  22263  19315
[3 rows x 12 columns]
```

（二）宽格式数据转换为长格式数据

1．语法格式

pd.melt(DF,id_vars=None,value_vars=None,var_name=None, value_name='value', col_level=None)

参数说明：

DF：要转化的数据帧。

id_vars：保留的列名。

value_vars：需要转化的列名，如果剩下的列都需要转化，就不用写了。

var_name、value_name：设置新的数据帧中相应的列名。

col_level：如果是 MultiIndex，则使用此级别。

2．用法示例

（1）实践数据及任务。实践数据同表 2-14，试建立宽格式数据，然后转换为长格式数据。

（2）实践程序。

```
# Model2-- 宽格式数据转换为长格式数据程序
# 构建宽格式DataFrame数据
import pandas as pd
HFMD_DF2=pd.DataFrame([[2010,496,575,3701,14816,10455,13397,11041,6399,9362,10226,6627,5665],
        [2011,3627,1117,2799,8423,35636,47497,45553,27755,27473,26003,30599,18032],[2012,
        6257,5803,18909,41989,69615,39288,26495,19299,32191,29785,22263,19315]],columns=
        ['年度','1','2','3','4','5','6','7', '8','9','10','11', '12'])
print('（3.1）宽格式数据：\n',HFMD_DF2)
# 将宽格式转化为长格式
HFMD_DF_Long=pd.melt(HFMD_DF2,id_vars=['年度'], value_vars=['1','2','3','4','5','6','7','8','9','10','11','12'],
  var_name='月份',value_name='病例数')
print('（3.2）长格式数据：\n',HFMD_DF_Long)
```

（3）实践结果。

（3.1）宽格式数据：

```
        年度     1     2      3      4  ...      8      9     10     11     12
0     2010   496   575   3701  14816  ...   6399   9362  10226   6627   5665
1     2011  3627  1117   2799   8423  ...  27755  27473  26003  30599  18032
2     2012  6257  5803  18909  41989  ...  19299  32191  29785  22263  19315
[3 rows x 13 columns]
```

（3.2）长格式数据：

```
     年度   月份    病例数
0   2010    1     496
1   2011    1    3627
2   2012    1    6257
3   2010    2     575
...  ...   ...    ...
32  2012   11   22263
33  2010   12    5665
```

```
34  2011        12        18032
35  2012        12        19315
```

十三、Pandas 统计函数及应用

Pandas 统计函数包括基本统计函数和拓展统计函数，其函数名和功能说明分别见表 2–16 和表 2–17。

（一）基本统计函数

1. 基本统计函数功能

Pandas 基本统计函数及其功能说明见表 2–16。

表 2–16 Pandas 基本统计函数及其功能说明

函数	功能
DataFrame名.pct_change( )	将每个元素与前一个元素比较，计算变化百分比（环比）
DataFrame名.cov( )	计算序列对象之间的协方差，NaN 将被自动排除
DataFrame名.corr( ),或 DataFrame名['列名a']. corr (DataFrame名['列名b'])	求相关系数，计算方法包括 'pearson'（默认）、'spearman' 和 'kendall' 相关。参数设置如 method='spearman'。 计算序列 A 与序列 B 之间的相关性
DataFrame名.rank( )	为数组中的每个元素排序，默认为升序，参数 ascending=True，ascending=False 则为降序
DataFrame名.sum( )	求和
DataFrame名.mean( )	求算术平均值
DataFrame名.median( )	求中位数
DataFrame名.average( )	求加权平均值
DataFrame名.max( )	求最大值
DataFrame名.min( )	求最小值
DataFrame名.var( )	求方差。默认参数 ddof=1，求样本方差；ddof=0，则求总体方差
DataFrame名.std( )	求标准差。默认参数 ddof=1，求样本标准差；ddof=0，则求总体标准差
DataFrame名.describe( )	求计数、均值、标准差、最大值、最小值、四分位数
DataFrame名.count( )	计数
DataFrame名.nunique( )	统计非重复的数据个数
DataFrame名.mode( )	返回众数的值
DataFrame名.abs( )	求绝对值
DataFrame名.prod( )	求数组元素的乘积
DataFrame名.skew( )	计算样本值的偏度（三阶矩）
DataFrame名.kurt( )	计算样本值的峰度（四阶矩）

根据实际需要，DataFrame 名中可以指定待分析的列名，格式为 DataFrame 名 [[' 列名 1',' 列名 2',…]]

2．用法示例

```
>>>import pandas as pd
>>>PhysiData=[['4401','男',52,163.3,69.3],['4402','女',42,152, 54.6], ['4403','男',65,166.2,83.7],['4404','女',45,152.6,59.5], ['4405','女',75, 159.8, 56.2]]
>>>PhysiDataF4=pd.DataFrame(PhysiData,columns=['ID','Sex','Age','Height','Weight'])
>>>PhysiDataF4['Age'].pct_change( )  # 求 Age 元素值的环比
```

运行结果:

```
0        NaN
1  −0.192308
2   0.547619
3  −0.307692
4   0.666667
Name: Age, dtype: float64
```

```
>>>PhysiDataF4[['Age','Height','Weight']].pct_change( )
  # 分别求 Age、Height 和 Weight3 列元素值环比
```

运行结果:

```
          Age      Height      Weight
0         NaN         NaN         NaN
1   −0.192308   −0.069198   −0.212121
2    0.547619    0.093421    0.532967
3   −0.307692   −0.081829   −0.289128
4    0.666667    0.047182   −0.055462
```

```
>>>PhysiDataF4[['Age','Height','Weight']].cov( )  # 求 3 列元素之间的协方差
```

运行结果：

```
            Age   Height   Weight
Age     193.700   57.745   47.415
Height   57.745   40.172   63.429
Weight   47.415   63.429  145.863
```

```
>>>PhysiDataF4[['Age','Height','Weight']].corr( )  # 求 3 列元素之间的相关系数
```

运行结果：

```
             Age     Height     Weight
Age     1.000000   0.654618   0.282084
Height  0.654618   1.000000   0.828616
Weight  0.282084   0.828616   1.000000
```

```
>>>PhysiDataF4['Age'].corr(PhysiDataF4['Height'],method='spearman')
  # 求 Age 和 Height 的相关系数，设置计算方法为 spearman
```

运行结果：0.7

```
>>>PhysiDataF4[['Age','Height','Weight']].rank( )
  # 分别对 Age、Height 和 Weight3 列元素值排序，默认升序
```

运行结果：

```
   Age   Height   Weight
0  3.0    4.0      4.0
1  1.0    1.0      1.0
2  4.0    5.0      5.0
3  2.0    2.0      3.0
4  5.0    3.0      2.0
```

>>>PhysiDataF4[['Age','Height','Weight']].sum( )　# 分别求 3 列元素值的和

运行结果：

```
Age        279.0
Height     793.9
Weight     323.3
dtype: float64
```

>>>PhysiDataF4[['Age','Height','Weight']].mean( )　# 分别求 3 列元素值的平均值

运行结果：

```
Age         55.80
Height     158.78
Weight      64.66
dtype: float64
```

>>>PhysiDataF4[['Age','Height','Weight']].max( )　# 分别求 3 列元素值的最大值

运行结果：

```
Age         75.0
Height     166.2
Weight      83.7
dtype: float64
```

>>>PhysiDataF4[['Age','Height','Weight']].min( )　# 分别求 3 列元素值的最小值

运行结果：

```
Age         42.0
Height     152.0
Weight      54.6
dtype: float64
```

>>>PhysiDataF4[['Age','Height','Weight']].median( )　# 分别求 3 列元素值的中位数

运行结果：

```
Age         52.0
Height     159.8
Weight      59.5
dtype: float64
```

>>>PhysiDataF4[['Age','Height','Weight']].var( )　# 分别求 3 列元素值的方差

运行结果：

```
Age         193.700
Height       40.172
Weight      145.863
dtype: float64
>>>PhysiDataF4[['Age','Height','Weight']].std( )  # 分别求 3 列元素值的标准差
```

运行结果：

```
Age        13.917615
Height      6.338139
Weight     12.077376
dtype: float64
>>>PhysiDataF4[['Age','Height','Weight']].describe( )
  # 分别对 Age、Height 和 Weight 列的元素值进行基本统计描述
  # 结果包括计数、均值、标准差、最小值、四分位数和最大值
```

运行结果：

	Age	Height	Weight
count	5.000000	5.000000	5.000000
mean	55.800000	158.780000	64.660000
std	13.917615	6.338139	12.077376
min	42.000000	152.000000	54.600000
25%	45.000000	152.600000	56.200000
50%	52.000000	159.800000	59.500000
75%	65.000000	163.300000	69.300000
max	75.000000	166.200000	83.700000

```
>>>PhysiDataF4[['Sex']].count( )  # 统计 Sex 列数据个数
```

运行结果：Sex　5　dtype: int64

```
>>>PhysiDataF4['Sex'].count( )  # 统计 Sex 列数据个数
```

运行结果：5

```
>>>print(PhysiDataF4[['Age','Height','Weight']].nunique( ))
  # 分别统计 Age、Height 和 Weight 列非重复的数据个数
```

运行结果：

```
Age          5
Height       5
Weight       5
dtype: int64
>>>import pandas as pd
>>>Weight=pd.DataFrame([['Stu1',65],['Stu2',55],['Stu3',60],['Stu4',60], ['Stu5',50],['Stu6',60],['Stu7',
52],['Stu8',45],['Stu9',55],['Stu10',60]], columns=['Name','Weight']); Weight
  # 建立 10 名学生体重（kg）的 DataFrame
```

运行结果：

```
    Name   Weight
0   Stu1     65
1   Stu2     55
2   Stu3     60
3   Stu4     60
4   Stu5     50
5   Stu6     60
6   Stu7     52
7   Stu8     45
8   Stu9     55
9  Stu10     60
>>>Weight['Weight'].mode( )  #返回体重 Weight 的众数值
```

运行结果：0 60 dtype: int64

```
>>>import pandas as pd
>>>WeightChange=[['4401','男',2.3],['4402','女',-2.6], ['4403','男', -0.7],['4404','女',2.5],['4405','女',-6.2]]
>>>WeightDF=pd.DataFrame(WeightChange,columns=['ID','Sex','WeightCh'])
>>>WeightDF[['WeightCh']].abs( )  #返回 WeightCh 元素值的绝对值
```

运行结果：

```
  WeightCh
0   2.3
1   2.6
2   0.7
3   2.5
4   6.2
>>>PhysiDataF4[['Age','Height','Weight']].prod( )  #分别计算各列元素值的乘积
```

运行结果：

```
Age      4.791150e+08
Height   1.005986e+11
Weight   1.059021e+09
dtype: float64
>>>import pandas as pd
>>>PhysiData=[['4401','男',52,163.3,69.3],['4402','女',42,152,54.6], ['4403','男',65,166.2,83.7],['4404','女',45,152.6,59.5],['4405','女',75,159.8, 56.2]]
>>>PhysiDataF4=pd.DataFrame(PhysiData,columns=['ID','Sex','Age','Height','Weight'])
>>>PhysiDataF4.kurt( ); PhysiDataF4.skew( )  #分别计算各列元素值的偏度、峰度
```

运行结果：

```
ID       −1.200000
Age      −1.565373
Height   −2.561370
```

```
Weight      0.692830
dtype: float64
ID          0.000000
Age         0.604932
Height     -0.074900
Weight      1.239685
dtype: float64
```

（二）拓展统计函数

1．拓展统计函数功能

Pandas 拓展统计函数及其功能说明见表 2-17。

表 2-17 Pandas 拓展统计函数及其功能说明

函数表达式	功能说明
DataFrame 名 .cumsum( )	依次给出前 1，2，…，n 个数值的和
DataFrame 名 .cumprod( )	依次给出前 1，2，…，n 个数值的积
DataFrame 名 .cummax( )	依次给出前 1，2，…，n 个数值的最大值
DataFrame 名 .cummin( )	依次给出前 1，2，…，n 个数值的最小值

2．用法示例

```
>>>import pandas as pd
>>>PhysiData=[['4401','男',52,163.3,69.3],['4402','女',42,152,54.6], ['4403','男',65,166.2,83.7],['4404','女',45,152.6,59.5],['4405','女',75,159.8, 56.2]]
>>>PhysiDataF4=pd.DataFrame(PhysiData,columns=['ID','Sex','Age', 'Height', 'Weight'])
>>>PhysiDataF4[['Age','Height','Weight']].cumsum( )   # 分别求 3 列元素值的累计和
```

运行结果：

```
   Age   Height   Weight
0   52   163.3    69.3
1   94   315.3   123.9
2  159   481.5   207.6
3  204   634.1   267.1
4  279   793.9   323.3
```

```
>>>PhysiDataF4[['Age','Height','Weight']].cumprod( )   # 分别求 3 列元素值的连乘积
```

运行结果：

```
         Age        Height        Weight
0         52  1.633000e+02  6.930000e+01
1       2184  2.482160e+04  3.783780e+03
2     141960  4.125350e+06  3.167024e+05
3    6388200  6.295284e+08  1.884379e+07
4  479115000  1.005986e+11  1.059021e+09
```

```
>>>PhysiDataF4[['Age','Height']].cummax( )   # 分别求 3 列元素前 n 个值中最大值
```

运行结果：

```
      Age    Height
0     52     163.3
1     52     163.3
2     65     166.2
3     65     166.2
4     75     166.2
```

```
>>>PhysiDataF4[['Height','Weight']].cummin( )   # 分别求 3 列元素前 n 个值中最小值
```

运行结果：

```
    Height   Weight
0   163.3    69.3
1   152.0    54.6
2   152.0    54.6
3   152.0    54.6
4   152.0    54.6
```

十四、Pandas 的逻辑运算符

（一）逻辑与

Pandas 中用符号 & 表示逻辑与，连接两个逻辑语句，& 前后的两个语句一般分别放置在 ( ) 号中，同时为真结果才为真。

Python 基本语法使用 and 表示逻辑与，但在 Pandas 中只能用 &，不能用 and，否则会报模糊错误。

（二）逻辑或

Pandas 中用符号 | 表示逻辑或，连接两个逻辑语句，只要其中一个为真结果就为真。

Python 基本语法使用 or 表示逻辑或，但在 Pandas 中只能用 |，不能用 or。

（三）逻辑非

Pandas 中用符号 ~（键盘左上角符号）表示逻辑非，对逻辑语句取反。

Python 基本语法使用 not 表示逻辑非，但在 Pandas 中只能用 ~，不能用 not。

十五、Pandas IO 工具

（一）Pandas 导入外部数据

导入 .xls (或 .xlsx) 数据：pandas.read_excel( ) 方法。

导入 .csv 数据：pandas.read_csv( ) 方法，或 pandas.read_table( ) 方法。

导入 .txt 数据：pandas.read_table( ) 方法，或 pandas.read_csv( ) 方法。

导入 .sas7bdat 数据：pandas.read_sas( ) 方法。

1．导入 .xls (或 .xlsx) 数据

GAHW.xls 为 5 名成年人体检数据的 Excel 文件，内容见图 2–3。现采用 pandas.read_excel( ) 方法导入该文件数据。该文件存放在 F:/PyData2403 文件 夹中。

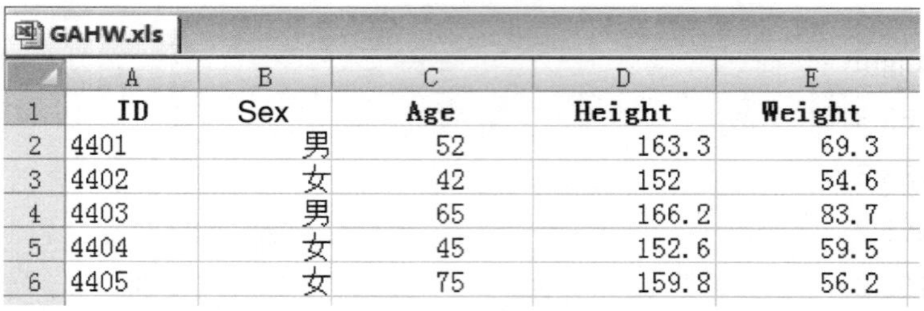
GAHW.xls

	A	B	C	D	E
1	ID	Sex	Age	Height	Weight
2	4401	男	52	163.3	69.3
3	4402	女	42	152	54.6
4	4403	男	65	166.2	83.7
5	4404	女	45	152.6	59.5
6	4405	女	75	159.8	56.2

图 2-3　GAHW.xls 数据文件

（1）格式 1　通过转义符 r 指定文件路径 \ 导入 .xls 文件。

基本语法：DataFrame 文件名 = pandas.read_excel(r' 文件路径 \ 文件名 .xls')

```
>>>import pandas
>>>DataFAGHW1=pandas.read_excel(r"F:\PyData2403\GAHW.xls"); DataFAGHW1
  # 通过 r 指定文件路径 \ 导入 GAHW.xls 文件，转化为数据帧 DataFAGHW1
```

运行结果：

	ID	Sex	Age	Height	Weight
0	4401	男	52	163.3	69.3
1	4402	女	42	152.0	54.6
2	4403	男	65	166.2	83.7
3	4404	女	45	152.6	59.5
4	4405	女	75	159.8	56.2

（2）格式 2　通过 / 指定文件路径。

基本语法：DataFrame 文件名 = pandas.read_excel(' 文件路径 / 文件名 .xls')

```
>>>import pandas
>>>DataFAGHW2=pandas.read_excel( “F:/PyData2403/GAHW.xls” ); DataFAGHW2
  # 通过 / 指定文件路径导入 GAHW.xls 文件，转化为数据帧 DataFAGHW2
```

运行结果：

	ID	Sex	Age	Height	Weight
0	4401	男	52	163.3	69.3
1	4402	女	42	152.0	54.6
2	4403	男	65	166.2	83.7
3	4404	女	45	152.6	59.5
4	4405	女	75	159.8	56.2

（3）格式 3　导入指定的 sheet 文件。

基本语法：DataFrame 文件名 = pandas.read_excel(' 文件路径 / 文件名 .xls', sheet_name=' sheet 文件名 ' 或 sheet 文件顺序)

.xls 文件可以有多个 sheet，通过 sheet_name 指定 sheet 文件，sheet 文件顺序是从 0 开始计数。

已知在 F:/PyData2403/GAHW-S.xls 文件下有两个 sheet 文件 GASheet1（表 2-18）和 HWSheet2（表 2-19），导入 GASheet1 方法如下：

表 2-18　GASheet1 文件数据

ID	Sex	Age
4401	男	52
4402	女	42
4403	男	65
4404	女	45
4405	女	75

表 2-19　HWSheet2 文件数据

ID	Height	Weight
4401	163.3	69.3
4402	152	54.6
4403	166.2	83.7
4404	152.6	59.5
4405	159.8	56.2

```
>>>import pandas
>>>DataFAGHW3=pandas.read_excel("F:/PyData2403/GAHW-S.xls", sheet_name=0)
  # 设置 sheet_name 文件序号为 0，也可设置 sheet_name="GASheet1"
  # 导入 GASheet1 文件转化为数据帧 DataFAGHW3
>>>DataFAGHW3
```

运行结果：

```
     ID      Sex    Age
0   4401     男      52
1   4402     女      42
2   4403     男      65
3   4404     女      45
4   4405     女      75
```

（4）格式 4　指定导入文件的行索引。

基本语法：DataFrame 文件名 = pandas.read_excel(' 文件路径 / 文件名 .xls', index_col=n)

index_col 表示用 .xls 文件中的第 n 列做行索引，默认从 0 开始计数，如果赋值为 None，表示采用默认行索引。

```
>>>DataFAGHW4=pandas.read_excel("F:/PyData2403/GAHW.xls", index_col=0)
  # 导入 GAHW.xls 数据，指定第 0 列作为行索引，转化为数据帧 DataFAGHW4
>>>DataFAGHW4
```

运行结果：

```
ID      Sex    Age   Height   Weight
4401    男      52    163.3    69.3
4402    女      42    152.0    54.6
4403    男      65    166.2    83.7
4404    女      45    152.6    59.5
4405    女      75    159.8    56.2
```

```
>>>DataFAGHW5=pandas.read_excel("F:/PyData2403/GAHW.xls",index_col=None)
>>>DataFAGHW5    # index_col 赋值为 None，采用默认行索引
```

运行结果：

```
      ID    Sex   Age   Height   Weight
0   4401    男     52    163.3    69.3
1   4402    女     42    152.0    54.6
2   4403    男     65    166.2    83.7
3   4404    女     45    152.6    59.5
4   4405    女     75    159.8    56.2
```

（5）格式 5　指定导入文件的列索引。

基本语法：DataFrame 文件名 = pandas.read_excel(' 文件路径 / 文件名 .xls', header=n)

header 表示用 .xls 文件中的第 n 行作为列索引，默认从 0 开始计数，如果赋值为 None，表示采用默认列索引。

```
>>>DataFAGHW6=pandas.read_excel("F:/PyData2403/GAHW.xls", header=0)
>>>DataFAGHW6   # 设置 header=0，即第 0 行作为列索引，转化为数据帧 DataFAGHW6
```

运行结果：

```
      ID    Sex   Age   Height   Weight
0   4401    男     52    163.3    69.3
1   4402    女     42    152.0    54.6
2   4403    男     65    166.2    83.7
3   4404    女     45    152.6    59.5
4   4405    女     75    159.8    56.2
```

```
>>>DataFAGHW7=pandas.read_excel("F:/PyData2403/GAHW.xls", header=None)
>>>DataFAGHW7   # 设置 header=None，采用默认的列索引，输出结果
```

运行结果：

```
       0      1     2      3        4
0     ID    Sex   Age   Height   Weight
1   4401     男    52    163.3     69.3
2   4402     女    42     152      54.6
3   4403     男    65    166.2     83.7
4   4404     女    45    152.6     59.5
5   4405     女    75    159.8     56.2
```

（6）格式 6　指定导入列（一列或多列）。

基本语法：DataFrame 文件名 = pandas.read_excel(' 文件路径 / 文件名 .xls', usecols=[ ])

usecols=[ ] 赋值为列索引号或列名。

```
>>>DataFAGHW8=pandas.read_excel("F:/PyData2403/GAHW.xls",usecols=[0,1,4])
>>>DataFAGHW8   # 选取索引号为第 0、1 和 4 列的数据，输出结果
```

运行结果：

```
      ID    Sex   Weight
0   4401    男     69.3
1   4402    女     54.6
2   4403    男     83.7
3   4404    女     59.5
```

```
4    4405      女      56.2
>>>DataFAGHW9=pandas.read_excel("F:/PyData2403/GAHW.xls", usecols=['ID', 'Sex','Height'])
>>>DataFAGHW9  # 选取列名为 ID、Sex 和 Height 列的数据，输出结果
```

运行结果：

	ID	Sex	Height
0	4401	男	163.3
1	4402	女	152.0
2	4403	男	166.2
3	4404	女	152.6
4	4405	女	159.8

（7）格式 7　指定导入某些行

基本语法：DataFrame 文件名 = pandas.read_excel(' 文件路径 / 文件名 .xls', nrows=n)

n 表示读取前 n 行数据。

```
>>>DataFAGHW10=pandas.read_excel("F:/PyData2403/GAHW.xls",nrows=3)
>>>DataFAGHW10  # 设置获取前 3 行数据，输出结果
```

运行结果：

	ID	Sex	Age	Height	Weight
0	4401	男	52	163.3	69.3
1	4402	女	42	152.0	54.6
2	4403	男	65	166.2	83.7

2．导入 .csv 数据

GAHW02.csv 为 6 名成年人体检数据的 .csv 文件，内容如下。现分别采用 pandas.read_csv( ) 方法和 pandas.read_table( ) 方法导入该文件数据。该文件存放在 F:/PyData2403 文件夹中。

```
ID,Sex,Age,Height,Weight
4401, 男 ,52,163.3,69.3
4402, 女 ,42,152,54.6
4403, 男 ,65,166.2,83.7
4404, 女 ,45,152.6,59.5
4405, 女 ,75,159.8,56.2
4406, 女 ,49,152.8,44.9
```

（1）pandas.read_csv( ) 方法导入 .csv 文件。

（1.1）格式 1　指定编码格式导入 .csv 文件。

基本语法：DataFrame 文件名 =pandas.read_ csv (' 文件路径 / 文件名 . csv',encoding='utf-8' 或 'gbk')

如果文件格式是 CSV UTF-8（*.csv），那么编码格式 encoding 为 utf-8，这也是 Python 默认的编码格式，因此，也可以不加 encoding 参数；如果文件格式是 CSV（*.csv），那么对应的编码格式 encoding 要更改为 gbk。

```
>>>import pandas
>>>DataFAGHW021=pandas.read_csv("F:/PyData2403/GAHW02.csv",encoding='gbk');  DataFAGHW021
```

运行结果：

	ID	Sex	Age	Height	Weight
0	4401	男	52	163.3	69.3
1	4402	女	42	152.0	54.6
2	4403	男	65	166.2	83.7
3	4404	女	45	152.6	59.5
4	4405	女	75	159.8	56.2
5	4406	女	49	152.8	44.9

（1.2）格式 2　指明分隔符号导入 .csv 文件。

基本语法：DataFrame 文件名 = pandas.read_ csv (' 文件路径 / 文件名 . csv',sep=' 分隔符 ')

pandas.read_csv( ) 方法默认文件中的数据都是以逗号分开的，但是有的文件数据并不是用逗号分开的，这时就需要指定所用分隔符号，否则就会报错。常见的分隔符号有逗号、空格和制表符（\t）。

```
>>>import pandas
>>>DataFAGHW022=pandas.read_csv("F:/PyData2403/GAHW02.csv", encoding='gbk',sep=',')
>>>DataFAGHW022
```

运行结果：

	ID	Sex	Age	Height	Weight
0	4401	男	52	163.3	69.3
1	4402	女	42	152.0	54.6
2	4403	男	65	166.2	83.7
3	4404	女	45	152.6	59.5
4	4405	女	75	159.8	56.2
5	4406	女	49	152.8	44.9

（1.3）格式 3　engine 指定。

基本语法：DataFrame 文件名 =pandas.read_csv (' 文件路径 / 文件名 . csv',engine='python', encoding='utf-8-sig' 或 'gbk')

当文件路径或者文件名包含中文时，如果不设置 engine='python'，程序运行时有可能出错。

```
>>>import pandas
>>>DataFAGHW023=pandas.read_csv("F:/PyData2403/GAHW02.csv",engine='python',encoding=
'gbk',sep=','); DataFAGHW023
```

运行结果：

	ID	Sex	Age	Height	Weight
0	4401	男	52	163.3	69.3
1	4402	女	42	152.0	54.6
2	4403	男	65	166.2	83.7
3	4404	女	45	152.6	59.5
4	4405	女	75	159.8	56.2
5	4406	女	49	152.8	44.9

（2）pandas.read_table( ) 方法导入 .csv 文件。

基本语法：DataFrame 文件名 =pandas.read_table (' 文件路径 / 文件名 . csv', encoding='utf-8'

或 'gbk',sep=' 分隔符 ')

.csv 文件也涉及行、列索引设置，以及指定导入某列或某几列，某行或某几行，设定方法与导入 .xls 文件一致，设置的参数还可以适当组合。

```
>>>import pandas
>>>DataFAGHW023=pandas.read_table("F:/PyData2403/GAHW02.csv",encoding= 'gbk',sep=',')
>>>DataFAGHW023
```

运行结果：

	ID	Sex	Age	Height	Weight
0	4401	男	52	163.3	69.3
1	4402	女	42	152.0	54.6
2	4403	男	65	166.2	83.7
3	4404	女	45	152.6	59.5
4	4405	女	75	159.8	56.2
5	4406	女	49	152.8	44.9

3．导入 .txt 数据

GAHW03.txt 为 5 名成年人体检数据的 txt 文件，见图 2–4。现分别采用 pandas.read_table( ) 方法和 pandas.read_csv( ) 方法导入该文件数据。该文件存放在 F:/PyData2403 文件夹中。

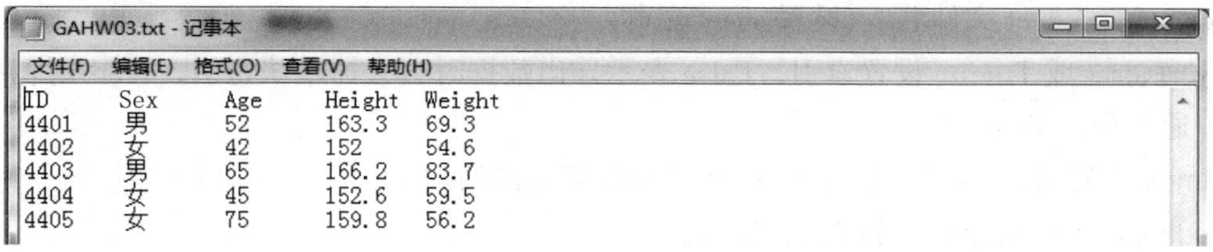
GAHW03.txt - 记事本
文件(F)　编辑(E)　格式(O)　查看(V)　帮助(H)

ID	Sex	Age	Height	Weight
4401	男	52	163.3	69.3
4402	女	42	152	54.6
4403	男	65	166.2	83.7
4404	女	45	152.6	59.5
4405	女	75	159.8	56.2

图 2–4　GAHW03.txt 数据文件

（1）pandas.read_table( ) 方法导入 .txt 文件。

基本语法：DataFrame 文件名 = pandas.read_table (' 文件路径 / 文件名 . txt', encoding='utf-8' 或 'gbk',sep=' 分隔符 ')

```
>>>import pandas
>>>DataFAGHW031=pandas.read_table("F:/PyData2403/GAHW03.txt",encoding= 'gbk',sep='\t')
>>>DataFAGHW031
```

运行结果：

	ID	Sex	Age	Height	Weight
0	4401	男	52	163.3	69.3
1	4402	女	42	152.0	54.6
2	4403	男	65	166.2	83.7
3	4404	女	45	152.6	59.5
4	4405	女	75	159.8	56.2

（2）pandas.read_csv( ) 方法导入 .txt 文件。

基本语法：DataFrame 文件名 = pandas.read_ csv(' 文件路径 / 文件名 . txt', encoding='utf-8' 或 'gbk',sep=' 分隔符 ')

```
>>>import pandas
>>>DataFGAHW03=pandas.read_csv("F:/PyData2403/GAHW03.txt",encoding='gbk',sep='\t')
>>>DataFGAHW03   # 设置制表符 \t 为分隔符，输出结果
```

运行结果:

```
      ID     Sex    Age   Height   Weight
0   4401    男      52    163.3     69.3
1   4402    女      42    152.0     54.6
2   4403    男      65    166.2     83.7
3   4404    女      45    152.6     59.5
4   4405    女      75    159.8     56.2
```

（二）导出数据

1．导出为 .xls（或 .xlsx）数据文件

（1）语法。

基本格式：DataFrame 文件名 .to_excel(' 文件路径 / 文件名 .xls（或 .xlsx）', sheet_name='sheet 文件名 ',index=False(或 True), columns=[' 列名 1',' 列名 2',…,' 列名 n'],encoding='utf-8' 或 'gbk',na_rep=0,inf_rep=0)

参数说明：

sheet_name='sheet 文件名 '：设置 sheet 名称。

index=False(或 True)：设置索引，False 表示导出数据时会去掉默认索引，True 则表示保留默认索引，通常设为 False。

columns=[' 列名 1',' 列名 2',…,' 列名 n']：设置要导出的列。

encoding='utf-8' 或 'gbk'：设置编码格式。

na_rep=0：表示缺失值填充为 0。inf_rep=0：表示无穷值填充为 0。

（2）应用示例。

```
>>>import pandas
>>>DataFAGHW1=pandas.read_excel(r"F:\PyData2403\GAHW.xlsx")
>>>DataFAGHW1.to_excel("F:/PyData2403/GAHW2101.xlsx")
```

结果见图 2–5。

GAHW2101.xls *

	A	B	C	D	E	F
1		ID	Sex	Age	Height	Weight
2	0	4401	男	52	163.3	69.3
3	1	4402	女	42	152	54.6
4	2	4403	男	65	166.2	83.7
5	3	4404	女	45	152.6	59.5
6	4	4405	女	75	159.8	56.2

图 2–5　GAHW2101.xls 数据文件

2．导出为 .csv 文件

（1）语法。

基本格式：DataFrame 文件名 .to_csv(' 文件路径 / 文件名 .csv', index=False(或 True), columns=[' 列名 1',' 列名 2',…,' 列名 n'],sep=' 分隔符 ',encoding='utf-8-sig' 或 'gbk',na_rep=0,inf_rep=0)

参数说明：

index=False(或 True)：设置索引，False 表示导出数据时会去掉默认索引，True 则表示保留默认索引，通常设为 False。

columns=[' 列名 1',' 列名 2',⋯,' 列名 n']：设置要导出的列。

sep=' 分隔符 '：设置分隔符号，默认使用逗号分隔，常用的分隔符号还有空格、制表符、分号等。

encoding='utf-8-sig' 或 'gbk'：设置编码格式，在 Python 3 中，导出为 .csv 文件时，默认编码为 UTF-8，这时，在本地电脑打开文件有可能会乱码，因此，一般设置为 'utf-8-sig' 或 'gbk' 编码。

na_rep=0：表示缺失值填充为 0。inf_rep=0：表示无穷值填充为 0。

（2）应用示例。

```
>>>import pandas
>>>DataFAGHW1=pandas.read_excel(r"F:\PyData2403\GAHW.xls")
>>>DataFAGHW1.to_csv("F:/PyData2403/GAHW2102.csv",sep=',')
```

结果见图 2-6。

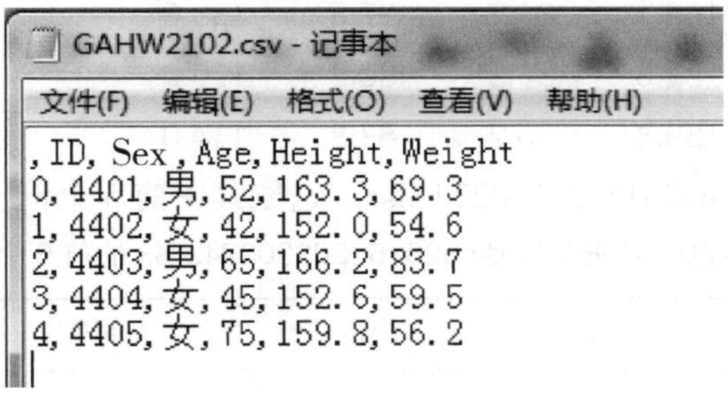

图 2-6 GAHW2102.csv 数据文件

（三）SAS 数据导入、筛选和导出

data2015_0725.sas7bdat 为 2015 年某省成年人营养和慢性病调查部分 SAS 文件格式数据。试从该 SAS 数据文件格式导入数据并提取需要的部分变量转化为数据帧和 excel 数据。

1. 实践程序

```
# Model2-- 导入 SAS 格式数据并转化为 Excel 格式
import pandas as pd  # 导入 pandas 库取别名为 pd
data=pd.read_sas('F:/PyData2403/data2015_0725.sas7bdat')
 # 读取 data2015_0725.sas7bdat 数据文件
print("(1) 数据类型：",type(data))  # 输出数据类型
print("(2) 数据总记录数（调查人数）：",len(data))  # 输出数据记录数
print("(3) 整体数据前 5 行：\n",data.head( ))  # 输出前 5 行数据
data1=data[['A1','age','M2','M3','M4a','M7a']]
 #选取部分变量：性别（A1）、年龄（age）、身高（M2）、体重（M3）、腰围（M4a）和血压(M7a)
print("(4) 部分数据前 5 行：\n",data1.head( ))  # 输出前 5 行
data1.to_excel('F:/PyData2403/data2015_20230224.xlsx')
 # 保存为 Excel 数据文件，文件名为 data2015_20230224.xlsx
```

2. 运行结果

（1）数据类型：<class 'pandas.core.frame.DataFrame'>。

（2）数据总记录数（调查人数）：8991。

（3）整体数据前 5 行：

```
          ivqid              BeginDatetime_1           ...   c15bmin   c15cmin
0   b'440104113201'   b'2015-11-14 08:19:23'   ...      NaN       NaN
1   b'440104113401'   b'2015-11-09 20:48:17'   ...      NaN       NaN
2   b'440104113501'   b'2015-11-09 19:53:25'   ...      NaN       NaN
3   b'440104113502'   b'2015-11-15 09:07:19'   ...      NaN       NaN
4   b'440104113601'   b'2015-11-11 19:25:58'   ...      NaN       NaN
[5 rows x 1014 columns]
```

（4）部分数据前 5 行：

```
    A1       age         M2      M3     M4a     M7a
0   1.0   52.336756   163.3   69.3    89.9   153.0
1   2.0   41.716632   152.0   54.6    77.7   118.0
2   1.0   64.722793   166.2   83.7    97.8   135.0
3   2.0   45.133470   152.6   59.5    80.2   119.0
4   2.0   75.145791   159.8   56.2    83.8   114.0
```

同时，得到数据文件 data2015_20230224.xlsx，选取其中前 5 个记录示意见表 2-20。

表 2-20 数据文件 data2015_20230224.xlsx 的前 5 个记录

	A1	age	M2	M3	M4a	M7a
0	1	52.33675565	163.3	69.3	89.9	153
1	2	41.71663244	152	54.6	77.7	118
2	1	64.72279261	166.2	83.7	97.8	135
3	2	45.13347023	152.6	59.5	80.2	119
4	2	75.14579055	159.8	56.2	83.8	114

第三节 SciPy 库

一、SciPy 主要模块及其功能概述

SciPy 是 Python 中科学计算的核心程序包。SciPy 库包含许多专注于科学计算中的常见问题的工具箱。它的子模块对应于不同的应用，比如聚类、插值、优化、统计、图像处理和特殊函数等功能。其中，scipy.special 是特殊函数子模块，是一个非常完整的函数库，其中包含了基本数学函数、特殊数学函数以及 NumPy 中出现的所有函数。

SciPy 是由针对特定任务的子模块组成的，主要模块及其功能见表 2-21。

表 2-21 SciPy 的主要模块及其功能

模块	功能	模块	功能
scipy.cluster	聚类分析	scipy.odr	正交距离回归
scipy.constants	物理和数学常量	scipy.optimize	优化
scipy.fftpack	傅里叶变换	scipy.signal	信号处理
scipy.integrate	积分程序	scipy.sparse	稀疏矩阵
scipy.interpolate	插值	scipy.spatial	空间数据结构和算法
scipy.io	数据输入和输出	scipy.special	一些特殊数学函数
scipy.linalg	线性代数程序	scipy.stats	统计
scipy.ndimage	n 维图像包		

SciPy 使用的基本数据结构是 NumPy 模块提供的多维数组。

几个主要与统计分析及图像处理有关模块简介如下。

（一）scipy.cluster 聚类

scipy.cluster 是 SciPy 下的一个做聚类的模块，共包含了两类聚类方法：

（1）矢量量化（scipy.cluster.vq），支持矢量量化（vector quantization）和 k 均值聚类（k-means）方法。

（2）层次聚类（scipy.cluster.hierarchy），支持 hierarchical clustering（分层聚类）和 agglomerative clustering（聚合聚类）。其功能包括从距离矩阵生成分层聚类，计算聚类统计数据，切割链接以生成扁平聚类，以及使用树状图可视化聚类。

层次聚类的结果和 k-means 还是有区别的。有些时候我们可能不知道最终究竟聚成多少类，对此，一个办法是用层次聚类的结果进行初始化，或者也可以直接输入某个数值。

（二）scipy.interpolate 插值

插值是依据一系列点（x_i，y_i），并通过一定的算法找到一个合适的函数来包含（逼近）这些点，反映出这些点的走势规律，然后根据走势规律求其他点值的过程。

scipy.interpolate 模块里有很多类可以实现根据一些已知的点进行插值，即找到一个合适的函数，当得到插值函数后便可用这个插值函数计算其他 x_j 对应的的 y_j 值了，这也就是插值的意义所在。

scipy.interpolate 模块包含样条函数和类（1-D Splines 和 2-D Splines）、一维和多维（单变量和多变量）插值类（univariate interpolation 和 multivariate interpolation）、拉格朗日多项式插值器（lagrange polynomial interpolator）和泰勒多项式插值器（taylor polynomial interpolator）以及 FITPACK 和 DFITPACK 函数的包装器。

一维样条包括 scipy.interpolate.BSpline 和面向对象的 FITPACK 接口一维平滑样条 scipy.interpolate.UnivariateSpline、一维插值样条 scipy.interpolate. InterpolatedUnivariateSpline 和一维 LSQ 样条 scipy.interpolate. LSQUnivariateSpline 等。

二维样条包括适用于网格数据的 scipy.interpolate.RectBivariateSpline 和适用于非结构化数据的 scipy.interpolate.BivariateSpline、scipy.interpolate. SmoothBivariateSpline，等等。

一维插值 Univariate interpolation 包括一维函数插值 scipy. interpolate. interp1d 和 3 次样条插值 scipy.interpolate.CubicSpline，等等。

多维插值 multivariate interpolation 包括非结构性数据多维插值 scipy.interpolate.griddata 和二维函数插值 scipy.interpolate.interp2d，等等。

（三）scipy.optimize 优化（拟合）

scipy.optimize 模块提供了最小化（或最大化）目标函数的函数。它包括非线性问题的求解器（支持局部和全局优化算法）、线性规划、约束和非线性最小二乘、寻根和曲线拟合。

主要函数包括标量函数优化 scipy.optimize.minimize_scalar、局部优化 scipy.optimize.minimize、全局优化 scipy.optimize.basinhopping、非线性最小二乘 scipy.optimize.least_squares、线性最小二乘 scipy.optimize.lsq_linear、标量函数寻根 scipy.optimize.root_scalar、向量函数寻根 scipy.optimize.root、线性规划 scipy.optimize.linprog、曲线拟合 scipy.optimize.curve_fit，等等。

在数据分析中，如果要进行数据曲线拟合，scipy.optimize.curve_fit 函数可以完成此任务。curve_fit( ) 函数可以用于直线、2 次曲线、3 次曲线等任意形式的曲线拟合和绘制，只要定义好合适的曲线方程即可。

（四）scipy.stats 统计

本模块包含大量概率分布、汇总和频数统计、相关函数和统计检验、核密度估计、准蒙特卡罗功能等。统计是一个非常大的领域，有些内容超出了 SciPy 的范围，并被其他软件包覆盖。其中最重要的是：

Statsmodels：回归、线性模型、时间序列分析、scipy.stats 也涵盖的内容扩展。

Pandas：表格数据、时间序列功能、与其他统计语言的接口。

PyMC：贝叶斯统计建模，概率机器学习。

Scikit-learn：分类、回归、聚类、降维、模型选择。

Seaborn：统计数据可视化。

rpy2：Python 转换到 R。

二、scipy.stats 主要函数功能介绍

其主要功能包括概率分布分析、描述性统计、相关与回归分析、统计检验、列联表数据分析等，详见表 2-22 至表 2-28。其他还包括：置换检验、蒙地卡罗检验、数据 z 分数转化、概率密度函数生成随机样本、拟合离散型或连续型分布和核密度估计。

（一）概率分布（probability distributions）

概率分布包括 norm、lognorm 和 logistic 等 90 多种连续性分布，binom、possion、bernoulli 等 10 多种离散型分布，以及 multivariate_normal、random_correlation 和 multivariate_t 等 10 多种多变量分布的的概率分布函数。

1. 常用的连续型分布（continuous distributions）

scipy.stats 的常用连续型分布函数及其功能说明见表 2-22。

表 2-22　scipy.stats 的常用连续型分布函数及其功能说明

函数	功能	函数	功能
scipy.stats.chi2	卡方分布随机变量	scipy.stats.kstwo	K-S 双侧检验分布随机变量
scipy.stats.expon	指数分布随机变量	scipy.stats.logistic	逻辑斯蒂分布随机变量
scipy.stats.exponnorm	指数正态分布随机变量	scipy.stats.lognorm	对数正态分布随机变量

续上表

函数	功能	函数	功能
scipy.stats.exponweib	指数威布尔分布随机变量	scipy.stats.ncx2	非中心卡方分布随机变量
scipy.stats.genlogistic	广义逻辑斯蒂分布随机变量	scipy.stats.ncf	非中心 F 分布随机变量
scipy.stats.gennorm	广义正态分布随机变量	scipy.stats.nct	非中心 t 分布随机变量
scipy.stats.genpareto	广义帕累托分布随机变量	scipy.stats.norm	正态分布随机变量
scipy.stats.genexpon	广义指数分布随机变量	scipy.stats.pareto	帕累托分布随机变量
scipy.stats.genextreme	广义极值分布随机变量	scipy.stats.pearson3	皮尔松Ⅲ型分布随机变量
scipy.stats.gompertz	冈珀茨（截断耿贝尔）分布随机变量	scipy.stats.skewnorm	偏态分布随机变量
scipy.stats.gumbel_r	右偏耿贝尔分布随机变量	scipy.stats.t	t 分布随机变量
scipy.stats.gumbel_l	左偏耿贝尔分布随机变量	scipy.stats.weibull_min	威布尔极小值分布随机变量
scipy.stats.ksone	K–S 单侧检验分布随机变量	scipy.stats.weibull_max	威布尔极大值分布随机变量

2．常用离散型分布（discrete distributions）

scipy.stats 常用离散型分布函数及功能说明见表 2–23。

表 2–23　scipy.stats 常用离散型分布函数及功能说明

函数	功能
scipy.stats.binom	二项分布随机变量
scipy.stats.nbinom	负二项分布随机变量
scipy.stats.poisson	泊松分布随机变量

3．多变量分布（multivariate distributions）

scipy.stats 多变量分布函数及功能说明见表 2–24。

表 2–24　scipy.stats 多变量分布函数及功能说明

函数	功能
scipy.stats.multivariate_normal	多变量正态分布随机变量
scipy.stats.multinomial	多项式随机分布随机变量
scipy.stats.random_correlation	随机相关矩阵随机变量
scipy.stats.multivariate_t	多变量 t 分布随机变量
scipy.stats.random_table	边际和固定的独立样本列联表

（二）描述性统计函数（summary statistics）

scipy.stats 描述性统计函数及功能说明见表 2–25。

表 2–25　scipy.stats 描述性统计函数及功能说明

函数	功能
scipy.stats.describe	计算均值、最大值、最小值、方差、偏度、峰度等基本描述性指标
scipy.stats.gmean	计算几何均值
scipy.stats.hmean	计算调和均值
scipy.stats.kurtosis	计算峰度 (Fisher or Pearson)
scipy.stats.mode	计算众数
scipy.stats.moment	计算样本平均值的第 n 个矩
scipy.stats.skew	计算偏度
scipy.stats.kstat	返回第 n 个 k 统计量 (1<=n<=4 so far)
scipy.stats.kstatvar	返回 k 统计量方差的无偏估计值
scipy.stats.tmean	计算裁剪平均值
scipy.stats.tvar	计算裁剪样本方差。默认 ddof=1；ddof=0，则计算总体方差
scipy.stats.tmin	计算裁剪最小值
scipy.stats.tmax	计算裁剪最大值
scipy.stats.tstd	计算裁剪样本标准差。默认 ddof=1；ddof=0，则计算总体标准差
scipy.stats.tsem	计算裁剪标准误
scipy.stats.variation	计算变异系数
scipy.stats.find_repeats	查找重复数和重复次数
scipy.stats.trim_mean	返回从两个尾部修剪分布后数组的平均值
scipy.stats.gstd	计算几何标准差
scipy.stats.iqr	计算四分位间距
scipy.stats.sem	计算标准误
scipy.stats.bayes_mvs	计算均值、方差和标准差的 Bayesian 可信区间
scipy.stats.mvsdist	数据平均值、方差和标准差的"冻结"分布
scipy.stats.entropy	计算给定概率值的分布熵
scipy.stats.differential_entropy	给定一个分布样本，估计差分熵
scipy.stats.median_abs_deviation	计算离中位数差绝对值
scipy.stats.bootstrap	Bootstrap 法计算双侧可信区间

（三）相关与回归分析函数（correlation and regression functions）

scipy.stats 相关与回归分析函数及功能说明见表 2–26。

表 2-26　scipy.stats 相关与回归分析函数及功能说明

函数	功能
scipy.stats.f_oneway	进行单因素方差分析
scipy.stats.pearsonr	计算皮尔逊相关系数和 P 值用于检验非相关性
scipy.stats.spearmanr	计算 Spearman 相关系数和 P 值
scipy.stats.linregress	计算两组测量值的线性最小二乘回归

（四）统计检验（statistical tests）

scipy.stats 统计检验函数及功能说明见表 2-27。

表 2-27　scipy.stats 统计检验函数及功能说明

函数	功能
scipy.stats.ttest_1samp	单一样本平均值的 t 检验
scipy.stats.ttest_ind	两独立样本均值的 t 检验
scipy.stats.ttest_ind_from_stats	根据统计量进行两独立样本均值的 t 检验
scipy.stats.ttest_rel	进行两相关样本的 t 检验
scipy.stats.chisquare	卡方检验
scipy.stats.kstest	Kolmogorov-Smirnov 拟合优度检验（单样本或两样本）
scipy.stats.ks_1samp	Kolmogorov-Smirnov 单样本拟合优度检验
scipy.stats.ks_2samp	Kolmogorov-Smirnov 两样本拟合优度检验
scipy.stats.mannwhitneyu	进行 Mann-Whitney 两独立样本的 U 检验
scipy.stats.ranksums	计算两样本的 Wilcoxon 秩和统计量
scipy.stats.wilcoxon	Wilcoxon 符号秩检验
scipy.stats.kruskal	独立样本的 Kruskal-Wallis H 检验
scipy.stats.shapiro	进行 Shapiro-Wilk 正态性检验
scipy.stats.anderson	特定分布符合性的 Anderson-Darling 检验
scipy.stats.binomtest	二项分布检验（成功概率 p）
scipy.stats.median_test	Mood's 中位数检验
scipy.stats.skewtest	偏度检验
scipy.stats.kurtosistest	峰度检验
scipy.stats.normaltest	正态性检验
scipy.stats.goodness_of_fit	分布族拟合优度检验
scipy.stats.bartlett	Bartlett's 等方差检验
scipy.stats.levene	Levene 等方差检验

（五）列联表函数（contingency table functions）

scipy.stats 列联表函数及功能说明见表 2-28。

表 2-28　scipy.stats 列联表函数及功能说明

函数	功能
scipy.stats.chi2_contingency	列联表独立样本卡方检验
scipy.stats.contingency.crosstab	生成列联表
scipy.stats.contingency.expected_freq	计算列联表期望频数
scipy.stats.contingency.relative_risk	计算相对危险度（危险度比值）
scipy.stats.contingency.association	计算两个类别变量的关联度
scipy.stats.contingency.odds_ratio	计算 2×2 列联表的比值比
scipy.stats.fisher_exact	进 2×2 列联表的 Fisher 精确检验
scipy.stats.barnard_exact	进行 2×2 列联表的 Barnard 精确检验
scipy.stats.boschloo_exact	进行 2×2 列联表的 Boschloo's 精确检验

（六）其他功能（other statistical functionality）

其他功能包括置换检验 scipy.stats.permutation_test 和蒙地卡罗检验 scipy.stats. monte_carlo_test。

数据转化方面，还包括计算相对 Z 分数（Z-score，也叫标准分数 standard score）scipy. stats. zmap，计算 Z 分数 scipy.stats.zscore，计算几何 Z 分数 scipy.stats.gzscore。

此外，还包括根据概率密度函数生成随机样本 scipy.stats.rvs_ratio_uniforms，根据数据拟合离散型或连续型分布 scipy.stats.fit，核密度估计 scipy.stats.gaussian_kde。

第四节　Statsmodels 库

一、Statsmodels 主要模块及功能介绍

Python 中进行统计分析需要载入外在的包，经常用到的是 Statsmodels。Statsmodels 风格与 R 语言有些类似。Statsmodels 为许多不同统计模型的估计、统计检验和统计数据探索提供了类和函数。每个估计模型都有一个全面的结果统计列表。Statsmodels 支持使用 R 型公式和 Pandas 数据帧建模分析。

在 Python 中，Statsmodels 是统计建模分析的核心工具包，其包括了几乎所有常见的各种回归模型、方差分析、时间序列分析和建模、空间面板模型、非参数检验和估计、拟合优度检验、样本量估计、列联表分析、Meta 分析等，其功能强大，使用也相当便捷。

Statsmodels 专为进行核心统计设计，可以以其他工具无法做到的方式处理统计信息。Statsmodels 包建立在 NumPy 和 SciPy 之上。它还使用 Pandas 进行数据处理，并使用 Patsy 进行类似 R 的公式接口。它从 Matplotlib 获取其图形功能，实现统计模型结果可视化。

Statsmodels 的主要应用程序接口包括 statsmodels.api、statsmodels.tsa.api 和 statsmodels.formula. api，主要功能介绍如下：

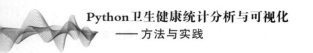

（一）横截面模型和方法 statsmodels.api

Statsmodels 库的横截面模型和方法汇总见表 2–29 至表 2–35。

1．线性回归（regression）

Statsmodels 库的线性回归模型类见表 2–29。

表 2–29　Statsmodels 库的线性回归模型类

模型类	模型
statsmodels.regression.linear_model.OLS	普通最小二乘法线性回归模型
statsmodels.regression.linear_model.WLS	加权最小二乘法线性回归模型
statsmodels.regression.linear_model.GLS	广义最小二乘法线性回归模型

2．广义线性模型（generalized linear models）

Statsmodels 库的广义线性模型类见表 2–30。

表 2–30　Statsmodels 库的广义线性模型类

模型类	模型
statsmodels.genmod.generalized_linear_model.GLM	广义线性模型
statsmodels.gam.generalized_additive_model.GLMGam	广义相加模型
statsmodels.genmod.bayes_mixed_glm.BinomialBayesMixedGLM	二项分布 Bayesian 广义线性混合模型
statsmodels.genmod.bayes_mixed_glm.PoissonBayesMixedGLM	Poisson 分布 Bayesian 广义线性混合模型

3．离散和计数模型（discrete and count models）

Statsmodels 库的离散和计数模型类见表 2–31。

表 2–31　Statsmodels 库的离散和计数模型类

模型类	模型
statsmodels.discrete.discrete_model.Logit	Logit 模型
statsmodels.discrete.discrete_model.Probit	概率模型
statsmodels.discrete.discrete_model.MNLogit	多项式 Logit 模型
statsmodels.miscmodels.ordinal_model.OrderedModel	基于逻辑或正态分布的有序模型
statsmodels.discrete.discrete_model.Poisson	泊松分布模型
statsmodels.discrete.discrete_model.NegativeBinomial	负二项分布模型
statsmodels.discrete.discrete_model.NegativeBinomialP	广义负二项分布模型
statsmodels.discrete.discrete_model.GeneralizedPoisson	广义泊松分布模型

4．多变量模型（multivariate models）

Statsmodels 库的多变量模型类见表 2–32。

表 2-32　Statsmodels 库的多变量模型类

模型类	模型
statsmodels.multivariate.factor.Factor	因子分析
statsmodels.multivariate.manova.MANOVA	多变量方差分析
statsmodels.multivariate.pca.PCA	主成分分析

5．其他模型（other models）

Statsmodels 库的其他模型类见表 2-33。

表 2-33　Statsmodels 库的其他模型类

模型类	模型
statsmodels.regression.mixed_linear_model.MixedLM	线性混合效应模型
statsmodels.duration.survfunc.SurvfuncRight	生存分析
statsmodels.duration.hazard_regression.PHReg	Cox 比例风险回归模型
statsmodels.regression.quantile_regression.QuantReg	分位数回归
statsmodels.robust.robust_linear_model.RLM	鲁棒线性模型
statsmodels.othermod.betareg.BetaModel	Beta 回归

6．制图（graphics）

Statsmodels 库的制图函数及其功能见表 2-34。

表 2-34　Statsmodels 库的制图函数及其功能

函数	功能
statsmodels.graphics.gofplots.ProbPlot	绘制 Q-Q 图和 P-P 图
statsmodels.graphics.gofplots.qqline	绘制 Q-Q 图参考线
statsmodels.graphics.gofplots.qqplot	绘制 Q-Q 图
statsmodels.graphics.gofplots.qqplot_2samples	绘制两样本 Q-Q 图
statsmodels.graphics.tsaplots.plot_acf	绘制自相关图
statsmodels.graphics.tsaplots.plot_pacf	绘制偏自相关图

7．统计描述（statistics）

Statsmodels 库的统计描述函数及其功能见表 2-35。

表 2-35　Statsmodels 库的统计描述函数及其功能

函数	功能
statsmodels.stats.descriptivestats.Description	数据的扩展描述性统计
statsmodels.stats.descriptivestats.describe	数据的扩展描述性统计

（二）时间序列模型和方法 statsmodels.tsa.api

Statsmodels 库的时间序列模型和方法汇总见表 2-36 至表 2-42。

1．统计与检验（statistics and tests）

Statsmodels 库的统计与检验函数及其功能见表 2-36。

表 2-36　Statsmodels 库的统计与检验函数及其功能

函数	功能
statsmodels.tsa.stattools.acf	计算自相关函数
statsmodels.tsa.stattools.acovf	估计自协方差
statsmodels.tsa.stattools.bds	时间序列独立性的 BDS 检验统计量
statsmodels.tsa.stattools.ccf	互相关函数
statsmodels.tsa.stattools.ccovf	计算两个系列之间的互协方差
statsmodels.tsa.stattools.pacf	偏自相关估计
statsmodels.tsa.stattools.pacf_ols	OLS 法偏自相关估计
statsmodels.tsa.stattools.q_stat	计算 Ljung-Box Q 统计量

2．单变量时间序列分析（univariate time-series analysis）

Statsmodels 库的单变量时间序列分析模型类见表 2-37。

表 2-37　Statsmodels 库的单变量时间序列分析模型类

模型类	模型
statsmodels.tsa.ar_model.AutoReg	自回归（AR）模型
statsmodels.tsa.ardl.ARDL	自回归分布滞后（ARDL）模型
statsmodels.tsa.arima.model.ARIMA	自回归差分移动平均（ARIMA）模型及其扩展
statsmodels.tsa.statespace.sarimax.SARIMAX	含协变量的季节性自回归差分移动平均模型（SARIMAX）
statsmodels.tsa.ardl.ardl_select_order	ARDL 阶数选择
statsmodels.tsa.stattools.arma_order_select_ic	计算多种 ARMA 模型阶数的信息标准
statsmodels.tsa.arima_process.arma_generate_sample	从 ARMA 拟合数据

3．指数平滑（exponential smoothing）

Statsmodels 库的指数平滑模型类见表 2-38。

表 2-38　Statsmodels 库的指数平滑模型类

模型类	模型
statsmodels.tsa.holtwinters.ExponentialSmoothing	Holt Winter's 指数平滑
statsmodels.tsa.holtwinters.Holt	Holt's 指数平滑
statsmodels.tsa.holtwinters.SimpleExpSmoothing	简单指数平滑
statsmodels.tsa.statespace.exponential_smoothing.ExponentialSmoothing	线性指数平滑模型
tatsmodels.tsa.exponential_smoothing.ets.ETSModel	ETS 模型

4．多变量时间序列模型（multivariate time series models）

Statsmodels 库的多变量时间序列分析模型类见表 2–39。

表 2–39　Statsmodels 库的多变量时间序列分析模型类

模型类	模型
statsmodels.tsa.statespace.dynamic_factor.DynamicFactor	动态因子模型
statsmodels.tsa.statespace. dynamic_factor_mq.DynamicFactorMQ	EM 算法动态因子模型；月度 / 季度数据选项
statsmodels.tsa.vector_ar.var_model.VAR	拟合向量自回归（VAR）并可选择滞后阶数
statsmodels.tsa.statespace.varmax.VARMAX	含协变量的向量自回归移动平均模型
statsmodels.tsa.vector_ar.svar_model.SVAR	拟合结构向量自回归（SVAR）模型，估计 A 和 B 的结构成分
statsmodels.tsa.statespace.structural.UnobservedComponents	单变量未观测成分时间序列模型

5．过滤器和分解（filters and decompositions）

Statsmodels 库的过滤和分解模型类见表 2–40。

表 2–40　Statsmodels 库的过滤和分解模型类

模型类	模型
statsmodels.tsa.seasonal.seasonal_decompose	使用移动平均值进行季节性分解
statsmodels.tsa.seasonal.STL	使用 LOESS 进行季节趋势分解
statsmodels.tsa.filters.bk_filter.bkfilter	使用 Baxter King 带通滤波器对时间序列进行过滤

6．马尔可夫状态切换模型（markov regime switching models）

Statsmodels 库的马尔可夫状态切换模型类见表 2–41。

表 2–41　Statsmodels 库的马尔可夫状态切换模型类

模型类	模型
statsmodels.tsa.regime_switching.markov_autoregression.MarkovAutoregression	马尔可夫切换自回归模型
statsmodels.tsa.regime_switching.markov_regression.MarkovRegression	一阶 k 状态马尔可夫切换回归模型

7．预测（forecasting）

Statsmodels 库的预测模型类见表 2–42。

表 2–42　Statsmodels 库的预测模型类

模型类	模型
statsmodels.tsa.forecasting.stl.STLForecast	基于 STL 去除季节性的模型预测
statsmodels.tsa.forecasting.theta.ThetaModel	Assimakopoulos 和 Nikolopoulos 的 Theta 预测模型（2000）

（三）利用公式和数据帧定义模型 statsmodels.formula.api

根据公式和数据帧创建模型，以下缩写名称是对应模型类的 from_formula 方法的别名，公式 API 中所采用方法的函数描述是通用的。模型方法别名见表 2–43。

Statsmodels 库的模型类方法别名见表 2-43。

表 2-43 Statsmodels 库的模型类方法别名

别名	方法	别名	方法
gls	广义最小二乘法	rlm	鲁棒线性模型
wls	加权最小二乘法	logit	Logit 模型
ols	普通最小二乘法	probit	概率模型
glsar	自相关广义最小二乘模型	mnlogit	多项式 Logit 模型
mixedlm	线性混合效应模型	poisson	泊松分布模型
glm	广义线性模型	negativebinomial	负二项分布模型
gee	广义估计方程	quantreg	分位数回归
ordinal_gee	序数广义估计方程	phreg	Cox 比例风险回归模型
nominal_gee	名义广义估计方程	glmgam	广义线性相加模型

二、安装和导入

Statsmodels 可通过 Anaconda 提供的 conda 获得，用户可以通过以下方法安装最新版本。

conda install –c conda–forge statsmodels

Statsmodels 应用程序接口（Application Program Interface，API）及其导入方式主要包括：①横截面模型和方法 statsmodels.api，导入格式为 import statsmodels.api as sm；②时间序列模型和方法 statsmodels.tsa.api，导入格式为 import statsmodels.tsa.api as tsa；③利用公式和数据帧定义模型 statsmodels.formula.api，导入格式为 import statsmodels.formula.api as smf。

三、建模步骤

在统计分析和建模的过程中，主要流程可以分为数据获取和处理、数据分析和建模及预测、结果可视化这 3 个步骤。

利用 Statsmodels 拟合模型一般包括以下 5 个步骤：①导入模型应用程序和方法；②准备数据；③利用模型类描述模型；④利用模型类方法拟合模型；⑤查看汇总拟合结果。

以 OLS 为例，程序如下：

```
In [11]: import statsmodels.api as sm  # 导入模型应用程序和方法
In [12]: X=DataFrame['X']; y=DataFrame['y']  # 准备数据
In [13]: mod=sm.OLS(y, X)  # 描述模型
In [14]: res=mod.fit( )  # 拟合模型
In [15]: print(res.summary( ))  # 输出汇总拟合结果
```

第五节　Scikit-learn 库

一、Scikit-learn 库简介

机器学习（machine learning）是实现人工智能的手段。机器学习致力于研究如何通过计算的手段，利用经验来改善系统自身的性能。它研究的主要内容是在计算机上从数据中产生“模型”（model）的算法，即“学习算法”（learning algorithm）。从数据中学得模型的过程称为“学习”（learning）或“训练”（training），这个过程就是通过执行某个学习算法来完成；有了学习算法，就能基于经验数据产生模型，在面对新的数据时，就能根据模型提供相应的判断。可以说，机器学习是研究关于“学习算法”的学问。

机器学习一般分为监督学习（supervised learning）、无监督学习（unsupervised learning）、强化学习（reinforcement learning，也称增强学习）、半监督学习（semi-supervised learning）和深度学习（deep learning）。

Scikit-learn 库是基于 NumPy、SciPy 和 Matplotlib 构建的 Python 语言的机器学习库，是简单高效的数据挖掘和数据分析工具，为开源提供，用户可在各种环境中重复使用。简写为 Sklearn，调用时使用简写库名。

（一）主要功能

Scikit-learn 的主要功能包括：

1. 数据预处理

数据预处理包括数值型数据特征缩放、标准化、归一化、生成多项式和交互特征、异常值的识别和处理、特征离散化、分组，以及无序分类特征编码、有序特征分类编码、特征字典编码、处理不均衡分类等数据预处理方法。

2. 机器学习算法

机器学习算法包括逻辑回归、线性和二次判别分析、最近邻、支持向量机、朴素贝叶斯、决策树、随机森林、多层感知机等监督学习；包括 K-means、层次聚类、主成分分析等无监督学习。

3. 模型评估

采用计算分类准确度得分（accuracy_score），绘制混淆矩阵（confusion_matrix）和受试者工作特性曲线（ROC）等方法评估分类模型；计算平均绝对误差（mean_absolute_error，MAE）、均方误差（mean_squared_error，MSE）、决定系数 R^2 等方法评估回归模型；采用计算调整兰德指数（adjusted_rand_score）、同质性度量（homogeneity_score）、轮廓系数（silhouette_score）等方法评估聚类模型。

4. 模型选择

采用交叉验证（cross_validate）、随机搜索（RandomizedSearchCV）和学习曲线（learning_curve）等方法进行模型选择及超参数优化。

5. 可视化

主要采用绘制混淆矩阵（sklearn.metrics.plot_confusion_matrix）、ROC 曲线可视化（sklearn.metrics.RocCurveDisplay）和绘制决策树（sklearn.tree.plot_tree) 等绘图函数和可视化类等方法进行机器学习的可视化。

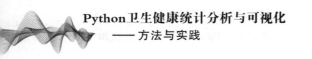

（二）Scikit-learn 安装、升级和卸载

1．安装最新版本

如果你已经安装了一个合适版本的 NumPy 和 SciPy，安装 Scikit-learn 最简单的方法是使用 pip install 或者 conda install，语法如下：

pip install -U scikit-learn，或者 conda install scikit-learn

如果您还没有安装 NumPy 或 SciPy，应先使用 conda 或 pip 来安装它们，然后再安装 Scikit-learn。

2．Anaconda 平台提供

Anaconda 包括最新版本的 Scikit-learn，还有一大批适用于 Windows、Mac OSX 和 Linux 的科学计算 Python 库。Anaconda 提供的 Scikit-learn 是作为其免费分发的一部分。

3．升级或卸载

（1）pip 命令升级或卸载。

仅适用于通过 pip install 安装的软件包。

使用 pip install-U scikit-learn 升级，使用 pip uninstall scikit-learn 卸载。但可能无法正确删除 conda 命令安装的文件。

（2）Anaconda 或者 conda 安装的 scikit-learn 升级或卸载。

不能使用 pip 命令升级或卸载。

升级 scikit-learn 语法：conda update scikit-learn

卸载 scikit-learn 语法：conda remove scikit-learn

二、数据预处理

数据预处理主要是对原始数据进行转换，以便统计分析和机器学习等算法使用。sklearn.preprocessing 模块可进行数值型数据和分类数据的预处理，包括缩放、归一化、二值化和伪编码等数据预处理方法，见表 2-44、表 2-45。

表 2-44 Sklearn 数值型数据预处理方法

任务	加载模块（类、函数）
特征缩放	from sklearn.preprocessing import MinMaxScaler from sklearn.preprocessing import minmax_scale
标准化	from sklearn.preprocessing import StandardScaler from sklearn.preprocessing import scale
归一化	from sklearn.preprocessing import Normalizer from sklearn.preprocessing import normalize
生成多项式和交互特征	from sklearn.preprocessing import PolynomialFeatures
特征离散化（0 或 1 二值化）	from sklearn.preprocessing import Binarizer
将连续数据分成间隔	from sklearn.preprocessing import KBinsDiscretizer
使用分位数信息变换特征	from sklearn.preprocessing import quantile_transform
幂变换，使数据符合高斯分布	from sklearn.preprocessing import power_transform

表 2-45 Sklearn 分类数据预处理方法

任务	加载模块（类、函数）
对无序分类特征进行编码，包括一对一二值化，可迭代对象与多标签转换	from sklearn.preprocessing import label_binarize from sklearn.preprocessing import LabelBinarizer from sklearn.preprocessing import MultiLabelBinarizer
对单个特征进行无序分类编码	from sklearn.preprocessing import LabelEncoder
将分类特征编码为一键式数字数组，即独热或伪编码	from sklearn.preprocessing import OneHotEncoder
将多个特征进行有序分类编码	from sklearn.preprocessing import OrdinalEncoder

三、几种数据统计分析方法简介

Sklearn 库是机器学习中常用的 Python 包，当然它也可以用来做统计分析。但本书后面的章节并不介绍其在机器学习方面的应用实践，而只是介绍一些它在数据统计分析方面的应用实践。

进行数据统计分析时，Sklearn 并不能像 Statsmodels 库那样生成非常详细的统计分析结果。同时，当它用于回归分析时，需要将自变量与因变量转换为数组，其中，需通过 np.array(y) 函数将因变量转化为一维数组；需通过 np.array(x).reshape(-1,1) 函数将自变量转化为二维数组。

本书利用 Sklearn 库进行统计分析实践主要方法包括：数据标准化处理、一元线性回归分析、多元线性回归分析、多项式回归分析、Logistic 回归分析、层次聚类、Kmeans 聚类、DBSCAN 聚类、Gaussian 混合模型聚类、主成分分析、线性判别分析、多项式朴素贝叶斯判别分析和 K 近邻距离判别分析。以上各种统计分析任务主要调用的 Sklearn 模块（类、函数）见表 2-46。

表 2-46 几种统计分析任务与 Sklearn 模块（类、函数）

任务	加载模块（类、函数）
一元线性回归分析	from sklearn.linear_model import LinearRegression
多元线性回归分析	from sklearn.linear_model import LinearRegression
多项式回归分析	from sklearn.preprocessing import PolynomialFeatures
Logistic 回归分析	from sklearn.linear_model import LogisticRegression
层次聚类	from sklearn.cluster import AgglomerativeClustering
Kmeans 聚类	from sklearn.cluster import KMeans
DBSCAN 聚类	from sklearn.cluster import DBSCAN
Gaussian 混合模型聚类	from sklearn.mixture import GaussianMixture
主成分分析	from sklearn.decomposition import PCA
线性判别分析	from sklearn.discriminant_analysis import LinearDiscriminantAnalysis
多项式朴素贝叶斯判别分析	from sklearn.naive_bayes import MultinomialNB
K 近邻距离判别分析	from sklearn.neighbors import KNeighborsClassifier

求知强技，拓展价值数据的有形加工

第三章　Python 数据可视化方法与实践

第一节　Python 数据可视化库简介

一、Matplotlib 库简介

为了统计分析，需要对数据进行可视化。Matplotlib 是一个用于在 Python 中创建静态、动画和交互式可视化的综合库。Matplotlib 使简单的制图变得容易，使困难的制图成为可能。其主要功能包括创建出版物质量的绘图，制作可以缩放、平移和更新的交互式图形，自定义视觉样式和布局，将图形导出为多种文件格式，嵌入 JupyterLab 和 Graphical 图形用户界面，使用基于 Matplotlib 构建的丰富的第三方软件包。

Matplotlib 附带了几个附加工具包，包括 3d 绘图工具 mplot3d，轴辅助工具 axes_grid1 和 axisartist。

（一）Pyplot

Pyplot 是 Matplotlib 中最常用的模块，是一个类似命令风格的函数集合。matplotlib.pyplot 模块提供了一套和 Matlab 类似的绘图 API，将众多绘图对象所构成的复杂结构隐藏在这套 API 内部。

Pyplot 导入方式包括：

import matplotlib.pyplot as plt，或 from matplotlib import pyplot as plt

Pyplot 模块提供了可以用来绘图的各种函数，比如创建一个画布，在画布中创建一个绘图区域，或是在绘图区域添加一些线、标签等。表 3–1 至表 3–4 对这些函数做了简单介绍。

1．绘图函数

Pyplot 模块的绘图函数及其用途见表 3–1。

表 3–1　Pyplot 模块的绘图函数及其用途

函数	绘图类型	函数	绘图类型
plt.bar()	条形图	plt.scatter()	散点图
plt.barh()	水平条形图	plt.stackplot()	堆叠图
plt.boxplot()	箱式图	plt.stem()	火柴图 / 茎叶图
plt.hist()	直方图	plt.step()	阶梯图 / 步阶图
plt.his2d()	2D 直方图	plt.plot_date()	时序图
plt.pie()	饼状图	plt.specgram ()	谱图
plt.plot()	线图或者标记	plt.cohere()	相关性函数图
plt.polar()	极坐标图 / 雷达图	plt.fill_between()	填充图

2. 图像函数

Pyplot 模块的图像函数及其用途见表 3-2。

表 3-2 Pyplot 模块的图像函数及其用途

函数	用途
plt.imread()	从文件中读取图像的数据并形成数组
plt.imsave()	将数组另存为图像文件
plt.imshow()	在数轴区域内显示图像

3. Axis 函数

Pyplot 模块的 Axis 函数及其用途见表 3-3。

表 3-3 Pyplot 模块的 Axis 函数及其用途

函数	用途	函数	用途
plt.axes()	在画布（Figure）中添加轴	plt.xscale()	设置 x 轴缩放比例
plt.axis()	设置坐标轴范围等属性	plt.xticks()	获取或设置 x 轴刻度位置和相应标签
plt.text()	向轴添加文本	plt.ylabel()	设置 y 轴的标目
plt.title()	设置当前轴的标题	plt.ylim()	获取或设置 y 轴的区间大小
plt.xlabel()	设置 x 轴标目	plt.yscale()	设置 y 轴的缩放比例
plt.xlim()	获取或者设置 x 轴区间大小	plt.yticks()	获取或设置 y 轴的刻度位置和相应标签

4. Figure 函数

Pyplot 模块的 Figure 函数及其用途见表 3-4。

表 3-4 Pyplot 模块的 Figure 函数及其用途

函数	用途	函数	用途
plt.figtext()	在画布上添加文本	plt.savefig()	保存当前画布
plt.figure()	创建一个新画布	plt.close()	关闭画布窗口
plt.show()	显示图形		

（二）PyLab

PyLab 结合了 Matplotlib 和 NumPy 库的功能，使用 PyLab 可以方便地进行数据可视化和科学计算。安装使用 PyLab 时，需先安装 Matplotlib 库和 NumPy 库。

PyLab 有一个面向 Matplotlib 的绘图库接口，其语法和 Matlab 十分相近。它和 Pyplot 模快都能够实现 Matplotlib 的绘图功能。PyLab 模块包括了许多 NumPy 和 Pyplot 模块中常用的函数，方便用户快速进行计算和绘图，十分适合在 IPython 交互式环境中使用。PyLab 是一个单独的模块，该模块的导入方式与 Pyplot 不同。导入方式包括：

import pylab，或 import pylab as pl，或 from pylab import *

二、Seaborn 库简介

（一）主要功能特性

Seaborn 是基于 Matplotlib 的图形可视化 Python 库，是进行了更高级的 API 封装，从而使得作图更加容易，使用 Seaborn 能做出很具有吸引力的统计图表，而使用 Matplotlib 能制作具有更多特色的图。相比 Matplotlib 而言，Seaborn 具有多种特点，主要包括：

（1）绘图接口更为集成，可通过少量参数设置实现大量封装绘图。

（2）能可视化单变量数据、双变量数据、线性回归数据、数据矩阵和时序数据等。

（3）能创建复杂的可视化图形。

（4）所创建的多数图表具有统计学含义，例如关系、分布、统计、回归、矩阵等。

（5）对 Pandas 和 NumPy 数据类型支持非常友好。

（6）能高度兼容 SciPy 与 Statsmodels 等的统计模式。

（7）风格设置更为多样，例如样式、绘图环境和颜色配置等。

（8）对于 Matplotlib 的参数设置，也都可以在使用 Seaborn 绘制图形之后使用。

正是由于 Seaborn 的这些特点，在进行 EDA（Exploratory Data Analysis，探索性数据分析）过程中，Seaborn 往往更为高效。然而也需指出，Seaborn 与 Matplotlib 的关系是互为补充而非替代：多数场合中 Seaborn 可作为绘图首选，而在某些特定场景下则仍需用 Matplotlib 进行更为细致的个性化图形定制。

（二）Seaborn 绘图函数

根据图形的性质，Seaborn 实现的可视化图形大致分为六大类：①散点图和折线图等关联图；②分类散点条图、散点群图、箱式图、小提琴图、增强箱式图、点线图、条形图 、计数图等类别图；③双变量关系图、变量关系组图、直方图、核函数密度估计图、变量位置图等分布图；④回归模型图、多分类回归模型组图、线性回归残差图等回归图；⑤热力图和聚类图等矩阵图；⑥组合图。

Seaborn 数据可视化绘图类型及其函数说明见表 3–5。

表 3–5 常用的 Seaborn 绘图函数说明

函数	绘图类型	说明
sns.relplot( )*	关系图	Kind='line' 或 'scatter'，默认 kind='scatter'
sns.scatterplot( )	散点图	同 sns.relplot（kind='scatter'）或 plt.scatter( )
sns.lineplot( )	折线图（含置信区间）	通过自动计算，绘制均值折线图和其置信区间，同 sns.relplot（kind='line'）
sns.catplot( )*	分类统计图	Kind='strip','swarm','box','violin','boxen','point','bar' 或 'count'，默认 kind='strip'
sns.stripplot( )	分类散点条图	同 sns.catplot（kind='strip'）
sns.swarmplot( )	分类散点群图	同 sns.catplot（kind='swarm'）
sns.barplot( )	统计量（默认为均值）和置信区间条形图	显示数据平均值和置信区间 同 sns.catplot（kind='bar'）

续上表

函数	绘图类型	说明
sns.pointplot( )	统计量（默认为均值）和置信区间线图	同 sns.catplot（kind='point'）
sns.countplot( )	分类计数柱状图	同 sns.catplot（kind='count'）
sns.boxplot( )	箱式图	同 sns.catplot（kind='box'）
sns.boxenplot( )	增强箱式图	同 sns.catplot（kind='boxen'）
sns.violinplot( )	小提琴图	同 sns.catplot（kind='violin'） violinplot=boxplot+kdeplot
sns.displot( )*	分布统计图	
sns.histplot( )	直方图	同 sns.displot(hist=True)
sns.kdeplot( )	核密度估计图	同 sns.displot(kde=True)
sns.ecdfplot( )	累积分布图	同 sns.displot(ecdf=True)
sns.rugplot( )	地毯图	同 sns.displot(rug=True)
sns.jointplot( )*	双变量分布图（散点图 + 直方图）	kind 参数包括：'scatter'、'reg'、'resid'、'kde'、'hex'，为多重绘图函数
sns.pairplot( )*	多变量关系组图（散点图 + 直方图 + 密度图）	绘制数据关系图，kind 参数包括：'scatter'、'reg' 等，为多重绘图函数
sns.lmplot( )*	回归统计图	lmplot=regplot+FacetGrid
sns.regplot( )	回归模型图（散点图 + 回归直线及置信区间）	绘制数据的散点分布并且可以进行线性回归模型拟合，可通过 logistic 参数设置是否启用逻辑回归
sns.residplot( )	线性回归残差分布图	
sns.clustermap( )*	层次聚类结构图	
sns.heatmap( )	热力图	通过颜色来反映数据之间的关系

注：* 为 figure 级矩阵绘图函数，其余为 axes 级绘图函数。

三、Pandas 库可视化简介

Pandas 库可视化主要是指 Pandas 中的 Matplotlib 应用。Pandas 在数据分析、数据可视化方面有着较为广泛的应用，Pandas 对 Matplotlib 绘图软件包单独封装了一个 plot( ) 接口，通过调用该接口可以实现常用的绘图操作。因此，使用 plot( )，需先导入 matplotlib。

Pandas.DataFrame.plot( ) 是 Pandas 库中的一个绘图函数，它允许我们使用数据帧（DataFrame）中的数据绘制各种类型的图表。使用 plot( ) 函数可以帮助我们更直观地了解数据的分布、趋势和关系。

plot( ) 有两种基本语法：df.plot(kind=" 图像类型 ")，或 df.plot.kind 图像类型 ( )。

其中，kind 图像类型，包括折线图 'line' 、条形图 'bar' 和散点图 'scatter' 等 10 多种常用类型。

另外，还可以使用 pandas.plotting 包来绘制几种特殊图形，此时需要分别导入相应的模块。

Pandas 库绘图类型及其调用函数汇总见表 3-6。

表 3-6 Pandas 库绘图类型及其函数

函数或模块	绘图类型
df.plot( ) 或 df.plot(kind="line") 或 df.plot.line( )	折线图（默认值），时序图
df.plot(kind="bar") 或 df.plot.bar( )	垂直条形图
df.plot(kind="barh") 或 df.plot.barh( )	横向条形图
df.plot(kind="hist") 或 df.plot.hist( )	直方图
df.plot(kind="box") 或 df.plot.box( ) 或 df.plot(kind="boxplot") 或 df.plot.boxplot( )	箱式图
df.plot(kind="kde") 或 df.plot.kde( ) 或 df.plot(kind="density") 或 df.plot.density( )	密度图
df.plot(kind="area") 或 df.plot.area( )	面积区域图
df.plot(kind="pie") 或 df.plot.pie( )	饼图
df.plot(kind="scatter") 或 df.plot.scatter( )	散点图
df.plot(kind="hexbin") 或 df.plot.hexbin( )	六边型蜂窝图
from pandas.plotting import scatter_matrix scatter_matrix( )	散点矩阵图
from pandas.plotting import andrews_curves andrews_curves( )	安德鲁斯曲线
from pandas.plotting import parallel_coordinates parallel_coordinates( )	平行坐标图
from pandas.plotting import lag_plot lag_plot( )	滞后图
from pandas.plotting import autocorrelation_plot autocorrelation_plot( )	自相关图
from pandas.plotting import bootstrap_plot bootstrap_plot( )	评估数据不确定性图

四、其他可视化库

大量的第三方绘图软件包扩展并建立在 Matplotlib 功能的基础上，包括 Basemap、HoloViews 和 ggplot 等。其他 Python 可视化库还有 PyGMT、Plotly、Cufflinks、Pydot、Pyecharts 和 Turtle 等。

Basemap：Python 的 Basemap 库负责实现地理信息可视化，其功能之强大较 PyGMT（Generic Mapping Tools）有过之而无不及。其底图数据库与 GMT 相同，封装了大量常用的地图投影、坐标转换功能，利用简洁的 Python 语法绘出多种多样的地理地图。

HoloViews：是开源的可视化库，能实现一些常见的统计图表绘制，而且其还拥有 Matplotlib、Seaborn 等库所不具备的交互效果。其目的是使数据分析结果和可视化完美衔接，其默认的绘图主题和配色以及较少的绘图代码量，可以使你专注于数据分析本身，同时其统计绘图功能也非常优秀。

ggplot：是基于 R 和 Python 的绘图系统，它的构建是为了用最少的代码快速绘制专业又美观的图表。ggplot 与 Python 中的 Pandas 有着共生关系，使用 ggplot 时，应先将数据转换为 DataFrame 格式。

PyGMT：是地球科学广泛使用的通用绘图工具（GMT）的 Python 版本，它提供处理空间数据和制作高质量绘图和地图的功能。

Plotly：是一个基于 Javascript 的很流行的绘图库，可以让你轻松构建复杂的图形，Plotly 绘图种类丰富，效果美观，可实现轮廓图、三元图以及三维图等效果。用户易于保存与分享 Plotly 的绘图结果，并且可以与 Web 交互式无缝集成；Ploty 默认的绘图结果是一个 HTML 网页文件，通过浏览器可以直接查看；它的绘图原理和 Matplotlib 、Seaborn 没有任何关系，你需要单独去学习它。

Cufflinks：结合了 Plotly 的强大功能和 Panda 的灵活性，可以方便地进行绘图，避免了数据可视化过程中，其在对数据存储结构和数据类型进行转化的麻烦。

Pydot：纯 Python 编写的 Graphviz 接口，经常用于生产复杂的定向图和无向图，能够显示图形的结构，其在构建神经网络和基于决策树的算法时非常有效。

Pyecharts：Pyecharts 是一款很棒的 Python 画图工具库，其利用很简单的 API 调用就能生成漂亮的图表，并且可以进行一些互动。Pyecharts 是一个用于生成 Echarts 图表的类库，Echarts 是百度开源的一个数据可视化 JS 库。Pyecharts 功能非常强大，支持多达 400+ 地图，支持 JupyterNotebook、JupyterLab，可以集成 Flask、Sanic、Django 等主流 Web 框架。

Turtle：是 Python 语言中一个很流行的绘制图像的函数库，它像一个小乌龟，在一个横轴为 x、纵轴为 y 的坐标系原点（0，0）位置开始，它根据一组函数指令的控制，在这个平面坐标系中移动，从而在它爬行的路径上绘制图形。

第二节　Python 绘图方式及基本步骤

一、Matplotlib 图形组成

Matplotlib 生成的图形主要由以下几个部分构成，见图 3-1。

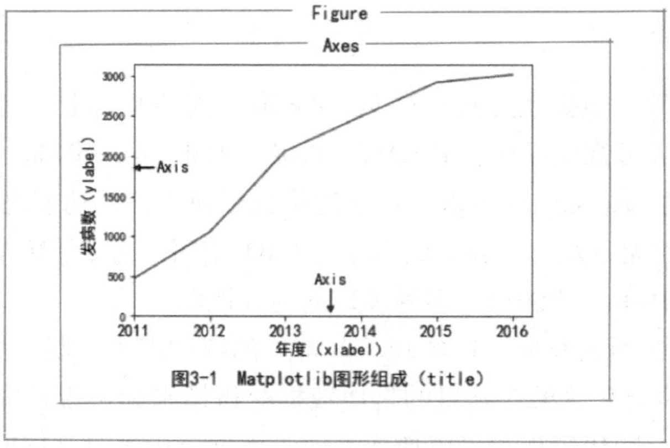

图 3-1　Matplotlib 图形组成

Figure：指整个图形，可理解为一张画布，它包括所有的元素，比如标题、轴线等。

Axes：绘制 2D 图像的实际区域，也称为轴域区，或者绘图区。

Axis：指坐标系中的垂直轴与水平轴，包含轴的长度、轴标目和刻度标签。

Artist：画布上的所有元素都属于 Artist 对象，比如文本对象（title、xlabel、ylabel）、Line2D 对象（用于绘制 2D 图像）等。

二、Python 绘图方式

Matplotlib 库主要有两种绘图方式：一种是函数式绘图，另一种是对象式编程绘图；如果按照用途，也可以分为两类：一类用于结果展示，另一类用于数据分析。前者如常用的线图、条图、饼图等，后者如箱式图、漏斗图和自相关图等。

导入 pyplot 模块并取别名为 plt（import matplotlib.pyplot as plt），plt.plot( ) 之类的是函数式绘图，通过将数据参数传入 plt 类的静态方法中并调用方法，从而绘图。

fig,ax=plt.subplots( ) 是对象式编程绘图。plt.subplots( ) 返回一个元组，包含了 figure 对象（控制图形大小）和 axes 对象（控制绘图和坐标等）。进行对象式绘图，首先是要通过 plt.subplots( ) 将 figure 类和 axes 类实例化，也就是代码中的 fig,ax，然后通过 fig 调整图形大小，通过 ax.plot( ) 绘制图形，ax.set( ) 设置坐标。

函数式绘图最大的好处就是直观，但如果绘制稍微复杂的图形，或者对子图操作，就不如对象式编程绘图了。例如，ax.set_title( ) 是在对象式编程绘图中给 ax 这个子图设置标题，当存在多个子图时，可通过 ax 对不同子图设置不同标题；plt.title( ) 是在函数式绘图中给图设置标题，如果调用 plt.title( ) 给多个子图设置不同的标题，就比较麻烦。

三、Python 绘图基本步骤

各种图形的绘制实例主要包括以下六部分内容：①提供实践数据；②确定实践任务；③明确技术路线，包括导入包或模块，导入或创建数据，创建窗口（figure 画布）、设置子图（根据需要），获取对应位置的 axes 坐标系对象，调用 axes 对象绘制图形，设置横纵坐标、标题、标签、标注、图例等相关属性，显示图形，保存图形等；④编写实践程序及注释：一般包括技术路线各部分的程序块及其注释；⑤运行程序输出结果；⑥结果解析。

Matplotlib 和 Seaborn 绘图编程的基本步骤包括：①导入相关库。②设置中文显示格式。③准备数据。有两种准备数据的方式，一种是外部导入，一种是即时创建。④创建 figure 画布，根据需要设置子图。⑤获取对应位置的 axes 坐标系对象。⑥调用绘图函数利用数据绘制图形。⑦设置图形的属性参数。⑧输出绘图结果。⑨保存结果。

在下面的绘图实践中，主要围绕 Matplotlib 库和 Seaborn 库绘图方法加以介绍。同时，也介绍了 Pandas 库、Statsmodel 和 SciPy 的一些绘图方法基础和实践。Matplotlib 库的两种绘图方式都会采用到，两类不同作用的图形也都会覆盖到，尽可能满足不同读者的实际需要。

第三节 Matplotlib 绘图属性参数设置

Matplotlib 绘制图形时，可以设置一些属性或增加一些修饰。包括：中文显示参数设置，图形大小画布、子图设置，线条形状、颜色和标记属性设置，分辨率设置，坐标轴属性、x 轴与 y 轴属性及标签设置，设置标题、图例、网格属性、辅助线，添加垂直区域、表格、箭头、色条、文本说明、图形注释，在屏幕上显示结果和保存图形等。如果不设置，则将使用属性的默认值。

一、中文显示参数设置

Pyplot 并不默认支持中文显示，需要设置 rcParams[ ] 参数实现中文显示。rcParams[ ] 的参数包括：

'font.family'：用于显示字体的类型。

'font.sans-serif'：用于显示字体的类型。

'font.style'：用于显示字体风格，正常 'normal' 或斜体 'italic'。

'font.size'：用于显示字体大小，赋予整数字号，或者 'large'、'x-small' 等。

'axes.unicode_minus'：用来正常显示负号。

中文字体种类及其说明见表 3-7。

表 3-7 中文字体种类及其说明

表达形式	字体	表达形式	字体
'SimHei'	中文黑体	'FangSong'	中文仿宋
'Kaiti'	中文楷体	'YouYuan'	中文幼圆
'LiSu'	中文隶书	'STSong'	华文宋体

中文显示（全部适用）设置方法示例一：

```
import matplotlib  # 导入 matplotlib 库
matplotlib.rcParams['font.family']='SimHei'  # 设置显示字体为中文黑体
matplotlib.rcParams['font.size']=18  # 设置字体大小为 18
```

中文显示（在设定语句中适用）设置方法示例二：

即在有中文输出的地方，增加一个属性：fontproperties

```
import matplotlib.pyplot as plt  # 导入 matplotlib.pyplot 包取别名为 plt
plt.xlabel(' 年度 ', fontproperties='SimHei',fontsize=18)
  # 设置 x 轴标目内容为年度，字体为中文黑体，字体大小为 18
```

参数 fontsize 设置字体大小的赋值可以是整型或浮点型数据，也可以选用字符串 'xx-small'、'x-small'、'small'、'medium'、'large'、'x-large' 或者 'xx-large' 表示相应的字体大小。

中文显示（全部适用）设置方法示例三：

```
import matplotlib.pyplot as plt
plt.rcParams['font.sans-serif']='SimHei'  # 指定字体为中文黑体
plt.rcParams['axes.unicode_minus']=False  # 用来正常显示负号
```

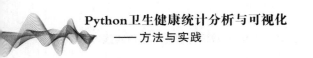

二、图形大小画布和像素设置

格式：plt.figure(figsize=(,),dpi=)

figure 可以理解为一个画布，如果不特别创建 figure，会使用默认的 figure。

例如，plt.figure(figsize=(8,6), dpi=80)，表示创建一个大小为 8 × 6 英寸的图形，每英寸 80 个像素。

三、子图

1．plt.subplot( ) 函数可以创建子图

绘图中可以包含多个子图形（subplot）。在全局绘图区域中创建一个分区体系，并定位到一个子绘图区域。然后，可根据创建好的子图坐标位置进行绘图。首先通过 plt.figure( ) 创建一张新的图，之后用 plt.subplot( ) 创建子图。其中，subplot( ) 函数包含行数（nrows）、列数（ncols）和图像编号（顺序号）（plot_number），其中图像编号的范围是从 1 到行数 * 列数。基本格式如下：

plt.figure( )

plt.subplot(nrows,ncols,plot_number) 或 plt.subplot(nrows ncols plot_number)

如果要给子图添加标题、标签和图例，可以采用如下函数：

plt.title( ); plt.xlabel( ); plt.ylabel( ); plt.legend( )。

例如，创建水平排列（1 行 2 列）的 2 个子图坐标格式：

plt.figure(1,figsize=(8,6))

plt.subplot(1,2,1)，或 plt.subplot(121)

plt.subplot(1,2,2)，或 plt.subplot(122)

再如，创建 2 行 2 列的 4 个子图坐标格式：

plt.figure(2,figsize=(10,8))

plt.subplot(2,2,1)，或 plt.subplot(221)

plt.subplot(2,2,2)，或 plt.subplot(222)

plt.subplot(2,2,3)，或 plt.subplot(223)

plt.subplot(2,2,4)，或 plt.subplot(224)

2．plt.subplots( ) 函数可以一次添加多个子图，注意函数名后面多了个 “s”

基本格式：fig,ax=plt.subplots(nrows=m,ncols=n,figsize=(,))

或 fig,ax=plt.subplots(m,n,figsize=(,))

其中，fig 表示 figure，ax 表示 axes，也可以用全称。参数 m、n 表示创建 m 行 × n 列的多个子图位置坐标，整图大小通过 figsize 函数设置纵横坐标像素值实现，也可以采用默认值。此时，多个子图的位置坐标系分别为 ax[0,0]，ax[0,1]，ax[0,n−1]，…，ax[m−1,0]，ax[m−1,1]，ax[m−1,n−1]。

各子图的绘图基本参考格式为：ax[,].plot( )。

这时，可以通过以下函数和格式设置各子图的标题、横纵坐标标目和图例。

ax[,].set_title( )、ax[,].set_xlabel( )、ax[,].set_ylabel( ) 和 ax[,].legend([' '])。

四、线条形状、颜色和标记属性设置

控制绘图曲线的格式字符串（format_string）包括线条形状、宽度、颜色和标记等，可选择使用。

linestyle：线条形状，如 linestyle='dashed'。

linewidth：线条宽度（粗细），如 linewidth=2。

color：控制颜色，如 color='green'。

marker：标记风格，如 marker='o'。

markerfacecolor：标记颜色，如 markerfacecolor='blue'。

markersize：标记大小，如 markersize=20。

1．线条形状属性设置

基本格式：linestyle=' '，或者 ls=' '。

用字符或英文设置线条形状属性，常用线条形状设置方式见表 3–8。

表 3–8　线条形状属性设置方式

字符	英文表示	说明	字符	英文表示	说明
'–'	'solid'	实线	':'	'dotted'	虚线
'––'	'dashed'	破折线	' '	'None'	空白
'–.'	'dash–dot'	点划线			

2．颜色参数说明

基本格式：color=' '。

用单个英文字母或单词设置颜色，常用颜色设置方式见表 3–9。

表 3–9　常用颜色设置方式

字母或单词	表示颜色	字母或单词	表示颜色	字母或单词	表示颜色
'b'、'blue'	蓝色	'w'、'white'	白色	'purple'	紫色
'g'、'green'	绿色	'm'、'magenta'	洋红色	'silver'	银色
'y'、'yellow'	黄色	'c'、'cyan'	青绿色	'brown'	棕色
'r'、'red'	红色	'orange'	橙色	'gray'	灰色
'k'、'black'	黑色	'gold'	金色	‘pink’	粉红色

3．标记参数说明

基本格式：marker=' '。

可以用符号、数字和字母设置标记，见表 3–10。

表 3–10　常用标记设置方式

标记字符	说明	图例	标记字符	说明	图例
'.'	点标记	●	's'	实心方形	■
','	实心方形	■	'p'	实心五角	⬟

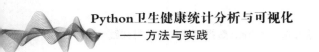

续上表

标记字符	说明	图例	标记字符	说明	图例
'o'	实心园	●	'P'（大写）	粗十字	✚
'v'	倒三角	▼	'*'	星形	★
'^'	上三角	▲	'h'	竖六边形	⬢
'>'	右三角	◀	'H'	横六边形	⬣
'<'	左三角	▶	'+'	十字	+
'1'	下花三角	Y	'x'	× 标记	×
'2'	上花三角	⅄	'D'	菱形	◆
'3'	左花三角	≺	'd'	瘦菱形	♦
'4'	右花三角	≻	'|'	垂直线	|
'8'	八角形	⯃	'_'	水平线	—

五、坐标属性设置方法

函数式绘图和对象式编程绘图中坐标属性设置方法见表 3–11。

表 3–11　常用坐标属性设置方法

坐标属性设置	函数式绘图	对象式编程绘图
设置图的标题	plt.title()	ax.set_title()
设置横标目	plt.xlabel()	ax.set_xlabel()
设置纵标目	plt.ylabel()	ax.set_ylabel()
设置横轴标注（刻度位置及标签）	plt.xticks()	ax.set_xticks()
设置纵轴标注（刻度位置及标签）	plt.yticks()	ax.set_yticks()
设置图例	plt.legend()	ax.legend()
设置横轴值范围	plt.xlim()	ax.set_xlim()
设置纵轴值范围	plt.ylim()	ax.set_ylim()
设置横轴值尺度（对数）	plt.xscale('log')	ax.set_xscale('log')
设置纵轴值尺度（对数）	plt.yscale('log')	ax.set_yscale('log')
设置底色	plt.facecolor( )	ax.set_facecolor( )
设置网格属性	plt.grid()	ax.grid()
设置标注	plt.annotate()	ax.annotate()
设置箭头线	plt.arrow()	ax.arrow()
添加文本	plt.text()	ax.text()
添加表格	plt.table()	ax.table()
添加色条	plt.colorbar	ax.colorbar

以下详细介绍各种坐标属性设置的函数式绘图方法，相应坐标属性设置的对象式编程绘图方法类似，在此不做具体介绍，但在后面的实践中会应用到并做相应说明。

六、x 轴与 y 轴属性及标签设置

默认情况下，坐标轴的最大值和最小值与输入数据的最小、最大值一致。但可通过 plt.axis([xmin,xmax,ymin,ymax]) 给定坐标范围。

1．x 轴属性及标签设置

（1）调整 x 轴的坐标范围：plt.xlim(xmin,xmax)。

（2）设置 x 轴的刻度范围（xmin,xmax）和刻度数（n）：

plt.xticks(np.linspace(xmin,xmax,n,endpoint=True))

（3）设置 x 轴的刻度和标签：

plt.xticks([刻度 1, 刻度 2,… , 刻度 n])

plt.xticks([刻度 1, 刻度 2,… , 刻度 n],[r'$ 标签 1$',r'$ 标签 2$',… ,r'$ 标签 n$'])

plt.xticklabels([标签 1, 标签 2,…])

（4）设置 x 轴标目：plt.xlabel( )。

2．y 轴属性及标签设置

（1）调整 y 轴的坐标范围：plt.ylim(ymin,ymax)。

（2）设置 y 轴的刻度范围（ymin,ymax）和刻度数（n）：

plt.yticks(np.linspace(ymin,ymax,n,endpoint=True))

（3）设置 y 轴的刻度和标签：

plt.yticks([刻度 1, 刻度 2,…, 刻度 n])

plt.yticks([刻度 1, 刻度 2,… , 刻度 n],[r'$ 标签 1$',r'$ 标签 2$',… ,r'$ 标签 n$'])

plt.yticklabels([标记 1, 标记 2,…])

（4）设置 y 轴标目：plt.ylabel( )。

七、设置标题

基本格式：plt.title(label,fontdict=None,loc=None,pad=None,**kwargs)

参数说明：

label：是要设置的标题文本，可以是字符串类型或者是数学表达式。

fontdict：是一个可选的参数，用于设置标题的字体属性，例如字体名称、大小、颜色等。以属性字典的方式进行设置。

loc：用于指定标题的位置，可以使用字符串包括 'left'、'center'、'right'。也可以采用相对坐标值设置标题位置，例如，设水平方向相对位置 x=–0.5，垂直方向相对位置 y=–0.6。

pad：用于指定标题与图形边界之间的距离。

其他关键字参数可以用于设置其他的标题属性，例如旋转角度、字体样式等。包括：

fontsize：设置字体大小。

fontweight：设置字体粗细。

fontstyle：设置字体类型。

verticalalignment（va）：设置水平对齐方式，可选 'center'、'top'、'bottom' 或 'baseline'。

horizontalalignment（ha）：设置垂直对齐方式，可选 'left'、'right' 或 'center'。

rotation（旋转角度）：可选 'vertical'、'horizontal'，也可以为数字。

alpha：设置透明度，参数值在 0~1 之间。

backgroundcolor：设置标题背景颜色。

y=n：设置标题的上下（y 轴方向）位置，如果要标题在 x 轴的下方，n 应为负值。

x=n：设置标题的左右（x 轴方向）位置，x=0.5 时，标题在水平方向的中间位置。

八、设置图例

图例是位于图形一角或一侧的用于标识不同数据序列和图形元素的标签，解释各种符号和颜色的意义，有助于更好地理解图形。通常使用 pyplot 模块的 legend( ) 函数简便地创建图例。

基本语法：plt.legend(*args,**kwargs)。

plt.legend( ) 函数的用法有多种，可以根据需要选择不同的参数来控制图例的位置、样式、标签等。常用有 3 种调用方式：

（1）plt.legend( ), 根据可见对象及其设置的图例名称标签自动构建图例。

例如，plt.plot(x,y,label=' 性别 '); plt.legend( )

（2）plt.legend(labels)，自动匹配可见对象和 labels，但其缺点是对应关系不明确，一般不建议使用。

（3）plt.legend(handles,labels)，根据指定的可见对象和标签的对应关系构建图例。

*args：为可选参数，一是 handles, 为可见图形对象（Artist，比如线图、条图）列表或元组等序列，与 labels 配合使用；二是 labels，类型为字符串或字符串列表，即要显示的图例文本集合。其长度应与 handles 一致，否则取其短。例如，handles=[line1,line2],labels=[' 男性 ',' 女性 ']。

**kwargs：为其他选项参数。

loc：为位置参数，可选值为字符串或整数，包括：'best' 或 0、'upper right' 或 1、'upper left' 或 2、'lower left' 或 3、'lower right' 或 4、'right' 或 5、'center left' 或 6、'center right' 或 7、'lower center' 或 8、'upper center' 或 9、'center' 或 10。例如，plt.legend(loc='lower left')。

title：为图例标题参数，例如，plt.legend(title=' 性别 ')。

title_fontsize：设置图例标题字体大小。

labels：用于指定每个序列或元素的标签，接受一个列表或元组。如果不指定，则使用数据序列的名称或标签。

prop：用于设置标签的属性的字典，例如字体大小、颜色等。

fontsize：设置字体大小。

shadow：是否显示图例的阴影，默认为 False。

frameon：是否显示图例的边框，默认为 True。

ncol：设置图例分为 n 列展示。

edgecolor：定义图例的边框颜色。

facecolor：定义图例背景色。

linewidth：定义图例边框粗细。

bbox_to_anchor：用于控制图例位置。可通过元组或二维数组指定左下角坐标或右上角坐标。

例如，bbox_to_anchor=(1,1) 表示右上角，bbox_to_anchor=(0,0) 表示左下角。

九、网格属性设置

1．函数

plt.grid( ) 函数用于设置绘图区网格线。

基本语法：plt.grid(b=None,which='major',axis='both',**kwargs)

2．参数说明

b：是否显示网格线。布尔值或 None，可选参数。如果没有关键字参数，则 b 为 True，如果 b 为 None 且没有关键字参数，相当于切换网格线的可见性。

which：网格线显示的尺度。字符串，可选参数，可选 'major'、'minor' 或 'both'，默认为 'both'。'major' 为主刻度、'minor' 为次刻度。

axis：选择网格线显示的轴。字符串，可选参数，可选 'both'、'x' 或 'y'，默认为 'both'。

**kwargs：Line2D 线条对象属性，包括线条颜色设置 color=' '，线条风格设置 linestyle=' ' 和线条宽度设置 linewidth=' '。

grid( ) 的返回值为 None。

十、添加辅助线

1．添加 x 轴垂直辅助线

基本语法（1）：plt.vlines(x,ymin,ymax,colors='k',linestyles='solid',label=' ',data=None,**kwargs)

基本语法（2）：plt.axvline(x=0,ymin=0,ymax=1,**kwargs)

2．添加 y 轴垂直辅助线

基本语法（1）：plt.hlines(y,xmin,xmax,colors='k',linestyles='solid',label=' ',data=None,**kwargs)

基本语法（2）：plt.axhline(y=0,xmin=0,xmax=1,**kwargs)

十一、添加垂直区域

1．添加 x 轴垂直区域

基本语法：plt.axvspan(xmin,xmax,ymin=0,ymax=1,**kwargs)

2．添加 y 轴垂直区域

基本语法：plt.axhspan(ymin,ymax,xmin=0,xmax=1,**kwargs)

十二、添加表格

plt.table( ) 函数的作用是向子图中添加表格。

1．基本语法

plt.table(cellText=None,cellColours=None,cellLoc='right',colWidths=None, rowLabels=None,rowColours=None,rowLoc='left',colLabels=None,colColours=None, colLoc='center',loc='bottom',bbox=None,edges='closed',**kwargs)

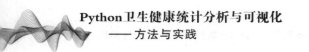

2．参数说明

cellText：表格的数值，将源数据按照行进行分组，每组数据放在列表里存储，所有组数据再放在列表里储存。

cellLoc：表格中的数据对齐位置，可选 'left'、'center' 或 'right'，默认值为 'right'。

colWidths：表格每列的宽度。

colLabels：表格每列的列名称。

colColours：表格每列的列名称所在单元格的颜色。

rowLabels：表格每行的行名称。

rowLoc：表格每行的行名称对齐位置，可以左对齐、居中和右对齐。（同理也有 colLoc）

loc：表格在画布中的位置。有以下可选设置，包括 'upper right'、'upper left'、'lower left'、'lower right'、'center left'、'center right'、'lower center'、'upper center'、'center'、'top right'、'top left'、'bottom left'、'bottom right'、'right'、'left'、'top' 和 'bottom'。

bbox：绘制表格的边界框。如果该参数为 None，将会覆盖 loc 参数。为可选参数。

edges：单元格边线，该属性会影响各类单元格背景色。取值为 'BRTL' 中字符之一或 'open'、'closed'、'horizontal'、'vertical'。可选参数。

十三、添加箭头

1．基本语法

```
plt.arrow(x,y,dx,dy,**kwargs)
```

2．参数说明

x、y：箭头尾部的坐标。类型为浮点数。为必备参数。

dx、dy：箭头在 xy 方向的长度。类型为浮点数。为必备参数。

width：箭头尾部的宽度。类型为浮点数，默认值为 0.001。

head_width：完全箭头头部的宽度。类型为浮点数或 None，默认值为 3*width。

head_length：完全箭头头部的长度。类型为浮点数或 None，默认值为 1.5*head_width。

length_includes_head：长度是否包含箭头。类型为布尔值，默认值为 False。

shape：箭头的形状，分为全箭头、左半箭头和右半箭头。可取值为 'full'、'left' 或 'right'，默认值为 'full'。

overhang：箭头头部尾角的倾斜系数。类型为浮点数，值可为负值或大于 1，默认值为 0，即箭头头部为三角形。

head_starts_at_zero：箭头头部的起始位置。类型为布尔值，默认值为 False。当值为 True 时，箭头头部从 0 坐标开始绘制，当值为 False 时，箭头尾部从 0 坐标开始绘制。

十四、添加色条

1．基本语法

```
plt.colorbar(mappable=None,cax=None,ax=None,**kwarg)
```

2．参数说明

mappable：指定要设置颜色条的图像对象，默认设置为当前图像。

cax：指定要绘制颜色条的绘图区，为 Axes 对象，默认为当前 Axes。

ax：指定颜色条的显示位置，为 Axes 对象的列表。通常用于有多个子图的情况，不与 cax 参数同时指定。

orientation：颜色条位置方向，vertical 为竖立在右边，horizontal 为平放在下方，默认为竖立在右边。

label：给颜色条添加标签参数。

ticks：刻度参数，提供颜色条刻度的列表或定位器对象，如果无，将根据输入自动确定刻度。

format：标签格式。如果无，则使用 ScalarFormatter。如果给定了格式字符串，例如 '%.2f'，则使用该字符串。

fraction：用于绘制颜色条轴占原轴比例，默认为 0.15。

pad：控制颜色条与子图轴之间的距离占原轴的比例，垂直时占 0.05，水平时占 0.15。

shrink：缩放颜色条的比例，默认为 1.0。

aspect：颜色条的长宽比例，默认为 20。

drawedges：布尔型参数，确定是否在颜色边界处绘制线条。

十五、添加文本说明

1．plt.text( ) 函数可在任意位置增加文本

（1）基本语法。

```
plt.text(x,y,string,fontsize=n,rotation=n,va=' ',ha=' ',bbox=dict(boxstyle=' ',ec=( ),fc=( ),ew=n))
```

（2）参数说明。

x、y：表示文本放置的坐标轴位置。

string：表示文本说明的文字内容。

fontsize：表示字体大小。

rotation：表示倾斜角度。

verticalalignment(va)：表示垂直对齐方式，可选 'center'、'top'、'bottom' 或 'baseline'。

horizontalalignment(ha)：表示水平对齐方式，可选 'center'、'right' 或 'left'。

bbox：给文本增加外框，boxstyle 文本外框可选 'round' 或 'square'，设置边框线条颜色 edgecolor(ec)，背景颜色 facecolor(fc)，边框线条大小 edgewidth（ew）。

2．plt.text( ) 给图形（柱状图）添加数据标签

（1）基本语法。

```
for a,b in zip(x,y):
    plt.text(a,b+n,'%.nf'%b,ha=' ',va=' ',fontsize=n)
```

（2）参数说明。

x、y：分别为 x 轴、y 轴值的列表或数组，x、y 值代表了不同柱子在图形中的位置（坐标）。

for 循环找到每一个 x、y 值的相应坐标 a、b，保证了每一个柱子都有标签。

plt.text( ) 函数在对应坐标 a、b+n 位置添加文字说明 b 来生成相应的数字标签。

其中，a、b+n 表示在每一柱子对应 x 值、y 值上方或下方（n 为负值）n 高度处标注文字说明。

'%.nf'%b：设置标注的数字及其类型为浮点型，即每个柱子对应的 y 值，显示小数后面

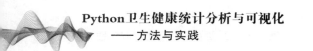

的 n 位数值；如果要以整型表示该值，则格式为 '%d'%b, 如果要以字符串表示该值，则格式为 '%s'%b。

ha=' ', va=' '：分别设置 horizontalalignment（ha）、verticalalignment（va）水平对齐和垂直对齐的方式。fontsize 则是设置文字大小。

折线图也是如此设置，饼图则在 pie 命令中用数据标签的对应参数。对于累积柱状图、双轴柱状图则需要用两个 for 循环，同时通过 a 与 b 的不同加减来设置数据标签位置。

十六、图形注释

1．plt.annotate( ) 函数可在图形中增加带箭头的注释

（1）基本语法。

```
plt.annotate(text='str',xy=(x,y),xytext=(xt,yt), arrowprops={ })
```

（2）参数说明。

text='str'：为注释内容的字符串。

xy=(x,y)：设置箭头的坐标位置。

xytext=(xt,yt)：设置注释文本的坐标位置。

arrowprops={ } 或 arrowprops=dict( )：以字典的形式设置箭头的样式。例如：

arrowprops={"width":,"headlength":,"headwidth":,"shrink":,'facecolor': }

或 arrowprops={"arrowstyle":"->"}

或 arrowprops=dict(width=,headlength=,headwidth=,shrink=,facecolor=' ')。

width 设置箭头长方形部分的宽度，headwidth 设置箭头尖端底部的宽度，headlength 设置箭头尖端的长度，shrink 设置箭头顶点、尾部与指示点、注释文字的距离（比例值），facecolor 设置箭头颜色。

如果 arrowprops 中有 arrowstyle, 就不应该有其他的属性。arrowstyle 可选 '->'、'<-'、'<->'、'fancy'、'simple' 或 'wedge' 等。

2．用函数 plt.annotate( ) 给折线图折点添加坐标值

（1）基本语法。

```
for a,b in zip(x,y):
    plt.annotate('(%s,%s)'%(a,b),xy=(a,b),xytext=(m,n),textcoords='offset points')
```

（2）参数说明。

x、y：分别为 x 轴、y 轴值的列表或数组，x、y 值代表了不同折点在图形中的位置坐标值。

for 循环找到每一个 x、y 值的相应坐标 a、b，保证了每一个折点都有标签。

plt.annotate( ) 函数在对应坐标 a、b 位置添加相应的数字标签 a、b。

xytext=(m,n)：为添加数字位置的相对坐标值（相对于折点坐标（a,b）），与 textcoords='offset points' 同时使用。

'(%s,%s)'%(a,b)：设置标注的数字字符串，即每个折点对应的 x 轴值、y 轴值字符串，如果设置为 '%s'%b，则只标注 y 轴值。如果要以整型表示该值，则格式为 '%d'%b, 如果要以浮点型表示该值，则格式为 '%.nf'%b, 其中 n 为要保留的小数位数。

十七、边框处理

设置绘图边框的方法有以下 5 种：

1．使用 plt.rcParams 设置 Matplotlib 绘图边框

rcParams 是 Matplotlib 库的一个全局配置对象，我们可以使用它来设置一些全局的配置参数，包括边框样式。基本语法如下：

```
import matplotlib.pyplot as plt   # 导入 matplotlib.pyplot 包取别名为 plt
plt.rcParams['axes.spines.right']=False   # 将右（right）边框样式设为无边框
plt.rcParams['axes.spines.top']=False   # 将上（top）边框样式设为无边框
plt.rcParams['axes.spines.left']=False   # 将左（left）边框样式设为无边框
plt.rcParams['axes.spines.bottom']=False   # 将下（bottom）边框样式设为无边框
plt.plot(x,y)   # 创建图形（以曲线图为例）
plt.show( )   # 显示图形
```

当然，也可以根据需要保留部分边框（默认设置为 True）。

2．一次性去掉 Matplotlib 绘图所有边框

基本语法：

```
plt.plot(x,y)   # 创建图形（以曲线图为例）
plt.axis('off')   # 设置去掉所有边框
```

3．去掉 Matplotlib 绘图对象子图的边框

基本语法：

```
fig, ax = plt.subplots( )   # 创建图形对象 fig 和子图 ax
ax.spines['right'].set_visible(False)   # 去掉子图的右边框（spines 表示边框）
ax.spines['top'].set_visible(False)   # 去掉子图的上边框
plt.plot(x,y)   # 绘制图形（以曲线图为例）
```

也可采用以下方式创建图形对象 fig 和子图 ax，然后采用以上方式去掉子图对应边框。

```
fig = plt.figure( )
ax = fig.add_subplot(111)
```

4．使用 plt.gca( ).spines 设置去掉边框

gca 表示 get current axes，即获取当前的坐标轴。

基本语法一：

```
plt.plot(x,y)   # 创建图形（以曲线图为例）
ax=plt.gca( )   # 获取当前的坐标轴
ax.spines['top'].set_visible(False)   # 去掉子图的上边框
ax.spines['right'].set_visible(False)   # 去掉子图的右边框
```

基本语法二：

```
ax=plt.gca( )   # 获取坐标轴对象
ax.spines['right'].set_color('none')   # 把右边框颜色设置为无色，隐藏右边框
ax.spines['top'].set_color('none')   # 把上边框颜色设置为无色，隐藏上边框
```

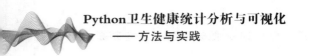

5．使用 Seaborn 库绘图时去掉边框

基本语法：

```
import seaborn as sns   # 导入 seaborn 库取别名 sns
from matplotlib import pyplot as plt
fig, ax = plt.subplots( )  # 创建图形对象 fig 和子图 ax
sns.lineplot(x, y, ax=ax)  # 在子图上绘制图形（以曲线图为例）
ax.spines['top'].set_visible(False)  # 去掉子图的上边框
ax.spines['right'].set_visible(False)  # 去掉子图的右边框
```

十八、在屏幕上显示结果

```
plt.show( )
```

十九、保存图形

1．可以使用 plt.savefig( ) 函数将图形保存到 png 格式文件中

plt.savefig( ) 将输出图形存储为文件，默认为 png 格式，可以通过设置 dpi 修改输出像素。例如：plt.savefig('F:/PyData2403/image1',dpi=800)

2．还可以通过 PdfPages 函数将图形转化为 PDF 文件再保存

（1）导入 PdfPages。

```
from matplotlib.backends.backend_pdf import PdfPages
```

（2）转化为 pdf 文件。

```
picture_pdf=PdfPages('*.pdf')
```

（3）将图形保存到文件中。

```
picture_pdf.savefig( )
```

（4）关闭文件。

```
picture_pdf.close( )
```

第四节　Matplotlib 主要绘图函数基本用法与绘图实践

本节介绍的主要绘图函数基本用法与绘图实践包括：①线图；②填充图；③散点图；④条图和组合条图；⑤双 y 轴图；⑥饼图；⑦子图；⑧直方图；⑨箱式图；⑩极坐标图；⑪玫瑰图；⑫时序图；⑬误差条图。共 13 种。其中，条图包括：①简单条图；②复合条图；③叠加条图；④上下对称条图；⑤嵌套条图；⑥横向复合条图；⑦左右对称条图；⑧发散型条图。共 8 种。极坐标图包括极坐标雷达图和极坐标柱状图。主要按照函数、参数说明和绘图实践三部分介绍。以下各函数语法介绍中，plt 是指 matplotlib.pyplot 的别名。

一、线图

（一）函数语法

plt.plot(x,y,format_string,*kwargs)

（二）参数说明

x：为 x 轴数据，列表或数组，可选。

y：为 y 轴数据，列表或数组。

format_string：控制线条格式字符串，可选颜色（如 color='red'）、线条形状（如 linestyle='–'）、线条宽度（如 linewidth=3）和数据点标记（如 marker='D'）等。

*kwargs：第二组或更多的 x,y,format_string。

当 plt.plot( ) 只有一个输入列表或数组时，参数被当作 y 轴，x 轴以索引自动生成，如 plt.plot([2,3,6,8,9])。

当 plt.plot(x,y) 有两组以上参数，同时绘制多条曲线时，各条曲线的 x 不能省略，按照 x 轴和 y 轴顺序绘制数据点。如果想在用一画布上同时绘制出 N 条不同格式的线，基本格式如下：

plt.plot(x,y1,'color1marker1',x,y2,'color2marker2',...,x,yN,'colorNmarkerN')

参数说明：

x：为 x 轴赋值，N 条线的 x 轴取值相同。

y1,y2,…,yN：分别为各条线的 y 轴赋值。

'color1marker1','color2marker2',…,'colorNmarkerN'：分别为各条线赋予颜色（color）和标记（marker），当然也可以是赋予线的形状（linestyle）等。

（三）绘图实践

1. 实践数据

2011—2015 年某地艾滋病发病数见表 3–12。

表 3–12　2011—2015 年某地艾滋病发病数

年度	发病数		
	男性	女性	合计
2011	1124	345	1469
2012	2338	746	3084
2013	2383	683	3066
2014	2826	672	3498
2015	3205	714	3919

2. 实践任务

（1）绘制 2011—2015 年某地各年男性、女性及合计艾滋病发病数折线图，设置图的标题、轴的标目、图例。同时，标注坐标值及其位置，其中女性的坐标值标注包括年度和发病数，其余只标注发病数。

（2）设置折线图的轴的刻度标记和插入文本，文本内容为 "AIDS"。

（3）给折线图形的关键转折点添加注释，注释内容为 "this point is important"。

3．实践程序与实践结果

（1）绘制折线图并标注坐标值实践程序与实践结果。

（1.1）实践程序。

```
#-*- coding: utf-8-*-
"""
Created on Fri Jan 26 10:22:36 2024
@author: zengsiqing
"""
# Model3-- 线图（1）
import matplotlib.pyplot as plt   # 导入 pyplot 模块取别名为 plt
import numpy as np   # 导入 numpy 包取别名为 np
plt.rcParams['font.sans-serif']='SimHei'   # 指定字体为中文黑体
plt.rcParams['axes.unicode_minus']=False   # 用来正常显示负号
x=np.array([i for i in range(2011,2016,1)])
  # 创建 x 轴数组，年度起始值为 2011，截止值为 2016（不含），步长为 1
CaseNm=[1124,2338,2383,2826,3205]   # 创建男性病例数列表
CaseNf=[345,746,683,672,714]   # 创建女性病例数列表
CaseN=[1469,3084,3066,3498,3919]   # 创建男女合计病例数列表
plt.plot(x,CaseNm,'g',x,CaseNf,'b',x,CaseN,'r',linewidth=2)
  # 绘制 3 条折线并设置线的颜色和宽度（粗细）
plt.legend([' 男性 ',' 女性 ',' 合计 '],loc='upper left')   # 依次设置线的图例及其位置
yNm=np.array(CaseNm); yNf=np.array(CaseNf); yN=np.array(CaseN)
  # 将发病数列表转换为数组
for a1,b1 in zip(x,yNm):
    plt.annotate('%s'%b1,xy=(a1,b1),xytext=(-10,10),textcoords='offset points')
for a2,b2 in zip(x,yNf):
    plt.annotate('(%s,%s)'%(a2,b2),xy=(a2,b2),xytext=(-20,10),textcoords='offset points')
for a,b in zip(x,yN):
    plt.annotate('%s'%b,xy=(a,b),xytext=(-10,10),textcoords='offset points')
  # 给折线点设置坐标值、坐标位置和相对位置
  # 女性的坐标值包括年度和发病数，男性和合计只显示发病数
plt.ylim(0,4500); plt.xlabel(' 年度 ',fontsize=14); plt.ylabel(' 发病数 ', fontsize=14)
  # 设置 y 轴范围，设置 x 轴 y 轴标目和字体大小
plt.tick_params(axis='both',labelsize=14)
  # 设置刻度的大小，both 代表 x 轴、y 轴同时设置
plt.title(' 图 3-2 2011-2015 年某地男女性艾滋病发病数折线图 ', fontsize=16,y=-0.3)
  # 设置标题、字体大小及其位置
plt.show( )
```

（1.2）实践结果见图 3–2。

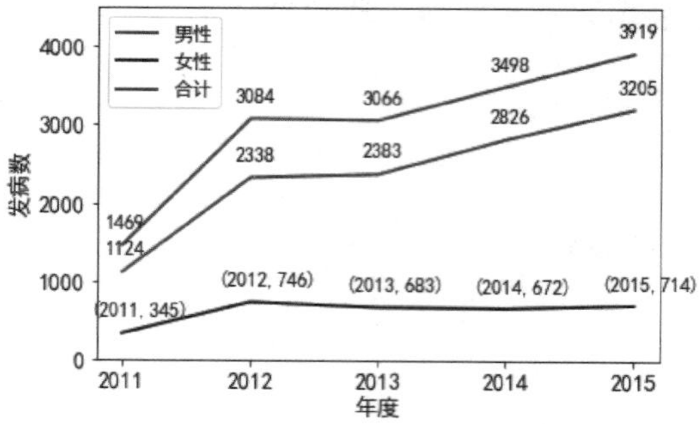

图 3–2　2011—2015 年某地男女性艾滋病发病数折线图

（2）绘制折线图并插入文本实践程序与实践结果。

（2.1）实践程序。

```
# Model3-- 线图（2）
import numpy as np;  import matplotlib.pyplot as plt
plt.rcParams['font.sans-serif']='SimHei'
plt.rcParams['axes.unicode_minus']=False
x=np.array([i for i in range(2011,2016,1)])  # 建立年度数组
CaseN=[1469,3084,3066,3498,3919]  # 建立发病数列表
plt.plot(x,CaseN,'r',linewidth=2)  # 绘制折线并设置线的颜色和宽度
yN=np.array(CaseN)  # 将发病数列表转换为数组
plt.xticks([2010,2011,2012,2013,2014,2015,2016],[r'$2010$',r'$2011$',r'$2012$',r'$2013$',r'$2014$',r'$
2015$',r'$2016$'])  # 设置 x 轴的刻度及其标记
plt.yticks([0,1000,2000,3000,4000],[r'$0$',r'$1000$',r'$2000$',r'$3000$', r'$4000$'])
  # 设置 y 轴的刻度及其标记
plt.text(2014,2000,"AIDS",size=25,rotation=15,ha="right",va="top",
        bbox=dict(boxstyle="square",ec=(1., 0.5, 0.5),fc=(1., 0.8, 0.8)))
  # 插入文本，设置文本的坐标位置、文本内容、字体大小、倾斜角度
  # 水平对齐方式、垂直对齐方式，文本外框样式、边框线条颜色和背景颜色
plt.title(' 图 3-3 2011-2015 年某地艾滋病发病数折线图 ', fontsize=16, y=-0.3)
  # 设置标题、字体大小及其位置
plt.ylim(0,4500);  plt.xlabel(' 年度 ',fontsize=14);  plt.ylabel(' 发病数 ',fontsize=14)
  # 设置 y 轴范围 , 设置 x 轴 y 轴标目和字体大小
plt.tick_params(axis='both',labelsize=14);  plt.show( )
  # 设置刻度的大小，both 代表 x 轴、y 轴同时设置，显示图形
```

（2.2）实践结果见图 3–3。

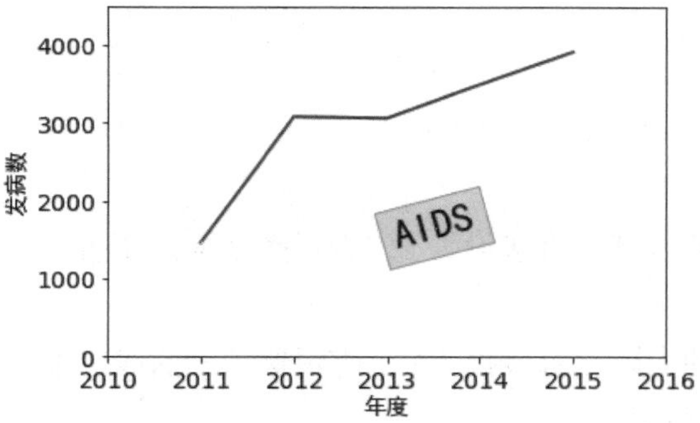

图 3–3　2011—2015 年某地艾滋病发病数折线图

（3）绘制折线图并添加注释实践程序与实践结果。

（3.1）实践程序。

```
  # Model3-- 线图（3）
import matplotlib.pyplot as plt
plt.rcParams['font.sans-serif']='SimHei'
plt.rcParams['axes.unicode_minus']=False
CaseN=[1469,3084,3066,3498,3919]   # 创建发病数列表
labels=[2011,2012,2013,2014,2015]   # 创建年度标签列表
plt.plot(CaseN)   # 利用发病数绘图
plt.xticks(range(len(CaseN)),labels,fontsize=14)
  # 设置 x 轴刻度和对应标签、字体大小
plt.xlabel(' 年度 ',fontsize=14);  plt.ylabel(' 发病数 ',fontsize=14)
plt.annotate(text="this point is important", xy=(1,3084), xytext=(1.1,3390),
arrowprops={"width":2,"headlength":5,"headwidth": 5, "shrink": 0.1}, fontsize=14)
  # 设置折点注释（方法一）
# plt.annotate(text="this point is important", xy=(1,3084), xytext=(1.1,3390),
# arrowprops={"arrowstyle":"->"},fontsize=14)
  # 设置注释（方法二），设置注释内容、箭头坐标位置、文本坐标位置、箭头样式等
plt.title(' 图 3-4 2011-2015 年某地 AIDS 发病数折线 ', fontsize=16, y=-0.30);  plt.show( )
```

（3.2）实践结果见图 3–4。

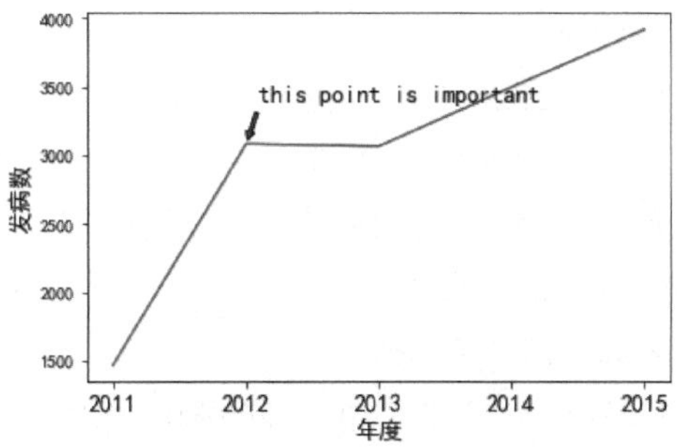

图 3–4　2011—2015 年某地 AIDS 发病数折线

二、填充图

（一）函数语法

plt.fill_between(x,0,y,facecolor=None,alpha=n)

（二）参数说明

x：表示 x 轴方向覆盖的区域，直接设为 x，表示整个 x 都覆盖。

0：表示 y 轴方向覆盖的下限。

y：表示 y 轴方向覆盖的上限，直接设为 y，表示覆盖 y 曲线以下。

facecolor：定义覆盖区域的颜色。

alpha：定义覆盖区域的透明度取值在 0~1 之间，其值越大，表示越不透明。

如果要实现循环填充想要填充的部分，需设置填充的 x 轴和 y 轴范围，格式如下：

```
position=[[,], … ,[,]]   # [,] 号中定义待填充区域的 x 轴位置索引号，即定义 x 范围。
for i in position:
    plt.fill_between(x[i[0]:i[1]],0,y,facecolor=None,alpha=n)
```

（三）绘图实践

1. 实践数据

见表 3-12，2011—2015 年某地各年男性、女性艾滋病发病数。

2. 实践任务

（1）2011—2015 年某地艾滋病发病数曲线填充图。

（2）2011—2015 年某地省男性女性艾滋病发病数曲线填充图。

（3）2011—2015 年某地省男性女性艾滋病发病数曲线高亮图。

3. 实践程序与实践结果

（1）实践程序。

```
    # Model3-- 填充图（1）（2）（3）
import matplotlib.pyplot as plt   # 导入 matplotlib.pyplot 模块取别名 plt
import numpy as np   # 导入 numpy 库起别名 np
x=np.array([i for i in range(2011,2016,1)])   # 创建年度数组
CaseNm=[1124,2338,2383,2826,3205]   # 创建发病数列表
CaseNf=[345,746,683,672,714]
CaseN=[1469,3084,3066,3498,3919]
plt.rcParams['font.sans-serif']='SimHei'
plt.rcParams['axes.unicode_minus']=False
    #（1）绘制艾滋病发病数曲线填充图
plt.plot(x,CaseN,'r',label=' 合计 ');  plt.legend( )
  # 绘制合计病例数折线图，设置曲线颜色、图例
plt.fill_between(x,0,CaseN,facecolor='g',alpha=0.2)
  # 填充，设置填充 x 轴和 y 轴区域、颜色和透明度
plt.tick_params(axis='both',labelsize=14)   # 设置 x 和 y 轴的刻度标签大小
plt.xlabel(' 年度 ',fontsize=14);  plt.ylabel(' 发病数 ',fontsize=14)
```

```
plt.title(' 图 3-5 2011-2015 年某地艾滋病发病数曲线全填充图 ', fontsize=16, y=-0.3);  plt.show( )
    #（2）绘制男性女性艾滋病发病数曲线填充图
plt.plot(x, CaseNm,'b',x,CaseNf,'y');  plt.legend([' 男性 ',' 女性 '])
plt.tick_params(axis='both',labelsize=14)
plt.fill_between(x,CaseNm,CaseNf,facecolor='green',alpha=0.3)
  # 填充，设置填充 x 轴和 y 轴区域、颜色和透明度
plt.xlabel(' 年度 ',fontsize=14);  plt.ylabel(' 发病数 ',fontsize=14)
plt.title(' 图 3-6 2011-2015 年某地男性女性艾滋病发病数曲线填充图 ', fontsize=16,y=-0.3);  plt.show( )
    #（3）绘制男性女性艾滋病发病数曲线高亮图
plt.plot(x,CaseNm,'b',x,CaseNf,'y');  plt.legend([' 男性 ',' 女性 '])
plt.tick_params(axis='both',labelsize=14)
position=[[1,3]]   # 设置想要高亮数据的 x 轴位置 ,[ ] 号中为位置索引号
for i in position:
    plt.fill_between(x[i[0]:i[1]],300,3300,facecolor='green',alpha=0.3)
  # 按设定的 x 轴 y 轴区域、颜色和透明度填充
plt.xlabel(' 年度 ',fontsize=14);  plt.ylabel(' 发病数 ',fontsize=14)
plt.title(' 图 3-7 2011-2015 年某地男性女性艾滋病发病数曲线高亮图 ', fontsize=16,y=-0.3)
plt.show( )
```

（2）实践结果见图 3–5 至图 3–7。

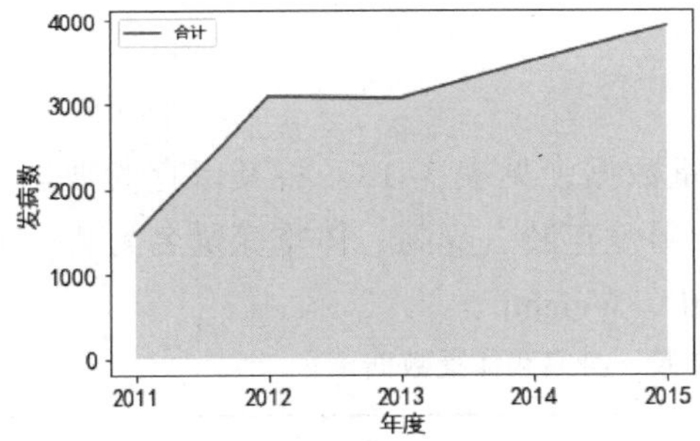

图 3–5　2011—2015 年某地艾滋病发病数曲线全填充图

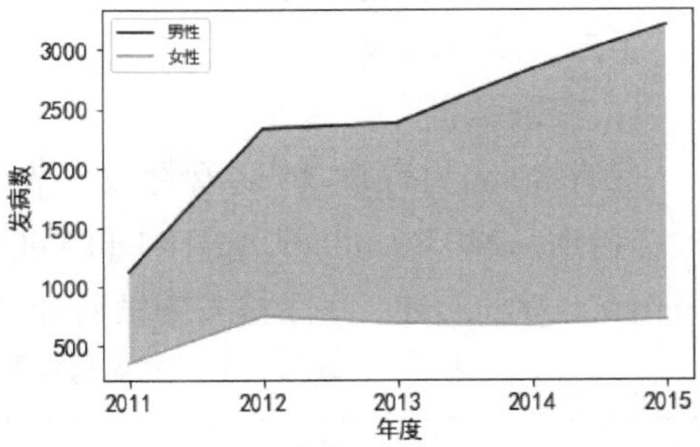

图 3–6　2011—2015 年某地男女性艾滋病发病数曲线填充图

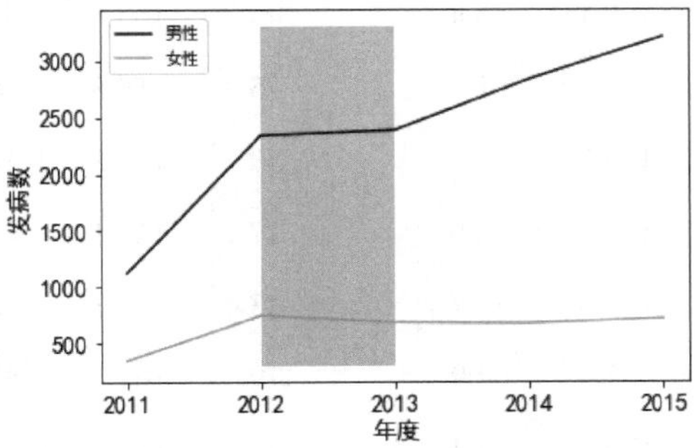

图 3–7　2011—2015 年某地男女性艾滋病发病数曲线高亮图

三、散点图

（一）函数语法

```
plt.scatter(x,y,s=None,c='b',marker='o',cmap=None,norm=None,vmin=None, vmax=None,alpha=None, linewidths=None,verts=None,hold=None, **kwargs)
```

（二）参数说明

x、y：数组，是将绘制散点图的数据点，输入数据。

s：表示大小，是标量或是数组，可选。

c：表示颜色或颜色序列，可选，默认蓝色 'b'。c 可以是 RGB（A）数组，此时，忽略 norm、vmin 和 vmax。

marker(MarkerStyle)：标记的样式，可选，默认 'o'。

cmap(Colormap)：标量或者是一个 colormap 的名字，cmap 仅当 c 是一个浮点数数组时使用。如果没有申明就是 image.cmap，可选，默认 None。

norm：设置在使用 cmap 映射到颜色之前，将标量数据缩放到 0~1 范围的归一化方法。可选 “linear”、“log”、“symlog”、“logit” 等方法，或者是 Normalize 实例或其子类。默认使用线性缩放。

vmin，vmax：浮点数，可选。定义色图覆盖的标量数据范围，默认覆盖全部数据值范围。当 norm 存在时忽略。

alpha：设置填充透明度，0~1 之间，可选，默认 None。

linewidths：标记点的长度，默认 None。

（三）绘图实践

1．实践数据

现有 30 名男性和 30 名女性成年人年龄、身高和体重数据，见表 3-13。将其保存为数据文件 “:/PyData2403/Adults60AgeHeightWeight.xlsx”，其中，男性年龄、身高、体重变量名为 AgeM、HeightM、WeightM，女性相关变量名分别为 AgeF、HeightF、WeightF。

表 3-13　30 名男性和 30 名女性成年人年龄、身高和体重数据

男性						女性					
年龄	身高	体重	年龄	身高	体重	年龄	身高	体重	年龄	身高	体重
52	163.3	69.3	41	180.5	79.3	42	152.0	54.6	51	156.7	48.0
53	163.9	61.8	70	160.1	55.4	45	152.6	59.5	47	156.5	70.8
65	166.2	83.7	54	157.9	61.7	75	159.8	56.2	44	152.7	58.2
56	165.2	74.2	62	164.7	61.5	49	152.8	44.9	50	155.6	59.7
66	167.0	66.8	33	169.0	56.6	27	155.1	45.0	67	140.2	46.8
37	167.8	61.2	48	165.9	78.7	43	152.3	58.6	49	155.7	59.8
28	179.6	65.3	42	167.4	64.9	79	161.3	57.5	74	150.4	49.4
64	165.0	54.4	59	170.8	77.4	42	153.0	60.4	55	154.4	40.0
74	164.9	65.3	51	169.7	90.8	33	156.6	50.8	28	160.4	54.9
59	169.5	68.6	62	163.4	86.7	41	169.4	62.1	31	158.5	45.2

续上表

男性						女性					
39	168.5	74.7	55	164.6	65.2	66	147.4	45.7	39	162.0	57.0
71	159.8	70.6	81	153.8	49.2	65	150.2	48.0	40	158.7	59.0
35	169.3	70.0	36	162.7	75.2	30	154.7	46.6	57	157.2	53.3
45	162.7	68.7	52	156.0	51.8	62	151.9	53.0	59	155.0	57.5
55	169.1	64.2	31	165.0	63.8	42	152.8	79.8	63	151.7	50.2

2．实践任务

（1）采用 plt.scatter( ) 绘制男性女性年龄和体重的散点图。

（2）采用 plt.plot( ) 绘制男性女性身高和体重的散点图。

3．实践程序与实践结果

（1）实践程序。

```
    # Model3-- 散点图（1）（2）
import pandas as pd; import matplotlib.pyplot as plt
plt.rcParams['font.sans-serif']='SimHei'
plt.rcParams['axes.unicode_minus']=False
Data=pd.read_excel('F:/PyData2403/Adults60AgeHeightWeight.xlsx')
  # 由 Excel 数据文件创建数据帧
AgeM=Data['AgeM']; HeightM=Data['HeightM']; WeightM=Data['WeightM']
AgeF=Data['AgeF']; HeightF=Data['HeightF']; WeightF=Data['WeightF']
  # 从数据帧获取男性、女性年龄、身高和体重数据
    #（1）绘制男性女性年龄和体重的散点图
plt.scatter(AgeM,WeightM,marker='+',c='r',label=' 男性 ')
  # 绘制男性年龄体重的散点图，设置标记、颜色和图例
plt.scatter(AgeF,WeightF,marker='o',c='g',label=' 女性 ')
plt.legend(loc='upper left')  # 设置图例的位置
plt.xlabel(' 年龄（岁）',y=-0.05,fontsize=14)
plt.ylabel(' 体重（kg）',x=-0.05,fontsize=14)
plt.title(' 图 3-8 男性女性成年人年龄体重散点图（scatter 函数绘制）', y=-0.30, fontsize=16)
plt.show( )
    #（2）绘制男性女性身高和体重的散点图
plt.plot(HeightM,WeightM,'ro')  # 利用身高和体重绘图，设置颜色和标记
plt.plot(HeightF,WeightF,'g*')
# plt.plot(HeightM,WeightM,'ro',HeightF,WeightF,'g*')  # 另一种语法格式
plt.legend([' 男性 ',' 女性 '],loc='upper left')  # 设置图例及其位置
plt.xlabel(' 身高（cm）',y=-0.05,fontsize=14); plt.ylabel(' 体重（kg）',x=-0.05, fontsize=14)
  # 设置 x 轴 y 轴标签内容、标签位置和字体大小
plt.title(' 图 3-9 男性女性成年人身高体重散点图（plot 函数绘制）', y=-0.30, fontsize=16); plt.show( )
```

（2）实践结果见图 3–8、图 3–9。

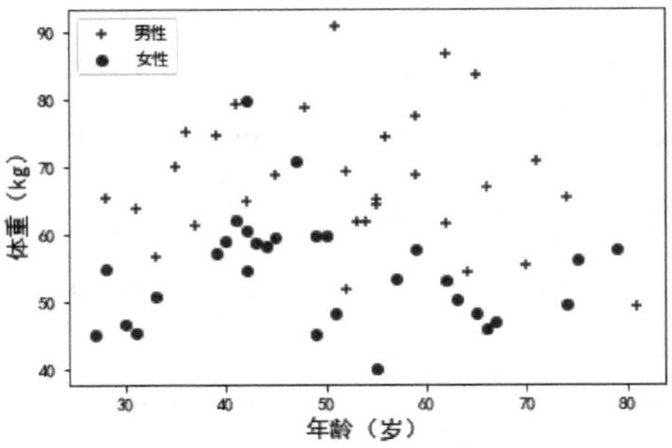

图 3–8　男性女性成年人年龄体重散点图（scatter 函数绘制）

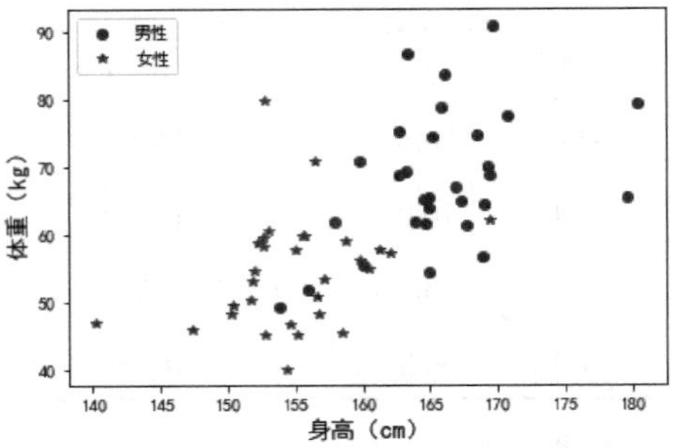

图 3–9　男性女性成年人身高体重散点图（plot 函数绘制）

四、条图和组合条图

（一）函数语法

plt.bar(x,y,format_string, *kwargs)

plt.barh(x,y,format_string, *kwargs)　# 绘制水平柱状图。

（二）参数说明

color：可以设置柱状图的填充颜色。

alpha：可以设置填充透明度。

bottom：用于设置柱状图的起始高度，以此可以绘制堆积柱状图。

width：用于设置柱状图的宽度，以此可以绘制并列柱状图。

通过 plt.grid(axis='y' 或 'x',format_string) 可以绘制网格，通过参数设置可以绘制出个性化的格网。

（三）绘图实践

1．实践数据

见表 3–12 中 2011—2015 年某地各年男性、女性艾滋病发病数。

2．实践任务

实践任务包括：①简单条图；②复合条图；③叠加条图；④上下对称条图；⑤嵌套条图；⑥横向复合条图；⑦左右对称条图；⑧发散型条图。

3．实践程序与实践结果

（1）简单条图实践程序与实践结果。

（1.1）实践程序。

```
# Model3-- 简单条图
import numpy as np; import matplotlib.pyplot as plt
plt.rcParams['font.sans-serif']='SimHei'
plt.rcParams['axes.unicode_minus']=False
plt.rcParams['axes.spines.right']=False   # 将右 'right' 边框样式设为无边框
plt.rcParams['axes.spines.top']=False   # 将上 'top' 边框样式设为无边框
x=np.array([i for i in range(2011,2016,1)])   # 创建年度数组
```

```
CaseN=[1469,3084,3066,3498,3919]
plt.figure(figsize=(8,6)); width=0.4  #设置画布大小、条宽
plt.bar(x,CaseN,color='b',alpha=0.7,width=width)
  #设置 x 轴、y 轴值，条的颜色、透明度、宽度
for a,b in zip(x,CaseN):
    plt.text(a,b+50.0,'%.0f'%b,ha='center',va ='bottom',fontsize=16)
  #添加数据标签，设置标签坐标位置、内容及格式、水平和垂直对齐方式、字体大小
plt.xticks(fontsize=16); plt.yticks(fontsize=16)  #设置 x、y 轴刻度标记大小
plt.xlabel(' 年度 ',fontsize=18); plt.ylabel(' 发病数 ',fontsize=18)
plt.title(' 图 3-10 2011-2015 年某地艾滋病发病数条图 ',fontsize=22,y=-0.25)
plt.show( )
```

（1.2）实践结果见图 3–10。

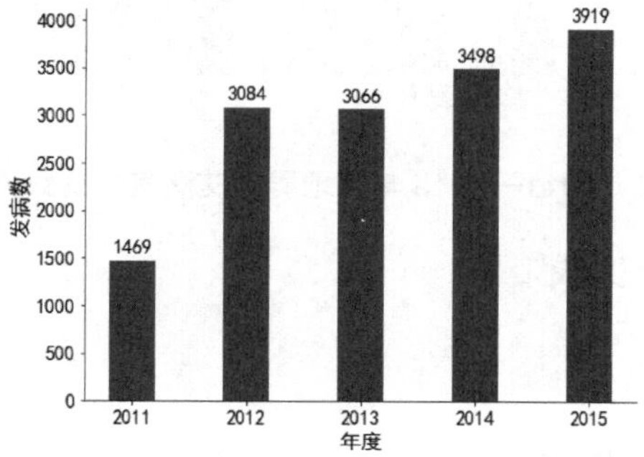

图 3–10　2011—2015 年某地艾滋病发病数条图

（2）复合条图实践程序与实践结果。

（2.1）实践程序。

```
  # Model3-- 复合条图
import numpy as np; import matplotlib.pyplot as plt
plt.rcParams['font.sans-serif']='SimHei'
plt.rcParams['axes.unicode_minus']=False
plt.rcParams['axes.spines.right']=True
  #将右（right）边框样式（恢复默认）设为有边框
plt.rcParams['axes.spines.top']=True  #将上（top）边框（恢复默认）设为有边框
x=np.array([i for i in range(2011,2016,1)])
CaseNm=[1124,2338,2383,2826,3205]; CaseNf=[345,746,683,672,714]
plt.figure(figsize=(8,6)); width=0.4
plt.bar(x,CaseNm,color='b',alpha=0.7,width=width)
for a,b in zip(x,CaseNm):
    plt.text(a,b+25.0,'%.0f'%b,ha ='center',va ='bottom',fontsize=14)
plt.bar(x+width,CaseNf,color='g',alpha=0.7,width=width)
  # CaseNf 条图的 x 轴值为 x+width
for a,b in zip(x,CaseNf):
    plt.text(a+width,b+25.0,'%.0f'%b,ha='center',va='bottom',fontsize=14)
```

```
plt.xticks(fontsize=16); plt.yticks(fontsize=16)
plt.xlabel(' 年度 ',fontsize=16); plt.ylabel(' 发病数 ',fontsize=16)
plt.grid(color='r',linestyle='-',linewidth=1,axis='y',alpha=0.3)
  # 设置网格线的颜色、式样、宽度、沿轴和透明度
plt.title(' 图 3-11 2011-2015 年某地男女艾滋病发病数复合条图 ', fontsize=22, y=-0.25)
plt.legend([' 男性 ',' 女性 ']); plt.show( )
```

（2.2）实践结果见图 3–11。

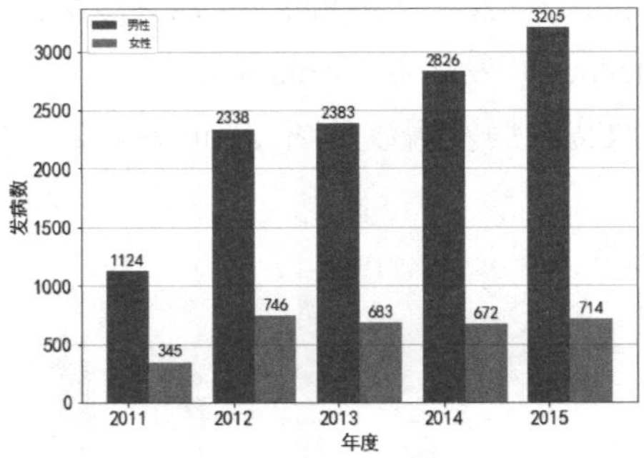

图 3–11　2011—2015 年某地男女艾滋病发病数复合条图

（3）叠加条图实践程序与实践结果。

（3.1）实践程序。

```
  # Model3-- 叠加条图
import numpy as np; import matplotlib.pyplot as plt
plt.rcParams['font.sans-serif']='SimHei'
plt.rcParams['axes.unicode_minus']=False
x=np.array([i for i in range(2011,2016,1)])
CaseNm=[1124,2338,2383,2826,3205]; CaseNf=[345,746,683,672,714]
CaseN=[1469,3084,3066,3498,3919]
yM=np.array(CaseNm); yF=np.array(CaseNf); yN=np.array(CaseN)
plt.figure(figsize=(8,6))
width=0.5; plt.ylim(0,4500)  # 设置条宽，y 轴范围
plt.bar(x,yM,color='b',alpha=0.6,width=width)
  # 绘制男性数据条图，设置横轴、纵轴、颜色、透明度、条宽
plt.bar(x,yF,color='g',alpha=0.6,width=width,bottom=yM)
  # 绘制女性数据条图，叠加在男性数据条图上方 bottom=yM
plt.legend([' 男性 ',' 女性 '],loc='upper left')  # 设置图例及其位置
for a1,b1 in zip(x,yM):
    plt.text(a1,b1-200,'%.0f'%b1,ha='center',fontsize=14,color='r')
  # 给数据条添加标签，设置横轴纵轴位置、数据值及其格式、垂直对齐方式，字体大小、颜色
for a3,b3,b2 in zip(x,CaseN,yF):
    plt.text(a3,b3-200,'%.0f'%b2,ha='center',fontsize=14,color='r')
  # 给女性数据条添加数据标签
for a3,b3,bN in zip(x,CaseN,yN):
```

```
    plt.text(a3,b3+200,'%.0f'%bN,ha='center',fontsize=14,color='r')
  # 在条的上方添加合计数据标签
plt.xticks(fontsize=16); plt.yticks(fontsize=16)
plt.xlabel(' 年度 ',fontsize=18); plt.ylabel(' 发病数（例）',fontsize=18)
plt.title(' 图 3-12 2011-2015 年某地男女艾滋病发病数叠加条图 ', fontsize=22, y=-0.23); plt.show( )
```

（3.2）实践结果见图 3–12。

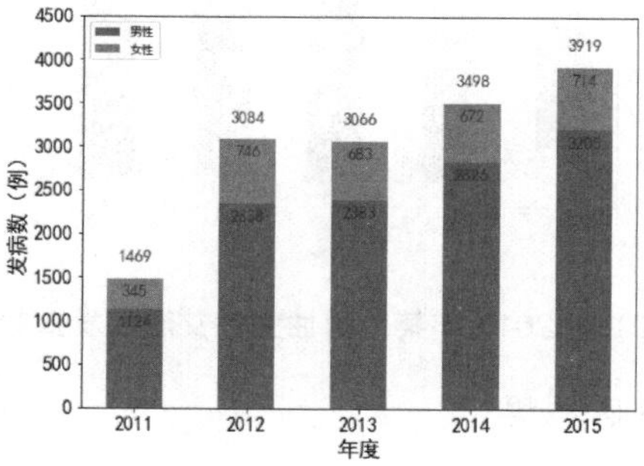

图 3–12　2011—2015 年某地男女艾滋病发病数叠加条图

（4）上下对称条图实践程序与实践结果。

（4.1）实践程序。

```
  # Model3-- 上下对称条图
import numpy as np; import matplotlib.pyplot as plt
plt.rcParams['font.sans-serif']='SimHei'
plt.rcParams['axes.unicode_minus']=False
x=np.array([i for i in range(2011,2016,1)])
CaseNm=[1124,2338,2383,2826,3205]; CaseNf=[345,746,683,672,714]
yM=np.array(CaseNm); yF=np.array(CaseNf)
plt.figure(figsize=(8,6)); width=0.5; plt.ylim(-1000,3500)
plt.bar(x,yM,color='g',alpha=0.9,width=width)
  # 男性发病数条图绘制在 y 轴 0 刻度水平线上面，设置颜色、透明度和条宽
for a,b in zip(x,yM):
    plt.text(a,b+25.0,'%.0f'%b,ha='center',va='bottom',fontsize=14)
plt.bar(x,-yF,color='b',alpha=0.9,width=width)
  # 女性发病数条图绘制在 y 轴 0 刻度水平线下面，设置颜色、透明度和条宽
for a,b in zip(x,yF):
    plt.text(a,-(b+200),'%.0f'%b,ha='center',va='bottom',fontsize=14)
  # 负向添加女性发病数标签
plt.yticks((-1000,-500,0,500,1000,1500,2000,2500,3000,3500),
          ('1000','500','0','500','1000','1500','2000','2500','3000','3500'))
  # 给 y 轴的刻度位置赋值
plt.legend([' 男性 ',' 女性 '],fontsize=14); plt.xticks(fontsize=16)
plt.yticks(fontsize=16); plt.xlabel(' 年度 ',fontsize=18)
plt.ylabel(' 发病数 ',fontsize=18)
```

```
plt.title(' 图 3-13 2011-2015 年某地男性女性艾滋病发病数上下条图 ', fontsize=22,y=-0.23)
plt.show( )
```

（4.2）实践结果见图 3-13。

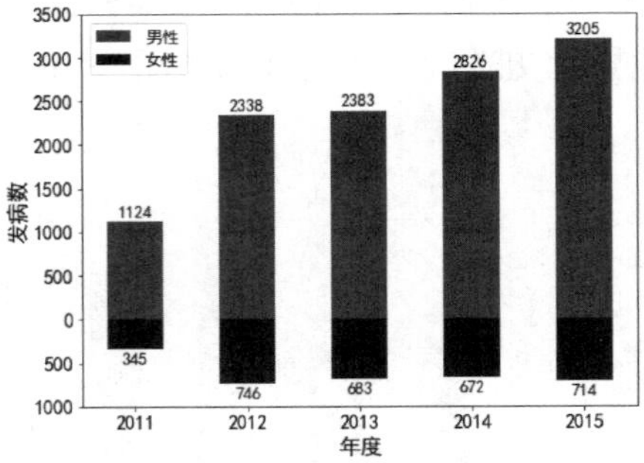

图 3-13　2011—2015 年某地男性女性艾滋病发病数上下条图

（5）嵌套条图实践程序与实践结果。

（5.1）实践程序。

```
# Model3-- 嵌套条图
import matplotlib.pyplot as plt; plt.rcParams['font.sans-serif']='SimHei'
plt.rcParams['axes.unicode_minus']=False
years=[2011,2012,2013,2014,2015]; CaseN=[1469,3084,3066,3498,3919]
CaseNM=[1124,2338,2383,2826,3205]; CaseNF=[345,746,683,672,714]
fig=plt.figure(figsize=(8,6))  # 设置绘图画布大小
ax1=fig.add_axes([0,0,0.5,0.4])
  # 设置第 1 个子图的轴坐标位置，前两个数设置轴原点（左下角点）坐标
  # 后两个数设置 x 轴、y 轴长度，此法可灵活设置多个子图相对位置，可重叠
plt.bar(years,CaseN)  # 在第 1 个子图上绘制条图
plt.title('2011-2015 年某地 AIDS 发病数条图 ',y=-0.30,fontsize=18)
plt.xlabel(' 年度 ',fontsize=12); plt.ylabel(' 发病数 ',fontsize=12)
ax2=fig.add_axes([0.53,0.43,0.32,0.26])  # 设置第 2 个子图的轴坐标位置
plt.bar(years,CaseNM); plt.bar(years,CaseNF)
plt.title('2011-2015 年某地男女 AIDS 发病数条图 ',y=-0.40,fontsize=12)
plt.xlabel(' 年度 ',fontsize=10); plt.ylabel(' 发病数 ',fontsize=10); plt.show( )
```

（5.2）实践结果见图 3-14。

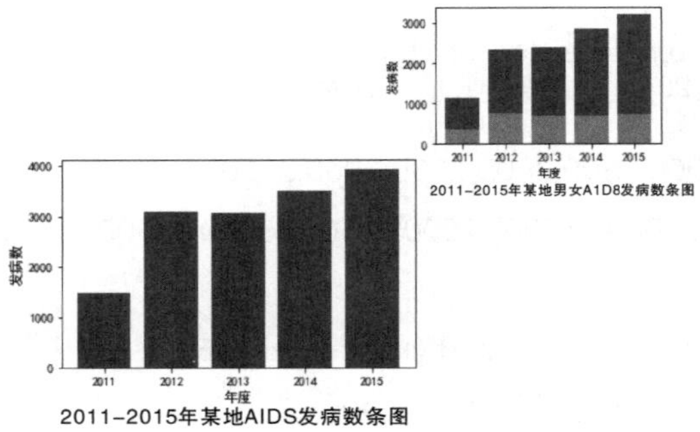

图 3-14　2011—2015 年某地艾滋病发病数嵌套条图

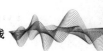

（6）横向复合条图实践程序与实践结果。

（6.1）实践程序。

```
# Model3-- 横向复合条图
import matplotlib.pyplot as plt;  import numpy as np
plt.rcParams['font.sans-serif']='SimHei'
plt.rcParams['axes.unicode_minus']=False
years=['2011','2012','2013','2014','2015']
CaseNm=[1124,2338,2383,2826,3205];  CaseNf=[345,746,683,672,714]
plt.figure(figsize=(7,5));  bar_width=0.4
plt.barh(y=years,width=CaseNm,height=bar_width,color='b',label=" 男性 ")
 # 绘制男性条图，设置纵轴、条宽（横轴）、条高（纵轴）、颜色、图例
for y,x in enumerate(CaseNm):
    plt.text(x+200,y-bar_width/2,'%s'%x,ha='center',va='bottom',fontsize=14)
 # 设置添加数据标签的坐标、标签值字符，垂直对齐、水平对齐方式，字体大小
plt.barh(y=np.arange(len(years))+1.2*bar_width,width=CaseNf,height=bar_width,color='g',label=' 女性 ')
 # 绘制女性条图，设置纵轴高度，在男性纵轴高度值上增加条宽的 1.2 倍
 # 以便绘制条图并留出条间空白，等
for y,x in enumerate(CaseNf):
    plt.text(x+200,y+0.7*bar_width,'%s'%x,ha='center',va='bottom',fontsize=14)
plt.legend(loc='lower right')  # 绘制图例，并放在右下方
plt.xlim(0,4000)  # 设置 x 轴的范围；plt.xlabel(' 发病数 ( 例 )',fontsize=14)
plt.ylabel(' 年度 ',fontsize=14)
plt.title(' 图 3-15 2011-2015 年某地男性女性艾滋病发病数横向复合条图 ', y=-0.25,fontsize=18)
plt.show( )
```

（6.2）实践结果见图 3–15。

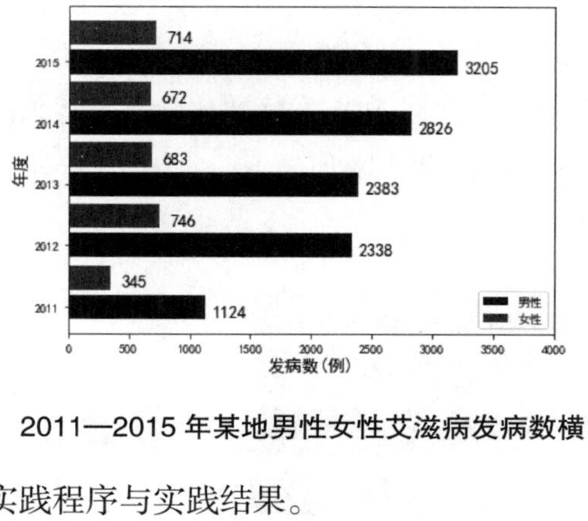

图 3–15　2011—2015 年某地男性女性艾滋病发病数横向复合条图

（7）左右对称条形图实践程序与实践结果。

（7.1）实践程序。

```
# Model3-- 左右对称条图
import matplotlib.pyplot as plt;  import numpy as np
plt.rcParams['font.sans-serif']='SimHei'
```

```
plt.rcParams['axes.unicode_minus']=False
years=['2011','2012','2013','2014','2015']  # 创建纵轴数据列表
CaseNm=[1124,2338,2383,2826,3205]; CaseNf=[345,746,683,672,714]
  # 创建横轴数据列表
MaleN=np.array(CaseNm); FemalN=np.array(CaseNf)  # 创建数组
plt.figure(figsize=(10,6)); bar_width=0.20  # 设置画布大小，设置条宽
ax=plt.gca( )  # 获取坐标轴对象
ax.spines['right'].set_color('none')  # 把右边框颜色设为无色，隐藏右边框
ax.spines['top'].set_color('none')  # 把上边框颜色设为无色，隐藏上边框
ax.spines['bottom'].set_color('none')  # 把下边框颜色设为无色，隐藏下边框
ax.yaxis.set_ticks_position('left')  # 指定左边的边为 y 轴
ax.spines['left'].set_position(('data', 0))
  # 指定 data 设置的 left( 也就是指定的 y 轴 ) 绑定到 x 轴的 0 这个点上
plt.barh(range(len(years)),-MaleN,color='darkorange',label=' 男性 ')
  # 男性发病数条图绘制在 x 轴 0 刻度对应 y 轴的左边，设置颜色和图例
for y,x in enumerate(CaseNm):  # 将列表组合为一个索引序列，同时列出数据和下标
    plt.text(-(x+300),y-bar_width/2,'%s'%x,ha='center',va='bottom', fontsize=16)
  # 设置添加文本标签的横轴、纵轴坐标、标签值，垂直对齐、水平对齐方式，字体大小
plt.barh(range(len(years)), FemalN,color='limegreen',label=' 女性 ')
  # 女性发病数条图绘制在 x 轴 0 刻度对应 y 轴的右边，设置颜色和图例
for y,x in enumerate(CaseNf):
    plt.text(x+250,y-0.5*bar_width,'%s'%x,ha='center',va='bottom',fontsize=16)
plt.xticks((-3500,-3000,-2500,-2000,-1500,-1000,-500,0,500,1000,1500,2000,2500,3000,3500),
    ('3500','3000','2500','2000','1500','1000','500','0','500','1000','1500','2000','2500','3000','3500'))
plt.xticks([])  # 去掉 x 轴刻度
plt.yticks((0, 1, 2, 3, 4),('2011 年 ','2012 年 ','2013 年 ','2014 年 ','2015 年 '), fontsize=16)
plt.xlabel(' 病例数（例）',fontsize=18)
plt.title(' 图 3-16 2011-2015 年某地男性女性 AIDS 发病数比较背靠背条图 ', fontsize=22,y=-0.23)
plt.legend(loc='center right',fontsize=14); plt.show( )
```

（7.2）实践结果见图 3–16。

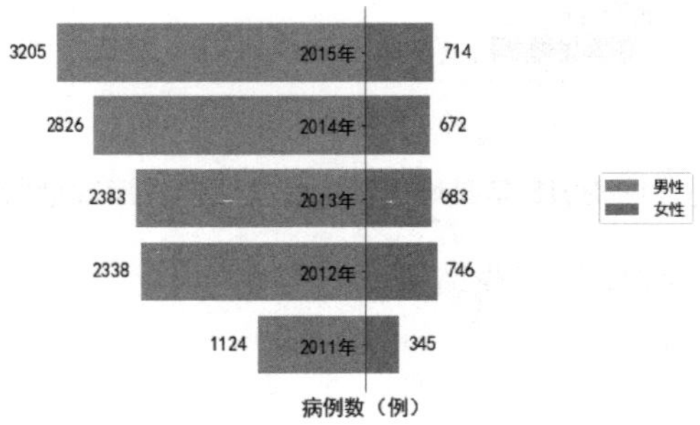

图 3–16　2011—2015 年某地男性女性 AIDS 发病数比较背靠背条图

（8）发散型条形图实践程序与实践结果。

对称条形图一般只能对比两个个体之间的各项指标数据，如果涉及多个个体，对称条形图就不怎么好用了。有另一种图可以同时展示多个个体的情况，就是发散型条形图。但是它本身也是有限制的，发散型条形图只能展示在某一个指标上多个个体的不同，而对称条形图能够展示两个个体在多个指标上的对比，所以在实际应用中需区分要实现的目的。

虽然发散型条形图形式和对称条形图类似，条形都是向两个互为相反的方向延伸，然而两者还是有一些不同，对称条形图直接在其中一组数据取负数，而发散型条形图是在所有数据上都减掉了整体数据的均值，这样大于均值的数据依然为正，而低于均值的数据就会变成负数。

（8.1）实践程序。

```
    # Model3-- 离均差发散条图
import matplotlib.pyplot as plt  # 导入 matplotlib.pyplot 包取别名 plt
import numpy as np;  import pandas as pd
plt.rcParams['font.sans-serif']='SimHei'
plt.rcParams['axes.unicode_minus']=False
years=['2011','2012','2013','2014','2015']  # 创建纵轴数据列表
CaseN=[1469,3084,3066,3498,3919]  # 创建横轴数据列表
AnnualN=np.mean(CaseN)  # 求年均发病数
Def=CaseN-AnnualN  # 求各年发病数与均值之差值（离均差）
print(" 各年 AIDS 发病数的离均差列表：",Def)
DefDF=pd.DataFrame(Def)  # 创建离均差的 DataFrame
plt.figure(figsize=(9,6));  bar_width=0.50  # 设置画布大小，设置条宽
colors=[]  # 指定存储条形颜色空列表
for i in DefDF.iloc[:,0]:  # 根据离均差值的正负设置条的颜色
    if i>0:
        colors.append("r")  # 超过均值的数值条为红色，添加到颜色列表中
    else:
        colors.append("g")  # 低于均值的数值条为绿色，添加到颜色列表中
plt.barh(years,DefDF.iloc[:,0],height=bar_width,color=colors)
  # 绘图，设置纵轴、横轴、条宽、颜色
pos=[]  # 指定要添加文本的 x 轴位置空列表
for i in DefDF.iloc[:,0]:
    if i>0:
        pos.append(i)  # 如果数值高于均值，文本在 x 轴的位置超过条形顶端的位置
    else:
        pos.append(i)  # 如果数值低于均值，文本在 x 轴的位置小于条形顶端的位置
for i in range(len(DefDF)):  # 通过循环为每个条形添加标签值
    if pos[i]>0:
        plt.text(x=pos[i]+50,y=i,s=round(DefDF.iloc[:,0].iloc[i],0),fontsize=16)
  # 在 x 轴方向位置，y 轴方向位置，添加数据（取整）标注，设置字体大小
```

```
    else:
        plt.text(x=pos[i]-450,y=i,s=round(DefDF.iloc[:,0].iloc[i],0),fontsize=16)
plt.xlim(-2000,1500)   # 设置 x 轴的区间
plt.xticks(fontsize=16); plt.yticks(fontsize=16)   # 设置 x 轴 y 轴标签字体大小
plt.xlabel(" 病例数 ",fontsize=19); plt.ylabel(" 年度 ",fontsize=19)
plt.title(" 图 3-17 2011-2015 年 GD 省 AIDS 病例数离均差发散条形图 ", y=-0.26, fontsize=22)
plt.show( )
```

（8.2）实践结果

各年 AIDS 发病数的离均差列表：[−1538.2　76.8　58.8　490.8　911.8]。

绘图实践结果见图 3–17。

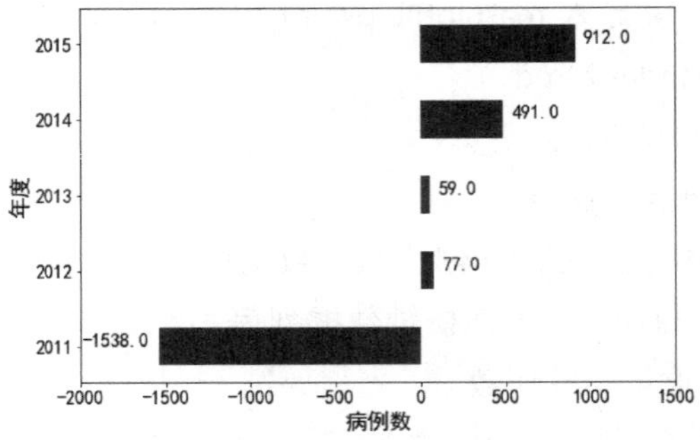

图 3–17　2011—2015 年某地 AIDS 病例数离均差发散条形图

五、双 y 轴图

（一）实践数据

现有某地 2008—2017 年手足口病发病数和发病率数据，见表 3–14。试利用该数据绘制条图线图双 y 轴图。

表 3–14　2008—2017 年某地手足口病发病数和发病率

年度	发病数			发病率（/10 万）		
	男	女	合计	男	女	合计
2008	32 198	16 684	48 882	64.45	34.90	50.00
2009	60 750	32 010	92 760	118.74	65.38	92.65
2010	146 011	80 084	226 095	275.38	160.70	219.82
2011	177 613	96 901	274 514	323.03	194.79	262.12
2012	210 757	120 452	331 209	378.75	241.66	313.97
2013	222 475	136 759	359 234	400.20	270.28	338.29
2014	262 038	167 998	430 036	467.17	331.04	402.50
2015	227 121	146 461	373 582	400.30	286.46	346.34
2016	224 229	145 506	369 735	392.10	279.54	338.46
2017	247 318	162 138	409 456	428.09	310.51	372.27

（二）实践任务

绘制条图线图合并双 y 轴图。

（三）实践程序

```
# Model3-- 条图线图合并双 y 轴图
import numpy as np;  import matplotlib.pyplot as plt
from matplotlib.ticker import FuncFormatter  # 导入自定义坐标轴标签格式函数
plt.rcParams['font.sans-serif']='SimHei'  # 指定字体为中文黑体
plt.rcParams['axes.unicode_minus']=False  # 用来正常显示负号
x1=np.arange(2008, 2018)  # 生成年度 2008 至 2017 的数组
x2=x1[1:]  # 生成年度 2009 至 2017 的数组
y1=np.array([48882,92760,226095,274514,331209,359234,430036,373582,369735,409456])
  # 生成各年发病数的数组
y2=(y1[1:]-y1[:-1])/y1[:-1]  # 计算发病数增长率
  # y1[1:] 表示截取第 2 个值以后的值
  # 即 array([92760,226095,274514,331209,359234,430036,373582,369735, 409456])
  # y1[:-1] 截取倒数第 2 个值以前的值
  # 即 array([48882, 92760,226095,274514,331209,359234,430036,373582,369735])
fig,ax1=plt.subplots(figsize=(9,6))  # 定义画布 1，设置画布大小
bar=ax1.bar(x1,y1)  # 绘制年度、发病数条图
ax1.legend(bar, (" 发病数 ",), loc=[0.2,-0.155],fontsize=14)
  # 设置图例图形、文本及其位置
plt.xticks(fontsize=16); plt.yticks(fontsize=16)
ax2=ax1.twinx( )  # 定义画布 2
def to_percent(value, position):  # 定义增长率函数
    return "%1.0f" % (100*value)+'%'  # 增长率计算及表达格式
ax2.yaxis.set_major_formatter(FuncFormatter(to_percent))
  # 设置增长率 y 轴标记
line=ax2.plot(x2, y2, c='r',linewidth=3)
  # 绘制年度、增长率线图，设置线的颜色、粗细
for a, b in zip(x2, y2):  # 设置增长率的数据标注位置、值、字体大小
    ax2.text(a,b,"%.2f"%(100*b)+'%', ha='center', va='bottom',fontsize=14)
ax2.legend(line, (" 增速 ",),loc=[0.6,-0.155],fontsize=14)
  # 设置图例图形、文本及其位置
ax1.spines['top'].set_visible(False)  # 隐藏上边框
ax2.spines['top'].set_visible(False)  # 隐藏上边框
ax2.set_title(" 图 3-18 2008-2018 年某地手足口病发病数及其增速 ", fontsize=24,y=-0.28)
  # 添加标题
plt.yticks(fontsize=16); plt.show( )  # 设置 y 轴标签字体大小，输出图形
```

（四）实践结果

绘图实践结果见图 3-18。

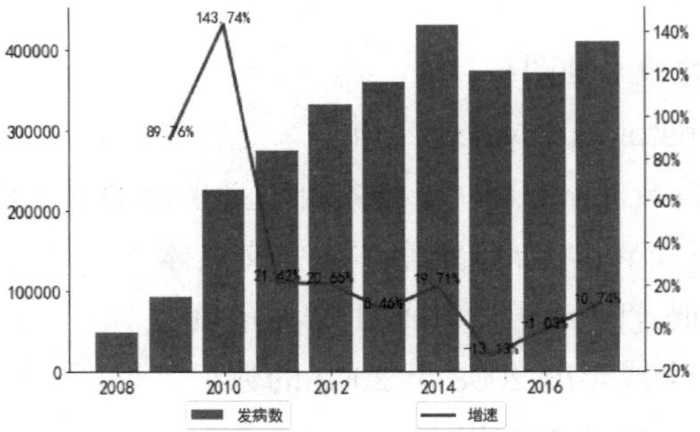

图 3-18　2008—2018 年某地手足口病发病数及其增速

六、饼图

（一）函数语法

plt.pie(x,explode=None,labels=None,colors=None,autopct=None,pctdistance=0.6,shadow=False,labeldistance=1.1,startangle=None,radius=None,counterclock=True,wedgeprops=None,textprops=None,center=(0,0),frame=False)

（二）参数说明

plt.pie 提供了大量的参数来控制绘图效果，以下是一些常用的参数及其含义。

x：指定绘图的数据。

explode：控制每一块的偏移量，用于突出饼图中的子集，用间隔突出的方式显示。

labels：指定每个部分的标签。

colors：调色盘，指定饼图的填充色，默认值为 None，会使用默认的调色盘，所以通常情况下，不需要设置该参数。

autopct：设置饼图上的百分比标记信息。有两种设置方式，一是设置字符串格式化，例如 '%.1f%%' 表示小数点后保留一位；二是用函数来进行设置。默认值为 None，不显示百分比。

pctdistance：设置百分比标签与圆心的距离。

shadow：是否添加饼图的阴影效果，使得看上去有立体感，默认值为 False。

labeldistance：设置各扇形标签（图例）与圆心的距离。

startangle：设置起始角度。

radius：设置饼图的半径大小。半径越大，饼图越大。

countercolock：用于调整饼图的方向，默认为 True，表示逆时针方向，值为 False 时为顺时针方向。

wedgeprops：设置饼图内外边界的属性，如边界线的粗细、颜色等。

textprops：通过字典 { } 方式设置饼图中文本的属性，如字体大小、颜色等。

center：指定饼图的中心点位置，默认为原点。

frame：是否要显示饼图背后的图框，如果设置为 True，需要同时控制图框 x 轴、y 轴的范围和饼图的中心位置。

（三）绘图实践

1．实践数据

现有某地 2011—2014 年新发现 AIDS/HIV 感染途径发病数，见表 3-15。

表 3-15 2011—2014 年某地新发现 AIDS/HIV 感染途径发病数

年度	感染途径					合计
	注射毒品	同性传播	异性传播	母婴传播	其他	
2011	1103	971	3480	59	148	5761
2012	850	1384	4119	41	60	6454
2013	742	1692	4689	33	37	7193
2014	681	2424	5516	45	125	8791
合计	3376	6471	17804	178	370	28199

2．实践任务

绘制饼图并用 plt.subplot( ) 函数制作子图。

3．实践程序与实践结果

（1）实践程序。

```
# Model3-- 饼图及其子图
import matplotlib.pyplot as plt
plt.rcParams['font.sans-serif']='SimHei'
plt.rcParams['axes.unicode_minus']=False
routes=[' 注射毒品 ',' 同性传播 ',' 母婴传播 ',' 异性传播 ',' 其他 ']
  # 创建感染途径的字符串列表
CaseP2011=[1103,971,59,3480,148]; CaseP2012=[850,1384,41,4119,60]
CaseP2013=[742,1692,33,4689,37]; CaseP2014=[681,2424,45,5516,125]
CasePTotal=[3376,6471,178,17804,370]  # 创建各年度及合计各种感染途径病例数列表
plt.figure(1,figsize=(8,6))  # 第一张图，设置画布大小
plt.subplot(221)  # 按照 2 行 2 列分 4 张子图绘制第一张图中的第 1 张子图
plt.pie(CaseP2011,labels=routes,startangle=30,autopct="%.2f%%")
  # 设置产生楔形块的数据、标签列表、起始角度、数据标注格式
plt.title('2011 年 AIDS/HIV 感染途径构成比 ',y=-0.16,fontsize=15)
plt.subplot(222)  # 绘制第一张图中的第 2 张子图
plt.pie(CaseP2012,labels=routes,startangle=30,autopct="%.2f%%")
plt.title('2012 年 AIDS/HIV 感染途径构成比 ',y=-0.16,fontsize=15)
plt.subplot(223)  # 绘制第一张图中的第 3 张子图
plt.pie(CaseP2013,labels=routes,startangle=30,autopct="%.2f%%")
plt.title('2013 年 AIDS/HIV 感染途径构成比 ',y=-0.16,fontsize=15)
plt.subplot(224)  # 绘制第一张图中的第 4 张子图
plt.pie(CaseP2014,labels=routes,startangle=30,autopct="%.2f%%")
plt.title('2014 年 AIDS/HIV 感染途径构成比 ',y=-0.16,fontsize=15)
```

```
plt.show( )
plt.figure(2,figsize=(7,5))  # 绘制第二张图，设置画布大小
explode=(0,0.2,0,0.1,0)  # 设置各部分的突出量
plt.pie(CasePTotal,explode=explode,labels=routes,startangle=-90, shadow=True,autopct="%.2f%%",
textprops={'fontsize':16,'color':'g'})
  # 绘制饼图，设置各块突出量、标签、起始角度、阴影效果、百分比标记、字体大小颜色
plt.title(' 图 3-20 2011-2014 年 AIDS/HIV 感染途径构成比 ', y=-0.16, fontsize=21)
plt.show( )
```

（2）实践结果见图 3–19、图 3–20。

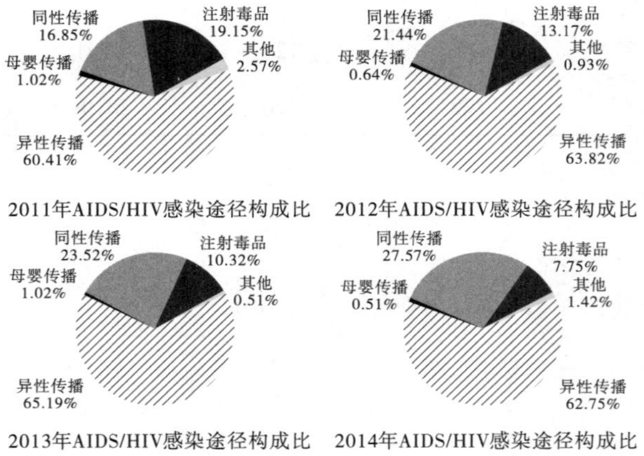

图 3–19　各年度 AIDS/HIV 感染途径构成比比较

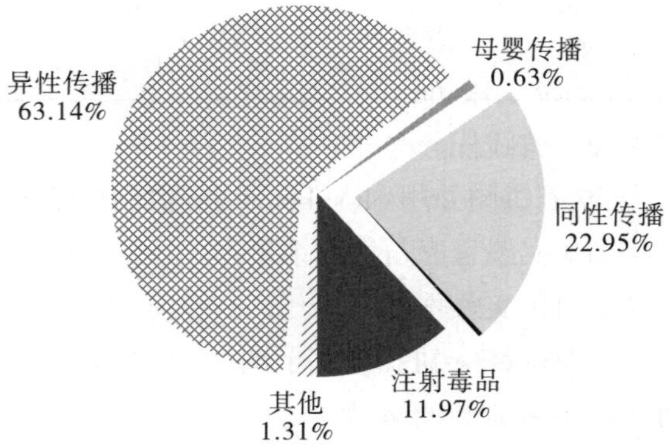

图 3–20　2011—2014 年 AIDS/HIV 感染途径构成比

七、子图

（一）函数语法

1．fig.add_subplot( ) 函数

基本格式：add_subplot(self,*args,**kwargs)

add_subplot( ) 向 figure 添加一个 Axes 作为 subplot 布局的一部分。要调用它有以下 4 种形式：

add_subplot(nrows,ncols,index,**kwargs)

add_subplot(pos,**kwargs)

add_subplot(ax), 这里 ax 是用 add_subplot( ) 创建的子图。

add_subplot( )，使用默认值创建一个子图，默认为 111。

（nrows,ncols,index）中 3 个参数，分别代表子图的行数、列数和图索引号，如（2,2,4）表示 2 行 2 列的第 4 个格子位置。

pos 是用一个连续的 3 位整数表示位置参数，如（224）表示 2 行 2 列的第 4 个格子位置。

2．plt.subplots( ) 函数

subplots( ) 既创建了一个包含子图区域的画布，又创建了一个 figure 图形对象，而 subplot( ) 只是创建一个包含子图区域的画布。

subplots 的函数格式：fig,ax=plt.subplots(nrows,ncols)

nrows 与 ncols 表示两个整数参数，它们指定子图所占的行数、列数。函数的返回值是一个元组，包括一个图形对象 fig 和所有的 axes 对象 ax。其中 axes 对象的数量等于 nrows * ncols，且每个 axes 对象均可通过索引值访问（从 1 开始）。

（二）绘图实践

1．实践数据

实践数据见表 3-12，2011—2015 年某地各年男性、女性艾滋病发病数。

2．实践任务

（1）用 fig.add_subplot( ) 函数制作子图。

（2）用 plt.subplots( ) 函数制作子图。

3．实践程序与实践结果

（1）用 fig.add_subplot( ) 函数制作子图。

（1.1）实践程序。

```
# Model3--fig.add_subplot( ) 函数制作子图
import matplotlib.pyplot as plt; import numpy as np
plt.rcParams['font.sans-serif']='SimHei'
plt.rcParams['axes.unicode_minus']=False
years=[2011,2012,2013,2014,2015]; CaseN=[1469,3084,3066,3498,3919]
CaseNM=[1124,2338,2383,2826,3205]; CaseNF=[345,746,683,672,714]
fig=plt.figure(figsize=(10,8))  # 设置绘图画布大小
plt.subplots_adjust(wspace=0.4,hspace=0.4)  # 设置子图之间左右、上下间距
subplot1=fig.add_subplot(221)  # 添加 2 行 2 列划分为 4 个子图的子图 1
plt.plot(years,CaseN)  # 绘制子图 1
plt.title('2011-2015 年某地 AIDS 发病数折线图 ',y=-0.28,fontsize=15)
plt.xlabel(' 年度 '); plt.ylabel(' 发病数 ')
subplot2=fig.add_subplot(222)  # 添加子图 2
plt.bar(years,CaseN)  # 绘制子图 2
plt.xlabel(' 年度 '); plt.ylabel(' 发病数 ')
plt.title('2011-2015 年某地 AIDS 发病数条图 ',y=-0.28,fontsize=15)
subplot3=fig.add_subplot(223)  # 添加子图 3
plt.pie(CaseN,labels=years,startangle=15,autopct="%.2f%%")  # 绘制子图 3
plt.title('2011-2015 年某地 AIDS 发病数构成图 ',y=-0.16,fontsize=15)
subplot4=fig.add_subplot(224); width=0.4  # 添加子图 4，设置条宽
x=np.array(years)  # 将年度列表转化为数组
plt.bar(x,CaseNM,color='b',alpha=0.7,width=width)  # 绘制复合条图
plt.bar(x+width,CaseNF,color='g',alpha=0.7,width=width)
plt.title('2011-2015 年某地男女 AIDS 发病数复合条图 ',y=-0.22,fontsize=15)
plt.legend([' 男性 ',' 女性 ']); plt.show( )
```

（1.2）实践结果见图 3–21。

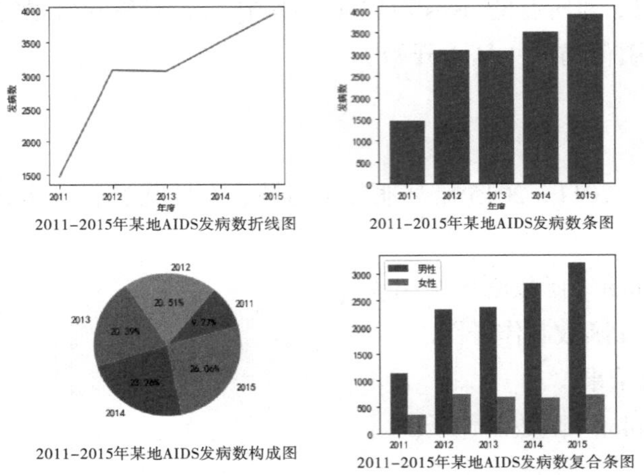

图 3–21　2011—2015 年某地各年男女性艾滋病发病数子图（1）

（2）用 plt.subplots( ) 函数制作子图。

（2.1）实践程序。

```
  # Model3--plt.subplots( ) 函数制作子图
import matplotlib.pyplot as plt
plt.rcParams['font.sans-serif']='SimHei'
plt.rcParams['axes.unicode_minus']=False
years=[2011,2012,2013,2014,2015]; CaseN=[1469,3084,3066,3498,3919]
figure,axes=plt.subplots(2,2,figsize=(8,6))
  # 设置创建 2 行 ×2 列的 4 个子图位置坐标，设置图的像素大小
plt.subplots_adjust(wspace=0.5,hspace=0.6)
  # subplots_adjust(left=None,bottom=None,right=None,top=None,wspace=None,hspace=None)，其中前 4 个参数用于设置 subplots 子图外围边距，wspace 和 hspace 参数设置用于设置 subplots 子图间的边距。
axes[0,0].plot(years,CaseN)
  # 在位置坐标系为 [0,0]（第 1 行 1 列）的位置（左上方）绘制第 1 个子图（线图）
axes[0,0].set_title('2011-2015 年某地艾滋病发病数折线图 ', y=-0.40,fontsize=14)
axes[0,0].set_xlabel(' 年度 '); axes[0,0].set_ylabel(' 发病数 ')
axes[0,1].scatter(years,CaseN)
  # 在位置坐标系为 [0,1]（第 1 行第 2 列）位置（右上方）绘制第 2 个子图（散点图）
axes[0,1].set_title('2011-2015 年某地艾滋病发病数散点图 ', y=-0.40,fontsize=14)
axes[0,1].set_xlabel(' 年度 '); axes[0,1].set_ylabel(' 发病数 ')
axes[1,0].bar(years,CaseN)
  # 在位置坐标系为 [1,0]（第 2 行第 1 列）位置（左下方）绘制第 3 个子图（条图）
axes[1,0].set_title('2011-2015 年某地艾滋病发病数条图 ', y=-0.40,fontsize=14)
axes[1,0].set_xlabel(' 年度 '); axes[1,0].set_ylabel(' 发病数 ')
axes[1,1].pie(CaseN,labels=years,startangle=30,autopct="%.2f%%")
  # 在位置坐标系为 [1,1]（第 2 行第 2 列）位置（右下方）绘制第 4 个子图（饼图）
```

```
axes[1,1].set_title('2011-2015 年某地艾滋病发病数饼图 ',y=-0.40, fontsize=14)
plt.show( )
```

（2.2）实践结果见图 3–22。

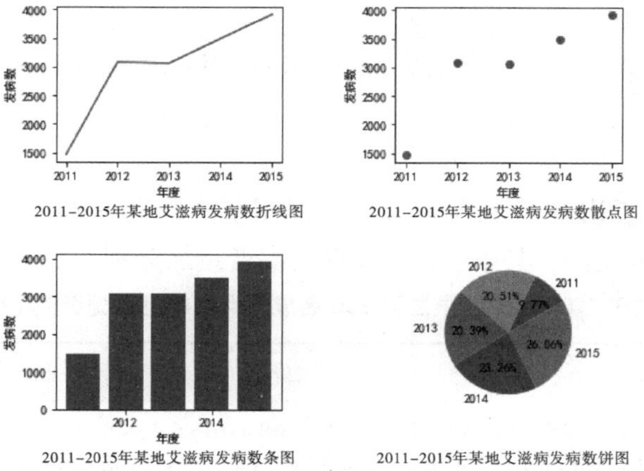

图 3–22　2011—2015 年某地各年男性女性艾滋病发病数子图（2）

八、直方图

直方图的应用场景包括：显示各组数据数量分布的情况；用于观察异常或孤立数据。抽取的样本数量过小，将会产生较大误差，可信度低，也就失去了统计的意义。因此，样本数不应少于 50。

（一）函数语法

plt.hist(x,bins=None,range=None,density=None,bottom=None,histtype='bar', align='mid',log=False, color=None,label=None,stacked=False,normed=None)

（二）参数说明

x：数组或者可以循环的序列。直方图将会从这组数据中进行分组。

bins：统计的区间分布，数字或者序列（数组 / 列表等）。如果是数字，代表的是要分成多少组。如果是序列，那么就会按照序列中指定的值进行分组。比如 [1,2,3,4]，那么分组的时候会按照 3 个区间分成 3 组，分别是 [1,2)、[2,3) 和 [3,4]。

range：元组或者 None，如果为元组，那么指定 x 划分区间的最大值和最小值。如果 bins 是一个序列，那么 range 有没有设置没有任何影响。range 在没有给出 bins 时生效。

density：布尔值，默认为 False，显示的是频数统计结果，为 True 则显示频率统计结果，这里需要注意，频率统计结果 = 区间数目 /(总数 * 区间宽度)，和 normed 效果一致，官方推荐使用 density。

cumulative：如果它和 density 都等于 True，那么返回值的第一个参数会不断的累加，最终等于 1。

histtype：可选 'bar'、'barstacked'、'step' 或 'stepfilled'，默认为 bar，推荐使用默认配置，step 使用的是梯状，stepfilled 则会对梯状内部进行填充，效果与 bar 类似。

align：可选 'left'、'mid' 或 'right'，默认为 'mid'，控制柱状图的水平分布，left 或者 right，会有部分空白区域，推荐使用默认。

log：布尔值，默认 False, 即 y 坐标轴是否选择指数刻度。

stacked：布尔值，默认为 False，是否为堆积状图。

返回值：

n：数组。每个区间内值出现的个数，如果 density=True，那么这个将返回的是频率 / 组距。

bins：数组。区间的值。

patches：数组。每根条的对象，类型是 matplotlib.patches.Rectangle。

（三）绘图实践

1. 实践数据

现有 100 名成年男性和 100 名成年女性的身高测量值，见表 3-16。保存为 “:/PyData2403/Adults200Height.xlsx” 数据文件，其中男性、女性身高变量名分别为 HeightM、HeightF。

表 3-16　100 名成年男性和 100 名成年女性的身高测量值（cm）

性别	身高
男性	170.7 173.7 173.3 166.5 160.9 164.6 174.9 164.9 160.4 166.6 178.8 163.3 173.5 165.9 171.6 164.9 161.1 167.9 170.6 167.9 162.6 177.5 173.9 167. 171.4 178. 164.2 155.4 166.3 169.1 173.6 165.2 167.6 170. 174.7 165.5 173.3 167.4 163.8 164.2 165.5 170. 165.9 166.6 155.1 164.3 163.6 162. 169.9 163.9 169.5 170. 173.2 169.5 167.4 165. 171.1 155.2 172.4 172. 164.3 175. 165.5 162.3 159.4 178.3 160.5 163.3 171.5 171.1 165.5 170. 154.1 168.3 161.4 157.5 157.4 168.5 166.7 168. 166.3 165. 168.9 162.2 155.2 155.7 170.2 174. 161.3 163.3 164.6 164.5 168.1 167.4 162.1 162.6 161.7 172.3 158.4 165.9
女性	144.3 150.3 142.1 160.7 149.9 161.9 155.3 146.9 156. 160.7 151.1 146.8 153.1 166.9 157.5 148.9 154.8 152.8 145.7 150.7 155.6 162.8 160.2 161. 157.9 164.9 153.5 150. 165.6 159.9 152.1 162. 158.3 146.2 168. 153.3 155.9 147.3 157.3 158.2 152.6 158.9 154.7 161.5 159.3 160.8 162.8 155.3 155.2 150.8 151.9 166.2 153.9 155.3 152.1 153. 161.7 157.8 150.3 156.7 156.3 154.3 156. 151.7 157.6 152.9 158.3 151.6 151.1 164.9 160.3 155.7 146.1 149.7 154.6 150.3 155.5 159.8 158.2 156.1 159.4 150.5 155. 159. 157.1 151.9 162.1 154.1 150.8 157.5 163.2 155.2 161.8 152.7 150.9 149.7 156.9 163.7 155.4 162.7

2. 实践任务

绘制 100 名男性身高频数分布直方图、频率分布直方图和累积频率分布直方图。

3. 实践程序与实践结果

（1）实践程序。

```
    # Model3-- 直方图（1）（2）（3）
import numpy as np; import pandas as pd
import matplotlib.pyplot as plt
plt.rcParams['font.sans-serif']='SimHei'
plt.rcParams['axes.unicode_minus']=False
HeightData=pd.read_excel(r"F:\PyData2403\Adults200Height.xlsx")
  # 从 Excel 文件创建身高数据帧
HeightM=HeightData['HeightM']  # 获取男性身高数据
    #（1）绘制频数分布直方图
plt.figure(figsize=(9,6))
nums,bins,patches=plt.hist(HeightM,bins=8,edgecolor='k')
  # 绘制男性身高的直方图，分为 8 组，边界颜色为黑色
  # 获取返回值各组频数、分组边界值和 BarContainer 对象
print('nums：',nums,'\nbins：',bins,'\npatches：',patches)
  # 输出返回值
```

```
bins=np.round(bins,1)  # 将 bins 数组元素的值保留 1 位小数
plt.xticks(bins,bins,fontsize=16)  # 根据 bins 设置 x 轴的刻度和标签
for num,bin in zip(nums,bins):
    plt.annotate(num,xy=(bin,num),xytext=(bin+1.0,num+0.6),fontsize=14)
  # 设置标注内容、坐标位置和相对位置
plt.title(' 图 3-23 100 名男性身高频数分布直方图 ',fontsize=26,y=-0.26)
plt.ylim(0,30); plt.yticks(fontsize=14)  # 设置 y 轴的取值范围，标签大小
plt.xlabel(' 身高（cm）',fontsize=19); plt.ylabel(' 频数 ',fontsize=19)
plt.show( )
    #（2）绘制频率分布直方图
plt.figure(figsize=(9,6))
nums,bins,patches=plt.hist(HeightM,bins=8,edgecolor='k',density=True)
  # 绘制男性身高的直方图，分为 8 组，边界颜色为黑色，显示频率统计结果
  # 获取返回值各组频数、分组边界值和 BarContainer 对象
bins=np.round(bins,1)
plt.xticks(bins,bins,fontsize=16)
for num,bin in zip(nums,bins):
    plt.annotate("%.4f"%num,xy=(bin,num),xytext=(bin+0.5,num+0.003),fontsize=14)
plt.title(' 图 3-24 100 名男性身高频率分布直方图 ',fontsize=26,y=-0.26)
plt.ylim(0.00,0.10); plt.yticks(fontsize=14)
plt.xlabel(' 身高（cm）',fontsize=19); plt.ylabel(' 频率 ',fontsize=19)
plt.show( )
    #（3）绘制累积频率分布直方图
plt.figure(figsize=(9,6))
nums,bins,patches=plt.hist(HeightM,bins=8,edgecolor='k',density=True,cumulative=True)
  # 绘制男性身高直方图，分 8 组，边界颜色为黑色，显示累积频率
  # 获取返回值各组频数、分组边界值和 BarContainer 对象
bins=np.round(bins,1)
plt.xticks(bins,bins,fontsize=16)
for num,bin in zip(nums,bins):
    plt.annotate("%.4f"%num,xy=(bin,num),xytext=(bin+0.5,num+0.02),fontsize=14)
plt.title(' 图 3-25 100 名男性身高累积频率分布直方图 ',fontsize=26,y=-0.26)
plt.xlabel(' 身高（cm）',fontsize=20); plt.ylabel(' 累计频率 ',fontsize=20)
plt.yticks(fontsize=14); plt.show( )
```

（2）实践结果。

nums：[6. 4. 16. 24. 19. 16. 11. 4.]

bins：[154.1 157.1875 160.275 163.3625 166.45 169.5375 172.625 175.7125 178.8]

patches：<BarContainer object of 8 artists>

绘图结果见图 3–23 至图 3–25。

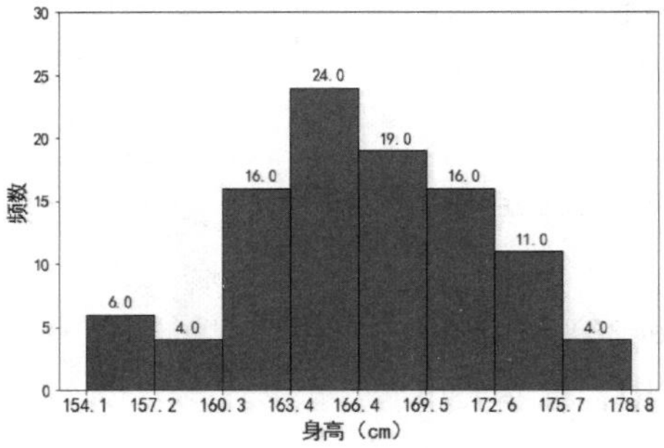

图 3-23　100 名男性身高频数分布直方图

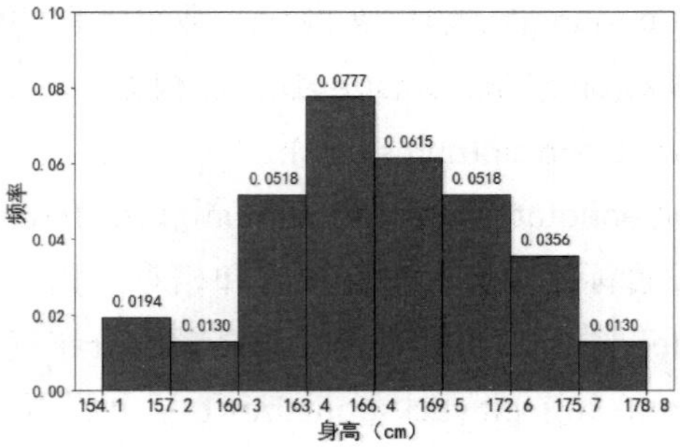

图 3-24　100 名男性身高频率分布直方图

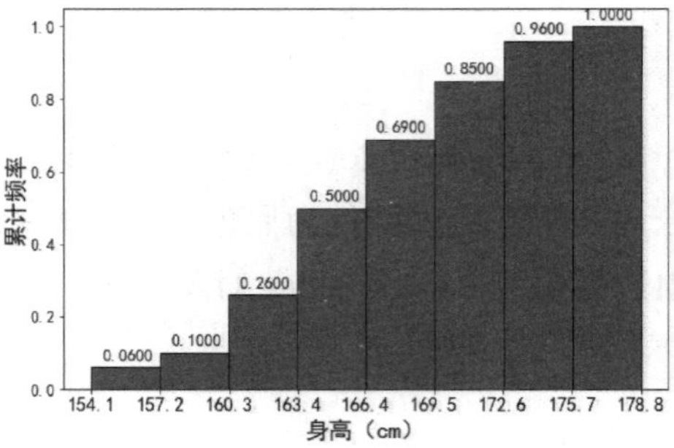

图 3-25　100 名男性身高累积频率分布直方图

九、箱式图

matplotlib 中绘制箱式图的函数为 boxplot( )，有两种语法，分述如下：

（一）常用语法

1．函数语法

plt.boxplot(x,notch=None,sym=None,vert=None,whis=None,positions=None, widths=None,patch_artist=None,bootstrap=None,usermedians=None, conf_intervals=None,meanline=None,showmeans=None,showcaps=None,showbox=None, showfliers=None,boxprops=None,labels=None,flierprops=None,medianprops=None,meanprops=None,capprops=None,whiskerprops=None,manage_xticks=True, autorange=False,zorder=None,hold=None,data=None)

2．参数说明

x：指定要绘制箱式图的数据。

notch：是否是凹口的形式展现箱式图，默认非凹口。

sym：指定异常点的形状，默认为 + 号显示。

vert：是否需要将箱式图垂直摆放，默认垂直摆放。

whis：指定上下须与上下四分位的距离，默认为 1.5 倍的四分位差。

positions：指定箱式图的位置，默认为 [0,1,2,⋯]。

widths：指定箱式图的宽度，默认为 0.5。

patch_artist：是否填充箱体的颜色。

meanline：是否用线的形式表示均值，默认用点来表示。

showmeans：是否显示均值，默认不显示。

showcaps：是否显示箱式图顶端和末端的两条线，默认显示。

showbox：是否显示箱式图的箱体，默认显示。

showfliers：是否显示异常值，默认显示。

boxprops：可通过字典形式设置箱体的属性，如边框色，填充色等。

labels：为箱式图添加标签，类似于图例的作用。

filerprops：可通过字典形式设置异常值的属性，如异常点的形状、大小、填充色等。

medianprops：可通过字典形式设置中位数的属性，如线的类型、粗细等。

meanprops：可通过字典形式设置均值的属性，如点的大小、颜色等。

capprops：可通过字典形式设置箱式图顶端和末端线条的属性，如颜色、粗细等。

whiskerprops：可通过字典形式设置须的属性，如颜色、粗细、线的类型等。

3. 绘图实践

（1）实践数据。

实践数据见表 3–16 100 名成年男性和 100 名成年女性的身高数据。

（2）实践任务。

在一张图上绘制男性和女性身高的箱式图。

（3）实践程序与实践结果。

（3.1）实践程序。

```
# Model3--plt.boxplot( ) 绘制箱式图
import pandas as pd; import matplotlib.pyplot as plt
plt.rcParams['font.sans-serif']='SimHei'
plt.rcParams['axes.unicode_minus']=False
HeightData=pd.read_excel(r"F:\PyData2403\Adults200Height.xlsx")
 # 从 Excel 文件创建身高数据帧
HeightM=HeightData['HeightM']; HeightF=HeightData['HeightF']  # 获取男女身高
plt.figure(figsize=(10,6))
plt.boxplot([HeightM,HeightF],labels=[' 男性 ',' 女性 '],boxprops={'color':"orange"},showmeans=True)
 # 分男女绘制箱式图，设置标签，箱体颜色，显示均值
plt.title(' 图 3-26 100 名成年男性和 100 名成年女性身高箱式图（1）', fontsize=24, y=-0.26)
plt.xlabel(' 性别 ',fontsize=20); plt.ylabel(' 身高（cm）',fontsize=20)
plt.xticks(fontsize=18); plt.yticks(fontsize=18); plt.show( )
```

（3.2）实践结果见图 3–26。

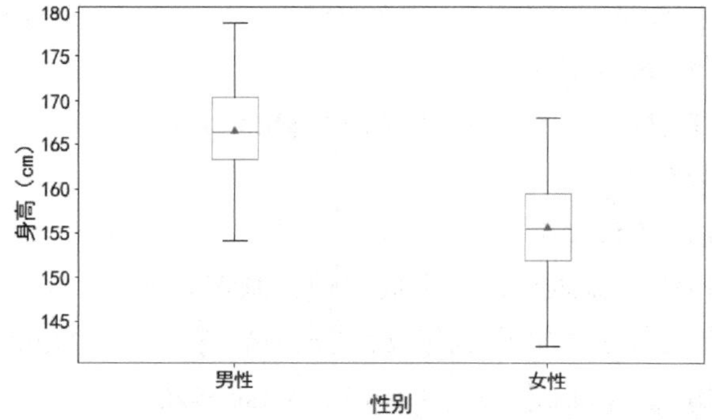

图 3–26　100 名成年男性和 100 名成年女性身高箱式图（1）

（二）只接收 DataFrame 的 boxplot( ) 语法

1. 函数语法

DataFrame.boxplot(column=None,by=None,ax=None,showmeans=False,rot=0,fontsize=None,rot=0, grid=True,figsize=None,layout=None,return_type=None,** kwds)

2. 参数说明

column：字符串或字符串列表，可选列名或名称列表或向量。可以是 pandas.DataFrame.groupby( ) 的任何有效输入。

by：字符串或数组类，可选 DataFrame 中的列到 pandas.DataFrame.groupby( )。每个 by 中的列值将完成一个 boxplot。

ax：matplotlib.axes.Axes 类的对象，可选 boxplot 要使用的 matplotlib 轴。

fontsize：设置刻度标签字体大小，浮点数或字符串 (例如，'large')。

rot：设置标签相对于坐标系的旋转角度 (以度为单位)。整数或浮点数，默认为 0。

grid：布尔值，设置是否显示网格，默认为 True。

figsize：设置创建图形大小，以英寸为单位的元组 (宽度、高度)。

layout：元组 (行、列)，可选。例如，(3,5) 将使用 3 列 5 行显示子图，从左上角开始。

return_type：要返回的对象类型。包括 'axes'、'dict'、'both' 或无，默认值为 'axes'。其中，'axes' 返回绘制箱式图的 matplotlib 轴；'dict' 返回一个字典，其值是箱式图的 matplotlib 线；'both' 返回一个带坐标轴和字典的命名元组。当与 by 分组时，将返回一个将列映射到 return_type 的系列。如果 return_type 是 None，则返回与 layout 形状相同的 NumPy 轴数组。

backend：字符串，默认为 None。要使用的后端，而不是选项中指定的后端 plotting.backend。例如，'matplotlib'。或者，指定 plotting.backend 在整个会话中 pd.options.plotting.backend。

**kwargs：要传递给 matplotlib.pyplot.boxplot( ) 的所有其他绘图关键字参数。

3. 绘图实践

（1）实践数据。

实践数据见表 3-16　100 名成年男性和 100 名成年女性的身高数据。

（2）实践任务。

采用 DataFrame.boxplot( ) 函数绘制箱式图。

（3）实践程序与实践结果。

（3.1）实践程序。

```
    # Model3--DataFrame.boxplot( ) 绘制箱式图
import pandas as pd;  import matplotlib.pyplot as plt
plt.rcParams['font.sans-serif']='SimHei'
plt.rcParams['axes.unicode_minus']=False
HeightData=pd.read_excel(r"F:\PyData2403\Adults200Height.xlsx")
  # 从 Excel 文件创建身高数据帧
plt.figure(figsize=(9,6))  # 设置画布大小
HeightData[['HeightM','HeightF']].boxplot( )  # 由数据帧绘制箱式图
plt.title(' 图 3-27  100 名成年男性和 100 名成年女性身高箱式图（2）', fontsize=26, y=-0.26)
plt.xlabel(' 性别 ',fontsize=20);  plt.ylabel(' 身高（cm）',fontsize=20)
plt.xticks(fontsize=20);  plt.yticks(fontsize=20);  plt.show( )
```

```
plt.figure(figsize=(9,6))  # 设置画布大小
HeightData.boxplot(column='HeightM',grid=False)
  # 由数据帧绘制男性身高值箱式图，不显示网格线
plt.title(' 图 3-28  100 名成年男性身高箱式图 ',fontsize=25,y=-0.23)
plt.ylabel(' 身高（cm）',fontsize=19)
plt.xticks(fontsize=19); plt.yticks(fontsize=19); plt.show( )
```

（3.2）实践结果见图 3–27、图 3–28。

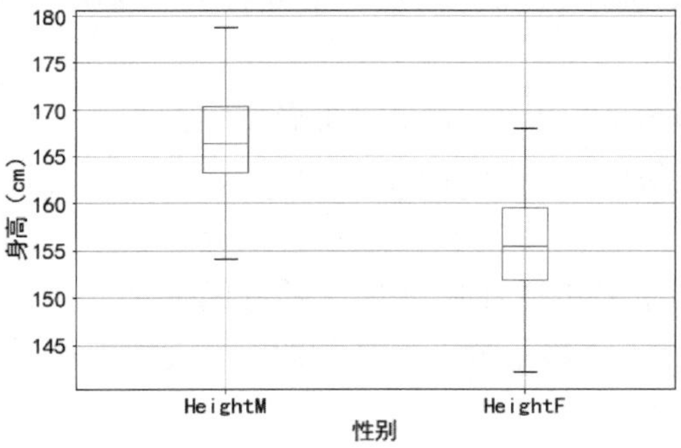

图 3–27　100 名成年男性和 100 名成年女性身高箱式图（2）

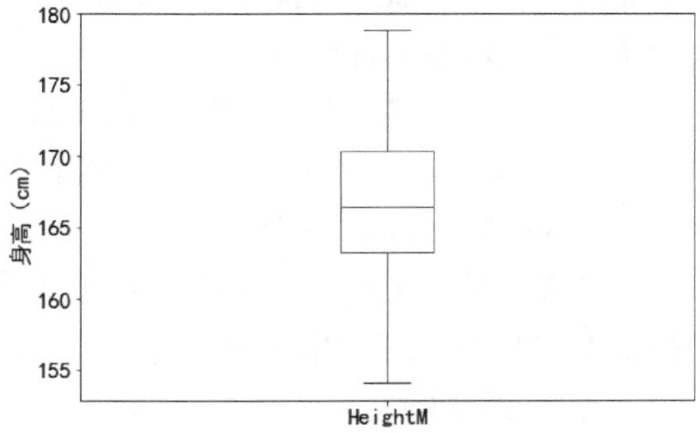

图 3–28　100 名成年男性身高箱式图

十、极坐标图

极坐标图涉及的参数包括极点、极轴、极角、极径和极坐标。在平面内取一个定点 O，叫极点，引一条射线 OX，叫作极轴，再选定一个长度单位和角度的正方向（通常取逆时针方向）。对于平面内任何一点 M，用 ρ 表示线段 OM 的长度（有时也用 r 表示），θ 表示从 OX 到 OM 的角度，ρ 叫作点 M 的极径，θ 叫作点 M 的极角，有序数对（ρ，θ）就叫点 M 的极坐标，这样建立的坐标系叫作极坐标系。通常情况下，M 的极径坐标单位为 1（长度单位），极角坐标单位为 rad（或°）。

极坐标图可用于展示传染病的季节性周期性变化、地区流行趋势变化。

可以用 plt.polar( ) 和 plt.thetagrids( ) 函数绘制极坐标图，也可以用 plt.subplot( )、plt.plot( ) 和 plt.thetagrids( ) 函数绘制极坐标图。

（一）函数语法

1．plt.polar( ) 函数

（1）语法格式。

polar(theta,r,**kwargs)

（2）参数说明。

theta：标量或标量序列，数据点的极角，必须参数。

r：标量或标量序列，数据点的极径，可选参数。如果不设置，则长度为 len(theta) 默认序列替代。

kwargs：Line2D 属性，可选参数，kwargs 用于指定线标签（用于自动图例）、线宽、标记面颜色、形状等特性。例如，color="y",linewidth=2,marker="+",mfc="b",ms=6，分别设置线的颜色、粗细、标签样式及其颜色和大小。

2．plt.subplot( ) 函数

（1）语法格式。

plt.subplot(nrows,ncols,index,**kwargs)

（2）参数说明。

函数中 nrows, ncols 和 index 参数的用法在本章“第三节　Matplotlib 绘图属性参数设置”关于子图的内容中已有介绍，在此不重复。以下介绍 **kwargs 中的几个关键参数。

projection：绘图区域的投影类型，即可以选择子图的类型，包括 None、'aitoff'、'hammer'、'lambert'、'mollweide'、'polar'、'rectilinear' 或 str，比如选择 polar，就是一个极点图。默认是 None 就是一个线形图 'rectilinear'。

polar：布尔型，可选参数。polar=True 等同 projection='polar'，就是一个极点图。

sharex,sharey：取值为子区，同那个子区的 x 和 y 轴保持一样的边界和刻度。

3．plt.thetagrids( ) 函数

在极坐标图中设置网格线的 theta 极角位置。如果未传递任何参数，则返回一个元组（线，标签），其中线是径向网格线的数组（Line2D 实例），而标签是刻度标签的数组（文本实例）。

（1）语法格式。

lines,labels=plt.thetagrids(angles,labels=None,fmt=None,**kwargs)

（2）参数说明。

angles：将角度设置为 theta 网格的位置 (这些网格线沿 theta 角度的尺寸相等)。

labels：如果不是 None，则为 len(angles) 或是每个角度使用的标签字符串列表。如果标签为 None，则标签为极角 fmt%angle（°）。

fmt：为字符串或 None，为格式化字符串。例如，fmt='%f' 表示极角将采用弧度数，fmt='%d' 表示极角将采用索引号。

**kwargs：为设置标签文本特征的可选参数。例如，fontsize=20 设置字体大小，position=(0.2,0.2) 设置标签的相对坐标值（也可以是负值），color='b' 设置标签颜色。

返回类型：返回值是网格线和标签的元组列表。lines 是 Line2D 实例，标签是 Text 实例。

（二）绘图实践

1．实践数据

实践数据见表 3-15 2011—2014 年某地新发现的 AIDS/HIV 感染途径发病数。

2．实践任务

绘制 2011—2014 年某地 AIDS/HIV 感染途径比较的极坐标雷达图和极坐标柱状图。

3．实践程序与实践结果

（1）用 plt.polar( ) 和 plt.thetagrids( ) 绘制极坐标雷达图。

（1.1）实践程序。

```
    # Model3-- 极坐标雷达图（1）
import numpy as np;  import matplotlib.pyplot as plt
plt.rcParams['font.family']='SimHei'   # 设置字体为中文黑体
plt.rcParams['axes.unicode_minus']=False   # 设置正常显示负号
routes=[' 注射毒品 ',' 同性传播 ',' 母婴传播 ',' 异性传播 ',' 其他 ']
CaseN_2011=[1103,971,59,3480,148];  CaseN_2012=[850,1384,41,4119,60]
CaseN_2013=[742,1692,33,4689,37];  CaseN_2014=[681,2424,45,5516,125]
```

```
plt.figure(figsize=(8,8)); routes_num=5  # 设置图形大小和维数（5 种传播途径）
radians=np.linspace(0,2*np.pi,routes_num,endpoint=False)
  # 计算出各个维度的角度（弧度），生成一个等差数列，范围是 0 到 2π。
print('（1）5 种传播途径的弧度值：',radians)
radians=np.concatenate((radians, [radians[0]]))
  # 将极角首尾相连，为形成闭合的多边形提供极角
routes=np.concatenate((routes, [routes[0]]))
  # 将数据首尾相连，为形成闭合的多边形标签提供数据
CaseN2011=np.array(CaseN_2011)  # 创建 2011 年的病例数数组
CaseN2011=np.concatenate((CaseN2011, [CaseN2011[0]]))
  # 将数组数据首尾相连，为形成闭合的多边形极径提供数据
CaseN2012=np.concatenate((CaseN_2012, [CaseN_2012[0]]))
  # 也可将列表数据首尾相连，为形成闭合的多边形极径提供数据
CaseN2013=np.concatenate((CaseN_2013, [CaseN_2013[0]]))
  # 将列表数据首尾相连，为形成闭合的多边形极径提供数据
CaseN2014=np.concatenate((CaseN_2014, [CaseN_2014[0]]))
  # 将列表数据首尾相连，为形成闭合的多边形极径提供数据
plt.polar(radians,CaseN2011,color="r",marker="+")
plt.polar(radians,CaseN2012,color="b",marker="D")
plt.polar(radians,CaseN2013,color="g",marker="o")
plt.polar(radians,CaseN2014,color="y",marker="*")
  # 绘制极坐标图多边形，设置颜色和标签
#plt.polar(radians,CaseN2011,radians,CaseN2012,radians,CaseN2013, #radians,CaseN2014)
  # 另一格式绘制极坐标图多边形，自动分配颜色
plt.fill(radians, CaseN2011, color='orange', alpha=0.1)
  # 绘制填充区域，表示发病数范围，设置填充颜色和透明度
plt.fill(radians, CaseN2012, color='pink', alpha=0.2)
plt.fill(radians, CaseN2013, color='gray', alpha=0.3)
plt.fill(radians, CaseN2014, color='gold', alpha=0.5)
angles=radians*180/np.pi  # 将弧度转换为角度，用于设置刻度标签
print('（2）5 种传播途径的极角值（度）：',angles)
plt.thetagrids(angles,labels=routes,fontsize=20,position=(0.2,0.2),color='b')
  # 设置极坐标图的刻度标签，设置标签大小、位置和颜色
plt.legend(labels=['2011 年 ','2012 年 ','2013 年 ','2014 年 ','2011 年 ','2012 年 ', '2013 年 ','2014 年 '],
loc=(0.9,0.90),labelspacing=0.1, frameon=True, fontsize=20)
  # 设置图例，图例位置坐标，图例间距，加框，字体大小
plt.title(" 图 3-29 2011-2014 年某地艾滋病感染途径极坐标雷达图 ", y=-0.18, fontsize=26)
plt.show( )
```

（1.2）实践结果

（1.2.1）5 种传播途径的弧度值：[0.　1.25663706 2.51327412 3.76991118 5.02654825]。

（1.2.2）5 种传播途径的极角值（度）: [0. 72. 144. 216. 288.   0.]。

（1.2.3）绘图结果见图 3–29。

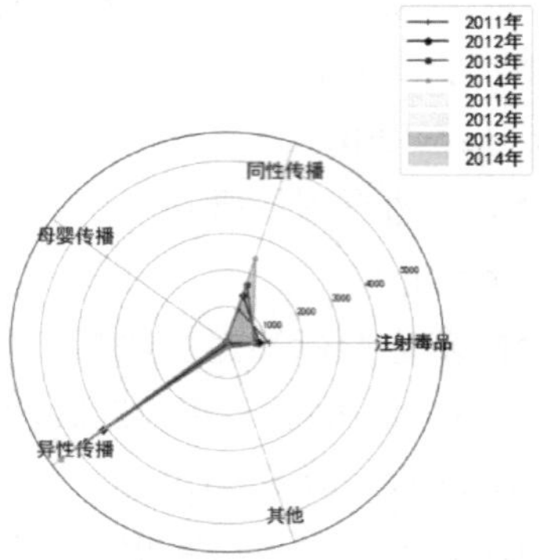

图 3–29　2011—2014 年某地艾滋病感染途径极坐标雷达图

（2）采用 plt.subplot( )、plt.thetagrids( ) 和 plt.plot( ) 绘制极坐标图。

（2.1）实践程序。

```
  # Model3-- 极坐标雷达图（2）
import numpy as np;  import matplotlib.pyplot as plt
plt.rcParams['font.sans-serif']='SimHei'
plt.rcParams['axes.unicode_minus']=False
routes=[' 注射毒品 ',' 同性传播 ',' 母婴传播 ',' 异性传播 ',' 其他 ']
  # 创建感染途径的列表
CaseN2011=[1103,971,59,3480,148,1103];  CaseN2012=[850,1384,41,4119,60,850]
CaseN2013=[742,1692,33,4689,37,742];  CaseN2014=[681,2424,45,5516,125,681]
  # 创建各年病例数列表，为多边形提供极径数据，列表的第 1 个数据要在最后重复
plt.figure(figsize=(8,8))   # 设置图形大小
plt.subplot(polar=True)   # 设置图形为极坐标图
radians=np.linspace(0,2*np.pi,len(CaseN2011),endpoint=True)
  # 计算出各个维度的角度（弧度），生成一个等差数列，范围是 0 到 2π。
lines,labels=plt.thetagrids(range(0,360,int(360/len(routes))), (routes),fontsize=16)
  # 设置网格，标签及标签字体大小，返回网格线 Line2D 对象和标签元组
plt.plot(radians,CaseN2011,color='r')
  # 绘制 CaseP2011 的闭合多边形图，设置线的颜色
plt.plot(radians,CaseN2012,color='g')   # 绘制 CaseP2012 的闭合多边形图
plt.plot(radians,CaseN2013,color='b')   # 绘制 CaseP2013 的闭合多边形图
plt.plot(radians,CaseN2014,color='y')   # 绘制 CaseP2014 的闭合多边形图
plt.fill(radians,CaseN2011,'r', alpha=0.6)
  # 填充 CaseP2011 的多边形，设置填充颜色与透明度
plt.legend(labels=('2011 年 ','2012 年 ','2013 年 ','2014 年 ','2011 年 '),
           loc='best',frameon=False,fontsize=16)
  # 添加图例内容、位置、是否加框、字体大小
  # 注意其颜色是依次继承了前面的多边型图和填充图的颜色
```

```
plt.title(" 图 3-30 2011-2014 年某地艾滋病感染途径极坐标雷达图（部分填充）", y=-0.18,fontsize=22)
plt.show( )
```

（2.2）实践结果见图 3–30。

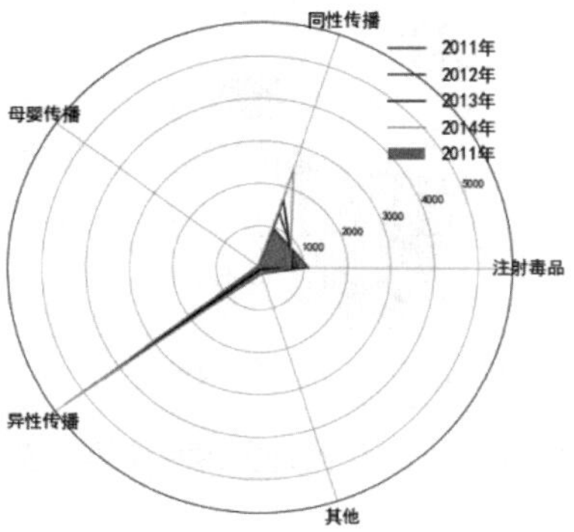

图 3–30　2011—2014 年某地艾滋病感染途径极坐标雷达图（部分填充）

（3）采用 plt.subplot( ) 和 ax.bar( ) 绘制极坐标柱状图。

（3.1）实践程序。

```
# Model3-- 极坐标柱状图
import numpy as np;  import matplotlib.pyplot as plt
plt.rcParams['font.sans-serif']='SimHei'
plt.rcParams['axes.unicode_minus']=False
routes=[' 注射毒品 ',' 同性传播 ',' 母婴传播 ',' 异性传播 ',' 其他 ']
CaseN2011=[1103,971,59,3480,148];  CaseN2012=[850,1384,41,4119,60]
CaseN2013=[742,1692,33,4689,37];  CaseN2014=[681,2424,45,5516,125]
plt.figure(figsize=(6,6))   # 设置图形大小
theta=np.linspace(0.0, 2*np.pi,len(routes),endpoint=False)
 # 计算各维度角度（弧度），生成等差数列，范围 0 到 2π, 不含 2π。因 0 与 2π 重合
width=np.pi/3   # 设置宽度
ax=plt.subplot(111, projection='polar')   # 创建子图，projection 为画图样式
lines,labels=plt.thetagrids(range(0,360,int(360/len(routes))),(routes), fontsize=20)
 # 设置网格，标签及字体大小
bars=ax.bar(theta,CaseN2014,width=width,bottom=0.0,label='2014 年 ', color='r')
bars=ax.bar(theta,CaseN2013,width=width,bottom=0.0,label='2013 年 ', color='b')
bars=ax.bar(theta,CaseN2012,width=width,bottom=0.0,label='2012 年 ', color='g')
bars=ax.bar(theta,CaseN2011,width=width,bottom=0.0,label='2011 年 ', color='y')
ax.legend(loc=(0.9,0.9),fontsize=16)
plt.title(" 图 3-31 2011-2014 年某地艾滋病感染途径极坐标柱状图 ", y=-0.25, fontsize=26)
plt.show( )
```

（3.2）实践结果见图 3–31。

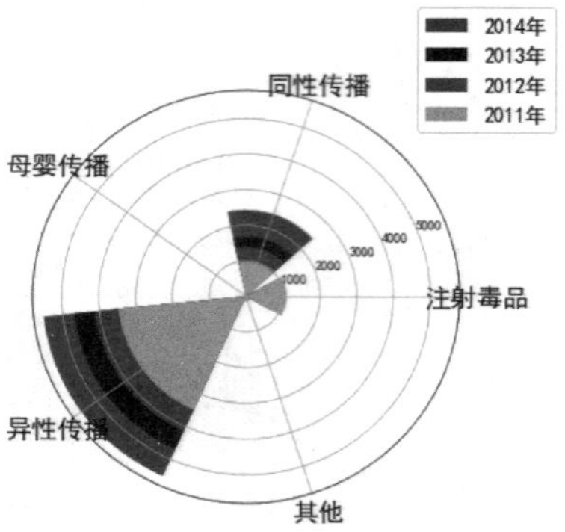

图 3–31　2011—2014 年某地艾滋病感染途径极坐标柱状图

十一、玫瑰图

南丁格尔玫瑰图是一种展示分类数据频数或频率的可视化方法，也称为极坐标堆叠条形图。在 Matplotlib 中，可以使用 polar( ) 函数创建极坐标系，然后使用 bar( ) 函数绘制柱状图，最后使用 legend( ) 函数添加图例。

（一）实践数据

现有某地 2008—2018 年各年艾滋病发病数，依次为 958、1237、1157、1469、3084、3066、3498、3919、4118、4308 和 4499 例。

（二）实践任务

（1）绘制 2008—2018 年某地各年艾滋病发病数玫瑰图，按年度先后排列。

（2）绘制 2008—2018 年某地各年艾滋病发病数玫瑰图，按病例数多少排列。

（三）实践程序

（1）绘制 2008—2018 年某地各年艾滋病发病数玫瑰图，按年度先后排列。

```
 # Model3-- 玫瑰图（1）
import numpy as np; import pandas as pd
import matplotlib.pyplot as plt; plt.rcParams['font.sans-serif']='SimHei'
plt.rcParams['axes.unicode_minus']=False
data=[958,1237,1157,1469,3084,3066,3498,3919,4118,4308,4499]
year=['2008','2009','2010','2011','2012','2013','2014','2015','2016','2017', '2018']
theta=np.linspace(0,2*np.pi,len(data),endpoint=False)
  # 等分极角弧度，为保证闭环且不重叠，设 endpoint=False
  # 如果设 endpoint=True，则需在 data 数据的结尾重复添加第 1 个数 958
fig=plt.figure(figsize=(9,9), facecolor='lightyellow' )  # 设置画布大小和背景色
ax=plt.axes(polar=True)  # 实例化极坐标系
ax.set_theta_direction(-1)  # 设置顺时针为极坐标正方向
ax.set_theta_zero_location('E')  # 设置东向为极坐标 0°方向
ax.bar(x=theta, height=data, width=0.65, color=np.random.random((len(data),3)))
  # 根据极角绘制散面，设置高度（极径），宽度和颜色
```

```
ax.bar(x=theta, height=200, width=0.20, color='white')
  #绘制中心空白，设置高度（极径），宽度和颜色
for angle, data,year in zip(theta, data,year):
    ax.text(angle, data+800, str(year)+' 年 '+str(data)+' 例 ', fontsize=18)
  #添加数据标注，设置标注位置和内容
ax.set_title(" 图 3-32 2004-2018 年某各年艾滋病发病数玫瑰图（年度排序）",
    x=0.5,y=-0.02,fontsize=24,bbox=dict(facecolor='y',alpha=0.3))
  #设置标题内容、坐标位置、字体大小、背景框底色和透明度
ax.set_axis_off( )
```

（2）绘制 2008—2018 年某地各年艾滋病发病数玫瑰图，按病例数多少排列。

```
    # Model3-- 玫瑰图（2）
CaseN=[958,1237,1157,1469,3084,3066,3498,3919,4118,4308,4499]
Years=['2008','2009','2010','2011','2012','2013','2014','2015','2016','2017','2018']
CaseDF=pd.DataFrame({' 年度 ':Years,' 病例数 ':CaseN}).sort_values(' 病例数 ', ascending=True)
  #采用列表字典创建数据帧，并按病例数升序排列
theta=np.linspace(0,2*np.pi,len(Years),endpoint=False)
  #等分极坐标系极角弧度，结尾值弧度与起始值弧度 0 重复，为避免重复设置不含结尾值
print(' 年度极角弧度：',theta)
fig=plt.figure(figsize=(10, 10), facecolor='lightyellow' )
  #设置画布大小，背景色
ax=plt.axes(polar=True)  #设置极坐标系，实例化极坐标系
ax.set_theta_direction(-1)  #顺时针为极坐标正方向
ax.set_theta_zero_location('E')  #设置向东为极坐标 0°方向
ax.bar(x=theta, height=CaseDF[' 病例数 '], width=0.65,color=np.random.random((len(Years),3)))
  #在极坐标系中画扇形图，设置极径，宽度和颜色
ax.bar(x=theta, height=150, width=0.45, color='white')
  #绘制中心空白，设置极角，极径，宽度和颜色
for angle,year,caseN in zip(theta,CaseDF[' 年度 '],CaseDF[' 病例数 ']):
    ax.text(angle+0.10, caseN+500, str(year)+' 年 :'+str(caseN)+' 例 ',fontsize=16)
  #添加数据标注
ax.set_title(" 图 3-33 2008-2018 年某地各年艾滋病发病数（排序）玫瑰图 ",x=0.5,
        y=0.05,fontsize=25,bbox=dict(facecolor='y', alpha=0.3))
ax.set_axis_off( )
```

（四）实践结果

年度极角弧度：[0. 0.571 1.142 1.714 2.285 2.856 3.427 3.998 4.57 5.141 5.712]。

绘图实践结果见图 3–32、图 3–33。

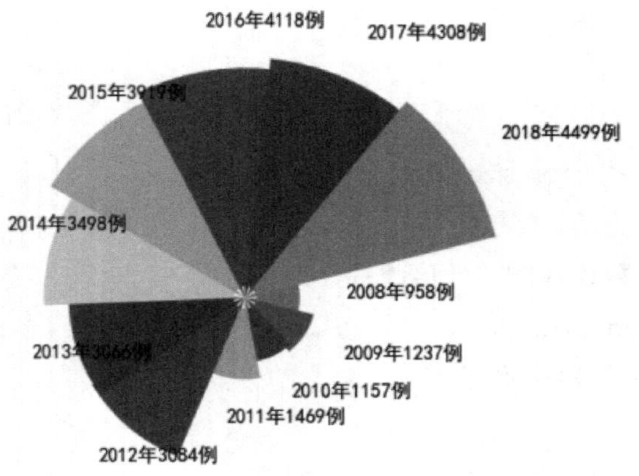

图 3-32　2004—2018 年某地各年艾滋病发病数玫瑰图（年度排序）

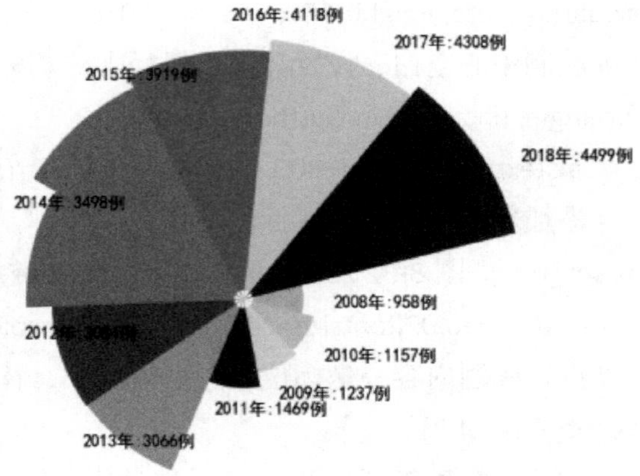

图 3-33　2008—2018 年某地各年艾滋病发病数（排序）玫瑰图

十二、时序图

（一）函数语法

plt.plot_date(x,y,fmt='o',tz=None,xdate=True,ydate=False,hold=None, data=None, **kwargs)

（二）参数说明

x、y：数据点的水平和垂直坐标。

fmt：可选参数，它包含字符串值。其中包含绘图详细信息，例如颜色、样式等。

tz：用于标记日期的时区，它包含时区字符串。

xdate：可选参数，布尔值。如果为 True，则 x 轴在 matplotlib 中解释为日期。默认 xdate 为 True。

ydate：可选参数，布尔值。如果 ydate 为 True，则 y 轴在 matplotlib 中解释为日期。默认 ydate 为 False。

** kwargs：关键字参数，用于控制 Line2D 属性，例如动画，dash_ joinstyle，颜色，线宽，线型，标记等。

（三）绘图实践

1. 实践数据

现有 2008 年 1 月至 2017 年 12 月，某地月报告手足口病（HFMD）病例数如下：

68	16	53	309	25811	7793	4238	1735	1902	2797
2954	1206	496	575	3701	14816	10455	13397	11041	6399
9362	10226	6627	5665	6772	4575	11769	31883	41059	34152
27410	17345	17905	18628	8569	6028	3627	1117	2799	8423
35636	47497	45553	27755	27473	26003	30599	18032	6257	5803
18909	41989	69615	39288	26495	19299	32191	29785	22263	19315
8428	3436	7926	18355	44156	64113	66461	51642	58546	23547
7274	5350	3952	3787	15113	60908	107078	84912	47697	22346

33239	27686	13342	9976	4428	2037	5744	17913	50601	65430
62429	49898	50110	35943	18121	10928	8073	2872	6359	27688
94482	71577	36698	16021	23127	29199	35073	18566	7751	4077
6194	13947	38480	65555	58344	43856	67969	84582	13434	5267

数据文件为“F:/PyData2403/HFMDs.csv”。其中年月变量名为“Date”，病例数变量名为“CaseN”。

2．实践任务

绘制 2008—2017 年某地月报告 HFMD 病例数的时序图。

3．实践程序与实践结果

（1）实践程序。

```
    # Model3-- 时序图
import pandas as pd; from matplotlib import pyplot as plt
plt.rcParams['font.sans-serif']='SimHei'
plt.rcParams['axes.unicode_minus']=False
data=pd.read_csv('D:/PyData2403/HFMDs.csv')
  # 从 .csv 文件导入时序数据，转化为数据帧
print(' 月报告病例数（前 5 行）：\n',data.head( ))
dates=data['Date']; y=data['CaseN']   # 获取时间、病例数数据
fig=plt.figure(figsize=(9,6))   # 设置画布大小
plt.plot_date(dates,y,linestyle='-',linewidth=2)
  # 绘制时序图，设置线的样式和粗细
n=len(y)   # 计算数值个数
plt.xticks(range(0,n,12),fontsize=19,rotation=60)
  # 每间隔 12 个月标记一个 x 轴刻度，设置字体大小，设置标签旋转角度
plt.yticks(fontsize=19); plt.xlabel(' 年月 ',fontsize=21)
plt.ylabel(' 病例数 ', fontsize=21)
#fig.autofmt_xdate( )  # 可自动调整日期显示位置，避免日期之间相互重叠
plt.title(" 图 3-34 2008-2017 年某地月报告 HFMD 病例数时序图 ",fontsize=27,y=-0.45)
plt.show( )
```

（2）实践结果。

```
月门诊病例数（前 5 行）：
     Date      CaseN
0    2008/1/1     68
1    2008/2/1     16
2    2008/3/1     53
3    2008/4/1    309
4    2008/5/1  25811
```

绘图结果见图 3–34。

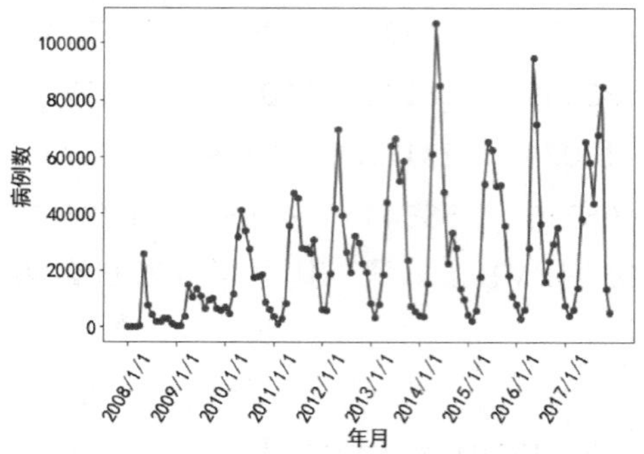

图 3-34　2008—2017 年某地月报告 HFMD 病例数时序图

十三、误差条图

（一）函数语法

errorbar(x,y,yerr=None,xerr=None,fmt='',ecolor=None,elinewidth=None, capsize=None,barsabove=False,lolims=False,uplims=False,xlolims=False, xuplims=False,errorevery=1,capthick=None,*,data=None, **kwargs)

（二）参数说明

x、y：表示数据点的位置。

xerr、yerr：表示数据的误差范围。

fmt：表示数据点的标记样式和数据点之间连接线的样式。

ecolor：表示误差棒的线条颜色。

elinewidth：表示误差棒的线条宽度。

capsize：表示误差棒边界横杆的大小。

capthick：表示误差棒边界横杆的厚度。

（三）绘图实践

1．实践数据

实践数据见表 3-13 30 名男性和 30 名女性的年龄、身高和体重值。数据文件为“:/PyData2403/Adults60AgeHeightWeight.xlsx”。

2．实践任务

（1）绘制男性和女性的年龄、身高和体重均值折线与误差条图。

（2）绘制男性和女性的年龄、身高和体重均值与 95%CI 条图。

3．实践程序与实践结果

（1）绘制男性和女性的年龄、身高和体重均值折线与误差条图。

（1.1）实践程序。

```
# Model3-- 均值折线与误差条图
import pandas as pd;  import matplotlib.pyplot as plt
plt.rcParams['font.sans-serif']='SimHei'
plt.rcParams['axes.unicode_minus']=False
Data=pd.read_excel('F:/PyData2403/Adults60AgeHeightWeight.xlsx')
```

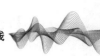

```
AgeM_Mean=Data['AgeM'].mean( )  #求男性年龄身高和体重的均值
HeightM_Mean=Data['HeightM'].mean( ); WeightM_Mean=Data['WeightM'].mean( )
AgeM_std=Data['AgeM'].std( )  #求男性年龄身高和体重的标准差
HeightM_std=Data['HeightM'].std( ); WeightM_std=Data['WeightM'].std( )
AgeF_Mean=Data['AgeF'].mean( )  #求女性年龄身高和体重的均值
HeightF_Mean=Data['HeightF'].mean( ); WeightF_Mean=Data['WeightF'].mean( )
AgeF_std=Data['AgeF'].std( )  #求女性年龄身高和体重的标准差
HeightF_std=Data['HeightF'].std( ); WeightF_std=Data['WeightF'].std( )
x=['Age','Height','Weight']  #设 x 轴取值
yM=[AgeM_Mean,HeightM_Mean,WeightM_Mean]
  #将男性年龄身高和体重均值作为 y 轴值
yM_error=[AgeM_std,HeightM_std,WeightM_std]
  #将男性年龄身高和体重标准差作为 y 轴值误差棒值
plt.plot(x,yM)  #绘制男性年龄身高和体重均值变化曲线
plt.errorbar(x, yM, yerr=yM_error,fmt='ob',label=' 男性 ')
  #绘制男性年龄身高和体重标准差变化棒，设置标记样式、颜色和图例
yF=[AgeF_Mean,HeightF_Mean,WeightF_Mean]
yF_error=[AgeF_std,HeightF_std,WeightF_std]
plt.plot(x,yF); plt.errorbar(x, yF, yerr=yF_error,fmt='+r',label=' 女性 ')
  #绘制女性年龄身高体重均值曲线及标准差变化棒，设置标记样式、颜色和图例
plt.legend(loc='upper left',fontsize=10)  #设置图例位置和字体大小
plt.xlabel(' 体质指标 ',fontsize=12)
plt.ylabel(' 均值及 1 倍标准差上下限（岁 /cm/kg）',fontsize=12)
plt.xticks(fontsize=10); plt.yticks(fontsize=10)
plt.title(" 图 3-35 30 名男性和 30 名女性年龄身高和体重的误差条图 ", fontsize=16, y=-0.28)
plt.show( )
```

（1.2）实践结果见图 3–35。

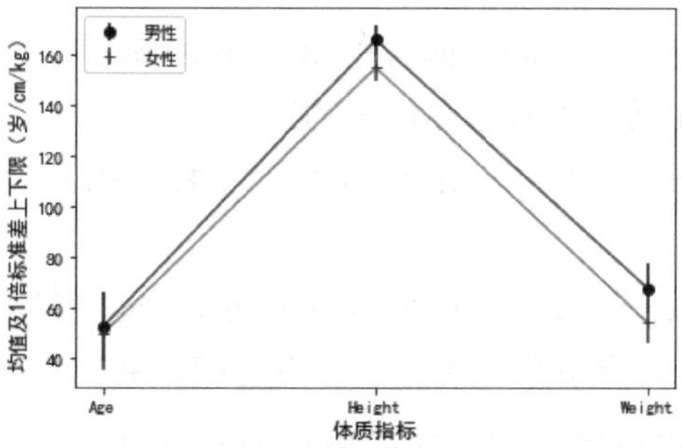

图 3–35 30 名男性和 30 名女性年龄身高和体重的误差条图

（2）绘制男性和女性的年龄、身高和体重均值与 95%CI 条图。

（2.1）实践程序。

```
# Model3-- 均值与 95%CI 条图
import numpy as np; import pandas as pd
```

```
import matplotlib.pyplot as plt
plt.rcParams['font.sans-serif']='SimHei'
plt.rcParams['axes.unicode_minus']=False
Data=pd.read_excel('F:/PyData2403/Adults60AgeHeightWeight.xlsx')
AgeM_Mean=round(Data['AgeM'].mean( ),0)
HeightM_Mean=round(Data['HeightM'].mean( ),0)
WeightM_Mean=round(Data['WeightM'].mean( ),0)
AgeM_std95CI=round(Data['AgeM'].std( )*1.96,1)
HeightM_std95CI=round(Data['HeightM'].std( )*1.96,1)
WeightM_std95CI=round(Data['WeightM'].std( )*1.96,1)
  # 求男性年龄身高和体重的标准差的 1.96 倍（用于计算 95%CI），保留 1 位小数
AgeF_Mean=round(Data['AgeF'].mean( ),0)
HeightF_Mean=round(Data['HeightF'].mean( ),0)
WeightF_Mean=round(Data['WeightF'].mean( ),0)
AgeF_std95CI=round(Data['AgeF'].std( )*1.96,1)
HeightF_std95CI=round(Data['HeightF'].std( )*1.96,1)
WeightF_std95CI=round(Data['WeightF'].std( )*1.96,1)
  # 求女性年龄身高和体重的标准差的 1.96 倍（用于计算 95%CI），保留 1 位小数
index=['Age','Height','Weight']   # 创建体质指标列表
yM=[AgeM_Mean,HeightM_Mean,WeightM_Mean]
yM_error95CI=[AgeM_std95CI,HeightM_std95CI,WeightM_std95CI]
  # 创建男性年龄身高和体重均值列表、标准差的 1.96 倍列表
print('（1）男性年龄身高和体重均值：',yM)
print('（2）男性年龄身高和体重标准差的 1.96 倍：',yM_error95CI)
yF=[AgeF_Mean,HeightF_Mean,WeightF_Mean]
yF_error95CI=[AgeF_std95CI,HeightF_std95CI,WeightF_std95CI]
  # 创建女性年龄身高和体重均值列表、标准差的 1.96 倍（用于计算 95%CI）列表
print('（3）女性年龄身高和体重均值：',yF)
print('（4）女性年龄身高和体重标准差的 1.96 倍：',yF_error95CI)
X_value=np.arange(len(index))   # 创建体质指标索引的数组
print('（5）体质指标个数：',len(index)); print('（6）体质指标索引的数组：',X_value)
width=0.4   # 设置条的宽度
bar_M=plt.bar(X_value,yM,width,yerr=yM_error95CI,color='b',label=' 男性 ')
  # 绘制男性年龄身高和体重的均值条图和误差条，设置颜色和图例
bar_F=plt.bar(X_value+width,yF,width,yerr=yF_error95CI,color='orange',label=' 女性 ')
  # 绘制女性年龄身高和体重的均值条图和误差条，设置颜色和图例
plt.xlabel(' 体质指标 ',fontsize=13); plt.ylabel(' 均值及 95%CI（岁 /cm/kg）', fontsize=13)
plt.xticks(X_value+width/2,index,fontsize=11)   # 设置 x 轴刻度位置、值及字体大小
plt.ylim(0,200)   # 设置 y 轴范围
plt.yticks(fontsize=11); plt.legend(fontsize=11)
```

```
def add_text(bars,CI_values):  # 自定义函数
    for i,bar in enumerate(bars):  # 返回可迭代对象的元素及索引
        x=bar.get_x( )+width/2  # 设置文本添加的 x 轴坐标
        h=bar.get_height( )  # 设置文本添加的 y 轴大致坐标
        plt.text(x,h+CI_values[i]+5,str(h+CI_values[i]),color='r',ha='center')
            # 设置添加 95%CI 上限文本的坐标位置、文本内容、颜色和水平位置
        plt.text(x,h-CI_values[i]-12,str(h-CI_values[i]),color='w',ha='center',va='bottom')
            # 设置添加 95%CI 下限文本的坐标位置、文本内容、颜色、水平位置和垂直位置
add_text(bar_M,yM_error95CI); add_text(bar_F,yF_error95CI)
  # 通过自定义函数添加 95%CI 数据
plt.title(" 图 3-36 30 名男性和 30 名女性年龄身高和体重的均值及 95%CI", fontsize=16, y=-0.28)
plt.show( )
```

（2.2）实践结果。

①男性年龄身高和体重均值：[53.0, 166.0, 68.0]。

②男性年龄身高和体重标准差的 1.96 倍：[26.9, 11.0, 19.7]。

③女性年龄身高和体重均值：[50.0, 155.0, 54.0]。

④女性年龄身高和体重标准差的 1.96 倍：[28.1, 10.1, 16.2]。

⑤体质指标个数：3。

⑥体质指标索引的数组：[0 1 2]。

⑦绘图结果见图 3–36。

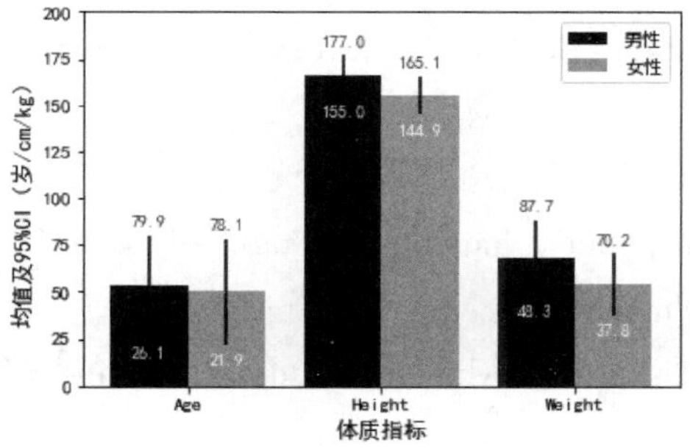

图 3–36 30 名男性和 30 名女性年龄身高和体重的均值及 95%CI

第五节 Seaborn 库绘图基础

Seaborn 的依赖库包括 Python、NumPy、SciPy、Pandas 和 Matplotlib。

一、基本绘图方式

使用 Seaborn 绘图有 3 种方式：

导入 seaborn：import seaborn as sns。

1．plt.style.use("seaborn")

只是调用了 seaborn 的绘图样式，并不能真正体现 seaborn 绘图的好处。

2. sns.set( )

使用了这个方法后，所有该句前面写过的 matplotlib 中的参数都还原了。因此，像设置中文字体显示、设置负号的正常显示，都必须放在 sns.set( ) 这句代码之后重新编写。

3. 直接调用 seaborn 函数绘图

这种方式能真正体现 seaborn 绘图的优势，也是我们经常使用的绘图方式。

Seaborn 要求原始数据的输入类型为 Pandas 的 Dataframe 或 Numpy 数组，也支持 Python 的列表和字典类型数据。

Seaborn 函数绘图有以下几种方式：

sns. 图名 (x='x 轴列名 ',y='y 轴列名 ',data= 数据 df 对象)

sns. 图名 (x='x 轴列名 ',y='y 轴列名 ',hue=' 分组绘图参数 ',data= 数据 df 对象)

sns. 图名 (x=np.array,y=np.array,[...])

二、风格设置

Seaborn 的很多图表接口和参数设置与 Matplotlib 很是接近。以下主要介绍 Seaborn 的特殊风格设置。

导入 seaborn：import seaborn as sns

使用 sns.set( )、sns.set_style( ) 和 sns.axes_style( ) 函数来设置风格。

1. sns.set( )

恢复默认全局风格。

sns.set( ) 语法及参数如下：

```
sns.set(context='notebook',style='darkgrid',palette='deep', font='sans-serif',font_scale=1,color_codes=False,rc=None)
```

参数说明：

context：控制画幅大小，有 'paper'、'notebook'、'talk' 和 'poster' 四个可选值。其中，'poster'>'talk'>'notebook'>'paper'。默认为 'notebook'。

style：控制背景样式，有 'darkgrid'、'whitegrid'、'dark'、'white' 和 'ticks' 等五种可选样式。默认为 'darkgrid'。

palette：预设调色板，有 'deep'、'muted'、'bright'、'pastel'、'dark' 和 'colorblind'。默认为 'deep'。

font：用于设置字体。

font_scale：设置缩放字体大小。

color_codes：不使用调色板而采用先前的 'r' 等色彩缩写。

rc：可以使用 rcParams 重置参数。

2. sns.set_style( )

设置全局背景风格，包括：

sns.set_style("darkgrid")：设置为灰色网格背景，为默认风格。

sns.set_style("whitegrid")：设置为白色网格背景。

sns.set_style("dark")：设置为灰色背景。

sns.set_style("white")：设置为白色背景。

sns.set_style("ticks")：设置为四周加边框和刻度。

如果要对样式指定参数进行修改，可采用以下方式：

```
sns.set_style("whitegrid",{"grid.color": ".6", "grid.linestyle":":"})
```

3．sns.axes_style( )

设置当前图（axes 级）的风格，同时返回设置后的风格系列参数，支持 with 关键字用法。

sns.axes_style( )：设置默认样式，返回一个样式字典。

sns.axes_style（"darkgrid"）：设置为灰色网格背景。

sns.axes_style（"darkgrid",rc={'axes.grid':True}）：用 rc 覆盖样式中的部分参数。

可通过 with 关键字用法，设置当前图（axes 级）的风格，样式仅对下方语句块生效。

```
with sns.axes_style("whitegrid"):
    sns.barplot(x=...,y=...)
```

三、颜色设置

Seaborn 具有强大的调色功能。Seaborn 颜色设置主要包括调色板 color 设置，该功能可以优化颜色使图片更加美观。它包括了离散型颜色设置和连续型颜色设置、颜色亮度及饱和度、颜色对比、使用 xkcd 选取颜色和 RGB 颜色区域编号选取颜色等。

Seaborn 主要使用以下函数设置和查看颜色：

1．sns.set_palette( )

sns.set_palette(palette,n_colors=None,desat=None,color_codes=False)，使用 Seaborn 调色板设置颜色盘。

2．sns.color_palette( )

sns.color_palette(palette=None,n_colors=None,desat=None,as_cmap=False)，获取颜色盘，返回定义调色板的颜色列表或连续颜色图。

参数说明：

palette：设置颜色系统，可以是字符串、列表、字典或 matplotlib.colors.Colormap。

字符串值被传递给 color_palete( ) 函数。列表或字典表示类别颜色映射，而 colormap 对象表示数字颜色映射。具体如下：

字符串，包括：seaborn 的 palette 名称，包括 'deep'、'muted'、'bright'、'pastel'、'dark' 和 'colorblind'；matplotlib 的 colormap 名称，比如 'oranges'、'coolwarm'；'hls' 颜色系统或者 'husl' 颜色系统；加关键字处理颜色，比如 'light:<color>','dark:<color>', 'blend:<color>,<color>'；cubehelix 函数参数字符串 'ch:<cubehelix arguments>'。

如果是颜色列表，其长度必须和 hue 分组数相同。

Colormap，可以用字符串名称，比如 'coolwarm', 也可以为 colormap 实例。

sns.color_palette( )，基于 RGB 原理设置颜色的接口，能传入任何 Matplotlib 支持的所有颜色，其可接收一个调色板对象作为参数，同时可以设置颜色数量。不写参数则为默认颜色。其用法举例如下：

```
palette=sns.color_palette('dark')
palette=sns.color_palette('light:red,blue')
palette=sns.color_palette('hls',6)
palette='coolwarm'   # 用 colormap 指定颜色。
```

palette='ch:start=2,rot=.5'，'ch:2,r=.2,l=.6' # 用 cubehelix 参数指定颜色

palette=['r','g','b','gray'] # 用列表参数指定颜色。

n_colors：整形，设定颜色循环中的颜色数。默认的颜色数量将取决于调色板的格式。

desat：浮点型，按该比例使每种颜色去饱和。

color_codes：布尔型，如为 True 和调色板是 Seaborn 调色板，则将缩写颜色代码（例如 "b"、"g"、"r" 等）重新映射到此调色板中的颜色。

as_cmap：布尔型，如为 True, 则返回 Matplotlib 颜色列表。

3．sns.hls_palette( )

sns.hls_palette( )，基于色相（Hue）、亮度（Luminance）和饱和度（Saturation）原理设置颜色的接口，其 3 个重要参数即 hls，也可设置颜色数量。

4.sns.palplot( )

sns.palplot( ) 是 Seaborn 提供专门用于查看调色板样式的方法。

四、图形大小设置

有以下 3 种设置方法：

1．利用 Seaborn 自带的设置

语法格式：sns.set_context({'figure.figsize':[m,n]})

其中，m、n 分别为宽度和高度，单位为 inches。

2．对图形对象设置大小

语法格式：ax=sns.boxplot(x)

ax.figure.set_size_inches(m,n)

3．利用 matplotlib 设置

语法格式：plt.figure(figsize=(m,n))

或 plt.rcParams['figure.figsize']=(m,n)

五、绘图函数简介

Seaborn 函数根据图形层级分为两种类型：

axes 级绘图函数：在单个 axes 上绘图，函数返回值就是 axes 对象；figure 级绘图函数：在 figure 上绘图，返回一个 FacetGrid 对象，类似 figure 对象，可以管理 figure。

Seaborn 函数根据功能分为关系绘图、类别统计绘图、分布统计绘图、回归统计绘图、矩阵绘图和组合绘图。每组功能都提供了一个 figure 级函数，包括 sns.relplot( )、sns.catplot( )、sns.displot( )、sns.lmplot( )、sns.clustermap( )、sns.jointplot( ) 和 sns.pairplot( )。它可以实现本组所有函数绘图功能，API 统一。同时，各组还提供了若干个 axes 级绘图函数。以下简介各类绘图函数。

1．关系绘图函数

关系绘图函数有 3 个。包括 sns.relplot( )、sns.scatterplot( ) 和 sns.lineplot( )。其中，sns.relplot( ) 为 figure 级绘图函数，通过 kind 参数指定为 'scatter' 或 'line'，可以绘制散点图或折线图，默认为 'scatter'；sns.scatterplot( ) 为 axes 级绘图函数，绘制散点图，绘图效果同 sns.replot(kind='scatter')；sns.lineplot( ) 为 axes 级绘图函数，绘制折线图，绘图效果同 sns.replot(kind='line')。

2．类别统计绘图函数

类别统计绘图函数有 9 个。包括 figure 级绘图函数 sns.catplot( )，通过 kind 参数绘制不同类型的图，默认为 'strip'。以及散点条图 sns.stripplot( )、散点群图 sns.swarmplot( )、箱式图 sns.boxplot( )、增强箱式图 sns.boxenplot( )、小提琴图 sns.violinplot( )、分类估计图 sns.barplot( )、统计量和置信区间线图 sns.pointplot( ) 和分类计数柱状图 sns.countplot( )8 个 axes 级绘图函数。

3．分布统计绘图函数

分布统计绘图函数有 5 个。包括 figure 级绘图函数 sns.displot( )，可指定 kind 为 'hist'、'kde'、'ecdf'，默认为 'hist'。以及直方图 sns.histplot( )、核密度图 sns.kdeplot( )、累积分布图 sns.ecdfplot( ) 和地毯图 sns.rugplot( )4 个 axes 级绘图函数。sns.rugplot( ) 不能适用 figure 级绘图函数 sns.displot( ) 绘制，即 sns.displot( ) 的 kind 参数不支持 'rug', 但是 sns.displot( ) 函数有个 rug 参数，可以设置在绘制其他图时同时绘制 rug 图。

4．回归统计绘图函数

回归统计绘图函数有 3 个。其中，sns.lmplot( ) 为 figure 级绘图函数（lm 指 linear model），绘图同 sns.regplot( ) 完全相同；sns.regplot( ) 和 sns.residplot( ) 为 axes 级绘图函数，分别绘制线性回归拟合图和线性回归误差图。不能用 sns.lmplot( ) 绘制 resid 图。

5．矩阵绘图函数

矩阵绘图函数有 2 个。其中，sns.clustermap( ) 为 figure 级绘图函数，用于绘制一个分层聚合的聚合热力图；sns.heatmap( ) 为 axes 级绘图函数，用于绘制一个颜色块矩阵热力图。

6．组合绘图函数

组合绘图函数有 2 个，都是 figure 级绘图函数。其中，sns.jointplot( ) 用于绘制二维图，并在二维图上方绘制 x 的分布图，在右侧绘制 y 的分布图；sns.pairplot( ) 用于绘制多变量配对分布图。对 data 中的多个变量两两配对，分别绘制变量关系图，形成子图方阵。对角线上的子图上 x，y 坐标变量相同，绘制单变量分布图，其余子图绘制双变量关系图。

第六节　Seaborn 库数据可视化实践

一、绘图实践数据及实践任务

本节的可视化实践数据是某地 2015 年健康调查中的 300 名成年人体检数据和经过转化后的数据，包括编号（Number）、性别（Sex）、年龄（Age）、年龄组（AgeGroup）、身高（Height）（cm）、体重（Weight）（kg）、腰围（Waistline）（cm）、体质指数（BMI）、体质分类（PhysiLev）、收缩压（SystolicP）（mmHg）、舒张压（DiastolicP）（mmHg）、血压分类 0（BPClass0）、血压分类 1（BPClass1）和血压分类 2（BPClass2）。

性别赋值“1”表示男性，“2”表示女性。

年龄组分为“18–”、“25–”、“35–”、“45–”、“55–”、“65–”和“75–”岁共 7 个组别。

体质分类（PhysiLev）分为正常“normal”、超重“overweight”、肥胖“obese”和消瘦“underweight”4 类。

血压分类 0（BPClass0）分为正常“Normal”和高血压“HBP”2 类。

血压分类 1（BPClass1）分为正常“Normal”、Ⅰ级高血压“HBPG1”、Ⅱ级高血压“HBPG2”和Ⅲ级高血压“HBPG3”共 4 类。

血压分类 2（BPClass2）分为正常“Normal”、正常高压“NormalH”、Ⅰ级高血压“HBPG1”、Ⅱ级高血压“HBPG2”和Ⅲ级高血压“HBPG3”共 5 类。

该数据保存为“AdultsPhysiExamIndics300Ps.xlsx”文件，在此，摘录其中前 5 人信息示例见表 3–17。

表 3–17　300 名成年人体检数据摘录其中前 5 人信息

Number	Sex	Age	AgeGroup	Height	Weight	Waistline	BMI
1	1	52.3	45–	163.3	69.3	89.9	25.99
2	2	41.7	35–	152	54.6	77.7	23.63
3	1	64.7	55–	166.2	83.7	97.8	30.3
4	2	45.1	45–	152.6	59.5	80.2	25.55
5	2	75.1	75–	159.8	56.2	83.8	22.01

（横向续）表 3–17

Number	PhysiLev	SystolicP	DiastolicP	BPClass0	BPClass1	BPClass2
1	overweight	139	91	HBP	HBPG1	HBPG1
2	normal	121	67	Normal	Normal	NormalH
3	obese	136	78	Normal	Normal	NormalH
4	overweight	119	77	Normal	Normal	Normal
5	normal	113	61	Normal	Normal	Normal

本节以下绘图实践主要以此数据为例。

实践任务有 16 种图形绘制，包括：①散点图；②折线图；③条形散点图；④集群散点图；⑤箱式图；⑥条形图；⑦点线图；⑧计数图；⑨带核密度曲线的直方图；⑩累积分布图；⑪多分类回归模型组图；⑫回归模型图；⑬热力图；⑭聚类热力图；⑮双变量关系图；⑯多变量关系组图。主要按照基本语法及参数说明、绘图实践程序与结果等几部分进行介绍。

二、散点图

sns.relplot( ) 函数用于在图上绘制数据集的两个变量之间的关系，根据 kind 绘制散点图或折线图，在此绘制散点图。

1．基本语法

seaborn.relplot(data=None, *, x=None, y=None, hue=None, size=None, style=None, units=None, row=None, col=None, col_wrap=None, row_order=None, col_order=None, palette=None, hue_order=None, hue_norm=None, sizes=None, size_order=None, size_norm=None, markers=None, dashes=None, style_order=None, legend='auto', kind='scatter', height=5, aspect=1, facet_kws=None, **kwargs)

2．参数说明

data：通常是 DataFrame、ndarray、映谢或序列类型数据。

x、y：x 轴、y 轴坐标数据，为 data 中的向量或键值。

hue：data 数据中的向量或键值，采用不同颜色对数据分组显示，并给出颜色图例。

size：data 数据中的向量或键值，采用不同点大小对数据分组显示，并给出大小图例。

style：data 数据中的向量或键值，采用不同点样式对数据分组显示，并给出样式图例。

units：data 数据中的向量或键值，对标识采样单元的变量分组。为每个单元绘制一条单独的线，但不添加图例。当不需要精确的同一性时，用于显示实验重复的分布。

row,col：data 数据中的向量或键值，把 row，col 指定的数据按照行或列排列到不同的子图。

col_wrap：整形数据，以该宽度“包裹”列变量，使列面跨越多行，与行面不兼容。

row_order，col_order：字符串列表，设置网格图中行、列的顺序，否则从数据对象推断顺序。

palette：字符串、列表、字典或 matplotlib.colors.Colormap。选择要使用的颜色的方法，指定 hue 分组的每组数据点或曲线的颜色。字符串值被传递给 color_palete( ) 函数；列表或字典表示类别颜色映射，而 colormap 对象表示数字颜色映射。具体如下：

字符串，color_palette( ) 函数的参数。包括：Seaborn 的 palette 名称，比如 'deep'、'muted'、'bright'、'pastel'、'dark' 或 'colorblind' 等；Matplotlib 的 colormap 名称，比如 'oranges' 或 'coolwarm'；'hls' 颜色系统或者 'husl' 颜色系统；加关键字处理颜色，'light:'、'dark:' 或 'blend:'；cubehelix 函数参数字符串 'ch:'，比如 'ch:s=.25,rot= –.25'、'ch:2,r=.2,l=.6'。

列表，比如 ['r','b','gray']，长度必须和 hue 分组数相同。

Colormap，可以用字符串名称，比如 'coolwarm', 也可以为 colormap 实例。

举例如下：

```
sns.color_palette('dark')
sns.color_palette('light:red,blue')
palette='coolwarm'   # 用 colormap 指定颜色。
palette='ch:start=2,rot=.5'   # 用 cubehelix 参数指定颜色。
palette=['r','g','b','gray']   # 用列表参数指定颜色。
```

hue_order：字符串向量。指定 hue 变量层级出现的顺序，否则会根据数据确定。当 hue 变量为数值型时与此无关。

hue_norm：元组或者 matplotlib.colors.Normalize 对象。当 hue 变量为数值型时，用于数据单元的 colormap 的标准化。如果 hue 为类别变量则与此无关。

sizes：列表、字典或元组。当使用 sizes 时，用于确定如何选择尺寸。此参数可以是尺寸值的列表或者 size 变量的字典映射。当 size 为数值型时，此参数也可以是指定最小和最大尺寸的元组，将其他值标准化到这个范围。

size_order：列表。指定 size 变量层次的显示顺序，不指定则会通过数据确定。当 size 变量为数值型时与此无关。

size_norm：元组或者 Normalize 对象。当 size 变量为数值型时，其用于规范化缩放绘图对象的数据单元。

markers：布尔值、列表或字典。设置为 True 则使用默认点样式，False 不显示点。其长度必须与 style 分组数相同。

dashes：布尔值、列表或字典。设置是否使用默认线样式（实线）。用列表为 style 分组设置对应线样式，列表长度必须与 style 分组数相同。列表形式为 [[线长度 , 空白长度],[线长度 , 空白长度],…,[线长度 , 空白长度]]，设置虚线样式。

style_order：为列表，指定样式变量级别的显示顺序，否则将根据数据确定。当样式变量为数值时与此无关。

legend：图例可选 "auto"、"brief"、"full" 或 False。如为 False，则不显示图例。如为 'brief'，则 hue 和 size 的分组都取等间距样本作为简化图例。如为 'full'，则把分组内所有数值都显示为完整图例。如为 'auto'，则自动选择 'brief' 或 'full'。

kind：字符串，'scatter' 绘制散点图，'line' 绘制折线图。

heigh：标量，设置每个子图的高度（单位 inch）。

aspect：标量，宽度 =aspect× 高度。

facet_kws：要传递到 FacetGrid 的其他关键字参数的字典。

3．实践程序与实践结果

（1）实践程序。

```
    # Model3--sns.relplot( ) 绘制散点图
import pandas as pd;  import seaborn as sns
from matplotlib import pyplot as plt
plt.rcParams['font.sans-serif']='SimHei'   # 设置字体为中文黑体
plt.rcParams['axes.unicode_minus']=False   # 设置正常显示负号
plt.rcParams['font.size']='16'   # 设置字体大小
AdultsData=pd.read_excel('F:/PyData2403/AdultsPhysiExamIndics300Ps.xlsx')
  # 导入 Excel 数据转化为数据帧
plotfig=sns.relplot(data=AdultsData,x="Weight", y="SystolicP", hue="Sex")
  # 绘制分性别 Sex 的收缩血压 SystolicP 与体重 Weight 关系散点图
plotfig.fig.set_size_inches(8,6)   # 设置画布大小
plt.title(" 图 3-37 300 名成年人分性别的体重与收缩压关系散点图 ", fontsize=22, y=-0.25)
  # 添加标题，调整字体大小及与 x 轴的距离
plt.xlabel(' 体重（kg）', fontsize=18)   # 设置 x 轴标目，调整字体大小
plt.ylabel(' 血压（mmHg）', fontsize=18)   # 设置 y 轴标目，调整字体大小
plt.show( )
```

（2）实践结果见图 3–37。

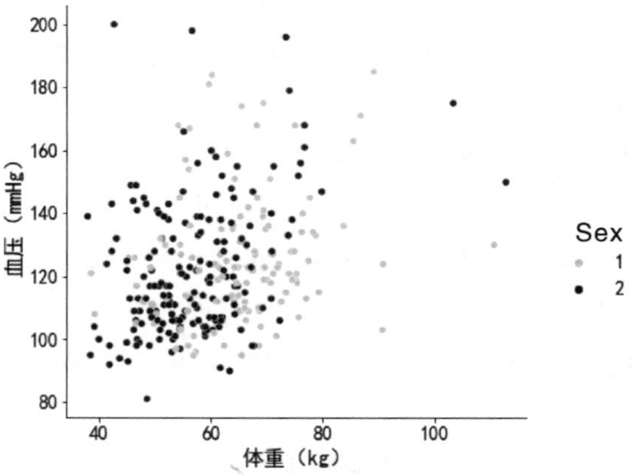

图 3–37　300 名成年人分性别体重与收缩压关系散点图

三、折线图

sns.lineplot( ) 函数用于绘制具有多个语义分组可能性的线图。它描绘了一组连续和分类数据点之间的关系。在此用于绘制折线图。

1．基本语法

seaborn.lineplot(data=None, *, x=None, y=None, hue=None, size=None, style=None, units=None, palette=None, hue_order=None, hue_norm=None, sizes=None, size_order=None, size_norm=None, dashes=True, markers=None, style_order=None, estimator='mean', errorbar=('ci', 95), n_boot=1000, seed=None, orient='x', sort=True, err_style='band', err_kws=None, legend='auto', ci='deprecated', ax=None, **kwargs)

2．参数说明

estimator：聚合设置，默认为平均值。esitmator=None，不使用聚合，x 对应多个 y 时，每个 x 坐标绘制多个 y 点；estimator=func，聚合函数，包括 'mean'、'sum' 等。

errorbar：设置误差条，字符串，字符串和数字类元组，可调用。其方法名称包括 'ci'、'pi'、'se' 或 'sd'，或者是包括方法名称和参数大小的元组，或者是 min 和 max 区间向量的映射函数。

n_boot：整型，计算置信区间要使用的迭代次数。

seed：整形，种子或随机数生成器。

orient：'x' 或 'y'，设置数据排序 / 聚合的维度。

sort：布尔型，是否对 x、y 排序，默认为 True。False 则按照数据中值的顺序绘图。

err_style：误差条样式，可选 'band' 或 'bars'。

err_kws：字典，用于控制误差条美观性的附加参数。

ci：当 x 值对应多个 y 值时，可绘制置信区间线条，默认为 95% 置信区间。ci=None，表示不显示，ci='sd'，表示显示标准差（standard deviation），ci= 整形数值，指定置信区间的数值范围，如 ci=95，表示 95% 的置信区间。

ax：指定 axes。不指定 ax 时，在默认的 axes 中绘图，多次绘图，都会默认在同一个 axes 中绘图。

其余参数同 sns.relplot( ) 函数等。

3．实践程序与实践结果

（1）实践程序。

```
# Model3--sns 绘制折线图
import pandas as pd;  import seaborn as sns
from matplotlib import pyplot as plt;  plt.rcParams['font.sans-serif']='SimHei'
plt.rcParams['axes.unicode_minus']=False
AdultsData=pd.read_excel('F:/PyData2403/AdultsPhysiExamIndics300Ps.xlsx')
sns.lineplot(data=AdultsData,x="PhysiLev",y='Weight',style='Sex',errorbar=('ci', 95),markers=['o','D'])
  # 绘制分性别按体质分类的体重变化折线图，计算均值和 95%CI，设置标记样式。
plt.title(" 图 3-38 300 名成年人按体质分类的分性别体重均值及其 95%CI 折线图 ", fontsize=15,y=-0.28)
plt.xlabel(' 体质分类 ',fontsize=11);  plt.ylabel(' 体重（kg）',fontsize=11)
plt.show( )
```

（2）实践结果见图 3-38。

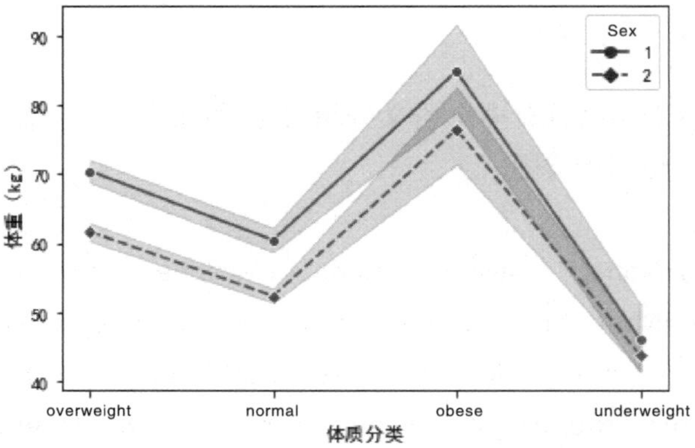

图 3-38　300 名成年人按体质分类的分性别体重均值及其 95%CI 折线图

四、条形散点图

sns.catplot( ) 函数用于绘制分类图，显示数值数据与类别变量之间的联系。

1．基本语法

```
seaborn.catplot(data=None, *, x=None, y=None, hue=None, row=None, col=None, col_wrap=None, estimator='mean', errorbar=('ci', 95), n_boot=1000, units=None, seed=None, order=None, hue_order=None, row_order=None, col_order=None, height=5, aspect=1, kind='strip', native_scale=False, formatter=None, orient=None, color=None, palette=None, hue_norm=None, legend='auto', legend_out=True, sharex=True, sharey=True, margin_titles=False, facet_kws=None, ci='deprecated', **kwargs)
```

2．参数说明

kind：指定绘图类型。包括 'strip'、'swarm'、'box'、'boxen'、'violin'、'bar'、'point' 和 'count'。

estimator：用于估计每个分类箱内的统计函数，默认为 mean。可以设置 estimator= np.median/np.std/np.var。

native_scale：布尔值，为 True 时，分类轴上的数值或日期时间值将保持其原始尺度，而不是转换为固定索引。

formatter：用于将分类数据转换为字符串的函数。影响分组标签和刻度标签。

orient：'v'、'h' 或 None，确定绘图的方向，纵向或横向。同时，x、y 要相应的改变设置。

color：为绘图中的元素设置颜色。

legend_out：布尔值，为 True 时图形大小将被扩展，图例将绘制在图外的右中位置。

sharex，sharey：布尔型，是否共享 x 轴，是否共享 y 轴。

margin_titles：布尔型，为 True 时，则行变量的标题将绘制在最后一列的右侧。

其余参数同 sns.relplot( ) 函数和 sns.lineplot( ) 函数等。

3．实践程序与实践结果

（1）实践程序

```
# Model3--sns 垂直条形散点图
import pandas as pd;  import seaborn as sns
from matplotlib import pyplot as plt;  plt.rcParams['font.sans-serif']='SimHei'
plt.rcParams['axes.unicode_minus']=False
```

```
plt.rcParams['figure.figsize']=(9,6)  # 设置图形大小
AdultsData=pd.read_excel('F:/PyData2403/AdultsPhysiExamIndics300Ps.xlsx')
sns.catplot(data=AdultsData,x="PhysiLev", y="Weight",hue='Sex')
  # 绘制分性别（Sex）的按体质分类（PhysiLev）的体重（Weight）条状散点图
plt.title(" 图 3-39 300 名成年人按体质分类的分性别体重垂直条形散点图 ", fontsize=18,y=-0.25)
plt.xlabel(' 体质分类 ',fontsize=16); plt.xticks(fontsize=14)
plt.yticks(fontsize=14); plt.ylabel(' 体重（kg）',fontsize=16); plt.show( )
```

（2）实践结果见图 3-39。

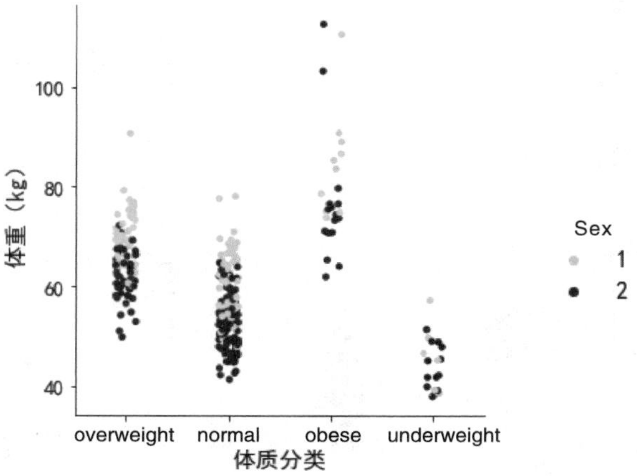

图 3-39　300 名成年人按体质分类的分性别体重垂直条形散点图

五、集群散点图

sns.swarmplot( ) 函数用于绘制散点群图，其中一个变量是分类变量。但该函数并不适合用于大量观察。可用于补充其他图，例如箱式图或小提琴图，或单独使用。

（一）基本语法

seaborn.swarmplot(data=None, *, x=None, y=None, hue=None, order=None, hue_order=None, dodge=False, orient=None, color=None, palette=None, size=5, edgecolor='gray', linewidth=0, hue_norm=None, native_scale=False, formatter=None, legend='auto', warn_thresh=0.05, ax=None, **kwargs)

（二）参数说明

dodge：布尔型。设置为 True 时，将不同 hue 分组色调级别的条带分开绘制。如为 False，则每个级别的条带将被叠加绘制在彼此之上。

size：浮点数，设置点标记的半径大小。

edgecolor：设置点的边缘线的颜色。

linewidth：设置线的宽度。

其余参数同 sns.catplot( ) 函数等。

（三）实践程序与实践结果

1．实践程序

```
# Model3--sns 集群散点图
import pandas as pd; import seaborn as sns
```

```
from matplotlib import pyplot as plt;  plt.rcParams['font.sans-serif']='SimHei'
plt.rcParams['axes.unicode_minus']=False
AdultsData=pd.read_excel('F:/PyData2403/AdultsPhysiExamIndics300Ps.xlsx')
sns.swarmplot(data=AdultsData,x='PhysiLev',y='Weight',hue='Sex',dodge=True)
  # 绘制分性别按体质分类的体重集群散点图，设置集群分散绘制
plt.title(" 图 3-40 300 名成年人按体质分类的体重集群散点图 ", fontsize=22, y=-0.26)
plt.xlabel(' 体质分类 ',fontsize=18);  plt.ylabel(' 体重（kg）',fontsize=18)
plt.xticks(fontsize=15);  plt.yticks(fontsize=15);  plt.show( )
```

2．实践结果见图 3–40。

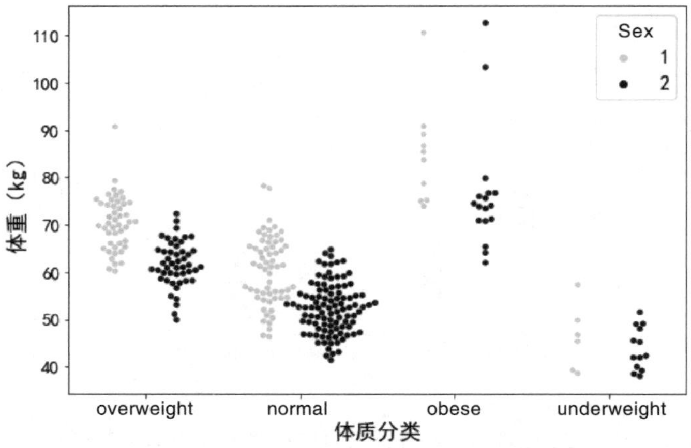

图 3–40　300 名成年人按体质分类的体重集群散点图

六、箱式图

sns.boxplot( ) 函数用于绘制关于类别的分布图。此方法以能够在变量之间或分类变量的不同级别之间进行比较的方式显示数据的分布。

（一）基本语法

seaborn.boxplot(data=None, *, x=None, y=None, hue=None, order=None, hue_order=None, orient=None, color=None, palette=None, saturation=0.75, width=0.8, dodge=True, fliersize=5, linewidth=None, whis=1.5, ax=None, **kwargs)

（二）参数说明

order：指定分类变量的箱式图排列顺序，为字符串列表。

saturation：浮点值，设置绘制颜色饱和度，为 1 时绘图颜色与设置颜色匹配最好。

width：浮点值，控制箱式图的宽度和箱体之间的距离。

fliersize：浮点值，用于指示离群值观察的标记大小。

whis：浮点值，用于确定异常值的上、下限 IQR（inter quartile range）比例，即设置低位和高位点的系数。高位、低位数公式：中位数 ± whis ×（75% 位数 ~25% 位数）。whis 设置为 np.inf 时，低位和高位值取 min 和 max。

其余参数同 sns.catplot( ) 函数等。

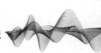

（三）实践程序与实践结果

1．实践程序

```
# Model3--sns 箱式图
import pandas as pd;  import seaborn as sns
from matplotlib import pyplot as plt;  plt.rcParams['font.sans-serif']='SimHei'
plt.rcParams['axes.unicode_minus']=False
AdultsData=pd.read_excel('F:/PyData2403/AdultsPhysiExamIndics300Ps.xlsx')
sns.boxplot(data=AdultsData,x="BPClass2", y="Weight",
            order=['Normal','NormalH','HBPG1','HBPG2','HBPG3'])
  # 绘制按血压分类 "BPClass2" 的体重 "Weight" 箱式图，设置箱式图的排列顺序
plt.title(" 图 3-41 300 名成年人按血压分类的体重箱式图 ",fontsize=16,y=-0.30)
plt.xlabel(' 血压分类 ',fontsize=13);  plt.ylabel(' 体重（kg）',fontsize=13)
plt.xticks(fontsize=11);  plt.yticks(fontsize=11);  plt.show( )
```

2．实践结果见图 3–41。

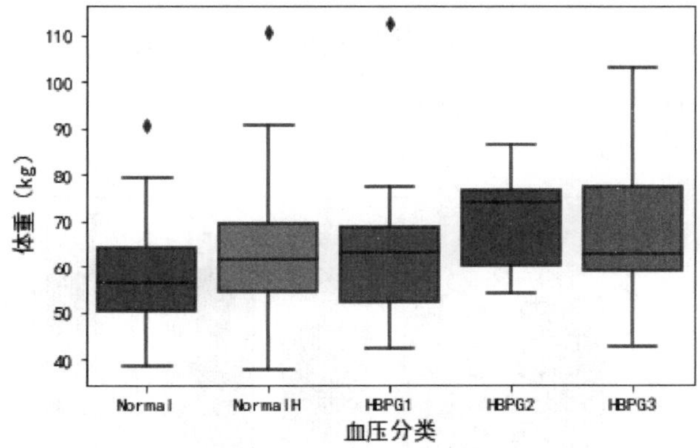

图 3–41　300 名成年人按血压分类的体重箱式图

七、条形图

sns.barplot( ) 函数用于将点估计和置信区间显示为矩形条。每个矩形的高度代表对数值变量的集中趋势的估计，条形图还通过误差条显示围绕该估计的不确定性程度。

（一）基本语法

seaborn.barplot(data=None, *, x=None, y=None, hue=None, order=None, hue_order=None, estimator='mean', errorbar=('ci', 95), n_boot=1000, units=None, seed=None, orient=None, color=None, palette=None, saturation=0.75, width=0.8, errcolor='.26', errwidth=None, capsize=None, dodge=True, ci='deprecated', ax=None, **kwargs)

（二）参数说明

errorbar：设置误差条，为字符串或字符串和数字类元组，可调用。其方法名称包括 'ci'、'pi'、'se' 或 'sd'，或者是包括方法名称和参数大小的元组，或者是 min 和 max 区间向量的映射函数。如果是 None，则隐藏误差条。

n_boot：整型，设置计算可信区间时使用的引导程序样本数量。

errcolor：设置误差棒线的颜色。

errwidth：设置误差棒线（和帽）的厚度。

capsize：浮点值，设置误差棒帽的宽度。

其余参数同 sns.lineplot( ) 函数和 sns.boxplot( ) 函数等。

（三）实践程序与实践结果

1．实践程序

```
# Model3--sns 绘制均值及 99%CI 条图
import pandas as pd; import seaborn as sns
from matplotlib import pyplot as plt; plt.rcParams['font.sans-serif']='SimHei'
plt.rcParams['axes.unicode_minus']=False
AdultsData=pd.read_excel('F:/PyData2403/AdultsPhysiExamIndics300Ps.xlsx')
sns.barplot(data=AdultsData,x="BPClass2", y="BMI",errorbar=('ci',99),
            errcolor='r',errwidth=4, capsize=0.05)
 # 绘制按血压分类的体质指数均值及 99%CI 条图，设置 CI 条的颜色、宽度和帽宽
plt.title(" 图 3-42 300 名成年人按血压分类的体质指数柱状图 ", fontsize=22, y=-0.23)
plt.xlabel(' 血压分类 ',fontsize=18); plt.ylabel(' 体质指数 ',fontsize=18)
plt.xticks(fontsize=15); plt.yticks(fontsize=15); plt.show( )
```

2．实践结果见图 3–42。

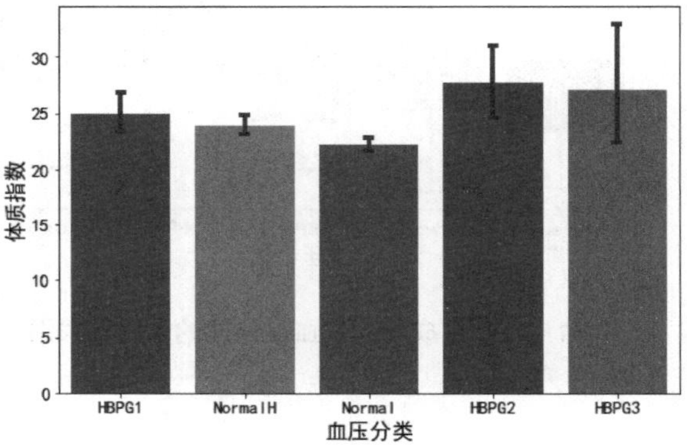

图 3–42　300 名成年人按血压分类的体质指数柱状图

八、点线图

sns.pointplot( ) 函数用于散点图绘制点估计和置信区间。使用散点图点的位置表示对数值变量的集中趋势的估计，并使用误差条显示估计中的不确定性程度。

（一）基本语法

```
seaborn.pointplot(data=None, *, x=None, y=None, hue=None, order=None, hue_order=None, estimator='mean', errorbar=('ci', 95), n_boot=1000, units=None, seed=None, markers='o', linestyles='-', dodge=False, join=True, scale=1, orient=None, color=None, palette=None, errwidth=None, ci='deprecated', capsize=None, label=None, ax=None)
```

（二）参数说明

linestyles：字符串或字符串列表，设置 hue 分组的线条样式。

join：布尔值，确定是否绘制折线。默认为 True，此时 hue 分组的同组点估计之间的线将以相同的色调级别绘制连线。False 就只绘制误差线。

scale：浮点数，均值点（默认）和连线的大小和粗细。

其余参数同 sns.lineplot( ) 函数等。

（三）实践程序与实践结果

1. 实践程序

```
# Model3--sns 绘制均值及 99%CI 线图
import pandas as pd; import seaborn as sns
from matplotlib import pyplot as plt; plt.rcParams['font.sans-serif']='SimHei'
plt.rcParams['axes.unicode_minus']=False
AdultsData=pd.read_excel('F:/PyData2403/AdultsPhysiExamIndics300Ps.xlsx')
sns.pointplot(data=AdultsData,x="BPClass2", y="BMI",hue='Sex',errorbar=('ci', 95),errwidth=1.5, capsize=
    0.1,order=['Normal','NormalH','HBPG1','HBPG2','HBPG3'])
plt.title(" 图 3-43 300 名成年人按血压分类的分性别体质指数点线图 ", fontsize=22, y=-0.23)
plt.xlabel(' 血压分类 ',fontsize=16); plt.ylabel(' 体质指数 ',fontsize=16)
plt.xticks(fontsize=14); plt.yticks(fontsize=14); plt.show( )
```

2. 实践结果见图 3–43。

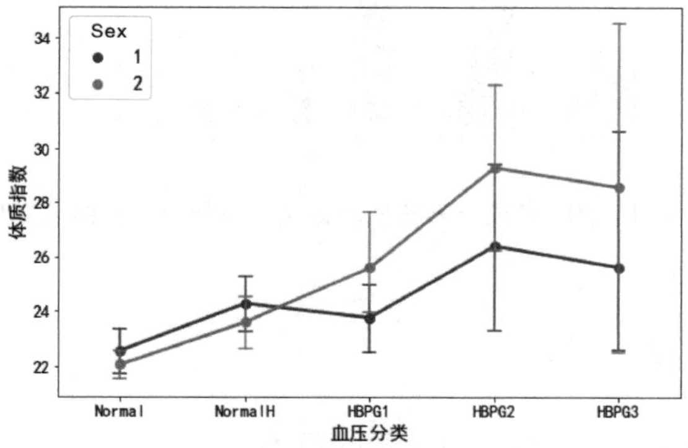

图 3–43　300 名成年人按血压分类的分性别体质指数点线图

九、计数图

sns.countplot( ) 函数用于显示数据集中每个类别观察的计数。计数图类似于分类变量的直方图，而不是定量变量。

（一）基本语法

seaborn.countplot(data=None, *, x=None, y=None, hue=None, order=None, hue_order=None, orient=None, color=None, palette=None, saturation=0.75, width=0.8, dodge=True, ax=None, **kwargs)

（二）参数说明

参数同 sns.barplot( ) 函数等。

（三）实践程序与实践结果

1．实践程序

```
# Model3--sns 分类计数柱状图
import pandas as pd;  import seaborn as sns
from matplotlib import pyplot as plt;  plt.rcParams['font.sans-serif']='SimHei'
plt.rcParams['axes.unicode_minus']=False
AdultsData=pd.read_excel('F:/PyData2403/AdultsPhysiExamIndics300Ps.xlsx')
sns.countplot(data=AdultsData,x="BPClass2", hue="PhysiLev")
plt.title(" 图 3-44 300 名成年人按血压分类的体质分类计数柱状图 ", fontsize=22, y=-0.23)
plt.xlabel(' 血压分类 ',fontsize=16);  plt.ylabel(' 体质类别人数 ',fontsize=16)
plt.xticks(fontsize=14);  plt.yticks(fontsize=14)
plt.legend(fontsize=14);  plt.show( )
```

2．实践结果

实践结果见图 3–44。

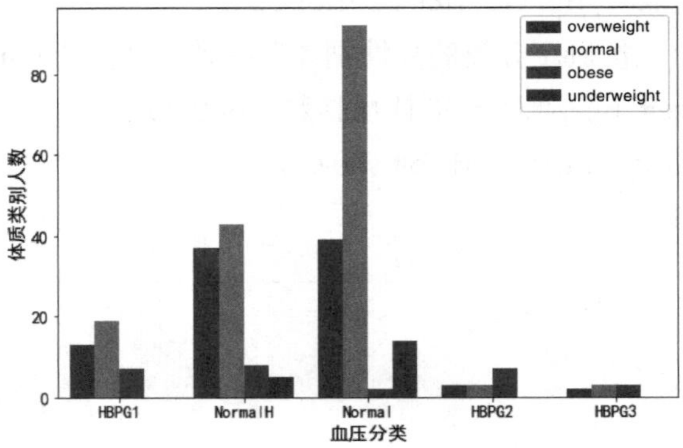

图 3–44　300 名成年人按血压分类的体质分类计数柱状图

十、带核密度曲线的直方图

（一）sns.displot( ) 函数绘制带核密度曲线的直方图

sns.displot( ) 函数提供多种可视化单变量和双变量数据分布的方法。根据 kind 绘制分布图，绘图类型包括直方图、核密度图和累积分布图。

1．基本语法

seaborn.displot(data=None, *, x=None, y=None, hue=None, row=None, col=None, weights=None, kind='hist', rug=False, rug_kws=None, log_scale=None, legend=True, palette=None, hue_order=None, hue_norm=None, color=None, col_wrap=None, row_order=None, col_order=None, height=5, aspect=1, facet_kws=None, **kwargs)

2．参数说明

kind：绘图类型，包括直方图 'hist'、核密度图 'kde' 和累积分布图 'ecdf'。

weights：权重，为向量或数据集中的键值，用于衡量各数据点对计数的贡献。

rug：布尔值，是否在图中同时绘制地毯图。如果为 true，则显示边缘刻度。

rug_kws：字典，控制绘制地毯图的参数。

color：当未指定色调映射时，用于指定单一颜色。

log_scale：布尔型或数字型，是否将轴的尺度设为对数。

其余参数同 sns.relplot( ) 函数和 sns.lineplot( ) 函数等。

注意 sns.displot( ) 只能使用 hue 分组，没有 style 和 size 分组参数。

3．实践程序与实践结果

（1）实践程序。

```
# Model3--sns 带核密度曲线的直方图
import pandas as pd; import seaborn as sns
from matplotlib import pyplot as plt; plt.rcParams['font.sans-serif']='SimHei'
plt.rcParams['axes.unicode_minus']=False
plt.rcParams['font.size']='16'  # 设置字体大小
AdultsData=pd.read_excel('F:/PyData2403/AdultsPhysiExamIndics300Ps.xlsx')
sns.displot(data=AdultsData,x='Weight',kde=True,hue='Sex')
 # 绘制分性别 'Sex' 体重 'Weight' 的直方图，设置绘制核密度曲线为 True
plt.title(" 图 3-45 300 名成年人分性别的体重带核密度曲线的直方图 ",fontsize=18, y=-0.26)
plt.show( )
```

（2）实践结果见图 3–45。

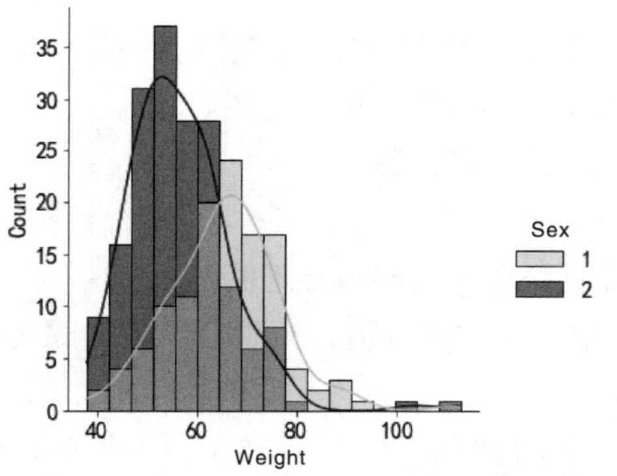

图 3–45　300 名成年人分性别的体重带核密度曲线的直方图

（二）sns.histplot( ) 函数绘制带核密度曲线的直方图

sns.histplot( ) 函数绘制单变量或双变量直方图。此函数可以将使用核密度估计导出的平滑曲线添加到每个 bin 内计算的统计数据，以估计频率、密度或概率。

1．基本语法

seaborn.histplot(data=None, *, x=None, y=None, hue=None, weights=None, stat='count', bins='auto', binwidth=None, binrange=None, discrete=None, cumulative=False, common_bins=True, common_norm=True, multiple='layer', element='bars', fill=True, shrink=1, kde=False, kde_kws=None, line_kws=None, thresh=0, pthresh=None, pmax=None, cbar=False, cbar_ax=None, cbar_kws=None, palette=None, hue_order=None, hue_norm=None, color=None, log_scale=None, legend=True, ax=None, **kwargs)

2．参数说明

stat：字符串，指定直方图高度显示的统计内容。默认统计的是变量在区间内数据个数，可以设置显示数据占比或者其他统计方式。包括 'count'，为默认值，每个区间数据总数；'frequency'，为单位区间（bin 宽）的数据数量；'probability' or 'proportion'，为占比，柱总高度为 1；'percent'，为百分比，柱总高度为 100；'density'，为密度，直方图总面积为 1。

bins：字符串、数字或向量，为通用 bin 参数，可以是引用规则的名称、bin 的数量或 bin 的分隔符。

binwidth：设置直方柱宽度范围数值，即 binwidth=(max(x)−min(x))/bins, 设置 binwidth 后 bins 参数无效。如 binwidth=3。

binrange：bin 的最低和最高值，可以与 bin 或 binwidth 一起使用。默认为数据极值。

discrete：布尔型，如果为 True，则默认为 binwidth=1，并绘制条形图，使其位于相应数据点的中心。这避免了在使用离散（整数）数据时可能出现的“间隙”。

cumulative：布尔型，是否添加累计直方图。如为 True，随着 bin 数量的增加绘制累积计数。

common_bins：布尔型，如果为 True，则在变量生成多个图时使用相同的 bin。如果使用规则来确定 bin，则将使用完整的数据集进行计算。

common_norm：布尔型，如果为 True，则使用正态化统计，正态化将应用于整个数据集。否则，单独对每个直方图进行正态化。

multiple：指定直方图分组绘制时的样式。'layer' 为默认值，在不同的图层中叠加绘制；'stack' 为沿高度方向叠加绘制；'dodge' 为绘制成不同的直方柱；'fill' 为每个直方柱总高度都为 1。

element：设置直方图的样式。'bars' 为默认直方图样式，'step' 为阶梯样式，'poly' 用折线代替直方图表示分布。

fill：布尔型，是否填充。

shrink：按此因子缩放每个图条相对于箱宽度的宽度。

kde：布尔型，是否在直方图中同时绘制核密度图。

kde_kws：字典型，绘制核密度图的参数。

line_kws：字典型，绘制线条的参数。

thresh：统计量小于或等于此值的单元格将是透明的。

pthresh：与 thresh 类似，但在 0~1 间取值，当聚合计数（或其他统计数据）达到总计数的此比例时，该单元格将是透明的。

pmax：在 0~1 间取值，设置颜色图饱和点，即该值以下的单元格占总计数的比例。

cbar：布尔型，是否添加色条。

cbar_ax：为添加色条设定 ax。

cbar_kws：为添加色条设定参数。

其余参数同 sns.relplot( ) 函数等。

3．实践程序与实践结果

（1）实践程序。

```
# Model3--sns 累计核密度曲线直方图
import pandas as pd;  import seaborn as sns
from matplotlib import pyplot as plt;  plt.rcParams['font.sans-serif']='SimHei'
plt.rcParams['axes.unicode_minus']=False
plt.rcParams['font.size']='13'   # 设置字体大小
AdultsData=pd.read_excel('F:/PyData2403/AdultsPhysiExamIndics300Ps.xlsx')
sns.histplot(data=AdultsData,x='Weight',kde=True,stat='percent',hue='Sex',cumulative=True)
  # 设置绘制累计核密度曲线，设置以各段的累计百分比为柱子高度
```

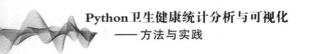

```
plt.title(" 图 3-46 300 名成年人分性别的体重带累计核密度曲线的直方图 ", fontsize=20,y=-0.22)
plt.show( )
```

（2）实践结果见图 3–46。

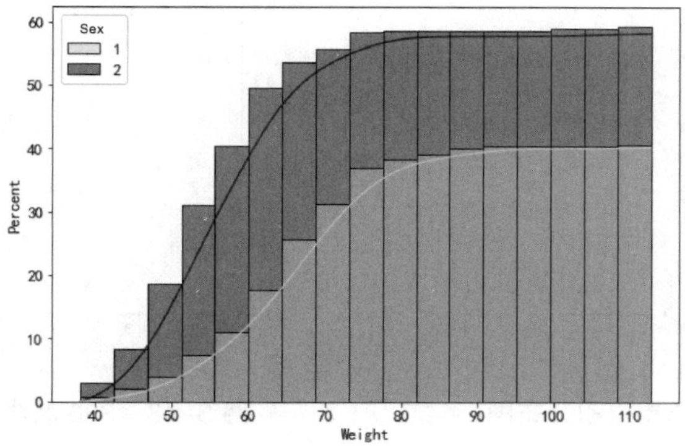

图 3–46　300 名成年人分性别的体重带累计核密度曲线的直方图

十一、累积分布图

sns.ecdfplot( ) 函数用于绘制经验累积分布。

（一）基本语法

seaborn.ecdfplot(data=None, *, x=None, y=None, hue=None, weights=None, stat='proportion', complementary=False, palette=None, hue_order=None, hue_norm=None, log_scale=None, legend=True, ax=None, **kwargs)

（二）参数说明

complementary：布尔值，如果为 True，则使用互补 CDF（1–CDF）。

stat='proportion'，为占比，合计为 1。

其余参数同 sns.histplot( ) 函数等。

（三）实践程序与实践结果

1. 实践程序

```
# Model3--sns 累积分布图
import pandas as pd;  import seaborn as sns
from matplotlib import pyplot as plt;  plt.rcParams['font.sans-serif']='SimHei'
plt.rcParams['axes.unicode_minus']=False
plt.rcParams['font.size']='14'   # 设置字体大小
AdultsData=pd.read_excel('F:/PyData2403/AdultsPhysiExamIndics300Ps.xlsx')
sns.ecdfplot(data=AdultsData,x='Weight',hue='Sex',palette=['r','b'])
plt.title(" 图 3-47 300 名成年人体重累积分布图 ",fontsize=20,y=-0.22)
plt.show( )
sns.ecdfplot(data=AdultsData,x='Weight',hue='Sex',palette=['r','b'],complementary=True)
plt.title(" 图 3-48 300 名成年人体重累积分布互补图 ",fontsize=20,y=-0.22)
plt.show( )
```

2. 实践结果

实践结果见图 3–47、图 3–48。

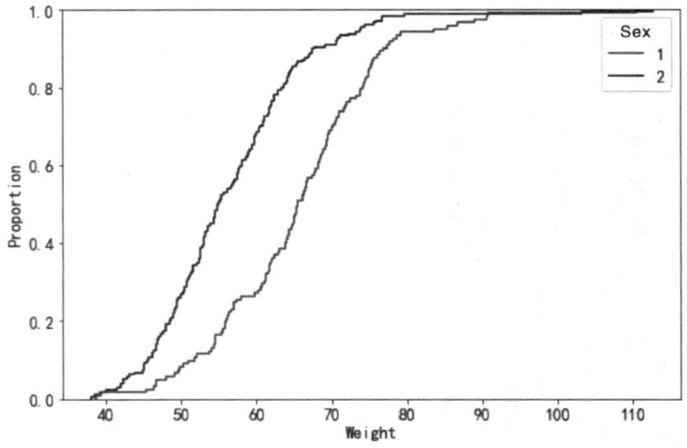

图 3–47　300 名成年人体重累积分布图

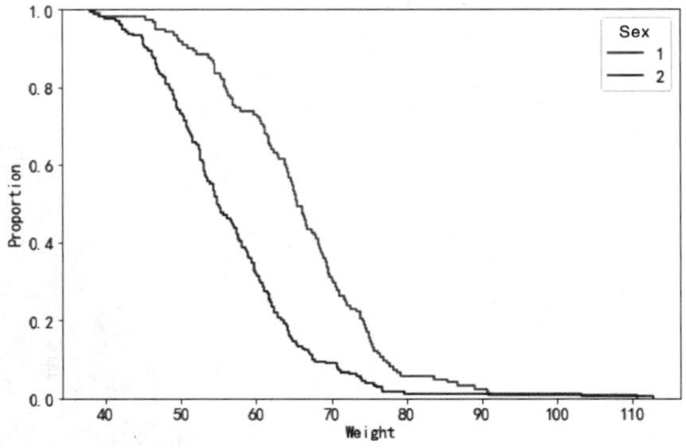

图 3–48　300 名成年人体重累积分布互补图

十二、多分类回归模型组图

sns.lmplot( ) 函数用于绘制数据并在可以绘制多个图的网格上绘制回归模型拟合。

（一）基本语法

seaborn.lmplot(data=None, *, x=None, y=None, hue=None, col=None, row=None, palette=None, col_wrap=None, height=5, aspect=1, markers='o', sharex=None, sharey=None, hue_order=None, col_order=None, row_order=None, legend=True, legend_out=None, x_estimator=None, x_bins=None, x_ci='ci', scatter=True, fit_reg=True, ci=95, n_boot=1000, units=None, seed=None, order=1, logistic=False, lowess=False, robust=False, logx=False, x_partial=None, y_partial=None, truncate=True, x_jitter=None, y_jitter=None, scatter_kws=None, line_kws=None, facet_kws=None)

（二）参数说明

x_estimator：参数值为函数，如 numpy.mean。对每个 x 值的所有 y 值用函数计算，绘制得到的点，如果提供了 x_ci，将绘制可信区间。

x_bins：将 x 变量分为离散的区间，然后估计其集中趋势和置信区间。当使用这个参数时，它意味着 x_estimator 的默认值是 numpy.mean。

x_ci：绘制 x 的离散值的集中趋势时使用的置信区间的大小由传递给此参数的值决定。包括 'ci'、'sd'、0~100 之间取整，或 None。

scatter：布尔型，是否绘制散点图。

fit_reg：布尔型，是否拟合 x 、y 的回归模型。

logistic：布尔型，是否拟合逻辑回归模型。

lowess：布尔型，是否拟合局部加权线性回归模型（locally weighted linear regression）。但目前无法为这类模型绘制置信区间。

robust：布尔型，是否拟合稳健回归（鲁棒线性回归）模型。

logx：布尔值，如果为 True，则在输入空间中绘制散点图和回归模型，同时还估计类型为 y–log(x) 的线性回归。为此，x 必须为正。

x_partial，y_partial：x 混杂变量，y 混杂变量。

truncate：布尔型，如果为 True，回归线受数据极值限制；如果 False，回归线扩展到 x 轴范围。

order：多项式回归，设置进行回归的幂次，即多项式拟合阶数。

x_jitter，y_jitter：浮点值，拟合后为 x 变量或 y 变量添加均匀随机噪声，会导致绘制的散点移动，不会改变原始数据的回归拟合。

scatter_kws：设定绘制散点图 plt.scatter 的参数。

line_kws：设定绘制线图 plt.plot 的参数。

其余参数同 sns.relplot( ) 函数和 sns.catplot( ) 函数等。

（三）实践程序与实践结果

1. 实践程序

```
# Model3--sns 多分类回归模型组图
import pandas as pd; import seaborn as sns
from matplotlib import pyplot as plt; plt.rcParams['font.sans-serif']='SimHei'
plt.rcParams['axes.unicode_minus']=False; plt.rcParams['font.size']='13'
AdultsData=pd.read_excel('F:/PyData2403/AdultsPhysiExamIndics300Ps.xlsx')
sns.lmplot(data=AdultsData,x='Height',y='Weight',hue='Sex').set(title=
  ' 图 3-49 300 名成年人分性别的身高体重回归模型图 '); plt.show( )
plot=sns.lmplot(data=AdultsData,x='Height',y='Weight',row='BPClass0',col='Sex')
plot.fig.suptitle(" 图 3-50 300 名成年人分性别血压分类的身高体重回归模型组图 ",
   fontsize=32,y=-0.05,horizontalalignment='center')
  # 此处采用 seaborn 设置标题语法，如采用 plt 的语法可能无法实现格式要求
plt.show( )
```

2. 实践结果

实践结果见图 3–49、图 3–50。

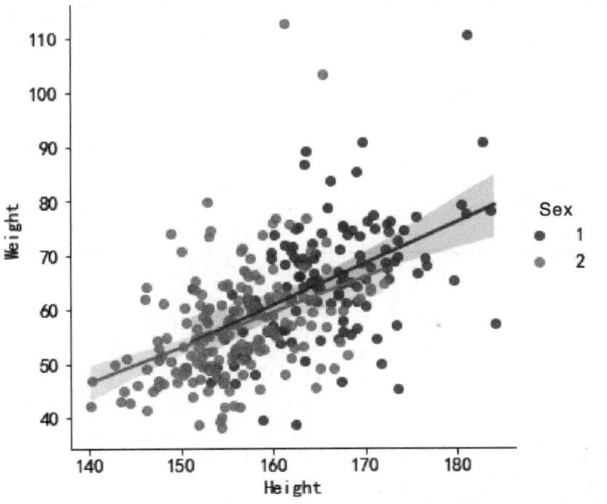

图 3–49 300 名成年人分性别的身高体重回归模型图

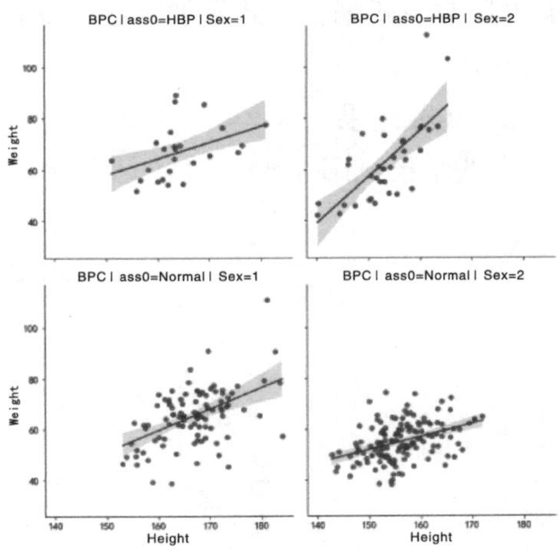

图 3–50 300 名成年人分性别血压分类的身高体重回归模型组图

十三、回归模型图

sns.regplot( ) 函数用于绘制数据并绘制线性回归模型拟合。估计回归模型有多种方法选择，这

些方法是相互排斥的。

（一）基本语法

```
seaborn.regplot(data=None, *, x=None, y=None, x_estimator=None, x_bins=None, x_ci='ci', scatter=True, fit_reg=True, ci=95, n_boot=1000, units=None, seed=None, order=1, logistic=False, lowess=False, robust=False, logx=False, x_partial=None, y_partial=None, truncate=True, dropna=True, x_jitter=None, y_jitter=None, label=None, color=None, marker='o', scatter_kws=None, line_kws=None, ax=None)
```

（二）参数说明

order：指定拟合多项式回归的阶数。

n_boot：设定 bootstrap 方法重复抽样的次数，用于估计可信区间。

dropna：忽略空值。

label：设定散点图或回归线的标签用于图例。

其余参数同 sns.lmplot( ) 函数等。

（三）实践程序与实践结果

1. 实践程序

```
# Model3--sns 回归模型图
import pandas as pd; import seaborn as sns
from matplotlib import pyplot as plt; plt.rcParams['font.sans-serif']='SimHei'
plt.rcParams['axes.unicode_minus']=False; plt.rcParams['font.size']=14
AdultsData=pd.read_excel('D:/PyData2403/AdultsPhysiExamIndics300Ps.xlsx')
ax=sns.regplot(data=AdultsData,x='Height',y='Weight',marker='+',order=5)
  # 绘制体重与身高的散点图和回归曲线，设置散点标记、多项式回归阶数
ax.set_title(" 图 3-51 300 名成年人体重与身高关系多项式回归图 ", fontsize=18, y=-0.31)
  # 采用对象式编程方式添加标题，设置字体大小、标题与 x 轴的距离
plt.show( )
```

2. 实践结果

实践结果见图 3–51。

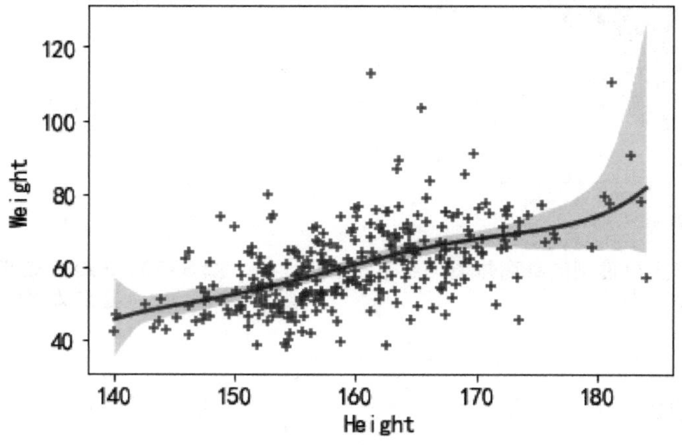

图 3–51　300 名成年人体重与身高关系多项式回归图

十四、热力图

sns.heatmap( ) 函数用于以颜色编码矩阵的形式绘制矩形数据。通过色调和强度属性描述数据大小的变化。

（一）基本语法

seaborn.heatmap(data, *, vmin=None, vmax=None, cmap=None, center=None, robust=False, annot=None, fmt='.2g', annot_kws=None, linewidths=0, linecolor='white', cbar=True, cbar_kws=None, cbar_ax=None, square=False, xticklabels='auto', yticklabels='auto', mask=None, ax=None, **kwargs)

（二）参数说明

vmin，vmax：浮点值，用作颜色图最小值和最大值。

robust：布尔值，默认为 False；如果是 False，且没设定 vmin 和 vmax，热力图的颜色映射范围将根据具有鲁棒性（稳健）的分位数设定，而不是用极值设定。

cmap：从数字到色彩空间的映射，取值是 colormap 名称或颜色对象，或者表示颜色的列表；默认值（如果未指定）将取决于是否设置了颜色中心值 center。

center：浮点值，确定绘制发散数据时颜色图色彩居中的值。通过设置 center 值，可以调整生成的图像颜色的整体深浅。

annot：布尔型或矩形数据集，默认为 False；如果是 True，在热力图每个方格写入数据；如果是矩阵，在热力图每个方格写入该矩阵对应位置数据。

fmt：字符串格式代码，设置 annot 参数数据显示格式。

annot_kws：字典型或颜色值，设置热力图矩阵上数字的大小、颜色和字体。

square：布尔型，是否设置热力图矩阵小块形状为正方形，默认值是 False。

xticklabels，yticklabels：控制 x、y 标签名的输出。如果是 False，不绘制标签；如果是列表，按列表绘制标签；如果是整型，则使用列名，且每间隔 n 个绘制一个标签；默认值是 auto，自动选择标签的标注间距，将标签名不重叠的部分（或全部）输出。如果是 True，则以 DataFrame 的列名作为标签名。

mask：布尔型数组或 DataFrame，控制某个矩阵块是否显示出来。默认值是 None。如果是 True，则不予显示。

其余参数同 sns.relplot( ) 函数等。

（三）实践程序与实践结果

1．绘制热力图

（1）实践程序。

```
# Model3--sns 热力图
import pandas as pd; import seaborn as sns
from matplotlib import pyplot as plt; plt.rcParams['font.sans-serif']='SimHei'
plt.rcParams['axes.unicode_minus']=False; plt.rcParams['font.size']='11'
AdultsData=pd.read_excel('F:/PyData2403/AdultsPhysiExamIndics300Ps.xlsx')
ax=sns.heatmap(AdultsData[['Height','Weight','Waistline','SystolicP']].corr( ),annot=True,fmt='.3g')
 # 计算相关系数，显示相关系数，设置显示格式
ax.set_title(" 图 3-52 300 名成年人身高体重腰围血压相关系数热力图 ", fontsize=20,y=-0.20)
```

```
plt.show( )
```

（2）实践结果。

实践结果见图 3–52。

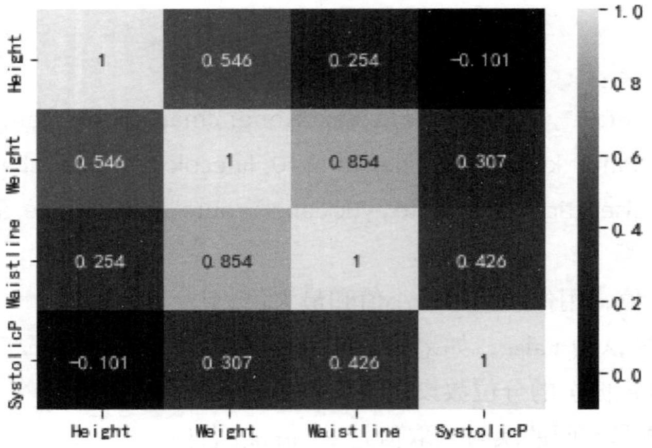

图 3–52　300 名成年人身体重腰围血压相关系数热力图

2．绘制热力图组图

（1）实践程序。

```
# Model3--sns 热力图组图
import numpy as np;  import pandas as pd
import seaborn as sns;  from matplotlib import pyplot as plt
plt.rcParams['font.sans-serif']='SimHei'
plt.rcParams['axes.unicode_minus']=False;  plt.rcParams['font.size']=10
AdultsData=pd.read_excel('F:/PyData2403/AdultsPhysiExamIndics300Ps.xlsx')
corrM=AdultsData[AdultsData['Sex']==1][['Height','Weight','Waistline','SystolicP']].corr( )
 # 计算男性 4 项指标的相关系数
print("（2.1）男性身高体重腰围血压相关系数矩阵。\n",corrM)
plt.figure(figsize=(10,8))  # 设置全图大小
plt.subplots_adjust(wspace=0.3,hspace=0.3)  # 设置子图之间左右、上下间距
plt.subplot(221)  # 第 1 张子图（子图数量为 2*2=4）
sns.heatmap(corrM, cmap='Greens', annot=True)  # 根据相关系数绘制热力图
mask=np.zeros_like(corrM)  # 输出全矩阵
plt.title(" ①男性成年人身高体重腰围血压相关系数图 ",fontsize=13)
corrF=AdultsData[AdultsData['Sex']==2][['Height','Weight','Waistline','SystolicP']].corr( )
 # 计算女性 4 项指标的相关系数
print("（2.2）女性身高体重腰围血压相关系数矩阵。\n",corrF)
plt.subplot(222)  # 第 2 张子图
sns.heatmap(corrF, cmap='Greens', annot=True)
mask=np.zeros_like(corrF)
plt.title(" ②女性成年人身高体重腰围血压相关系数图 ",fontsize=13)
plt.subplot(223)  # 第 3 张子图
```

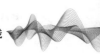

```
mask[np.tril_indices_from(mask)]=True  # 只显示左下半部分矩阵
sns.heatmap(corrM, cmap='hot_r', annot=True, mask=mask.T)
plt.title(" ③男性成年人身高体重腰围血压相关系数三角图 ",fontsize=12)
mask[np.tril_indices_from(mask)]=True  # 只显示左下半部分矩阵
plt.subplot(224)  # 第 4 张子图
sns.heatmap(corrF, cmap='hot_r', annot=True, mask=mask.T)
plt.title(" ④女性成年人身高体重腰围血压相关系数三角图 ",fontsize=12)
plt.show( )
```

（2）实践结果。

（2.1）男性身高体重腰围血压相关系数矩阵。

	Height	Weight	Waistline	SystolicP
Height	1.000000	0.468504	0.168143	–0.196067
Weight	0.468504	1.000000	0.892126	0.188916
Waistline	0.168143	0.892126	1.000000	0.309102
SystolicP	–0.196067	0.188916	0.309102	1.000000

（2.2）女性身高体重腰围血压相关系数矩阵。

	Height	Weight	Waistline	SystolicP
Height	1.000000	0.385414	0.074578	–0.238912
Weight	0.385414	1.000000	0.810427	0.360661
Waistline	0.074578	0.810427	1.000000	0.484903
SystolicP	–0.238912	0.360661	0.484903	1.000000

（2.3）热力图组图见图 3–53。

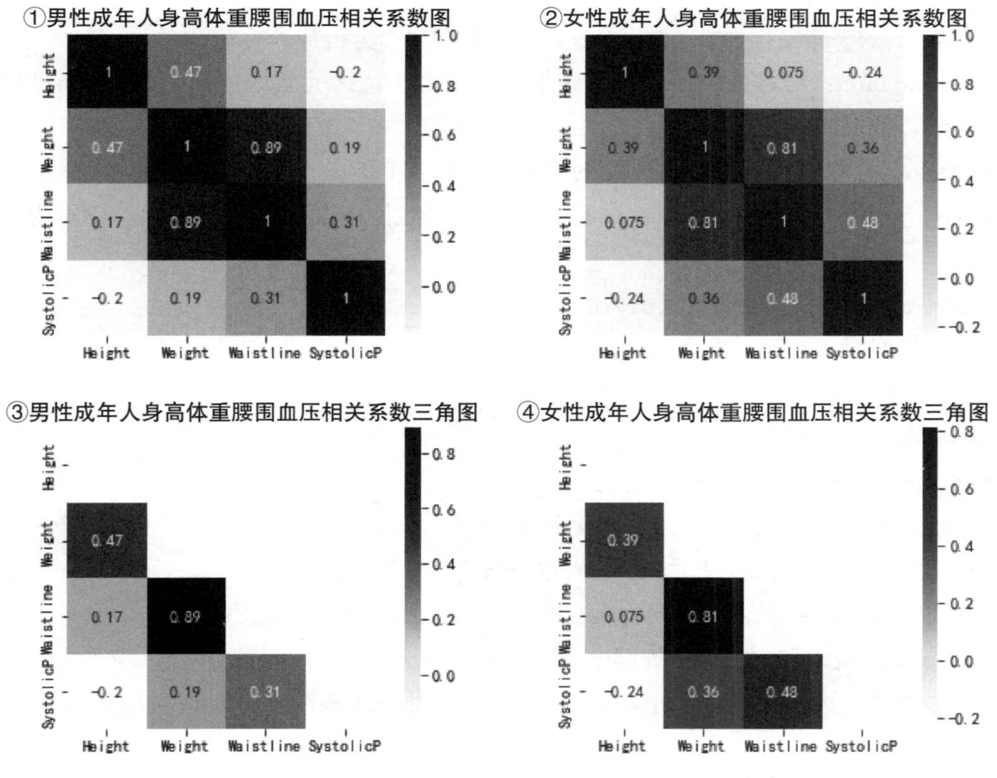

图 3–53　成年人身高体重腰围血压相关系数热力图组图

十五、聚类热力图

sns.clustermap( ) 函数用于将数据集绘制为分层聚类热图。

（一）基本语法

seaborn.clustermap(data, *, pivot_kws=None, method='average', metric='euclidean', z_score=None, standard_scale=None, figsize=(10, 10), cbar_kws=None, row_cluster=True, col_cluster=True, row_linkage=None, col_linkage=None, row_colors=None, col_colors=None, mask=None, dendrogram_ratio=0.2, colors_ratio=0.03, cbar_pos=(0.02, 0.8, 0.05, 0.18), tree_kws=None, **kwargs)

（二）参数说明

pivot_kws：字典型，把长数据表转化为宽数据表（矩形）。

method：字符串，设定聚类方法。method 参数为距离定义：'single' 为最邻近点算法，'complete' 为最远点算法，'average' 为非加权组平均法，'centroid' 为无加权分组质心法，'weighted' 为加权组平均法，'median' 为加权分组质心法，'ward' 为增量算法（the incremental algorithm）。

metric：字符串，距离矩阵。包括 'braycurtis'、'canberra'、'chebyshev'、'cityblock'、'correlation'、'cosine'、'dice'、'euclidean'、'hamming'、'jaccard'、'kulsinski'、'mahalanobis'、'matching'、'minkowski'、'rogerstanimoto'、'russellrao'、'seuclidean'、'sokalmichener'、'sokalsneath'、'sqeuclidean' 和 'yule'。

z_score：整型，或 None。行（0）或列（1）Z 分数计算。Z=（x- 平均值）/std。

standard_scale：整型，或 None。行（0）或列（1）标准化，即行或列值减去最小值除以最大值。

row_cluster，col_cluster：布尔值，如果是 True，则进行行或列聚类。

row_linkage，col_linkage：将 numpy.ndarray 作为输入，并使用它获得行或列的预计算关联矩阵。

row_colors，col_colors：列表、DataFrame 或序列类型，为行或列标记颜色。

dendrogram_ratio：浮点数，用于设定图形大小与两个边缘元素的比例。如果给定两个值，则是分别对应于行或列的比例。

colors_ratio：控制行和列的颜色标签的宽度。默认为 0.03。

cbar_pos：元祖，包括 (left,bottom,width,height)，设定图中颜色条轴的位置。设置为 None，则禁用颜色条。

tree_kws：字典，用于绘制树状图树的线条。

（三）实践程序与实践结果

1．实践程序

```
# Model3--sns 聚类热图
import pandas as pd;  import seaborn as sns
from matplotlib import pyplot as plt;  plt.rcParams['font.sans-serif']='SimHei'
plt.rcParams['axes.unicode_minus']=False;  plt.rcParams['font.size']='16'
AdultsData=pd.read_excel('F:/PyData2403/AdultsPhysiExamIndics300Ps.xlsx')
sns.clustermap(AdultsData[['Height','Weight','Waistline','SystolicP']],z_score=1)
plt.title(" 图 3-54 300 名成年人身高体重腰围血压聚类热力图 ",fontsize=32, y=-4.85, horizontalalignment='left')
```

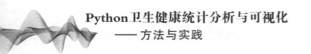

#添加标题，设置字体大小，垂直位置、水平对齐方式
plt.show( )

2. 实践结果

实践结果见图 3-54。

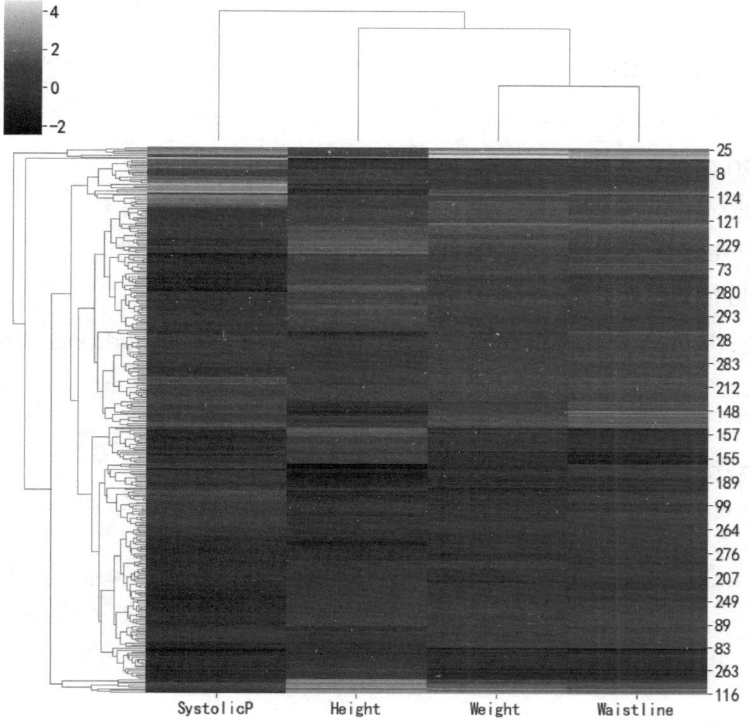

图 3-54　300 名成年人身高体重腰围血压聚类热力图

十六、双变量关系图

sns.jointplot( ) 函数用于绘制数据集中的成对关系子图网格。它为 JointGrid 类提供了一个方便的接口，其中包含许多预制绘图类型。

（一）基本语法

seaborn.jointplot(data=None, *, x=None, y=None, hue=None, kind='scatter', height=6, ratio=5, space=0.2, dropna=False, xlim=None, ylim=None, color=None, palette=None, hue_order=None, hue_norm=None, marginal_ticks=False, joint_kws=None, marginal_kws=None, **kwargs)

（二）参数说明

kind：指定二维图类型。包括默认值，'scatter' 为散点图，'kde' 为核密度图，'hist' 为二维直方图，'hex' 为六边形图，'reg' 为线性回归拟合图，'resid' 为线性回归拟合误差图（'hex'、'reg'、'resid' 不能和 hue 同时使用）。默认情况下，上方和侧方绘制直方图，当 Kind 为 'scatter' 或 'kde'，并且指定 hue 时，上方和侧方绘制 kde 图。使用 Hue 参数后，散点图将分颜色绘制，上方和侧方的分布图将用 kde 图代替直方图。

ratio：数字型，设定中心图与侧边图的比例，值越大，中心图占比越大。

space：数字型，设定中心图与侧边图的间隔大小。

xlim，ylim：设定 x、y 轴的范围。

marginal_ticks：布尔值，如果为 False，则不显示边缘图的计数 / 密度轴上的刻度。

joint_kws，marginal_kws：字典，设定绘图组件的其他关键字参数。

其余参数同 sns.relplot( ) 函数和 sns.lineplot( ) 函数等。

（三）实践程序与实践结果

1. 实践程序

```
# Model3--sns 双变量关系图
import pandas as pd;  import seaborn as sns
from matplotlib import pyplot as plt;  plt.rcParams['font.sans-serif']='SimHei'
plt.rcParams['axes.unicode_minus']=False;  plt.rcParams['font.size']='16'
AdultsData=pd.read_excel('F:/PyData2403/AdultsPhysiExamIndics300Ps.xlsx')
sns.jointplot(data=AdultsData,x='Height',y='Weight')
plt.title(" 图 3-55 300 名成年人身高体重双变量关系 ",fontsize=22,y=-0.25,horizontalalignment='center')
plt.show( )
```

2. 实践结果

实践结果见图 3–55。

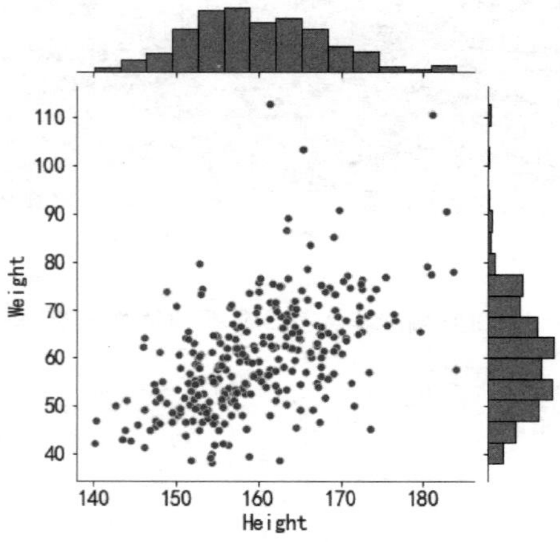

图 3–55　300 名成年人身高体重双变量关系

十七、多变量关系组图

sns.pairplot( ) 函数用于绘制数据集中的成对关系。

（一）基本语法

seaborn.pairplot(data, *, hue=None, hue_order=None, palette=None, vars=None, x_vars=None, y_vars=None, kind='scatter', diag_kind='auto', markers=None, height=2.5, aspect=1, corner=False, dropna=False, plot_kws=None, diag_kws=None, grid_kws=None, size=None)

（二）参数说明

vars：变量名列表，指定需要绘图的变量，否则使用 data 中的全部数字型列。

x_vars，y_vars：设定行变量 x, 列变量 y 的变量名列表。

kind：图形类型，包括 'scatter'、'kde'、'hist'、'reg'。

diag_kind：对角线上单变量图类型，包括 'auto'、'hist'、'kde'、None。如果是 'auto'，则根据是否使用色调分组进行选择。

corner：布尔型，为 True 时，则不将坐标轴添加到网格的上三角形，即只绘制下三角，使其成为“角”图。

plot_kws：字典型，传递给双变量绘图函数的关键字参数。

diag_kws：字典型，传递给单变量绘图函数的关键字参数。

grid_kws：字典型，传递给 PairGrid 构造器的关键字参数。

size：设置图形大小。可以是一个整数或一个元组，分别为输出图形的宽度和高度。

其余参数同 sns.relplot( ) 函数等。

（三）实践程序与实践结果

1．实践程序

```
# Model3--sns 多变量关系组图
import pandas as pd;  import seaborn as sns
from matplotlib import pyplot as plt;  plt.rcParams['font.sans-serif']='SimHei'
plt.rcParams['axes.unicode_minus']=False;  plt.rcParams['font.size']='20'
AdultsData=pd.read_excel('F:/PyData2403/AdultsPhysiExamIndics300Ps.xlsx')
plot=sns.pairplot(AdultsData[['Weight','BMI','SystolicP']], kind='hist', diag_kind='kde')
 # 绘制两两相互关系的二维直方图，在对角线上绘制核密度图
plot.fig.suptitle(" 图 3-56 300 名成年人体重体质指数血压相互关系组图 ",
fontsize=28,y=-0.03,horizontalalignment='center')
 # 此处采用函数编程设置标题，如果采用 plt 设置标题可能无法实现格式要求
plt.show( )
```

2．实践结果

实践结果见图 3–56。

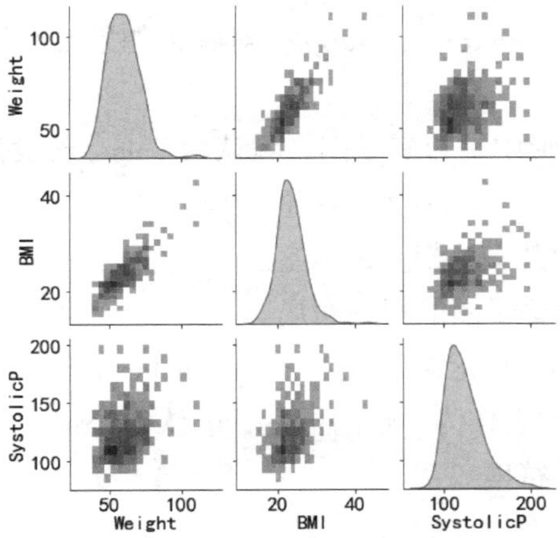

图 3–56 300 名成年人体重体质指数血压相互关系组图

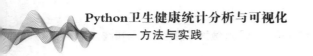

第七节 Pandas 库绘图基础

一、Pandas 库绘图函数

Pandas 为 DataFrame 和 Series 提供了 plot( ) 绘图函数，能绘制 10 多种常规图形。

（一）Pandas.DataFrame.plot( ) 绘图函数

Pandas.DataFrame.plot( ) 是 Pandas 库中的一个绘图函数，它允许我们使用数据帧（DataFrame）中的数据绘制多种类型的图表，可以帮助我们更直观地了解数据的分布、趋势和关系。

Pandas.DataFrame.plot( ) 函数绘图有 3 种格式：

（1）DataFrame.plot(kind='line')，利用 kind 参数定义绘图类型。

（2）利用各类图形的单独的绘图函数，如 DataFrame.plot.line( )。

（3）绘制直方图和箱式图时，还可使用 DataFrame.hist( )、DataFrame.boxplot( ) 格式。

1．基本语法

```
DataFrame.plot(x=None, y=None, kind='line', ax=None, subplots=False, sharex=None, sharey=False, layout=None,figsize=None,use_index=True, title=None, grid=None, legend=True, style=None, logx=False, logy=False, loglog=False, xticks=None, yticks=None, xlim=None, ylim=None, rot=None,xerr=None, secondary_y=False, sort_columns=False, **kwds)
```

2．参数说明

x：指定作为 x 坐标轴的列名。

y：指定作为 y 坐标轴的列名。

kind：绘图类型，包括折线图 'line'，为默认值；垂直条形图 'bar'，横向条形图 'barh'，直方图 'hist'，箱式图 'box'，Kernel 密度估计图 'kde'，主要对直方图添加 Kernel 概率密度线；密度图 'density'，同 'kde'；面积区域图 'area'，饼图 'pie'，散点图 'scatter'，以及六边型蜂窝图 'hexbin'。

ax：子图，要在其上绘制的 matplotlib subplot 对象，如果没有设置，则使用当前的 matplotlib subplot。

subplots：布尔型，判断图形中是否有子图，默认为 False, 若设为 True，则每列单独绘图。

sharex：如果有子图，子图共 x 轴刻度，标签。

sharey：如果有子图，子图共 y 轴刻度，标签。

layout：元组 (行 , 列)，设置子图的行列布局。

figsize：元组 (宽度 , 高度)，设定图形尺寸大小（inches）。

use_index：布尔型，利用索引作为 x 轴的标签，默认为 True。

title：设置图的标题，用字符串。

grid：布尔型，图片是否有网格，默认为无。

legend：布尔型，子图的图例，添加一个 subplot 图例（默认为 True）。

style：列表或字典型，对每列折线图设置线的类型。

logx：设置 x 轴刻度是否取对数。

logy：设置 y 轴刻度是否取对数。

loglog：同时设置 x、y 轴刻度是否取对数。

xticks：设置 x 轴刻度值，序列形式（比如列表）。

yticks：设置 y 轴刻度，序列形式（比如列表）。

xlim：设置 x 轴的范围，列表或元组形式。

ylim：设置 y 轴的范围，列表或元组形式。

rot：设置轴标签（刻度）显示的旋转度，整型，垂直图针对 x 轴，水平图针对 y 轴。

xerr：绘制 x 的误差条。

yerr：绘制 y 的误差条。

include_bool：布尔型，默认 False，如为 True，则布尔值也纳入绘图。

secondary_y：设置第二个 y 轴（右 y 轴）。

mark_right：设置第二个 y 轴（右 y 轴）标记。

sort_columns：以字母表顺序绘制各列，默认使用当前列顺序。

fontsize：设置轴刻度的字体大小。

colormap：为字符串或 matplotlib colormap 对象，设置图的区域颜色。

colorbar：布尔型，如为 True，则绘制色条（仅用于 'scatter' 和 'hexbin' 绘图）。

position：浮点数，设置 'bar' 或 'barh' 柱形图的对齐方式，值在 0（左或底部）至 1（右或顶部）之间。默认为 0.5（居中对齐）。

table：如果为 True，则对数据制表并转换匹配图的布局。

stacked：在线图和条图中默认为 False，在面积图中默认为 True，创建堆叠图。

（二）Pandas.Series.plot( ) 绘图函数

1．基本语法

```
Series.plot(*args, **kwargs)
```

2．参数说明

x：仅适用于 DataFrame 数据。

y：仅适用于 DataFrame 数据。

kind='scatter'：仅适用于 DataFrame 数据。

kind='hexbin'：仅适用于 DataFrame 数据。

colorbar：布尔型，仅适用于 'scatter' 和 'hexbin' 图。

其余参数可参见 DataFrame.plot( ) 绘图函数。

Pandas.Series.plot( ) 函数绘图也有 3 种格式：

（1）Series.plot(kind='line')，利用 kind 参数定义绘图类型。其中，kind 包括 'line'、'bar'、'barh'、'hist'、'box'、'kde'、'density'、'area' 和 'pie'。不适用于 'scatter' 和 'hexbin' 图。

（2）利用各类图形的单独的绘图函数，如 Series.plot.line( )。

（3）绘制直方图时，还可以使用 Series.hist( ) 格式。

二、Pandas 库绘图模块

Pandas 还提供了 pandas.plotting 绘图模块，支持常规图形外的多种复杂图形绘制。

pandas.plotting 模块中的绘图函数见表 3–18。

表 3-18　pandas.plotting 模块中的绘图函数功能说明

函数	功能
andrews_curves(frame,class_column[,ax,⋯])	生成安德鲁曲线图，用于可视化多元数据集群
autocorrelation_plot(series[,ax])	绘制时间序列自相关图
bootstrap_plot(series[,fig,size,samples])	绘制均值、中位数和中程数统计量的 Bootstrap 图
boxplot(data[,column,by,ax,fontsize,⋯])	从 DataFrame 列制作箱式图
deregister_matplotlib_converters( )	注销 Pandas 格式化程序和转换器
lag_plot(series[,lag,ax])	绘制时间序列的滞后图
parallel_coordinates(frame,class_column[,⋯])	绘制平行坐标图
plot_params	存储 Pandas 绘图选项
radviz(frame,class_column[,ax,color,⋯])	在二维空间绘制多维数据集
register_matplotlib_converters( )	使用 matplotlib 注册 Pandas 格式化程序和转换器
scatter_matrix(frame[,alpha,figsize,ax,⋯])	绘制散点图矩阵
table(ax,data[,rowLabels,colLabels])	将 DataFrame 和 Series 数据转换为 matplotlib.table 数据表的辅助函数

（一）pandas.plotting.andrews_curves

1．基本语法

pandas.plotting.andrews_curves(frame,class_column,ax=None,samples=200,color=None,colormap=None,**kwargs)

生成安德鲁曲线图，用于可视化多元数据集群。

导入方式：from pandas.plotting import andrews_curves

2．参数说明

frame：DataFrame，要绘制的数据，最好归一化为（0.0~1.0）。

class_column：标签，包含类名的列的名称。

ax：轴对象，默认为 None，要使用的轴。

samples：整形，设置要在每条曲线中绘制的点数。

color：字符串、字符串列表或字符串元组，或三元色 RGB 浮点值。设置不同类的颜色。

colormap：字符串或 matplotlib 颜色映射对象，默认 None，从中选择设定颜色。

（二）pandas.plotting.autocorrelation_plot

1．基本语法

pandas.plotting.autocorrelation_plot(series,ax=None,**kwargs)

绘制时间序列自相关图。

导入方式：from pandas.plotting import autocorrelation_plot

2．参数说明

series：序列，用于可视化的时间序列数据。

ax：轴对象，默认为 None，要使用的轴。

（三）pandas.plotting.bootstrap_plot

1．基本语法

pandas.plotting.bootstrap_plot(series,fig=None,size=50,samples=500,**kwds)

绘制均值、中位数和中程数统计量的 Bootstrap 图。

导入方式：from pandas.plotting import bootstrap_plot

2. 参数说明

series：序列，用于 bootstrap 有放回的重复采样的序列数据。

fig：matplotlib.figure.Figure，默认 None。如果给定，将使用 fig 给定的参数而不是默认参数绘图。

size：整形，默认值为 50，设置每次抽样的数据个数，应不超过序列数据总个数。

samples：整形，默认为 500，设置 bootstrap 有放回的重复抽样次数。

（四）pandas.plotting.boxplot

1. 基本语法

pandas.plotting.boxplot(data,column=None,by=None,ax=None,fontsize=None,rot=0,grid=True,figsize=None,layout=None,return_type=None,**kwargs)

从 DataFrame 列制作箱式图。

2. 参数说明

data：DataFrame，用于可视化的数据。

column：字符串或字符串列表。列名或名称列表，或向量。可以是 pandas.DataFrame.groupby( ) 的任何有效输入。

by：字符串或数组类。将 DataFrame 中的列转换为 pandas.DataFrame.groupby( ) 分组。将按对列值进行分组后的每组值各绘制一个箱式图。

ax：轴对象，要使用的轴，默认为 None。

fontsize：用浮点数或字符串（例如 'large'）设置标签字体大小。

rot：浮点型，默认为 0，设置标签相对于图幕坐标系的旋转角度（以度为单位）。

grid：布尔型，默认为 True，设置是否显示网格线。

figsize：元组 (宽度 , 高度)，设置图的大小（inches）。

layout：元组 (行 , 列)，例如，(3,5) 将使用从左上角开始的 3 行 5 列来显示子图。

return_type：返回对象类型，包括 'axes'、'dict'、'both'，或 None，默认为 'axes'。

（五）pandas.plotting.lag_plot

1. 基本语法

pandas.plotting.lag_plot(series,lag=1,ax=None,**kwds)

绘制时间序列的滞后图。

导入方式：from pandas.plotting import lag_plot

2. 参数说明

series：序列，用于可视化的时间序列数据。

lag：整形，默认为 1，设置绘制散点图的滞后期。

ax：轴对象，默认为 None，要使用的轴。

（六）pandas.plotting.parallel_coordinates

1. 基本语法

pandas.plotting.parallel_coordinates(frame,class_column,cols=None,ax=None, color=None,use_columns=False,xticks=None,colormap=None,axvlines=True,axvlines_kwds=None,sort_labels=False,**kwargs)

绘制平行坐标图。

导入方式：from pandas.plotting import parallel_coordinates

2．参数说明

frame：DataFrame 数据。

class_column：字符串，包含类名的列名。

cols：列表，将采用数据的列名列表。

ax：轴对象，默认为 None，要使用的轴。

color：列表或元组，为不同类设定颜色。

use_columns：布尔型，如为 true, 列名作为 x 轴标签。

xticks：列表或元组，设置 x 轴刻度标签。

colormap：字符串或 matplotlib colormap, 默认为 None，设置线条颜色。

axvlines：布尔型，如为 true, 则在 x 轴标签处添加垂直线。

axvlines_kwds：设置 axvline 方法的参数。

sort_labels：布尔型，默认为 False，给类的列标签排序，当设置颜色时有用。

（七）pandas.plotting.scatter_matrix

1．基本语法

pandas.plotting.scatter_matrix(frame,alpha=0.5,figsize=None,ax=None,grid=False,diagonal='hist',marker='.',density_kwds=None,hist_kwds=None,range_padding=0.05,**kwargs)

绘制散点图矩阵。

导入方式：from pandas.plotting import scatter_matrix

2．参数说明

frame：DataFrame 数据。

alpha：浮点型，设置透明度。

figsize：元组（宽度，高度），设置图形大小（inches）。

ax：轴对象，默认为 None，要使用的轴。

grid：布尔型，默认为 True。设置是否显示网格线。

diagonal：在对角线上显示 'hist' 或 'kde' 图形。

marker：字符串，标记符，默认为 '.'。

density_kwds：设置 'kde' 估计图参数。

hist_kwds：设置 'hist' 图参数。

range_padding：浮点数，默认为 0.05。x 和 y 轴的范围相对于（x_max−x_min）或（y_max−y_min）的延伸量。

（八）pandas.plotting.table

1．基本语法

pandas.plotting.table(ax,data,**kwargs)

给图中绘制数据表格。

导入方式：from pandas.plotting import table

2．参数说明

ax：轴对象，默认为 None。要使用的轴。

data：DataFrame 或 Series 数据。

如果未指定行标签或列标签，将分别使用数据索引或列名作为标签。

第八节　Pandas 库绘图实践

一、散点图

（一）实践数据

实践数据见表 3–13 30 名男性和 30 名女性成年人的身高和体重测量值。数据文件为“:/PyData2403/Adults60AgeHeightWeight.xlsx”。

（二）实践任务

绘制身高和体重的散点图。

（三）实践程序与实践结果

1．实践程序

```
# Model3--pandas 散点图
import pandas as pd;  from matplotlib import pyplot as plt
plt.rcParams['font.sans-serif']='SimHei'
plt.rcParams['axes.unicode_minus']=False;  plt.rcParams['font.size']='12'
Data=pd.read_excel('D:/PyData2403/Adults60AgeHeightWeight.xlsx')
Data.plot(x='HeightM',y='WeightM',kind='scatter',xlabel='Height', ylabel='Weight',title=' 图 3-57 30 名成年男性身高体重散点图 ',fontsize=12)
 # 采用 DataFrame.plot(kind='scatter') 方式绘制男性身高体重散点图，同时添加标题
plt.show( )
Data.plot.scatter(x='HeightF',y='WeightF',xlabel='Height',ylabel='Weight', marker='D',color='r')
 # 采用 DataFrame.plot.scatter( ) 方式绘制女性身高体重散点图，设置标目、标记和颜色
plt.title(' 图 3-58 30 名成年女性身高体重散点图 ',fontsize=16,y=-0.30)
plt.show( )
```

2．实践结果

实践结果见 3–57、图 3–58。

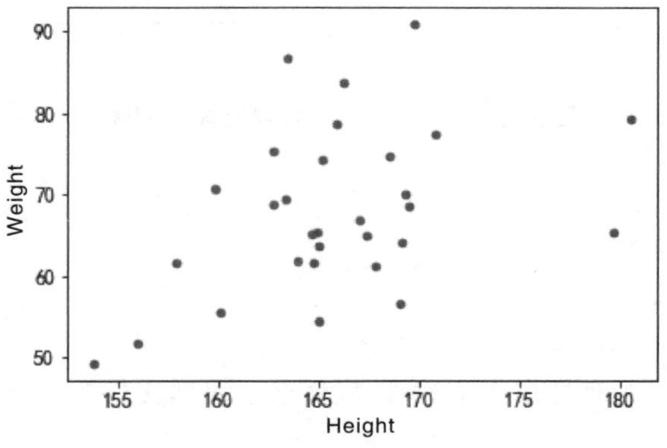

图 3–57　30 名成年男性身高体重散点图

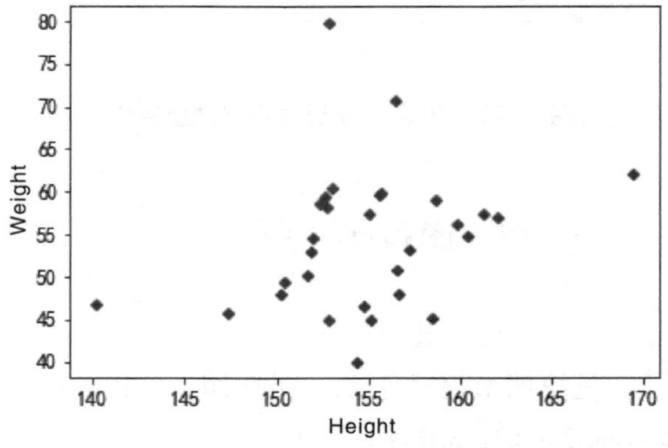

图 3–58　30 名成年女性身高体重散点图

二、密度图

（一）实践数据

实践数据见表 3-13 30 名男性和 30 名女性成年人的身高和体重测量值。数据文件为“:/PyData2403/Adults60AgeHeightWeight.xlsx”。

（二）实践任务

分别绘制身高和体重分布的密度图。

（三）实践程序与实践结果

1．实践程序

```
# Model3--pandas 密度图
import pandas as pd;  from matplotlib import pyplot as plt
plt.rcParams['font.sans-serif']='SimHei'
plt.rcParams['axes.unicode_minus']=False;  plt.rcParams['font.size']='12'
Data=pd.read_excel('D:/PyData2403/Adults60AgeHeightWeight.xlsx')
Data[['HeightM','WeightM']].plot.kde(title=' 图 3-59 30 名成年男性身高体重密度图 ')
  # 绘制男性身高、体重的核密度图，同时添加标题
plt.show( )
Data[['HeightF','WeightF']].plot(kind='kde')   # 绘制女性身高、体重的核密度图
plt.title(' 图 3-60 30 名成年女性身高体重密度图 '); plt.show( )
```

2．实践结果

实践结果见图 3-59、图 3-60。

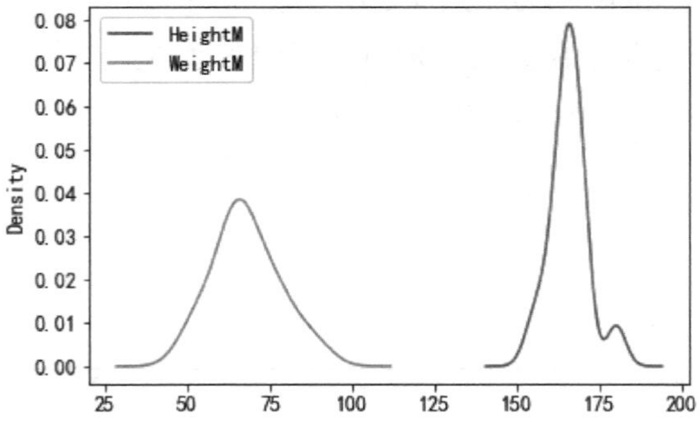

图 3-59　30 名成年男性身高体重密度

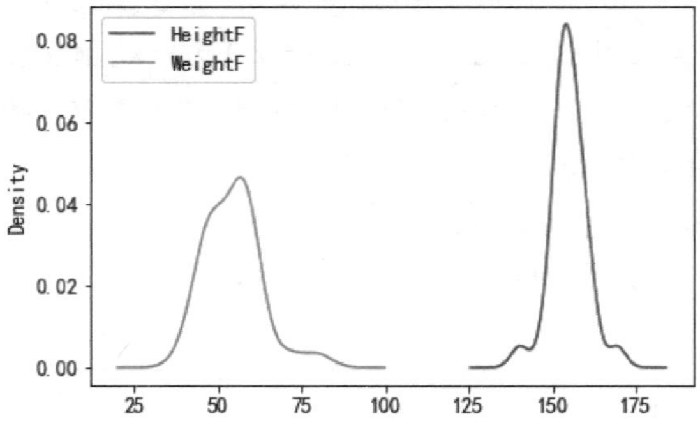

图 3-60　30 名成年女性身高体重密度

三、时序图和自相关图

（一）实践数据

见第四节之“十二、时序图”，2008—2017 年某地月报告 HFMD 病例数，数据文件为“:/PyData2403/HFMDs.csv”。

（二）实践任务

绘制 2008—2017 年某地月报告 HFMD 病例数的时序图和自相关图。

（三）实践程序与实践结果

1．实践程序

```
    # Model3--pandas 时序图和自相关图
    # 时序图
import pandas as pd;  from matplotlib import pyplot as plt
plt.rcParams['font.sans-serif']='SimHei'
plt.rcParams['axes.unicode_minus']=False;  plt.rcParams['font.size']='12'
data=pd.read_csv('D:/PyData2403/HFMDs.csv',parse_dates=['Date'],index_col='Date')
  # 导入时序数据，将 Date 列设置为时间类型并设置为列索引
data.plot( )  # 绘制时序图
#data.plot(kind='line')  # 绘制时序图（方法二）
#data.plot.line( )  # 绘制时序图（方法三）
plt.title(" 图 3-61 2008-2017 年某地月报告 HFMD 病例数时序图 ",fontsize=16,y=-0.29)
plt.xlabel(' 年月 ');  plt.ylabel(' 病例数 ');  plt.show( )
    # 自相关图
from pandas.plotting import autocorrelation_plot
autocorrelation_plot(data['CaseN'])  # 绘制自相关图
plt.title(" 图 3-62 2008-2017 年某地月报告 HFMD 病例数的自相关图 ",fontsize=16, y=-0.29)
plt.show( )
```

2．实践结果

实践结果见图 3–61、图 3–62 所示。

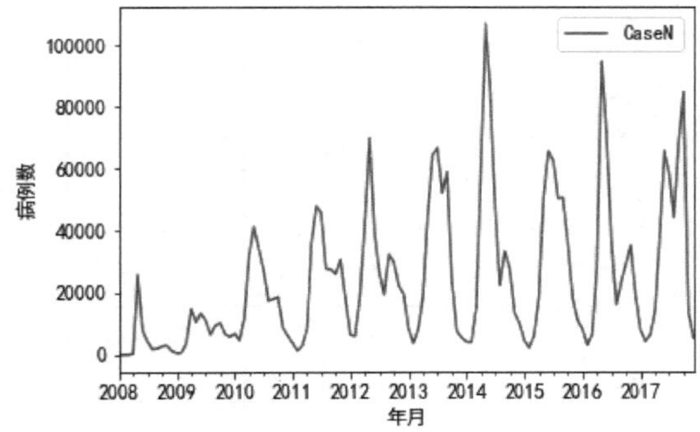

图 3–61　2008—2017 年某地月报告 HFMD 病例数时序图

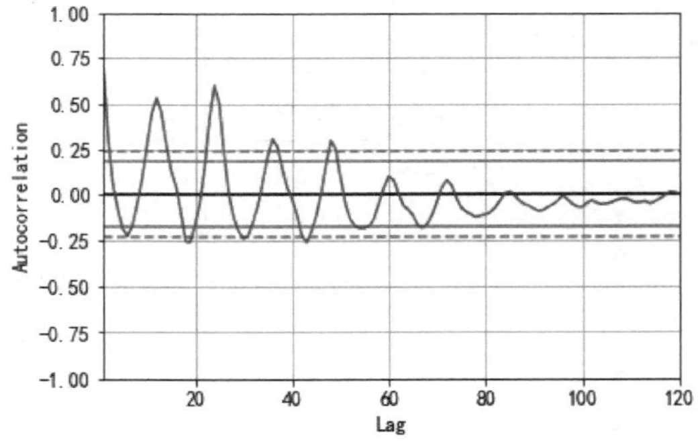

图 3–62　2008—2017 年某地月报告 HFMD 病例数的自相关图

四、散点矩阵图

（一）实践数据

实践数据见表 3–13 30 名男性和 30 名女性成年人的年龄、身高和体重值。数据文件为“:/PyData2403/Adults60AgeHeightWeight.xlsx”。

（二）实践任务

分性别绘制年龄、身高和体重值的散点矩阵图，对角线上绘制密度图。

（三）实践程序与实践结果

1. 实践程序

```
    # Model3-- 散点图矩阵
import pandas as pd;  from matplotlib import pyplot as plt
from pandas.plotting import scatter_matrix    # 导入绘制散点图矩阵模块
plt.rcParams['font.sans-serif']='SimHei'
plt.rcParams['axes.unicode_minus']=False;  plt.rcParams['font.size']='12'
Data=pd.read_excel('F:/PyData2403/Adults60AgeHeightWeight.xlsx')
scatter_matrix(Data[['AgeM','HeightM','WeightM']],alpha=0.6, figsize=(6,6), diagonal="kde")
  # 绘制男性散点矩阵图，设置透明度和图形大小，对角线上绘制密度图
plt.title(' 图 3-63 30 名男性成年人年龄身高体重散点图矩阵 ', fontsize=18, y=-0.6, loc='right')
  # 添加标题，设置标题内容、字体大小、与 x 轴的距离、水平位置 loc='right'
plt.show( )
scatter_matrix(Data[['AgeF','HeightF','WeightF']],alpha=0.6, figsize=(6, 6), diagonal="kde")
  # 绘制女性散点矩阵图，设置透明度和图形大小，对角线上绘制密度图
plt.title(' 图 3-64 30 名女性成年人年龄身高体重散点图矩阵 ',fontsize=18,x=-0.5,y=-0.6)
  # 设置标题内容、字体大小、水平方向位置 x=-0.5、与 x 轴的距离 y=-0.6
plt.show( )
```

2. 实践结果

实践结果见图 3–63、图 3–64。

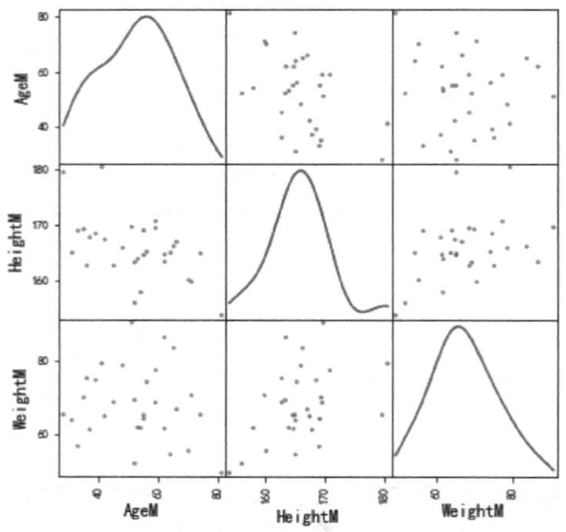

图 3–63　30 名男性成年人年龄身高体重散点图矩阵

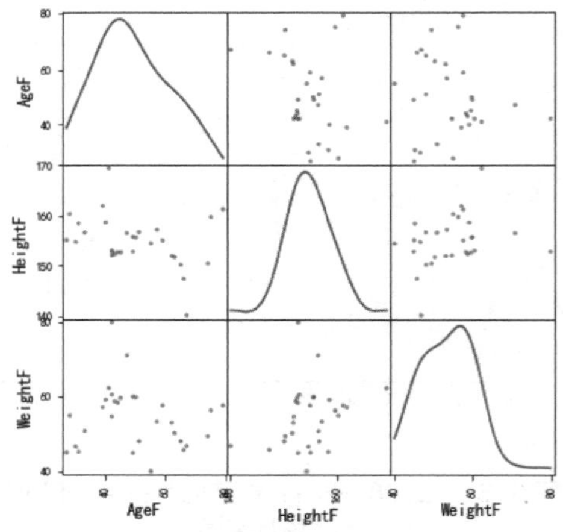

图 3–64　30 名女性成年人年龄身高体重散点图矩阵

五、滞后图

滞后图（lag plot）是用时间序列和相应的滞后阶数序列做出的散点图。可以用于观测自相关性。

（一）实践数据

见第四节之“十二、时序图”，2008—2017 年某地月报告 HFMD 病例数，数据文件为“:/

PyData2403/HFMDs.csv”。

（二）实践任务

绘制 2008—2017 年某地月报告 HFMD 病例数的滞后图。

（三）实践程序与实践结果

1．实践程序

```
# Model3--pandas 滞后图
import pandas as pd; from matplotlib import pyplot as plt
from pandas.plotting import lag_plot   # 从 pandas.plotting 包导入 lag_plot 函数
plt.rcParams['font.sans-serif']='SimHei'
plt.rcParams['axes.unicode_minus']=False; plt.rcParams['font.size']='12'
data=pd.read_csv('D:/PyData2403/HFMDs.csv',parse_dates=['Date'],index_col='Date')
  # 导入时序数据，将 Date 列设置为时间类型，设置为列索引
lag_plot(data['CaseN'])   # 绘制滞后分布图
plt.title(" 图 3-65 2008-2017 年某地月报告 HFMD 的滞后分布图（滞后 1 月）", fontsize=16,y=-0.30)
plt.show( )
lag_plot(data['CaseN'],lag=2)   # 绘制滞后分布图，设置滞后期为 2
plt.title(" 图 3-66 2008-2017 年某地月报告 HFMD 的滞后分布图（滞后 2 月）", fontsize=16,y=-0.30)
plt.show( )
```

2．实践结果

实践结果见图 3–65、图 3–66。

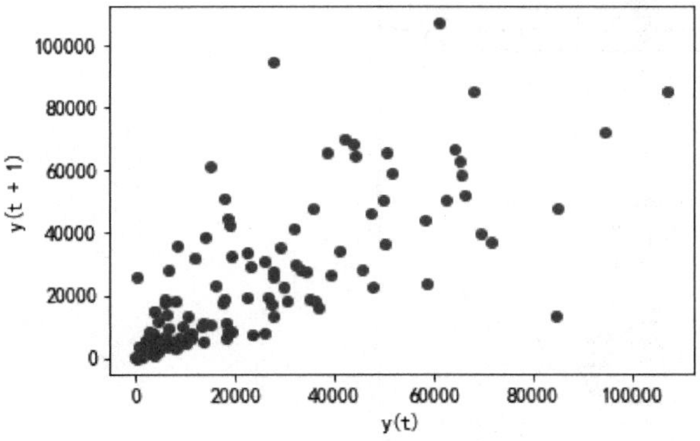

图 3–65　2008—2017 年某地月报告 HFMD 的滞后分布图（滞后 1 月）

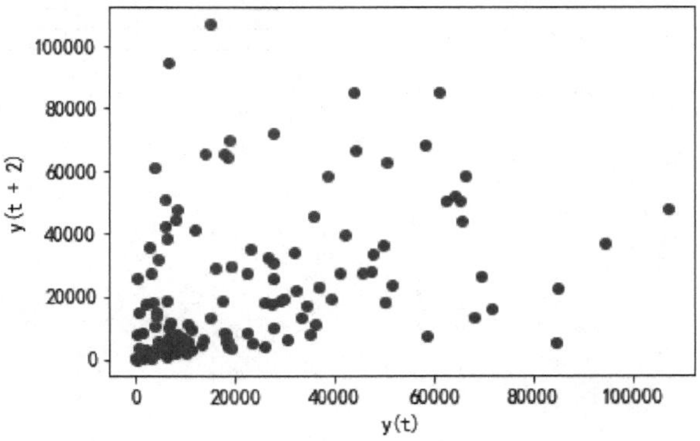

图 3–66　2008—2017 年某地月报告 HFMD 的滞后分布图（滞后 2 月）

六、数据表格图

（一）实践数据

实践数据见表 3–13 30 名男性成年人的年龄、身高和体重值。

（二）实践任务

绘制 30 名男性成年人的年龄、身高和体重值变化的线图，并在图上添加他们的描述性分析结果数据表格。

（三）实践程序与实践结果

1．实践程序

```
    # Model3--pandas 绘图添加数据表格
import numpy as np;  import pandas as pd
from matplotlib import pyplot as plt
from pandas.plotting import table   # 从 pandas.plotting 包导入 table 制表函数
plt.rcParams['font.sans-serif']='SimHei'
plt.rcParams['axes.unicode_minus']=False;  plt.rcParams['font.size']=12
Data=pd.read_excel('D:/PyData2403/Adults60AgeHeightWeight.xlsx')
ax=Data[['AgeM','HeightM','WeightM']].plot(kind='line')
  # 绘制线图并建立图形对象 ax
table(ax,np.round(Data[['AgeM','HeightM','WeightM']].describe( ),2),loc='top')
  # 给图形添加表格，数据为 Data 各列的描述性统计结果，保留 2 位小数，放在上面
plt.title(' 图 3-67 30 名成年男性年龄身高体重线图与描述性分析结果表 ', fontsize=17,y=-0.27)
plt.show( )
```

2．实践结果

实践结果见图 3–67。

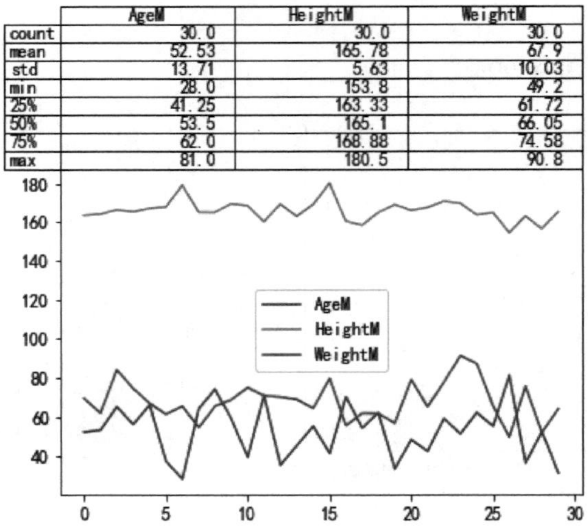

图 3–67　30 名成年男性年龄身高体重线图与描述性分析结果表

第九节　Statsmodels 和 SciPy 库绘图实践

一、自相关图和偏自相关图

（一）实践数据

实践数据见第四节之“十二、时序图”，2008—2017 年某地月报告 HFMD 病例数，数据文件为“:/PyData2403/HFMDs.csv”。

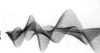

（二）实践任务

绘制 2008—2017 年某地月报告 HFMD 病例数的自相关图和偏自相关图。

（三）实践程序与实践结果

1. 实践程序

```
    # Model3--statsmodels 绘制自相关图和偏自相关图
    # 自相关图
import pandas as pd; from matplotlib import pyplot as plt
from statsmodels.graphics.tsaplots import plot_acf   # 导入自相关图函数
plt.rcParams['font.sans-serif']='SimHei'
plt.rcParams['axes.unicode_minus']=False; plt.rcParams['font.size']=12
data=pd.read_csv('D:/PyData2403/HFMDs.csv',parse_dates=['Date'],index_col='Date')
  # 读入时序数据
plot_acf(data)  # 绘制自相关图
plt.title(" 图 3-68 2008-2017 年某地月报告 HFMD 病例数的自相关图 ",fontsize=16, y=-0.23)
plt.show()
    # 偏自相关图
from statsmodels.graphics.tsaplots import plot_pacf   # 导入偏自相关图函数
plot_pacf(data)  # 绘制偏自相关图
plt.title(" 图 3-69 2008-2017 年某地月报告 HFMD 病例数的偏自相关图 ", fontsize=16,y=-0.23)
plt.show( )
```

2. 实践结果

实践结果见图 3-68、图 3-69。

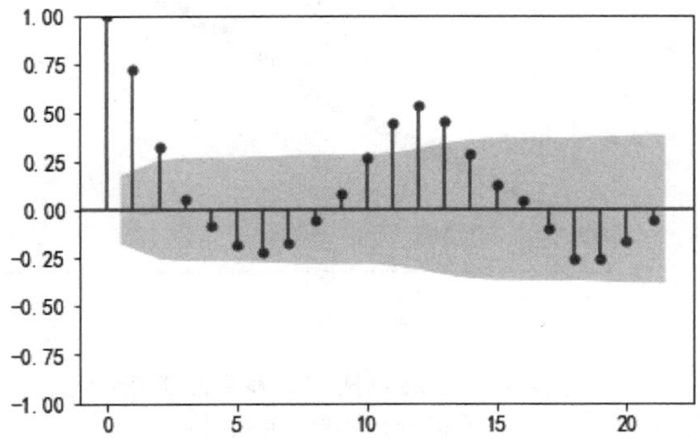

图 3-68　2008—2017 年某地月报告 HFMD 病例数的自相关图

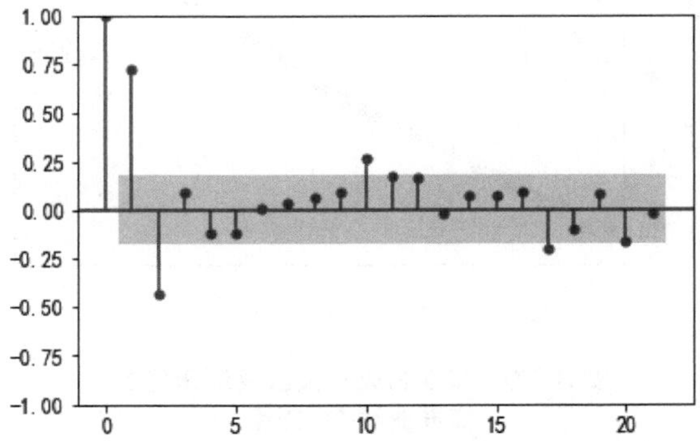

图 3-69　2008—2017 年某地月报告 HFMD 病例数的偏自相关图

二、Q-Q 图

（一）实践数据

数据为 300 名成年人体检数据，包括性别（Sex）、年龄（Age）、身高（Height）(cm)、体重（Weight）(kg) 等信息。数据文件为 “:/PyData2403/AdultsPhysiExamIndics300Ps.xlsx”。

（二）实践任务

绘制 300 名成年身高测量值的标准曲线 Q–Q 图和正态分布检验 Q–Q 图。

（三）实践程序

```
    # Model3--Q-Q 图
    # 标准曲线 Q-Q 图
import pandas as pd; from matplotlib import pyplot as plt
import statsmodels.api as sm; plt.rcParams['font.sans-serif']='SimHei'
plt.rcParams['axes.unicode_minus']=False; plt.rcParams['font.size']='12'
AdultsData=pd.read_excel('D:/PyData2403/AdultsPhysiExamIndics300Ps.xlsx')
sm.qqplot(AdultsData['Height'],line='s')
  # line=['45','s','r','q']，分别表示 45 度线、标准线、回归线和分位数拟合线
plt.title(' 图 3-70 300 名成年人身高测量值的标准曲线 Q-Q 图 ', fontsize=15,y=-0.28)
plt.show( )
    # 正态性检验 Q-Q 图
from scipy.stats import norm
pp_qq_plot=sm.ProbPlot(AdultsData['Height'],dist=norm,fit=True)
pp_qq_plot.qqplot(line='r')  # 绘制样本和理论 quantiles 比较图
plt.title(' 图 3-71 300 名成年人身高测量值的正态分布检验 Q-Q 图 ', fontsize=15,y=-0.28); plt.show( )
```

（四）实践结果

实践结果见图 3–70、图 3–71。

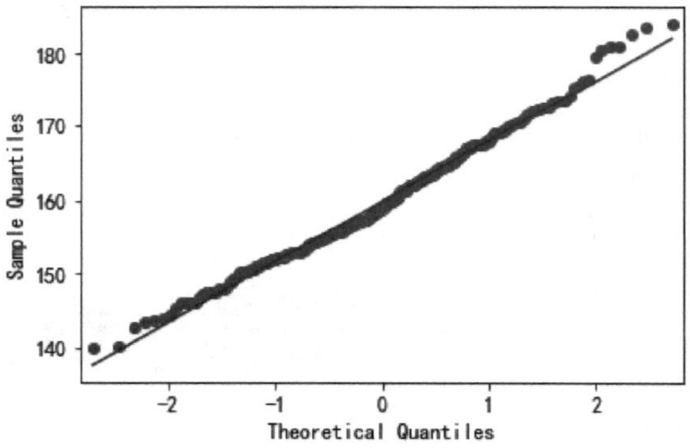

图 3–70　300 名成年人身高测量值的标准曲线 Q–Q 图

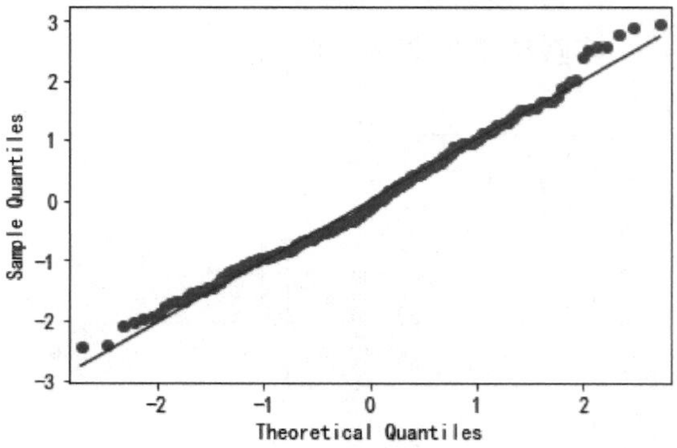

图 3–71　300 名成年人身高测量值的正态分布检验 Q–Q 图

三、P–P 图和 P–Q 图

（一）实践数据

数据为 300 名成年人体检数据，包括性别（Sex）、年龄（Age）、身高（Height）（cm）、体重（Weight）（kg）等信息。数据文件为“:/PyData2403/AdultsPhysiExamIndics300Ps.xlsx”。

（二）实践任务

绘制 300 名成年身高测量值的 P–P 图和 P–Q 图。

（三）实践程序与实践结果

1. 实践程序

```
  # Model3--P-P 图和 P-Q 图
  # P-P 图
import pandas as pd; from matplotlib import pyplot as plt
import statsmodels.api as sm  # 导入 statsmodels.api 取别名为 sm
from scipy.stats import norm  # 从 scipy.stats 包导入正态分布 norm 函数
plt.rcParams['font.sans-serif']='SimHei'
plt.rcParams['axes.unicode_minus']=False; plt.rcParams['font.size']='12'
AdultsData=pd.read_excel('D:/PyData2403/AdultsPhysiExamIndics300Ps.xlsx')
pp_qq_plot=sm.ProbPlot(AdultsData['Height'],dist=norm,fit=True)
  # 绘制身高的正态性检验 P-P 图
pp_qq_plot.ppplot (line='r')
  # 绘制样本和理论 probabilities（percentiles）比较图
  # line=['45','s','r','q']，分别表示 45 度线、标准线、回归线和分位数拟合线
plt.title(' 图 3-72 300 名成年人身高测量值的正态分布检验 P-P 图 ', fontsize=15, y=-0.28); plt.show( )
  # P-Q 图
pp_qq_plot=sm.ProbPlot(AdultsData['Height'],dist=norm,fit=True)
pp_qq_plot.probplot(line='r')
plt.title(' 图 3-73 300 名成年人身高测量值的正态分布检验 P-Q 图 ', fontsize=15, y=-0.36)
plt.xticks(rotation=90); plt.show( )  # 将 x 轴标签旋转 90 度，输出图
```

2. 实践结果

实践结果见图 3–72、图 3–73。

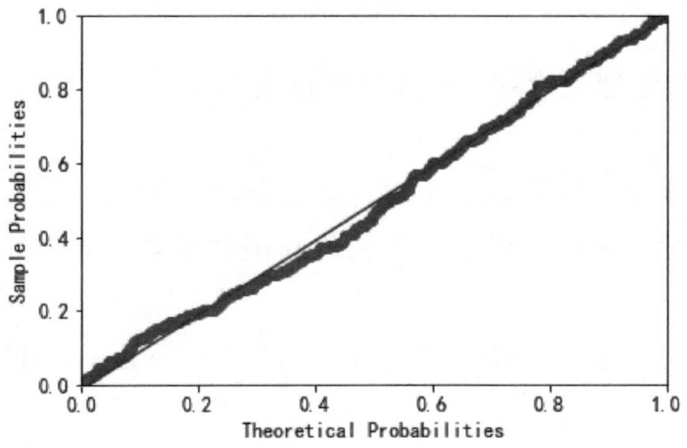

图 3–72　300 名成年人身高测量值的正态分布检验 P–P 图

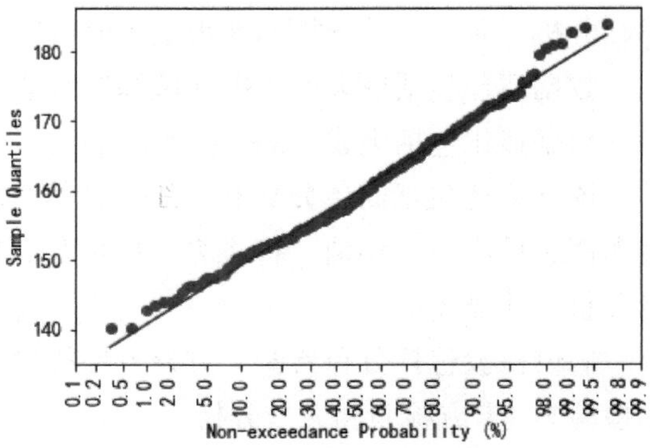

图 3–73　300 名成年人身高测量值的正态分布检验 P–Q 图

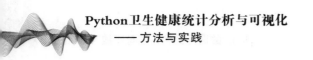

每天进步一点点，成就不一样的你！

第四章　Python 统计分析方法与实践（上）

第一节　Python 统计分析步骤及技术路线

一、实践数据说明

卫生健康数据来源主要有以下九个方面：①疾病监测；②公共卫生监测；③健康危害因素监测；④突发公共卫生事件监测；⑤疾病暴发调查；⑥专题调查；⑦干预试验；⑧实验室检测；⑨实验等。本书的实践数据主要来源于疾控机构开展的疾病监测、健康危害因素监测和专题调查，还有部分实践数据来源于相关参考文献。数据说明的内容主要包括：数据来源、数据变量及赋值说明，以及数据存在方式等。

二、实践任务描述

对多种来源的数据主要进行统计分析、可视化两大方面的实践任务。当然，为了完成实践任务，首先还要对数据进行必要的处理，包括数据清理、数据变换、数据标准化、数据规范化、数据合并等。

统计分析任务主要包括数据清理、数据转化、统计描述、假设检验、分布拟合、相关分析、回归分析、多元统计分析和高级统计分析等方面。

数据清理包括缺失值、极端值和异常值的查找与处理，绘制异常值检测箱式图。

数据转化包括生成新的变量和标准化。

统计描述包括简单分类和分组，计算总数和构成比，计算发生率等计数资料统计描述；计算最大值、最小值、均值、标准差、中位数、四分位数、众数、极差、四分位间距和变异系数等计量资料统计描述。

假设检验包括分布检验、方差齐性检验、z 检验、t 检验、Mann-Whitney U 检验（Wilcoxon 秩和检验）、卡方检验和方差分析。

分布拟合包括正态分布拟合、二项分布拟合和 Poisson 分布拟合。

相关分析与回归分析包括相关分析、多项式回归、一元线性回归、多元线性回归、广义线性回归、混合线性模型、广义相加模型、广义估计方程、Logistic 回归和 Poisson 回归。

多元统计分析和高级统计分析包括曲线拟合、生存分析、Cox 比例风险回归模型、判别分析、聚类分析、主成分分析、因子分析、时间序列分析、传染病动力学模型分析、拟合与极值分析，以及贡献度分析等多种方法。

本章及第五章、第六章将依次对以上内容进行介绍。

三、技术路线

各项统计分析任务的 Python 语言实现主要通过以下技术路线：

（1）建立工程，导入相关包。

（2）确定数据来源，加载数据。

（3）调用或创建算法，实现数据预处理、可视化、建模、分析、模型评价和优化。

（4）输出结果。

第二节 数据清理

一、实践数据

2015 年中国成人慢性病与营养监测项目在某省的 14 个县区监测点开展了 18 岁以上常住居民慢性病与营养监测调查工作，共调查了 8991 人，获得了性别、年龄、身高和体重等多项基本身体特征数据，并建立了 Excel 数据库。本书选择其中 1000 人的数据作为实践数据。参见表 4–1。

Excel 数据库名为 GdAdultPhy1000.xlsx，变量名称分别为 Number（编号）、Sex（性别，男性赋值为 1，女性赋值为 2）、Height（身高，单位为 cm）、Weight（体重，单位为 kg）、Age（年龄，单位为岁）（参见表 4–1）。

依照中华人民共和国行业标准《成人体重判定》（WS/T 428—2013），根据 BMI［体重（kg）/身高（m）^{2}］值进行体重分类，BMI ≥ 28.0 为肥胖，24.0 ≤ BMI < 28.0 为超重，18.5 ≤ BMI < 24.0 为体重正常，BMI < 18.5 为体重过低。

表 4–1 1000 名成年人性别年龄身高体重等数据摘录

（GdAdultPhy1000.xl 前后各 5 条记录）

Number	Sex	Height	Weight	Age
1	1	163.3	69.3	52
2	2	152.0	54.6	42
3	1	166.2	83.7	65
4	2	152.6	59.5	45
5	2	159.8	56.2	75
…	…	…	…	…
996	2	153.8	54.7	37
997	1	151.5	40.3	76
998	1	164.0	68.4	60
999	2	146.0	52.8	62
1000	2	148.0	50.1	37

二、数据清理任务

数据清理任务包括以下八个方面。

（1）利用原始数据对数据类型、数据记录数，以及性别、年龄、身高、体重等进行描述性统计分析。

（2）利用原始数据绘制年龄、身高、体重的箱式图。

（3）查找年龄不足 18 周岁或年龄在 85 周岁及以上的调查对象。

（4）判断缺失值并统计分析缺失值情况，将含判断缺失值的数据保存为新的 Excel 文件。

（5）删除变量值有缺失的行记录，然后进行描述性统计分析，将删除缺失值后的数据保存为新的 Excel 文件。

（6）过滤年龄不足 18 岁、超过 85 岁，身高不足 135 cm、体重不足 35 kg 的极端值，生成新的数据保存为 Excel 文件。

（7）对清理后的数据进行描述性统计分析，且计算身高的极差、四分位间距和变异系数。

（8）绘制数据清理后身高体重年龄值箱式图。

三、实践程序及说明

```
    # Model4-- 数据清理程序
    # 1. 对数据类型、数据记录数，以及性别、年龄、身高、体重等进行描述性统计分析。
import pandas as pd  # 导入 pandas 包取别名为 pd
data=pd.read_excel('F:/PyData2403/GdAdultPhy1000.xlsx',index_col='Number')
  # 读取 GdAdultPhy1000.xlsx 数据文件，指定列索引
print('1-1 数据类型：',type(data))  # 输出数据类型
print('1-2 数据记录数：',len(data))  # 输出数据记录数
SexFreqM=data['Sex'][data['Sex']==1].count( )  # 计算男性人数
SexFreqF=data['Sex'][data['Sex']==2].count( )  # 计算女性人数
print('1-3 原始数据男性人数：',SexFreqM,'；',' 女性人数：',SexFreqF)
descStat=data[['Age','Height','Weight']].describe( )
  # 对年龄、身高和体重进行基本描述性分析
print('1-4 年龄、身高和体重原始数据描述性统计分析结果：\n',descStat)
    # 2. 绘制年龄、身高、体重的箱式图。
import matplotlib.pyplot as plt  # 导入 matplotlib.pyplot 模块别名为 plt
plt.rcParams['font.sans-serif']=['SimHei']  # 设置中文黑体，用来正常显示中文标签
plt.rcParams['axes.unicode_minus']=False  # 用来正常显示负号
plt.rcParams['font.size']=12  # 设置字体大小
boxP=data.iloc[:,[1,2,3]].boxplot( )  # 对列索引为 1、2、3 的变量值作箱式图
plt.title(' 图 4-1 身高体重年龄原始数据极端值检测箱式图 ',y=-0.28,fontsize=16)
  # 给定图形标题，并放在下方，设定字体大小
plt.xlabel(' 变量 '); plt.ylabel(' 身高 cm'' 体重 kg'' 年龄（岁）')  # 设置横轴纵轴标目
```

```
plt.show( )  # 输出图
    # 3. 查找年龄不足 18 周岁或年龄在 85 周岁及以上的对象。
print('3-1 年龄 Age 未满 18 岁的记录：\n',data[data['Age']<18])
print('3-2 年龄 Age 在 85 岁及以上的记录：\n',data[data['Age']>=85])
    # 4. 判断缺失值并分析缺失值情况，将含判断缺失值的数据保存为新的 Excel 文件。
data1=data.isnull( )  # 生成判断缺失值的 data1
print('4-1 判断缺失值的数据（前 5 行）：\n',data1.head( ))
dataNull=data[data.isnull( ).values==True]  # 生成缺失值的 dataNull
print('4-2 有缺失值的记录（前 5 行）：\n',dataNull.head( ))
data11=data.isnull( ).sum(axis=0)  # 统计各变量缺失值数量
print('4-3 各变量缺失值数量：\n',data11)
data12=(data.isnull( ).sum(axis=0)/data.shape[0])*100  # 统计各变量缺失值比例
print('4-4 各变量缺失值比例（%）：\n',data12)
descStat1=data1.describe( )  # 对变量缺失情况（True、False）进行描述性分析
print('4-5 变量缺失情况描述性分析结果：\n',descStat1)
data1.to_excel('F:/PyData2403/GdAdultPhy1000_01.xlsx')
  # 将判断缺失值的 data1 保存为新的 Excel 文件 GdAdultPhy1000_01.xlsx
    # 5. 删除有缺失值的行记录，然后进行描述性统计分析，将删除缺失值后的数据保存为新的
Excel 文件。
data2=data.dropna( )  # 生成删除缺失值后的 data2
SexFreqM2=data2['Sex'][data['Sex']==1].count( )  # 计算男性人数
SexFreqF2=data2['Sex'][data['Sex']==2].count( )  # 计算女性人数
print('5-1 删除缺失值后男性人数：',SexFreqM2,'；',' 女性人数：',SexFreqF2)
descStat2=data2[['Age','Height','Weight']].describe( )
  # 对删除缺失值后的全部变量进行描述性分析
print('5-2 删除缺失值后变量的描述性分析结果：\n',descStat2)
data2.to_excel('F:\\PyData2403\\GdAdultPhy1000_02.xlsx')
  # 将删除缺失值后的 data2 保存为新的 Excel 文件 GdAdultPhy1000_02.xlsx
    # 6. 过滤年龄不足 18 岁、超过 85 岁，身高不足 135 cm、体重不足 35 kg 的极端值，生成新
的数据保存为 Excel 文件。
data3=data2[data2['Age']>=18]  # 过滤 Age 不足 18 岁的记录数据
data3=data3[data3['Age']<85]  # 过滤 Age 超过 85 岁的记录数据
print('6-1 输出 Height 不足 135cm 的记录数据：\n',data3[data3['Height']<135])
print('6-2 输出 Weight 不足 35kg 的记录数据：\n',data3[data3['Weight']<35])
data3=data3[data3['Height']>=135]  # 过滤 Height 不足 135cm 的记录
data3=data3[data3['Weight']>=35]  # 过滤 Weight 不足 35kg 的记录
print('6-3 删除缺失值和年龄身高体重极端值后的数据（前 5 行）：\n',data3.head( ))
data3.to_excel('F:/PyData2403/GdAdultPhy1000_03.xlsx')
  # 将完成清理后的数据保存为 GdAdultPhy1000_03.xlsx 文件
    # 7. 对清理后的数据进行描述性统计分析，计算身高的极差、四分位间距和变异系数。
```

```
SexFreqM3=data3['Sex'][data3['Sex']==1].count( )  # 计算男性人数
SexFreqF3=data3['Sex'][data3['Sex']==2].count( )  # 计算女性人数
print('7-1 完成清理后男性人数：',SexFreqM3,'；',' 女性人数：',SexFreqF3)
descStat3=data3.iloc[:,[1,2,3]].describe( )
  # 对列索引为 1、2、3 的变量 Height、Weight 和 Age 进行基本描述性分析
print('7-2 Height、Weight 和 Age 描述性分析结果：\n',descStat3)
descStat3_H=data3['Height'].describe( )
  # 对变量 Height 进行基本描述性分析，结果保存为 descStat3_H
descStat3_H.loc['range']=descStat3_H.loc['max']-descStat3_H.loc['min']
  # 计算 Height 的极差，并添加到 descStat3_H 中
descStat3_H.loc['var']=descStat3_H.loc['std']/descStat3_H.loc['mean']
  # 计算 Height 的变异系数，并添加到 descStat3_H 中
descStat3_H.loc['dist']=descStat3_H.loc['75%']-descStat3_H.loc['25%']
  # 计算 Height 的四分位间距，并添加到 descStat3_H 中
print('7-3 身高 Height 的统计描述结果：\n',descStat3_H)
  # 输出 Height 的统计描述结果
    # 8. 绘制数据清理后身高体重年龄值箱式图。
boxP2=data3.iloc[:,[1,2,3]].boxplot( )  # 对列索引为 1,2,3 的变量值作箱式图
plt.title(' 图 4-2 数据清理后身高体重年龄值箱式图 ',fontsize=16,y=-0.28)
plt.xlabel(' 变量 '); plt.ylabel(' 身高 cm'' 体重 kg'' 年龄（岁）')；plt.show( )
```

四、实践结果

1．实践任务（1）结果

1–1 数据类型：<class 'pandas.core.frame.DataFrame'>。

1–2 数据记录数：1000。

1–3 原始数据男性人数：440；女性人数：560。

1–4 年龄、身高和体重原始数据描述性统计分析结果：

	Age	Height	Weight
count	998.000000	957.000000	957.000000
mean	53.077154	156.858098	58.014013
std	14.031454	8.673883	10.737297
min	17.000000	122.300000	34.000000
25%	44.000000	150.800000	50.400000
50%	53.000000	156.500000	56.600000
75%	63.000000	162.700000	64.300000
max	89.000000	184.000000	112.700000

2．实践任务（2）结果

实践任务（2）结果见图 4-1。

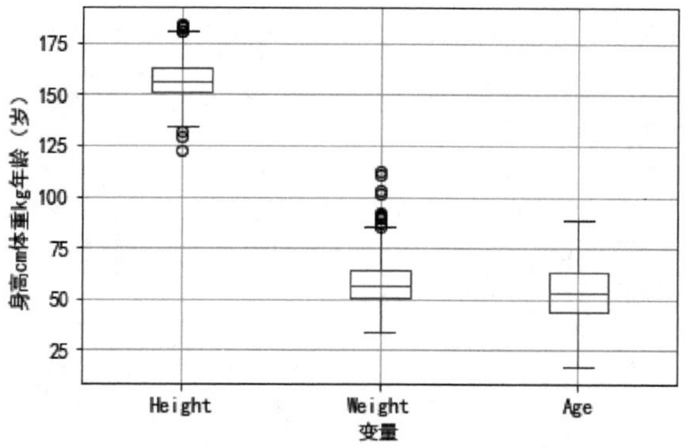

图 4-1 身高体重年龄原始数据极端值检测箱式图

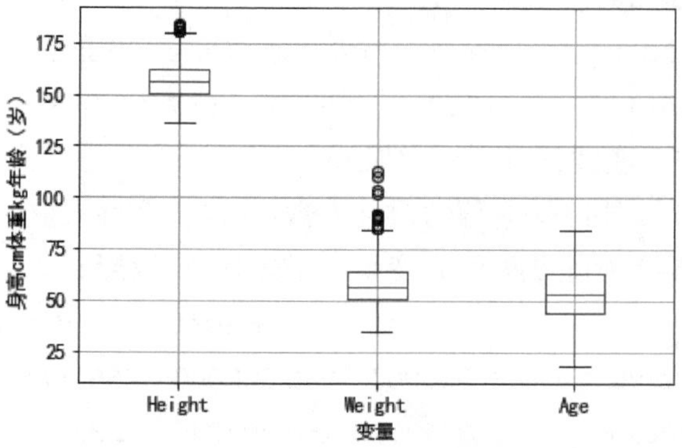

图 4-2 数据清理后身高体重年龄值箱式图

3．实践任务（3）结果

3-1 年龄 Age 未满 18 岁的记录：

Number	Sex	Height	Weight	Age
43	1	158.5	45.2	17.0
104	2	151.0	51.6	17.0
549	2	156.1	50.6	17.0

3-2 年龄 Age 在 85 岁及以上的记录：

Number	Sex	Height	Weight	Age
168	2	153.0	55.0	87.0
413	1	164.0	48.2	86.0
645	1	NaN	NaN	86.0
646	2	NaN	NaN	88.0
673	2	NaN	NaN	85.0
792	2	135.5	46.9	89.0

4．实践任务（4）结果

4-1 判断缺失值的数据（前 5 行）：

Number	Sex	Height	Weight	Age
1	False	False	False	False
2	False	False	False	False
3	False	False	False	False
4	False	False	False	False
5	False	False	False	False

4-2 有缺失值的记录（前 5 行）：

Number	Sex	Height	Weight	Age
8	1	NaN	NaN	43.0
8	1	NaN	NaN	43.0
37	2	NaN	NaN	60.0
37	2	NaN	NaN	60.0
46	1	NaN	NaN	52.0

4-3 各变量缺失值数量：

Sex	0
Height	43
Weight	43
Age	2

dtype: int64

4-4 各变量缺失值比例（%）：

Sex	0.0
Height	4.3
Weight	4.3
Age	0.2

dtype: float64

4-5 变量缺失情况描述性分析结果：

	Sex	Height	Weight	Age
count	1000	1000	1000	1000
unique	1	2	2	2
top	False	False	False	False
freq	1000	957	957	998

5．实践任务（5）结果

5–1 删除缺失值后男性人数：412；女性人数：544。

5–2 删除缺失值后变量的描述性分析结果：

	Age	Height	Weight
count	956.000000	956.000000	956.000000
mean	52.961297	156.894247	58.016328
std	13.861906	8.605997	10.742678
min	17.000000	129.300000	34.000000
25%	44.000000	150.800000	50.375000
50%	53.000000	156.500000	56.650000
75%	63.000000	162.700000	64.300000
max	89.000000	184.000000	112.700000

6．实践任务（6）结果

6–1 输出 Height 不足 135 cm 的记录数据：

Number	Sex	Height	Weight	Age
630	2	134.2	38.0	64.0
703	2	129.3	37.4	71.0
864	2	132.1	35.4	82.0

6–2 输出 Weight 不足 35 kg 的记录数据：

Number	Sex	Height	Weight	Age
412	2	145.3	34.1	79.0
495	2	137.9	34.0	68.0
582	2	137.8	34.3	61.0

6–3 删除缺失值和年龄身高体重极端值后的数据（前 5 行）：

Number	Sex	Height	Weight	Age
1	1	163.3	69.3	52.0
2	2	152.0	54.6	42.0
3	1	166.2	83.7	65.0
4	2	152.6	59.5	45.0
5	2	159.8	56.2	75.0

6–4 完成清理后的数据前 5 个记录：

GdAdultPhy1000_03.xlsx（前 5 个记录）

Number	Sex	Height	Weight	Age
1	1	163.3	69.3	52
2	2	152	54.6	42
3	1	166.2	83.7	65
4	2	152.6	59.5	45
5	2	159.8	56.2	75

7．实践任务（7）结果

7–1 完成清理后男性人数：410；女性人数：534。

7–2 Height、Weight 和 Age 描述性分析结果：

	Height	Weight	Age
count	944.000000	944.000000	944.000000
mean	157.051059	58.212828	52.852754
std	8.453903	10.634063	13.576168
min	136.000000	35.000000	18.000000
25%	151.000000	50.500000	44.000000
50%	156.500000	56.900000	53.000000
75%	162.700000	64.325000	63.000000
max	184.000000	112.700000	84.000000

7–3 身高 Height 的统计描述结果：

count	944.000000
mean	157.051059
std	8.453903
min	136.000000
25%	151.000000
50%	156.500000
75%	162.700000
max	184.000000
range	48.000000
var	0.053829
dist	11.700000

Name: Height, dtype: float64

8．实践任务（8）结果

数据清理后身高体重年龄值箱式图见图 4–2。

第三节　数据转化和统计描述

一、数据转化

（一）实践数据

采用“第二节 数据清理”完成清理后的数据进行数据转化分析，数据文件为“:/PyData2403/GdAdultPhy1000_03.xlsx”。

（二）实践任务

（1）根据身高和体重计算 BMI 并进行体质分类，生成体质分类新变量 PhysiLv1 和 PhysiLv2 添加到数据帧中。

（2）进行年龄分组，生成新变量 AgeGroup 和 AgeGroup2 添加到数据帧中。

（3）将转化后的数据文件保存为 Excel 文件。

该实践任务数据转化要求和规则分别如下：

根据身高和体重计算 BMI，进行体质分类和年龄分组，生成 GdAdultPhy1000_04.xlsx。

（1）体质分类方法。

根据体质分类标准，体质分类变量 PhysiLv1 取值为体重过低（'underweight'）、体重正常（'normal'）、超重（'overweight'）和肥胖（'obese'）四类。其中，$BMI < 18.5$ 时，PhysiLv1='underweight'；$18.5 \leqslant BMI < 24.0$ 时，PhysiLv1='normal'；$24.0 \leqslant BMI < 28.0$ 时，PhysiLv1='overweight'；$BMI \geqslant 28.0$ 时，PhysiLv1='obese'。

分别对各个调查对象进行 PhysiLv1 取值标注，并以 PhysiLv1 为变量名添加到数据文件 GdAdultPhy1000_04.xlsx 中。

体质分类变量 PhysiLv2 取值为正常（0）或肥胖（1）。根据体质分类标准，其中，BMI 小于 28 时，PhysiLv2=0；BMI 大于或等于 28 时，PhysiLv2=1。

分别对各个调查对象进行 PhysiLv2 取值标注，并以 PhysiLv2 为变量名添加到数据集 GdAdultPhy1000_04.xlsx 中。

（2）年龄分组方法。

新增年龄分组变量 AgeGroup。按照 18 岁≤ 18- 岁组< 25 岁、25 岁≤ 25- 岁组< 35 岁、35 岁≤ 35- 岁组< 45 岁、45 岁≤ 45- 岁组< 55 岁、55 岁≤ 55- 岁组< 65 岁、65 岁≤ 65- 岁组< 75 岁和≥ 75 岁为 75- 岁以上组设定年龄分组，并以 '18-'、'25-'、'35-'、'45-'、'55-'、'65-' 或 '75-' 为 AgeGroup 的标注值，对各个调查对象进行标注，然后添加到数据文件 GdAdultPhy1000_04.xlsx 中。

另新增年龄分组变量 AgeGroup2。按照 18 岁≤ 18- 岁组< 30 岁、30 岁≤ 30- 岁组< 45 岁、45 岁≤ 45- 岁组< 60 岁、60 岁≤ 60- 岁组< 75 岁和≥ 75 岁为 75- 岁以上组设定年龄分组，并以 '18-'、'30-'、'45-'、'60-' 或 '75-' 为 AgeGroup2 的标注值，对各个调查对象进行标注，然后添加到数据集 GdAdultPhy1000_04.xlsx 中。

（三）实践程序及说明

```
    # Model4-- 数据转化程序
    # 1. 根据身高和体重计算 BMI 并进行体质分类，生成体质分类新变量 PhysiLv1 和 PhysiLv2 添加到数据帧中。
import pandas as pd  # 导入 pandas 包取别名为 pd
dataFram=pd.read_excel('F:/PyData2403/GdAdultPhy1000_03.xlsx',index_col='Number')
  # 读取 GdAdultPhy1000_03.xlsx 数据文件，指定列索引
BMI=dataFram['Weight']/(dataFram['Height']/100)**2  # 计算体重指数 BMI
dataFram['BMI']=round(BMI,2)  # 将 BMI 添加到数据帧中，以 BMI 为变量名
    # 新增体质分类变量 PhysiLv1（四分类）
BMIClass1=(12,18.5,24,28,45)  # 根据标准规则和 BMI 值设定分类区间
physiLv1_names=['underweight','normal','overweight','obese']  # 定义分类标签
dataFram['PhysiLv1']=pd.cut(dataFram['BMI'],bins=BMIClass1,right=False,labels=physiLv1_names)
  # 进行分类并将分类变量 PhysiLv1 添加到数据帧中 ,right=False 表示分类区间右边不闭合
    # 新增体质分类变量 PhysiLv2（二分类）
bmiClass2=(12,28,45)
physiLv2_names=[0,1]  # 定义分类标签，0 表示正常，1 表示肥胖
dataFram['PhysiLv2']=pd.cut(dataFram['BMI'],bins=bmiClass2,right=False,labels=physiLv2_names)
print('1-1 输出含新增变量 BMI、PhysiLv1 和 PhysiLv2 的数据前 5 行：\n',dataFram[0:5])
    # 2. 进行年龄分组，生成新变量 AgeGroup 和 AgeGroup2 添加到数据帧中。
    # 新增年龄分组 AgeGroup
ageGroup=(18,25,35,45,55,65,75,100)
group_names=['18-','25-','35-','45-','55-','65-','75-']  # 定义年龄分组标签
dataFram['AgeGroup']=pd.cut(dataFram['Age'],bins=ageGroup,right=False,labels=group_names)
    # 新增年龄分组 AgeGroup2
gbins=[min(dataFram.Age)-1,30,45,60,75,max(dataFram.Age)+1]
```

```
group2labels=['18-','30-','45-','60-','75-']  # 定义年龄组标签
dataFram['AgeGroup2']=pd.cut(dataFram.Age,bins=gbins,right=False,labels=group2labels)
  # 进行年龄分组，产生新的变量 AgeGroup2 并添加到数据帧中
print('2-1 输出再新增变量 AgeGroup 和 AgeGroup2 的数据前 3 行：\n',dataFram[0:3])
    # 3. 将转化后的数据文件保存为 Excel 文件。
dataFram.to_excel('F:/PyData2403/GdAdultPhy1000_04.xlsx')
  # 保存为 GdAdultPhy1000_04.xlsx 文件
```

（四）实践结果

1．任务（1）结果

1–1 输出含新增变量 BMI、PhysiLv1 和 PhysiLv2 的数据前 5 行：

```
Number      Sex  Height  Weight   Age        BMI    PhysiLv1  PhysiLv2
1             1   163.3    69.3    52      25.99  overweight         0
2             2   152.0    54.6    42      23.63      normal         0
3             1   166.2    83.7    65      30.30       obese         1
4             2   152.6    59.5    45      25.55  overweight         0
5             2   159.8    56.2    75      22.01      normal         0
```

2．任务（2）结果

2–1 输出再新增变量 AgeGroup 和 AgeGroup2 的数据前 3 行：

```
Number      Sex  Height  Weight   Age  ...    PhysiLv1  PhysiLv2  AgeGroup  AgeGroup2
1             1   163.3    69.3    52  ...  overweight         0       45-        45-
2             2   152.0    54.6    42  ...      normal         0       35-        30-
3             1   166.2    83.7    65  ...       obese         1       65-        60-
[3 rows x 9 columns]
```

3．任务（3）结果

完成转化后的数据前 5 个记录如下：

GdAdultPhy1000_04.xlsx（前 5 个记录）

Number	Sex	Height	Weight	Age	BMI	PhysiLv1	PhysiLv2	AgeGroup	AgeGroup2
1	1	163.3	69.3	52	25.99	overweight	0	45–	45–
2	2	152	54.6	42	23.63	normal	0	35–	30–
3	1	166.2	83.7	65	30.3	obese	1	65–	60–
4	2	152.6	59.5	45	25.55	overweight	0	45–	45–
5	2	159.8	56.2	75	22.01	normal	0	75–	75–

二、统计描述

（一）实践数据

数据文件 :/PyData2403/GdAdultPhy1000_04.xlsx。

（二）实践任务

（1）分别计算按性别、体质分类和年龄组分类的人数及其构成比。

（2）分别计算分男女性别的身高、体重、年龄和 BMI 的最大值、最小值、均值、标准差、方差、中位数。

（3）计算身高的四分位数、极差、四分位间距和众数，计算分年龄组别体重的四分位数、众数、极差、四分位间距和变异系数、峰度和偏度。

（4）分别计算男性、女性和合计的肥胖人数和发生率。

（三）实践程序及结果

1．分别计算按性别、体质分类和年龄组分类的人数及其构成比

（1）实践程序。

```
# Model4-- 统计描述程序（1）
# 分别计算按性别、体质分类和年龄组分类的人数及其构成比。
import pandas as pd
dataFram=pd.read_excel('F:/PyData2403/GdAdultPhy1000_04.xlsx',index_col='Number')
  # 读取 GdAdultPhy1000_04.xlsx 数据文件，指定列索引
CouGen=dataFram['Sex'].value_counts( )
print('1-1 分性别的人数：\n',CouGen)
PerGen=dataFram['Sex'].value_counts(normalize=True)*100
print('1-2 分性别的人数百分构成比（%）：\n',PerGen)
CouPhysiLv1ByGen=dataFram.groupby(['Sex'])['PhysiLv1'].value_counts( )
print('1-3 分性别的体质分类 PhysiLv1 各类人数（纵排）：\n',CouPhysiLv1ByGen)
CouPhysiLv1ByGen=dataFram.groupby(['Sex'])['PhysiLv1'].value_counts( ).unstack( )
print('1-4 分性别的体质分类 PhysiLv1 各类人数（横排）：\n',CouPhysiLv1ByGen)
PerPhysiLv1ByGen=round(dataFram.groupby(['Sex'])
                        ['PhysiLv1'].value_counts(normalize=True).unstack( )*100,2)
print('1-5 分性别的体质分类 PhysiLv1 百分构成比（%）（横排）：\n',PerPhysiLv1ByGen)
CouAgeGrByGen=dataFram.groupby(['Sex'])['AgeGroup2'].value_counts( )
print('1-6 分性别的年龄分组 AgeGroup2 各组人数：\n',CouAgeGrByGen)
PerAgeGrByGen=round(dataFram.groupby(['Sex'])
                        ['AgeGroup2'].value_counts(normalize=True)*100,2)
print('1-7 分性别的年龄分组 AgeGroup2 各组百分构成比（%）：\n',PerAgeGrByGen)
```

（2）实践结果。

```
1–1 分性别的人数：
Sex
2        534
1        410
Name: count, dtype: int64
```

```
1–2 分性别的人数百分构成比（%）：
Sex
2        56.567797
1        43.432203
Name: proportion, dtype: float64
```

```
1–3 分性别的体质分类 PhysiLv1 各类人数（纵排）：
Sex     PhysiLv1
1       normal        226
```

```
            overweight    130
            obese          38
            underweight    16
2           normal        300
            overweight    161
            obese          48
            underweight    25
Name: count, dtype: int64
```

1–4 分性别的体质分类 PhysiLv1 各类人数（横排）：

```
PhysiLv1   normal   obese   overweight   underweight
Sex
1             226      38          130            16
2             300      48          161            25
```

1–5 分性别的体质分类 PhysiLv1 百分构成比（%）（横排）：

```
PhysiLv1   normal   obese   overweight   underweight
Sex
1           55.12    9.27        31.71          3.90
2           56.18    8.99        30.15          4.68
```

1–6 分性别的年龄分组 AgeGroup2 各组人数：

```
Sex      AgeGroup2
1        45-          159
         60-          131
         30-           74
         75-           26
         18-           20
2        45-          225
         60-          139
         30-          112
         18-           35
         75-           23
Name: count, dtype: int64
```

1–7 分性别的年龄分组 AgeGroup2 各组百分构成比（%）：

```
Sex      AgeGroup2
1        45-       38.78
         60-       31.95
         30-       18.05
         75-        6.34
         18-        4.88
2        45-       42.13
         60-       26.03
         30-       20.97
         18-        6.55
         75-        4.31
Name: proportion, dtype: float64
```

2．分别计算分男女性别的身高、体重、年龄和 BMI 的最大值、最小值、均值、标准差、方差、中位数

（1）实践程序。

```
# Model4-- 统计描述程序（2）
# 分别计算男女性的身高、体重、年龄和 BMI 的最大值、最小值、均值、标准差、方差、中位数。
import pandas as pd
dataFram=pd.read_excel('F:/PyData2403/GdAdultPhy1000_04.xlsx', index_col='Number')
```

```
    # 读取 GdAdultPhy04.xlsx 数据文件，指定列索引
    # 采用单个函数逐一计算，部分结果保留 1 位小数
print('2-1 分性别的身高体重年龄和 BMI 最大值：\n',dataFram.groupby('Sex')
    [['Height','Weight','Age','BMI']].max( ))
print('2-2 分性别的身高体重年龄和 BMI 最小值：\n',dataFram.groupby('Sex')
    [['Height','Weight','Age','BMI']].min( ))
print('2-3 分性别的身高体重年龄和 BMI 平均值：\n',round(dataFram.groupby('Sex')
    [['Height','Weight','Age','BMI']].mean( ),1))
print('2-4 分性别的身高体重年龄和 BMI 标准差：\n',round(dataFram.groupby('Sex')
    [['Height','Weight','Age','BMI']].std( ),1))
print('2-5 分性别的身高体重年龄和 BMI 方差：\n',round(dataFram.groupby('Sex')
    [['Height','Weight','Age','BMI']].var( ),1))
print('2-6 分性别的身高体重年龄和 BMI 中位数：\n',dataFram.groupby('Sex')
    [['Height','Weight','Age','BMI']].median( ))
    # 采用 describe( ) 函数统一计算，结果保留 1 位小数
print('2-7 分性别的身高描述性分析结果：\n',round((dataFram.groupby('Sex')
    ['Height'].describe( )),1))
print('2-8 分性别的体重的描述性分析结果：\n',round(dataFram.groupby('Sex')
    ['Weight'].describe( ),1))
print('2-9 分性别的年龄的描述性分析结果：\n',round(dataFram.groupby('Sex')
    ['Age'].describe( ),1))
print('2-10 分性别的 BMI 描述性分析结果：\n',round((dataFram.groupby('Sex')
    ['BMI'].describe( )),1))
```

（2）实践结果。

2–1 分性别的身高体重年龄和 BMI 最大值：

Sex	Height	Weight	Age	BMI
1	184.0	110.6	84	39.69
2	172.0	112.7	84	43.32

2–2 分性别的身高体重年龄和 BMI 最小值：

Sex	Height	Weight	Age	BMI
1	142.9	38.6	18	14.62
2	136.0	35.0	18	15.96

2–3 分性别的身高体重年龄和 BMI 平均值：

Sex	Height	Weight	Age	BMI
1	163.1	62.9	54.3	23.6
2	152.4	54.6	51.7	23.5

2–4 分性别的身高体重年龄和 BMI 标准差：

Sex	Height	Weight	Age	BMI
1	7.2	10.7	13.6	3.4
2	6.1	9.1	13.5	3.4

2–5 分性别的身高体重年龄和 BMI 方差：

Sex	Height	Weight	Age	BMI
1	51.2	114.8	183.7	11.4
2	37.6	82.5	182.1	11.5

2–6 分性别的身高体重年龄和 BMI 中位数：

Sex	Height	Weight	Age	BMI
1	162.80	62.7	54.0	23.280
2	152.15	53.5	52.0	23.285

2–7 分性别的身高描述性分析结果：

Sex	count	mean	std	min	25%	50%	75%	max
1	410.0	163.1	7.2	142.9	158.3	162.8	167.7	184.0
2	534.0	152.4	6.1	136.0	148.2	152.1	156.4	172.0

2–8 分性别的体重的描述性分析结果：

Sex	count	mean	std	min	25%	50%	75%	max
1	410.0	62.9	10.7	38.6	54.9	62.7	69.6	110.6
2	534.0	54.6	9.1	35.0	48.4	53.5	59.8	112.7

2–9 分性别的年龄的描述性分析结果：

Sex	count	mean	std	min	25%	50%	75%	max
1	410.0	54.3	13.6	18.0	45.2	54.0	65.0	84.0
2	534.0	51.7	13.5	18.0	43.0	52.0	62.0	84.0

2–10 分性别的 BMI 描述性分析结果：

Sex	count	mean	std	min	25%	50%	75%	max
1	410.0	23.6	3.4	14.6	21.3	23.3	25.6	39.7
2	534.0	23.5	3.4	16.0	21.2	23.3	25.4	43.3

3．计算身高的四分位数、极差、四分位间距和众数，计算分年龄组别体重的四分位数、众数、极差、四分位间距和变异系数、峰度和偏度

（1）实践程序。

```
    # Model4-- 统计描述程序（3）
import numpy as np;  import pandas as pd
from scipy.stats import mode   # 从 scipy.stats 导入 mode 函数
dataFram=pd.read_excel('F:/PyData2403/GdAdultPhy1000_04.xlsx',index_col='Number')
  # 读取 GdAdultPhy1000_04.xlsx 数据文件，指定列索引
    # 计算身高四分位数、极差、四分位间距和众数
print("3-1 身高 25% 位数：",np.percentile(dataFram['Height'],25))
print("3-2 身高 50% 位数：",np.percentile(dataFram['Height'],50))
print("3-3 身高 75% 位数：",np.percentile(dataFram['Height'],75))
print("3-4 身高极差：",np.max(dataFram['Height'])-np.min(dataFram['Height']))
print("3-5 身高四分位间距：",np.percentile(dataFram['Height'],75)
                              -np.percentile(dataFram['Height'],25))
print('3-6 身高众数：', mode(dataFram.iloc[:,1], keepdims=False))
  # keepdims 设置输出格式
    # 计算分年龄组别体重四分位数、众数、极差、四分位间距、变异系数、峰度和偏度
DesHeightByAgeG=dataFram.groupby(['AgeGroup2'])['Weight'].describe( )
print('3-7 体重众数：',dataFram['Weight'].mode( ))
print('3-8 分年龄组的体重四分位数：\n',DesHeightByAgeG[['25%','50%','75%']])
Range=DesHeightByAgeG['max']-DesHeightByAgeG['min']
print('3-9 分年龄组的体重的极差：\n',Range)
Q75_Q25=DesHeightByAgeG['75%']-DesHeightByAgeG['25%']
print('3-10 分年龄组的体重的四分位间距：\n',Q75_Q25)
CV=DesHeightByAgeG['std']/DesHeightByAgeG['mean']
print('3-11 分年龄组的体重的变异系数：\n',CV)
print('3-12 分年龄组的体重偏度：\n',dataFram.groupby(['AgeGroup2'])['Weight'].skew( ))
```

print('3-13 体重峰度：',dataFram['Weight'].kurtosis( ))

（2）实践结果。

3-1 身高 25% 位数：151.0。

3-2 身高 50% 位数：156.5。

3-3 身高 75% 位数：162.7。

3-4 身高极差：48.0。

3-5 身高四分位间距：11.699999999999989。

3-6 身高众数：ModeResult(mode=150.0, count=18)。

3-7 体重众数：0　53.0。

Name: Weight, dtype: float64

3-8 分年龄组的体重四分位数：

```
AgeGroup2    25%     50%     75%
18-         49.45    54.5    62.90
30-         52.50    57.3    66.60
45-         52.00    58.1    65.00
60-         48.95    56.1    63.75
75-         46.10    52.4    56.20
```

3-9 分年龄组的体重的极差：

```
AgeGroup2
18-         70.8
30-         63.4
45-         64.8
60-         54.1
75-         29.3
dtype: float64
```

3-10 分年龄组的体重的四分位间距：

```
AgeGroup2
18-         13.45
30-         14.10
45-         13.00
60-         14.80
75-         10.10
dtype: float64
```

3-11 分年龄组的体重的变异系数：

```
AgeGroup2
18-      0.240381
30-      0.181544
45-      0.172257
60-      0.180609
75-      0.128403
dtype: float64
```

3-12 分年龄组的体重偏度：

```
AgeGroup2
18-      2.240606
30-      0.592382
45-      0.756788
60-      0.506620
75-      0.054762
Name: Weight, dtype: float64
```

3-13 体重峰度：1.5935599968676288。

4．分别计算男性、女性和合计的肥胖人数和发生率

（1）实践程序。

```
# Model4-- 统计描述程序（4）
import pandas as pd
dataFram=pd.read_excel('D:/PyData2403/GdAdultPhy1000_04.xlsx',index_col='Number')
```

```
print("4-1 男性肥胖人数及发生率（%）：")
dataMale=dataFram[dataFram['Sex']==1]  # 筛选男性数据
print(dataMale.PhysiLv2.value_counts( ))  # 男性体质分类（肥胖和非肥胖）人数
print(dataMale.PhysiLv2.value_counts( )/len(dataMale)*100)
  # 计算男性肥胖和非肥胖人数百分比
print("4-2 女性肥胖人数及发生率（%）：")
dataFemale=dataFram[dataFram['Sex']==2]  # 筛选女性数据
print(dataFemale.groupby('PhysiLv2').PhysiLv2.count( ))
  # 计算女性体质分类（肥胖和非肥胖）人数
print(dataFemale.groupby('PhysiLv2').PhysiLv2.count( )/len(dataFemale)*100)
  # 计算女性肥胖和非肥胖人数百分比
print("4-3 男女合计肥胖人数及发生率（%）：")
print(dataFram.groupby('PhysiLv2').PhysiLv2.count( ))  # 计算合计肥胖和非肥胖人数
print(dataFram.groupby('PhysiLv2').PhysiLv2.count( )/len(dataFram)*100)
  # 计算合计肥胖和非肥胖人数百分比
```

（2）实践结果。

4–1 男性肥胖人数及发生率（%）：

```
PhysiLv2                                   PhysiLv2
0          372                             0       90.731707
1           38                             1        9.268293
Name: count, dtype: int64                  Name: count, dtype: float64
```

4–2 女性肥胖人数及发生率（%）：

```
PhysiLv2                                   PhysiLv2
0          486                             0       91.011236
1           48                             1        8.988764
Name: PhysiLv2, dtype: int64               Name: PhysiLv2, dtype: float64
```

4–3 男女合计肥胖人数及发生率（%）：

```
PhysiLv2                                   PhysiLv2
0          858                             0       90.889831
1           86                             1        9.110169
Name: PhysiLv2, dtype: int64               Name: PhysiLv2, dtype: float64
```

第四节　假设检验

一、分布检验

Python 分布检验的方法包括带正态曲线的直方图法、P–P 图及 Q–Q 图法、偏度和峰度检验、K–S 检验、W 检验、D’Agostino and Pearson’s omnibus 正态检验和 Anderson-Darling 检验。

图形法在可视化章节中专门有介绍，在此不重复。

偏度检验基本语法：stats.skew(x)；峰度检验基本语法：stats.kurtosis(x)。

Kolmogorov-Smirnov 检验，一般又称 K–S 检验，是一种基于累计分布函数的非参数检验，用于检验一个经验分布与另一个理论分布是否不同，或者检验两个经验分布是否不同。可以指定要检验的分布包括 norm（标准正态分布和正态分布）、logistic、expon 和 gumbel 等。可以指定分布的参数，如正态分布的均值、标准差等。其基本语法如下：

scipy.stats.kstest(rvs,cdf,arg=( ),N=20,alternative='two-sided',mode='approx')

W 检验，全称为 Shapiro-Wilk 检验，是一种用于检验数据是否符合正态分布的统计方法。它的基本原理是通过计算相关系数来判断数据与正态分布之间的拟合程度。如果相关系数接近 1，这表明数据与正态分布拟合得较好。其基本语法：scipy.stats.shapiro(x)。

D'Agostino and Pearson's omnibus 正态检验，专门用于正态分布检验，基于 D'Agostino 分布和 Pearson's 分布，根据偏度和峰度生成 omnibus 参数进行正态性检验。其基本语法：scipy.stats.normaltest(x,axis=0)。

Anderson–Darling 检验，可检验的分布 dist 包括：'norm'、'expon'、'logistic'、'gumbel' 和 'extreme1' 等。其基本语法：scipy.stats.anderson(x,dist='norm')。

（一）实践数据

（1）数据文件 :/PyData2403/GdAdultPhy1000_04.xlsx。

（2）某地 2004—2020 年各年月最大登革热病例数如下：

37,3,425,237,44,5,66,26,227,1449,22755,1141,224,758, 1262,1786,14

（二）实践任务

利用实践数据（1）完成实践任务（1）–（5），利用实践数据（2）完成实践任务（6）和（7）。

（1）对身高进行偏度和峰度检验。

（2）采用 K–S 检验方法对体重进行标准正态分布检验、正态分布检验、非正态分布检验，以及比较男女的体重分布是否相同。

（3）采用 W 检验方法对身高和体重进行正态性检验。

（4）采用 D'Agostino and Pearson's omnibus 检验方法对身高和体重进行正态性检验。

（5）采用 Anderson-Darling 检验方法对身高和体重进行正态性检验。

（6）采用 Anderson-Darling 检验方法检验数据（2）是否符合正态分布、指数分布、逻辑分布、耿贝尔分布、极值 I 型分布，并检验以上数据经对数转化后的几种分布拟合优度。

（7）采用可视化方法比较对数据（2）进行对数转化前后的几种分布拟合效果。

（三）实践程序及结果

1. 对身高进行偏度和峰度检验

（1）实践程序。

```
    # Model4-- 偏度和峰度检验
import pandas as pd  # 导入 pandas 包起别名为 pd
from scipy import stats  # 从 scipy 库导入 stats 模块
dataFram=pd.read_excel('D:/PyData2403/GdAdultPhy1000_04.xlsx', index_col='Number')
Hskew=stats.skew(dataFram['Height'],axis=0); print("1-1 身高偏度检验结果：",Hskew)
Hkurto=stats.kurtosis(dataFram['Height']); print("1-2 身高峰度检验结果：",Hkurto)
```

（2）实践结果。

1–1 身高偏度检验结果：0.30428376293810805

1–2 身高峰度检验结果：–0.14817944402385663

2．采用 K–S 检验方法对体重进行标准正态分布检验、正态分布检验、非正态分布检验，以及比较男女的体重分布是否相同

（1）实践程序。

```
# Model4--K-S 法正态分布检验
import pandas as pd;  from scipy import stats
from scipy.stats import kstest   # 从 scipy.stats 包导入 kstest 函数
dataFram=pd.read_excel('D:/PyData2403/GdAdultPhy1000_04.xlsx',index_col='Number')
print('2-1 体重的 K-S 标准正态分布检验结果：\n', kstest(dataFram['Weight'], cdf="norm"))
  # cdf 指定要检验的分布，包括 norm( 标准正态分布 )、logistic、expon 或 gumbel 等
print('2-2 体重的 K-S 正态分布检验结果：\n', kstest(dataFram['Weight'], cdf="norm",
args=(58.2,10.63)))   # args 参数为计算得到的均值和标准差
print('2-3 体重的 K-S 非正态分布检验结果：\n', kstest(dataFram['Weight'], cdf="f", args=(58.2,10.63)))
  # f 表示 F 分布。
print('2-4 男女体重的分布是否相同 K-S 检验结果：\n',stats.ks_2samp (dataFram [dataFram ['Sex']==1]
['Weight'],dataFram[dataFram['Sex']==2]['Weight']))
```

（2）实践结果。

2–1 体重的 K–S 标准正态分布检验结果：

KstestResult(statistic=1.0, pvalue=0.0, statistic_location=35.0, statistic_sign=-1)

2–2 体重的 K–S 正态分布检验结果：

KstestResult(statistic=0.058837675172059845,pvalue=0.002779104505121431, statistic_location=58.1, statistic_sign=1)

2–3 体重的 K–S 非正态分布检验结果：

KstestResult(statistic=0.9999997308816383,pvalue=0.0,statistic_location=35.0, statistic_sign=-1)

2–4 男女体重的分布是否相同 K–S 检验结果：

KstestResult(statistic=0.33687768338357543,pvalue=7.598588956940815e-24, statistic_location=56.8, statistic_sign=-1)

3．采用 W 检验方法对身高和体重进行正态性检验

（1）实践程序。

```
# Model4--Wilk 法正态检验
import pandas as pd
from scipy.stats import shapiro   # 从 scipy.stats 包导入 Shapiro-Wilk 检验函数 shapiro
dataFram=pd.read_excel('D:/PyData2403/GdAdultPhy1000_04.xlsx',index_col='Number')
print('3-1 身高的 W 检验结果：\n',shapiro(dataFram['Height']))
print('3-2 体重的 W 检验结果：\n',shapiro(dataFram['Weight']))
```

（2）实践结果。

3–1 身高的 W 检验结果：

ShapiroResult(statistic=0.9924108982086182, pvalue=9.248420246876776e-05)

3–2 体重的 W 检验结果：

ShapiroResult(statistic=0.9629784822463989, pvalue=9.737949006459901e-15)

4. 采用 D'Agostino and Pearson's omnibus 检验方法对身高和体重进行正态性检验

（1）实践程序。

```
# Model4--DAP 法正态检验
import pandas as pd; from scipy import stats
dataFram=pd.read_excel('D:/PyData2403/GdAdultPhy1000_04.xlsx',index_col='Number')
print('4-1 身高的 DAP 正态检验结果：\n', stats.normaltest(dataFram['Height']))
print('4-2 体重的 DAP 正态检验结果：\n', stats.normaltest(dataFram['Weight']))
```

（2）实践结果。

```
4-1 身高的 DAP 正态检验结果：
 NormaltestResult(statistic=14.973893893991782, pvalue=0.0005603511332924046)
4-2 体重的 DAP 正态检验结果：
 NormaltestResult(statistic=126.12703835966691, pvalue=4.091302684046931e-28)
```

5. 采用 Anderson-Darling 检验方法对身高和体重进行正态性检验

（1）实践程序。

```
# Model4--AD 法正态检验
import pandas as pd; from scipy import stats
dataFram=pd.read_excel('D:/PyData2403/GdAdultPhy1000_04.xlsx',index_col='Number')
print('5-1 身高的 Anderson-Darling 正态检验结果：\n',stats.anderson(dataFram['Height'], dist='norm'))
  # 可检验的分布 dist 包括：'norm'、'expon'、'gumbel'、'extreme1' 或 'logistic' 等
print('5-2 体重的 Anderson-Darling 正态检验结果：\n',stats.anderson(dataFram['Weight'], dist='norm'))
```

（2）实践结果。

```
5-1 身高的 Anderson–Darling 正态检验结果：
 AndersonResult(statistic=1.8897930252192054, critical_values=array([0.574, 0.653, 0.784, 0.914,
1.087]), significance_level=array([15. , 10. ,  5. ,  2.5,  1. ]), fit_result=  params:
FitParams(loc=157.05105932203392, scale=8.453903384812445)
 success: True   message: ''anderson' successfully fit the distribution to the data.')
5-2 体重的 Anderson–Darling 正态检验结果：
 AndersonResult(statistic=6.027488976041695, critical_values=array([0.574, 0.653, 0.784, 0.914, 1.087]),
significance_level=array([15. , 10. ,  5. ,  2.5,  1. ]), fit_result=  params:
FitParams(loc=58.212828389830506, scale=10.634063435077415)
 success: True   message: ''anderson' successfully fit the distribution to the data.')
```

6. 采用 Anderson-Darling 检验方法检验数据 2 是否符合正态分布、指数分布、逻辑分布、耿贝尔分布、极值 I 型分布，并检验以上数据经对数转化后的几种分布拟合优度

（1）实践程序。

```
# Model4--AD 法多种分布检验
import numpy as np   # 导入包 numpy 取别名为 np
from scipy.stats import anderson   # 从 scipy.stats 包导入 anderson 函数
CaseN=[37,3,425,237,44,5,66,26,227,1449,22755,1141,224,758,1262,1786,14]
  # 创建数据列表
test_norm=anderson(CaseN,dist='norm')   # 正态分布检验
```

```
print('6-1 norm 分布拟合优度检验结果：\n',test_norm)
test_expon=anderson(CaseN,dist='expon')  # 指数分布检验
print('6-2 expon 分布拟合优度检验结果：\n',test_expon)
test_logistic=anderson(CaseN,dist='logistic')  # Logistic 分布检验
print('6-3 logistic 分布拟合优度检验结果：\n',test_logistic)
test_gumbel=anderson(CaseN,dist='gumbel')  # 耿贝尔分布检验
print('6-4 gumbel 分布拟合优度检验结果：\n',test_gumbel)
test_gumbel_r=anderson(CaseN,dist='gumbel_r')  # 耿贝尔 r 分布检验
print('6-5 gumbel_r 分布拟合优度检验结果：\n',test_gumbel_r)
test_gumbel_l=anderson(CaseN,dist='gumbel_l')  # 耿贝尔 l 分布检验
print('6-6 gumbel_l 分布拟合优度检验结果：\n',test_gumbel_l)
test_extreme1=anderson(CaseN,dist='extreme1')  # 极值 I 型分布检验
print('6-7 extreme1 分布拟合优度检验结果：\n',test_extreme1)
log_CaseN=np.log10(CaseN)  # 将列表数据进行对数转化
test_log_norm=anderson(log_CaseN,dist='norm')  # 对数正态分布检验
print('6-8 log_norm 分布拟合优度检验结果：\n',test_log_norm)
test_log_expon=anderson(log_CaseN,dist='expon')  # 对数指数分布检验
print('6-9 log_expon 分布拟合优度检验结果：\n',test_log_expon)
test_log_logistic=anderson(log_CaseN,dist='logistic')  # 对数 Logistic 分布检验
print('6-10 log_logistic 分布拟合优度检验结果：\n',test_log_logistic)
test_log_gumbel=anderson(log_CaseN,dist='gumbel')  # 对数耿贝尔分布检验
print('6-11 log_gumbel 分布拟合优度检验结果：\n',test_log_gumbel)
test_log_gumbel_r=anderson(log_CaseN,dist='gumbel_r')  # 对数耿贝尔 r 分布检验
print('6-12 log_gumbel_r 分布拟合优度检验结果：\n',test_log_gumbel_r)
test_log_gumbel_l=anderson(log_CaseN,dist='gumbel_l')  # 对数耿贝尔 l 分布检验
print('6-13 log_gumbel_l 分布拟合优度检验结果：\n',test_log_gumbel_l)
test_log_extreme1=anderson(log_CaseN,dist='extreme1')  # 对数极值 I 型分布检验
print('6-14 log_extreme1 分布拟合优度检验结果：\n',test_log_extreme1)
```

（2）实践结果。

6-1 norm 分布拟合优度检验结果：

```
 AndersonResult(statistic=4.765331076674851, critical_values=array([0.501, 0.571, 0.685, 0.799, 0.951]),
significance_level=array([15. , 10. , 5. , 2.5, 1. ]), fit_result= params:
FitParams(loc=1791.7058823529412, scale=5433.2426294606275)
 success: True  message: ''anderson' successfully fit the distribution to the data.')
```

6-2 expon 分布拟合优度检验结果：

```
 AndersonResult(statistic=11.12162356658757, critical_values=array([0.891, 1.041, 1.295, 1.551,
1.89 ]), significance_level=array([15. , 10. , 5. , 2.5, 1. ]), fit_result= params: FitParams(loc=0.0,
scale=1791.7058823529412)
success: True  message: ''anderson' successfully fit the distribution to the data.')
```

6-3 logistic 分布拟合优度检验结果：

AndersonResult(statistic=3.521573375198141, critical_values=array([0.42 , 0.555, 0.65 , 0.758, 0.893, 0.995]), significance_level=array([25. , 10. , 5. , 2.5, 1. , 0.5]), fit_result= params: FitParams(loc=658.4300891271421, scale=1419.1954488528374)
success: True message: "anderson' successfully fit the distribution to the data.')

6-4 gumbel 分布拟合优度检验结果：

AndersonResult(statistic=4.961339595544285, critical_values=array([0.452, 0.608, 0.722, 0.836, 0.99]), significance_level=array([25. , 10. , 5. , 2.5, 1.]), fit_result= params: FitParams(loc=5130.267227687456, scale=8683.891601286598)
success: True message: "anderson' successfully fit the distribution to the data.')

6-5 gumbel_r 分布拟合优度检验结果：

AndersonResult(statistic=3.5133561780449405, critical_values=array([0.452, 0.608, 0.722, 0.836, 0.99]), significance_level=array([25. , 10. , 5. , 2.5, 1.]), fit_result= params: FitParams(loc=473.94322515274354, scale=1491.4341161242678)
success: True message: "anderson' successfully fit the distribution to the data.')

6-6 gumbel_l 分布拟合优度检验结果：

AndersonResult(statistic=4.961339595544285, critical_values=array([0.452, 0.608, 0.722, 0.836, 0.99]), significance_level=array([25. , 10. , 5. , 2.5, 1.]), fit_result= params: FitParams(loc=5130.267227687456, scale=8683.891601286598)
success: True message: "anderson' successfully fit the distribution to the data.')

6-7 extreme1 分布拟合优度检验结果：

AndersonResult(statistic=4.961339595544285, critical_values=array([0.452, 0.608, 0.722, 0.836, 0.99]), significance_level=array([25. , 10. , 5. , 2.5, 1.]), fit_result= params: FitParams(loc=5130.267227687456, scale=8683.891601286598)
success: True message: "anderson' successfully fit the distribution to the data.')

6-8 log_norm 分布拟合优度检验结果：

AndersonResult(statistic=0.22442478838751612, critical_values=array([0.501, 0.571, 0.685, 0.799, 0.951]), significance_level=array([15. , 10. , 5. , 2.5, 1.]), fit_result= params: FitParams(loc=2.2521084126595285, scale=1.021906095825749)
success: True message: "anderson' successfully fit the distribution to the data.')

6-9 log_expon 分布拟合优度检验结果：

AndersonResult(statistic=2.3103101198710796, critical_values=array([0.891, 1.041, 1.295, 1.551, 1.89]), significance_level=array([15. , 10. , 5. , 2.5, 1.]), fit_result= params: FitParams(loc=0.0, scale=2.2521084126595285)
success: True message: "anderson' successfully fit the distribution to the data.')

6-10 log_logistic 分布拟合优度检验结果：

AndersonResult(statistic=0.2573495607996996, critical_values=array([0.42 , 0.555, 0.65 , 0.758, 0.893, 0.995]), significance_level=array([25. , 10. , 5. , 2.5, 1. , 0.5]), fit_result= params: FitParams(loc=2.2630124333169634, scale=0.5804833968831834)
success: True message: "anderson' successfully fit the distribution to the data.')

6-11 log_gumbel 分布拟合优度检验结果：

AndersonResult(statistic=0.3526615480430024, critical_values=array([0.452, 0.608, 0.722, 0.836, 0.99]), significance_level=array([25. , 10. , 5. , 2.5, 1.]), fit_result= params: FitParams(loc=2.7484367763354576, scale=0.9671598325298258)
success: True   message: ''anderson' successfully fit the distribution to the data.')

6–12 log_gumbel_r 分布拟合优度检验结果：

AndersonResult(statistic=0.3859531179124289, critical_values=array([0.452, 0.608, 0.722, 0.836, 0.99]), significance_level=array([25. , 10. , 5. , 2.5, 1.]), fit_result= params: FitParams(loc=1.757787090590586, scale=0.9277788384972945)
success: True   message: ''anderson' successfully fit the distribution to the data.')

6–13 log_gumbel_l 分布拟合优度检验结果：

AndersonResult(statistic=0.3526615480430024, critical_values=array([0.452, 0.608, 0.722, 0.836, 0.99]), significance_level=array([25. , 10. , 5. , 2.5, 1.]), fit_result= params: FitParams(loc=2.7484367763354576, scale=0.9671598325298258)
success: True   message: ''anderson' successfully fit the distribution to the data.')

6–14 log_extreme1 分布拟合优度检验结果：

AndersonResult(statistic=0.3526615480430024, critical_values=array([0.452, 0.608, 0.722, 0.836, 0.99]), significance_level=array([25. , 10. , 5. , 2.5, 1.]), fit_result= params: FitParams(loc=2.7484367763354576, scale=0.9671598325298258)
success: True   message: '`anderson` successfully fit the distribution to the data.')

7. 采用可视化方法比较对数据（2）进行对数转化前后的正态分布、逻辑分布和耿贝尔 L 分布的拟合效果

（1）实践程序。

```
    # Model4-- 可视化对数转化前后拟合效果
import numpy as np;  import scipy.stats as stats
import matplotlib.pyplot as plt   # 导入 pyplot 包取别名为 plt
plt.rcParams['font.sans-serif']=['SimHei']   # 设置显示中文字体为黑体
plt.rcParams['axes.unicode_minus']=False   # 用来正常显示负号
CaseNMax=np.array([37,3,425,237,44,5,66,26,227,1449,22755,1141,224,758,1262,1786,14])
  # 创建待分析数据的数组
log_CaseNMax=np.log10(CaseNMax)   # 将数据进行对数转化
    # 绘制正态分布概率图和对数值正态分布概率图
stats.probplot(CaseNMax,dist='norm',sparams=(30,10),plot=plt,fit=True,rvalue=True)
  # 计算概率图的分位数，并可选择显示该图，显示决定系数
  # 指定理论分布（默认为正态分布），设置形状参数（形状加上位置和比例）
  # 设置 fit=True，将 least-squares 回归（best-fit）线拟合到样本数据
plt.title(' 图 4-3 Norm dist plot')；plt.show( )
stats.probplot(log_CaseNMax,dist='norm',sparams=(30,10),plot=plt,fit=True,rvalue=True)
plt.title(' 图 4-4 Log_norm dist plot')；plt.show( )
    # 绘制 logistic 分布概率图和对数值 logistic 分布概率图
stats.probplot(CaseNMax,dist='logistic',sparams=(30,10),plot=plt,fit=True,rvalue=True)
```

```
plt.title(' 图 4-5 logistic dist plot') ; plt.show( )
stats.probplot(log_CaseNMax,dist='logistic',sparams=(30,10),plot=plt,fit=True,rvalue=True)
plt.title(' 图 4-6 Log_logistic dist plot') ; plt.show( )
    # 绘制耿贝尔 L 分布概率图和对数值耿贝尔 L 分布概率图
stats.probplot(CaseNMax,dist='gumbel_l',sparams=(30,10),plot=plt,fit=True,rvalue=True)
plt.title(' 图 4-7 Gumbel_l dist plot') ; plt.show( )
stats.probplot(log_CaseNMax,dist='gumbel_l',sparams=(30,10),plot=plt,fit=True,rvalue=True)
plt.title(' 图 4-8 Log_gumbel_l dist plot'); plt.show( )
```

（2）实践结果。

实践结果见图 4–3 至图 4–8。

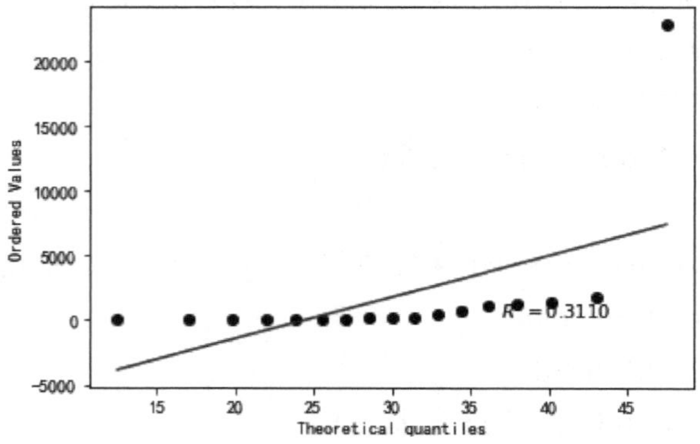

图 4–3　Norm dist plot

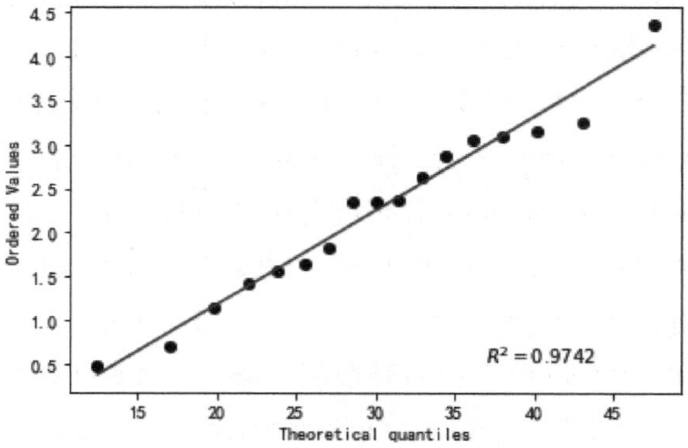

图 4–4　Log_norm dist plot

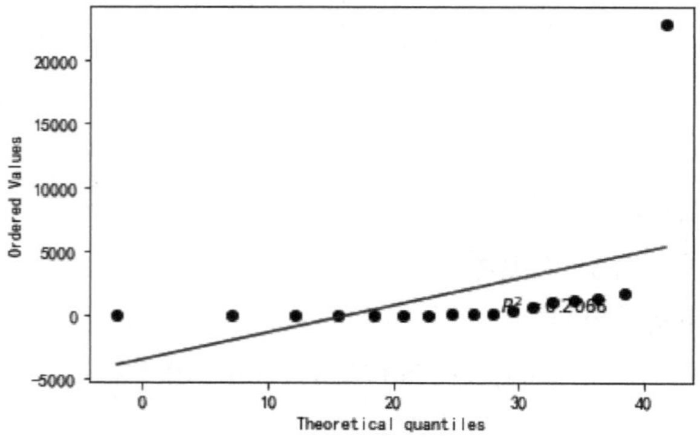

图 4–5　logistic dist plot

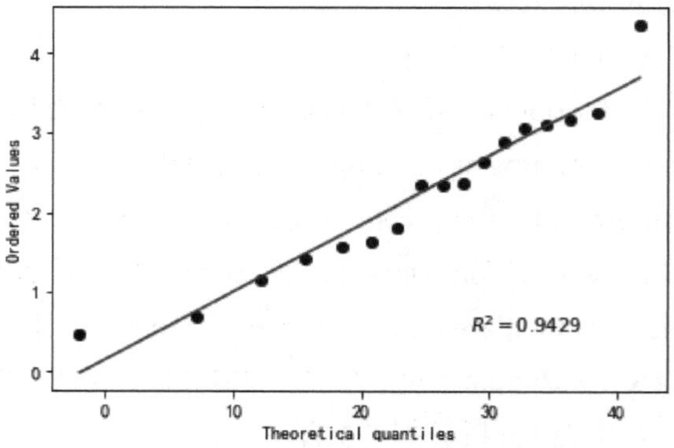

图 4–6　Log_logistic dist plot

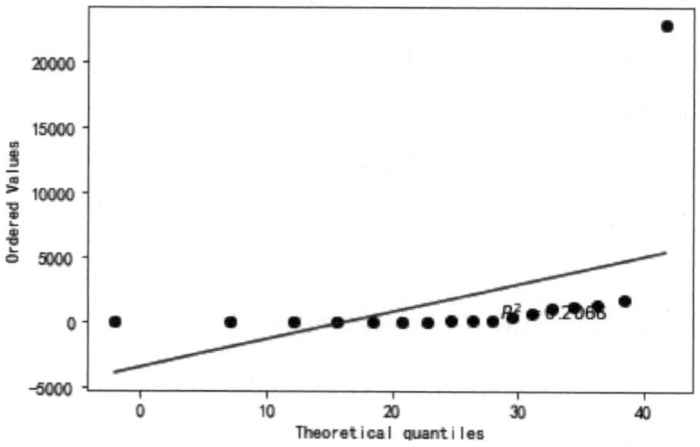

图 4–7　Gumbel_l dist plot

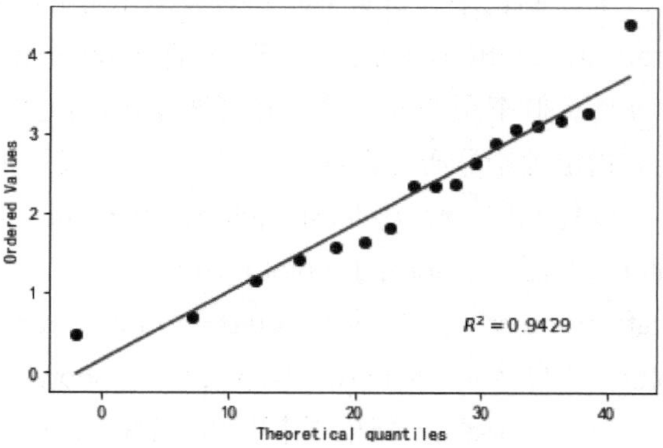

图 4–8　Log_gumbel_l dist plot

二、方差齐性检验

（一）实践数据

数据文件 :/PyData2403/GdAdultPhy1000_04.xlsx。

（二）实践任务

男女身高、体重均值比较的方差齐性检验。

（三）实践程序

```
# Model4-- 方差齐性检验程序
import pandas as pd;  from scipy import stats    # 从 scipy 库导入 stats 模块
dataFram=pd.read_excel('F:/PyData2403/GdAdultPhy1000_04.xlsx', index_col='Number')
print('1. 男性女性身高方差齐性检验结果 \n',stats.levene(dataFram[dataFram['Sex']==1]['Height'],
                                       dataFram[dataFram['Sex']==2]['Height']))
print('2. 男性女性体重方差齐性检验结果 \n',stats.levene(dataFram[dataFram['Sex']==1]['Weight'],
                                       dataFram[dataFram['Sex']==2]['Weight']))
```

（四）实践结果

1．男性女性身高方差齐性检验结果

LeveneResult(statistic=7.705294027041726, pvalue=0.005615013247436005)

2．男性女性体重方差齐性检验结果

LeveneResult(statistic=15.201321308653197, pvalue=0.00010348811369755667)

三、z 检验

（一）实践数据

数据文件 :/PyData2403/GdAdultPhy1000_04.xlsx。

（二）实践任务

（1）身高、体重与各自均值比较的 Z 检验。

（2）男女身高、体重均值比较的 Z 检验。

（三）实践程序及说明

```
# Model4--Z 检验程序
import pandas as pd;  import statsmodels.stats.weightstats as sw
  # 导入 statsmodels.stats.weightstats 模块取别名为 sw
dataFram=pd.read_excel('F:/PyData2403/GdAdultPhy1000_04.xlsx',index_col='Number')
Z_Height=sw.ztest(dataFram['Height'],value=157)
print("1-1 身高与均值比较的 Z 检验结果：",Z_Height)
Z_Weight=sw.ztest(dataFram['Weight'],value=58.2)
print("1-2 体重与均值比较的 Z 检验结果：",Z_Weight)
Z_HeightByGen=sw.ztest(dataFram[dataFram['Sex']==1]['Height'],
                       dataFram[dataFram['Sex']==2]['Height'],value=0)
print("2-1 男女身高差异的 Z 检验结果：",Z_HeightByGen)
```

```
Z_WeightByGen=sw.ztest(dataFram[dataFram['Sex']==1]['Weight'],
                        dataFram[dataFram['Sex']==2]['Weight'],value=0)
print("2-2 男女体重差异的 Z 检验结果：",Z_WeightByGen)
```

（四）实践结果

1–1 身高与均值比较的 Z 检验结果：(0.18556828791513935, 0.8527833241495675)。

1–2 体重与均值比较的 Z 检验结果：(0.03706456430325042, 0.9704335261923897)。

2–1 男女身高差异的 Z 检验结果：(24.630199315705898, 5.999265055738739e–134)。

2–2 男女体重差异的 Z 检验结果：(12.755403821935863, 2.9086358024168477e–37)。

四、t 检验

scipy.stats.ttest 提供了两种方法解决双样本同方差的 Student t–test 问题，第一种方法要求输入原始样本数据，第二种方法直接输入样本统计量（均值、标准差、样本数）即可。

第一种方法：采用原始数据进行 t 检验。

1．单样本 t 检验（ttest_1samp）

使用 ttest_1samp( ) 函数可以进行单样本 t 检验。基本语法：stats.ttest_1samp(data,mean)，其中，data 为样本数据，mean 为待比较的均值。结果返回 t 值和 P 值。

2．两独立样本 t 检验（ttest_ind）

使用 ttest_ind( ) 函数可以进行两独立样本 t 检验。当两总体方差相等时，即具有方差齐性，可以直接检验。当不确定两总体方差是否相等时，应先利用 levene 检验，检验两总体是否具有方差齐性。

基本语法：stats.ttest_ind(data1,data2)，其中，data1 和 data2 为两样本数据。结果返回 t 值和 P 值。

方差齐性检验基本语法：stats.levene(data1,data2)，返回结果为 P 值，如果大于 0.05，那么我们认为两总体具有方差齐性。如果两总体不具有方差齐性，需要加上参数 equal_val 并设定为 False。基本语法：stats.ttest_ind(data1,data2,equal_var=False)。

3．配对样本 t 检验（ttest_rel）

使用 ttest_rel( ) 函数可以进行配对样本 t 检验。基本语法：stats.ttest_rel(data1,data2)，同时，还需要对差值进行正态性检验。

第二种方法：采用样本统计量进行 t 检验

基本语法：stats.ttest_ind_from_stats(mean1=mean1,std1=modified_std1,nobs1=10,mean2=mean2,std2=modified_std2,nobs2=10)。参数分别为两样本的均值、标准差和样本数。

4 种 t 检验方法实践如下：

（一）单样本 t 检验

1．实践数据

数据文件 :/PyData2403/GdAdultPhy1000_04.xlsx。

2．实践任务

身高、体重与各自均值比较的 t 检验。

3．实践程序及说明

```
# Model4-- 单样本 t 检验程序
import pandas as pd; from scipy import stats
dataFram=pd.read_excel('F:/PyData2403/GdAdultPhy1000_04.xlsx',index_col='Number')
t_Height=stats.ttest_1samp(dataFram['Height'],157)
print("（1）身高与均值比较的 t 检验结果：\n",t_Height)
t_Weight=stats.ttest_1samp(dataFram['Weight'],58.2)
print("（2）体重与均值比较的 t 检验结果：\n",t_Weight)
```

4．实践结果

（1）身高与均值比较的 t 检验结果：

TtestResult(statistic=0.1855682879151393, pvalue=0.8528232302161871, df=943)

（2）体重与均值比较的 t 检验结果：

TtestResult(statistic=0.03706456430325042, pvalue=0.9704413707323403, df=943)

（二）两独立样本 t 检验

1．实践数据

数据文件 :/PyData2403/GdAdultPhy1000_04.xlsx。

2．实践任务

男性与女性的身高、体重均值差异的统计显著检验。

3．实践程序及说明

```
# Model4-- 两独立样本 t 检验程序
import pandas as pd; from scipy import stats
dataFram=pd.read_excel('F:/PyData2403/GdAdultPhy1000_04.xlsx', index_col='Number')
print('1-1 男女身高方差齐性检验结果：\n',stats.levene(dataFram[dataFram['Sex']==1]['Height'],
                                    dataFram[dataFram['Sex']==2]['Height']))
print('1-2 男女体重方差齐性检验结果：\n', stats.levene(dataFram[dataFram['Sex']==1] ['Weight'],
                                    dataFram[dataFram['Sex']==2]['Weight']))
t_HeightByGen=stats.ttest_ind(dataFram[dataFram['Sex']==1]['Height'],
                        dataFram[dataFram['Sex']==2]['Height'],equal_var=False)
print("2-1 男女身高差异的 t 检验结果：\n",t_HeightByGen)
t_WeightByGen=stats.ttest_ind(dataFram[dataFram['Sex']==1]['Weight'],
                        dataFram[dataFram['Sex']==2]['Weight'],equal_var=False)
print("2-2 男女体重差异的 t 检验结果：\n",t_WeightByGen)
```

4．实践结果

1–1 男女身高方差齐性检验结果：

LeveneResult(statistic=7.705294027041726, pvalue=0.005615013247436005)

1–2 男女体重方差齐性检验结果：

LeveneResult(statistic=15.201321308653197, pvalue=0.00010348811369755667)

2–1 男女身高差异的 t 检验结果：

TtestResult(statistic=24.141082658704697, pvalue=2.8132558769280183e-97, df=804.4360042685918)

2–2 男女体重差异的 t 检验结果：

TtestResult(statistic=12.483616739609364, pvalue=8.485636391610567e-33, df=798.3243452312879)

（三）配对样本 t 检验（ttest_rel）

1. 实践数据

为了评价某公司新开发的电子血压计（血压计 A）的质量，用它和传统的水银血压计（血压计 B）同时对 22 名成年人进行血压测量，其中收缩压测量结果见表 4–2。

表 4–2　两种血压计测量 22 名成年人的收缩压（mmHg）结果

编号	1	2	3	4	5	6	7	8	9	10	11
血压计 A	112	136	103	97	114	108	112	152	160	135	125
血压计 B	112	135	102	100	116	103	110	147	158	140	124
编号	12	13	14	15	16	17	18	19	20	21	22
血压计 A	120	128	106	105	155	123	119	137	171	147	98
血压计 B	122	126	104	106	146	120	118	135	170	142	100

2. 实践任务

试比较两种血压计测量成年人收缩压的结果是否有差别。

3. 实践程序及说明

```
    # Model4-- 血压配对样本 t 检验程序
import numpy as np； import scipy.stats as stats  # 导入 scipy.stats 取别名为 stats
from scipy.stats import shapiro  # 从 scipy.stats 导入 Shapiro-Wilk 正态性检验函数
EA=[112,136,103,97,114,108,112,152,160,135,125,120,128,106,105,155,123,119,137,171,147,98]
  # 创建血压计 A 测量结果列表
EB=[112,135,102,100,116,103,110,147,158,140,124,122,126,104,106,146,120,118,135,170,142,100]
  # 创建血压计 B 测量结果列表
EA_array=np.array(EA)； EB_array=np.array(EB)  # 将测量结果列表转化为数组
AB_D_array=EB_array-EA_array  # 求血压计 A、B 测量结果差值
print('（1）血压计 A、B 测量结果差值：\n',AB_D_array)
print('（2）正态性检验结果：\n',shapiro(AB_D_array))
t_stat, p_val=stats.ttest_rel(EA,EB)  # 进行配对 t 检验
print("（3）配对 t 检验 t 值和 P 值：", t_stat,',',p_val)
```

4. 实践结果

（1）血压计 A、B 测量结果差值：

[0 -1 -1 3 2 -5 -2 -5 -2 5 -1 2 -2 -2 1 -9 -3 -1 -2 -1 -5 2]

（2）正态性检验结果：

ShapiroResult(statistic=0.9578533172607422, pvalue=0.447145015001297)

（3）配对 t 检验 t 值和 P 值：1.847532929725856,0.07880669381228957

（四）采用样本统计量进行 t 检验

1. 实践数据

数据文件 :/PyData2403/GdAdultPhy1000_04.xlsx。

2. 实践任务

利用样本统计量进行男女身高、体重均值差异的 t 检验。

3. 实践程序及说明

```
    # Model4-- 采用样本统计量进行 t 检验程序
import pandas as pd; from scipy import stats
dataFram=pd.read_excel('F:/PyData2403/GdAdultPhy1000_04.xlsx',index_col='Number')
print('1-1 分性别 Height 统计量计算结果：\n',dataFram.groupby ('Sex') ['Height']. describe( ))
print('1-2 分性别 Weight 统计量计算结果：\n', dataFram.groupby('Sex') ['Weight']. describe( ))
H_ttest=stats.ttest_ind_from_stats(mean1=163.1,std1=7.15,nobs1=410,
                                   mean2=152.4,std2=6.13,nobs2=534)
print('2-1 男女身高均值差异的 t 检验结果：\n',H_ttest)
W_ttest=stats.ttest_ind_from_stats(mean1=62.9,std1=10.71,nobs1=410,
                                   mean2=54.6, std2=9.08,nobs2=534)
print('2-2 男女体重均值差异的 t 检验结果：\n',W_ttest)
```

4. 实践结果

1–1 分性别 Height 统计量计算结果：

Sex	count	mean	std	min	25%	50%	75%	max
1	410.0	163.086341	7.154253	142.9	158.325	162.80	167.725	184.0
2	534.0	152.417228	6.134888	136.0	148.225	152.15	156.400	172.0

1–2 分性别 Weight 统计量计算结果：

Sex	count	mean	std	min	25%	50%	75%	max
1	410.0	62.867829	10.715127	38.6	54.925	62.7	69.575	110.6
2	534.0	54.638764	9.083010	35.0	48.400	53.5	59.800	112.7

2–1 男女身高均值差异的 t 检验结果：

Ttest_indResult(statistic=24.718644504991598, pvalue=2.2458226670634314e-104)

2–2 男女体重均值差异的 t 检验结果：

Ttest_indResult(statistic=12.870598325810555, pvalue=4.883966516955721e-35)

五、Mann-Whitney U 检验（Wilcoxon 秩和检验）

（一）实践数据

数据文件 :/PyData2403/GdAdultPhy1000_04.xlsx。

（二）实践任务

男女体重、身高均值比较的 Mann_Whitney_U 检验。

（三）实践程序及说明

```
    # Model4--Wilcoxon 秩和检验程序
import pandas as pd; from scipy import stats
dataFram=pd.read_excel('F:/PyData2403/GdAdultPhy1000_04.xlsx',index_col='Number')
WeightM=dataFram[dataFram['Sex']==1]['Weight']   # 获取男性体重数据
WeightF=dataFram[dataFram['Sex']==2]['Weight']   # 获取女性体重数据
```

```
W_Mann_Whitney_U_test=stats.mannwhitneyu(WeightM, WeightF, alternative='two-sided')
  # 进行男性女性体重比较的 U 检验，设置为双侧检验
print("（1）男女体重均值比较的 Mann_Whitney_U 检验结果：\n", W_Mann_Whitney_U_test)
HeightM=dataFram[dataFram['Sex']==1]['Height']
HeightF=dataFram[dataFram['Sex']==2]['Height']
H_Mann_Whitney_U_test=stats.mannwhitneyu(HeightM, HeightF, alternative='two-sided')
print("（2）男女身高均值比较的 Mann_Whitney_U 检验结果：\n", H_Mann_Whitney_U_test)
```

（四）实践结果

（1）男女体重均值比较的 Mann_Whitney_U 检验结果：

MannwhitneyuResult(statistic=159886.0, pvalue=6.348239152626288e-34)

（2）男女身高均值比较的 Mann_Whitney_U 检验结果：

MannwhitneyuResult(statistic=191544.0, pvalue=5.798437069477908e-87)

六、卡方检验

几种卡方检验方法的基本语法如下：

1．基本的卡方检验语法

from scipy import stats; stats.chi2_contingency(data,correction=False)

2．Yates 校正的卡方检验语法

from scipy import stats; stats.chi2_contingency(data,correction=True)

3．Fisher 确切概率法语法

from scipy import stats; stats.fisher_exact(data,alternative='two-sided')

4．配对卡方检验（McNemar 检验）语法

import statsmodels.stats.contingency_tables as tbl; tbl.mcnemar(data)

5．计算卡方检验临界值

from scipy.stats import chi2; chi2.ppf(prob,dof)

（一）基本的卡方检验

1．实践数据

数据文件 :/PyData2403/GdAdultPhy1000_04.xlsx。

2．实践任务

（1）2×2 四格表数据的 x^2 检验：男性与女性的肥胖率差异的统计显著性检验。

（2）2×n 表数据的 x^2 检验：男性与女性的体重分类构成比差异的统计显著性检验。

（3）n×2 表数据的 x^2 检验：分年龄组的肥胖率差异的统计显著性检验。

（4）m×n 表数据的 x^2 检验：分年龄组的体重分类构成比差异的统计显著性检验。

（5）分别计算显著性水准为 0.05 和 0.01，自由度为 1、2、6 时卡方检验临界值。

3．实践程序及结果

（1）2×2 四格表数据的 x^2 检验：男性与女性的肥胖率差异的统计显著性检验。

（1.1）实践程序。

```
  # Model4-- 四格表数据的 x² 检验程序
import pandas as pd
```

```
from scipy.stats import chi2_contingency   # 从 scipy.stats 包导入 chi2_contingency 函数
dataFram=pd.read_excel('F:/PyData2403/GdAdultPhy1000_04.xlsx',index_col='Number')
print("1-1 男性女性肥胖与否的人数：\n", dataFram.groupby(dataFram['Sex']).PhysiLv2.value_counts( ))
table=[[372,38],[486,48]]   # 根据上一步骤计算结果构建行列表数据
chi2,p,dof,expected=chi2_contingency(table,correction=False)
  # 进行卡方检验，设置为不校正 correction=False，默认 correction=True
print("1-2 男女肥胖发生率比较的卡方检验结果：")
print(" 卡方值：",chi2,'；',"P 值：",p,'；'," 自由度：",dof,"\n 理论值：",expected)
```

（1.2）实践结果。

```
1–1 男性女性肥胖与否的人数：
Sex      PhysiLv2
1        0           372
         1            38
2        0           486
         1            48
Name: count, dtype: int64
1–2 男女肥胖发生率比较的卡方检验结果：
卡方值：0.021885878593355005；P 值：0.8823910936673223；自由度：1
理论值：[[372.64830508  37.35169492]
 [485.35169492  48.64830508]]
```

（2）2 × n 表数据的 x^2 检验：男性与女性的体重分类构成比差异的统计显著性检验。

（2.1）实践程序。

```
# Model4--2×n 表数据的 x² 检验程序
import pandas as pd
from scipy.stats import chi2_contingency
dataFram=pd.read_excel('F:/PyData2403/GdAdultPhy1000_04.xlsx',index_col='Number')
print("2-1 男性女性体质分类人数：\n", dataFram.groupby(dataFram['Sex']).PhysiLv1.value_counts( ))
xtable=[[226,130,38,16],[303,161,48,25]]   # 根据上一步骤计算结果构建行列表数据
chi2,p,dof,expected=chi2_contingency(xtable,correction=False)
  # 进行卡方检验，设置为不校正 correction=False，默认 correction=True
print("2-2 男女体质分类比较的卡方检验结果：")
print(" 卡方值：",chi2,'；',"P 值：",p,'；'," 自由度：",dof,"\n 理论值：",expected)
```

（2.2）实践结果。

```
2–1 男性女性体质分类人数：
Sex      PhysiLv1
1        normal        226
         overweight    130
         obese          38
         underweight    16
```

```
2          normal       300
           overweight   161
           obese         48
           underweight   25
Name: count, dtype: int64
```

2–2 男女体质分类比较的卡方检验结果:

卡方值: 0.6283675883859026 ; P 值: 0.8899086508936894 ; 自由度: 3

理论值: [[229.02851109 125.98732841 37.23336853 17.75079197]
 [299.97148891 165.01267159 48.76663147 23.24920803]]

（3）n × 2 表数据的 x^2 检验：分年龄组的肥胖率差异的统计显著性检验。

（3.1）实践程序。

```
# Model4--n×2 表数据的 x² 检验程序
import pandas as pd
from scipy.stats import chi2_contingency
dataFram=pd.read_excel('F:/PyData2403/GdAdultPhy1000_04.xlsx',index_col='Number')
print("3-1 各年龄组肥胖与否人数：\n", dataFram.groupby(['AgeGroup2'])['PhysiLv2'].
    value_counts( ).unstack( ))   # 计算各年龄组肥胖与否的人数，设置横排格式
xtable=[[52,3],[171,15],[344,40],[243,27],[48,1]]
  # 根据上一步骤计算结果构建行列表数据
chi2,p,dof,expected=chi2_contingency(xtable,correction=True)
  # 进行卡方检验，设置校正（默认为校正）
print("3-2 分年龄肥胖发生率比较的卡方检验结果：")
print(" 卡方值：",chi2,'；','"P 值：",p,'；',"自由度：",dof,"\n 理论值：",expected)
```

（3.2）实践结果。

3–1 各年龄组肥胖与否人数:

```
PhysiLv2       0      1
AgeGroup2
18-           52      3
30-          171     15
45-          344     40
60-          243     27
75-           48      1
```

3–2 分年龄肥胖发生率比较的卡方检验结果:

卡方值: 5.140479034069315; P 值: 0.27318478848308464; 自由度: 4

理论值: [[49.98940678   5.01059322]
 [169.05508475 16.94491525]
 [349.01694915 34.98305085]
 [245.40254237 24.59745763]
 [44.53601695   4.46398305]]

（4）m × n 表数据的 x^2 检验：分年龄组的体重分类构成比差异的统计显著性检验。

（4.1）实践程序。

```
    # Model4--m×n 表数据的 x² 检验程序
import pandas as pd
from scipy.stats import chi2_contingency
dataFram=pd.read_excel('F:/PyData2403/GdAdultPhy1000_04.xlsx', index_col='Number')
print("4-1 各年龄组体质分类人数：\n", dataFram.groupby(['AgeGroup2']).
    PhysiLv1.value_counts( ).unstack( ))  # 计算各年龄组体质分类人数，设置横排格式
xtable=[[39,7,6,3],[102,61,15,8],[192,141,11,40],[159,72,12,27],[34,10,4,1]]
  # 根据上一步骤计算结果构建行列表数据
chi2,p,dof,expected=chi2_contingency(xtable)
  # 进行卡方检验，默认为校正（correction=True）
print("4-2 分年龄组体质分类比较的卡方检验结果：")
print(" 卡方值：",chi2,'；','"P 值：",p,'；','" 自由度：",dof,"\n 理论值：",expected)
```

（4.2）实践结果。

```
4–1 各年龄组体质分类人数：
PhysiLv1    normal    obese    overweight    underweight
AgeGroup2
18-             39        3             7              6
30-            102       15            61              8
45-            192       40           141             11
60-            159       27            72             12
75-             34        1            10              4
4–2 分年龄组体质分类比较的卡方检验结果：
卡方值：41.46575507213562；P 值：4.094933922123842e-05；自由度：12
理论值：[[ 30.64618644  16.95444915   2.79661017   4.60275424]
        [103.63983051  57.33686441   9.45762712  15.56567797]
        [213.96610169 118.37288136  19.52542373  32.13559322]
        [150.44491525  83.2309322   13.72881356  22.59533898]
        [ 27.3029661   15.10487288   2.49152542   4.10063559]]
```

（5）分别计算显著性水准为 0.05 和 0.01，自由度为 1、2、6 时卡方检验临界值。

（5.1）实践程序。

```
    # Model4-- 卡方检验临界值计算程序
from scipy.stats import chi2  # 从 scipy.stats 导入 chi2 模块
prob=0.95  # 设置 95% 置信度（显著性水准为 0.05）
dof1=1；dof2=2; dof3=6  # 四格表、2×3 表、3×4 表的自由度为 1、2、6
critical=chi2.ppf(prob,dof1)  # 计算置信度为 95% 自由度为 1 时的临界值
print('5-1 显著性水准为 0.05 自由度为 1 的临界值：','critical=%.3f'%critical)
critical=chi2.ppf(prob,dof2)  # 计算置信度为 95% 自由度为 2 时的临界值
print('5-2 显著性水准为 0.05 自由度为 2 的临界值：','critical=%.3f'%critical)
```

```
critical=chi2.ppf(prob,dof3)   # 计算置信度为 95% 自由度为 6 时的临界值
print('5-3 显著性水准为 0.05 自由度为 6 的临界值：','critical=%.3f'%critical)
prob=0.99   # 设置 99% 置信度（显著性水准为 0.01）
critical=chi2.ppf(prob,dof1)   # 计算置信度为 99% 自由度为 1 时的临界值
print('5-4 显著性水准为 0.01 自由度为 1 的临界值：','critical=%.3f'%critical)
critical=chi2.ppf(prob,dof2)   # 计算置信度为 99% 自由度为 2 时的临界值
print('5-5 显著性水准为 0.01 自由度为 2 的临界值：','critical=%.3f'%critical)
critical=chi2.ppf(prob,dof3)   # 计算置信度为 99% 自由度为 6 时的临界值
print('5-6 显著性水准为 0.01 自由度为 6 的临界值：','critical=%.3f'%critical)
```

（5.2）实践结果。

5–1 显著性水准为 0.05 自由度为 1 的临界值：critical=3.841。
5–2 显著性水准为 0.05 自由度为 2 的临界值：critical=5.991。
5–3 显著性水准为 0.05 自由度为 6 的临界值：critical=12.592。
5–4 显著性水准为 0.01 自由度为 1 的临界值：critical=6.635。
5–5 显著性水准为 0.01 自由度为 2 的临界值：critical=9.210。
5–6 显著性水准为 0.01 自由度为 6 的临界值：critical=16.812。

（二）校正卡方检验

1．实践数据

2019 年某高校教职工体检部分结果见表 4–3，男性、女性教职工的高血压视网膜病变检出率有无差别？

表 4–3　某高校教职工高血压视网膜病变检出情况

性别	检出例数	正常	合计	检出率（%）
男	3	1443	1446	0.21
女	1	1837	1838	0.05
合计	4	3280	3284	0.12

注：摘自潘东华．中国校医，2022，36（12）。

2．实践任务

进行男性、女性教职工的高血压视网膜病变检出率比较的校正卡方检验。

3．实践程序及说明

```
# Model4-- 校正卡方检验程序
from scipy.stats import chi2_contingency
table=[[3,1443],[1,1837]]   # 构建行列表数据
chi2,p,dof,expected=chi2_contingency(table,correction=True)   # 进行校正卡方检验
print(" 校正卡方值：",chi2,'；',"P 值：",p,'；'," 自由度：",dof,"\n 理论值：",expected)
```

4．实践结果

校正卡方值：0.5542900803383258；P 值：0.45657004866403095；自由度：1
理论值：[[1.76126675e+00 1.44423873e+03] [2.23873325e+00 1.83576127e+03]]

（三）Fisher 确切概率法检验

1．实践数据

2019 年某高校教职工体检部分结果见表 4–4，问男性、女性教职工的视网膜中央及分支静脉阻塞检出率有无差别？

表 4–4　某高校教职工视网膜中央及分支静脉阻塞检出情况

性别	检出例数	正常	合计	检出率（%）
男	3	1443	1446	0.21
女	0	1838	1838	0.00
合计	3	3281	3284	0.09

注：摘自潘东华．中国校医，2022，36（12）。

2．实践任务

采用 Fisher 确切概率法检验男性、女性的视网膜中央及分支静脉阻塞检出率有无差别。

3．实践程序及说明

```
# Model4--Fisher 检验程序
from scipy import stats
table=[[3,1443],[0,1838]]   # 构建行列表数据
Fisher_P=stats.fisher_exact(table,alternative='two-sided')
  # 参数 alternative 有 3 个值，'two-sided' 表示双侧检验，'less' 和 'greater' 表示单侧检验。
  # fisher_exact( ) 返回两个值：优势比和 P 值。
print('（1）优势比与 Fisher 概率（双侧）：',Fisher_P)
Fisher_P=stats.fisher_exact(table,alternative='less')
print('（2）优势比与 Fisher 概率（左侧）：',Fisher_P)
Fisher_P=stats.fisher_exact(table,alternative='greater')
print('（3）优势比与 Fisher 概率（右侧）：',Fisher_P)
```

4．实践结果

（1）优势比与 Fisher 概率（双侧）：SignificanceResult(statistic=inf, pvalue=0.08526891274811249)。

（2）优势比与 Fisher 概率（左侧）：SignificanceResult(statistic=inf, pvalue=1.0)。

（3）优势比与 Fisher 概率（右侧）：SignificanceResult(statistic=inf, pvalue=0.08526891274811249)。

（四）配对资料卡方检验

1．实践数据

表 4–5 为酶联免疫吸附实验（ELISA）法和实时荧光定量 PCR（RT–PCR）法对 2018—2019 年某市监测点采集的宿主动物标本进行出血热病原检测的结果。试比较两种方法的检测效果。

表 4–5　2 种方法在出血热病原检测中的结果

ELISA 法	PCR 法	
	阳性	阴性
阳性	19	22
阴性	3	356

［摘自：魏卓超等．中华卫生杀虫药械 .2020，26（6）］

2. 实践任务

进行配对资料的卡方检验比较两种方法的检测效果有无差别。

3. 实践程序及说明

```
    # Model4-- 配对卡方检验程序
import numpy as np
import statsmodels.stats.contingency_tables as tbl
  # 导入列联表卡方检验模块取别名为 tbl
table=np.array([[19,22],[3,356]])  # 建立二维数组
X_2=tbl.mcnemar(table,exact=False)  # 默认进行校正 correction=True
  # 进行配对卡方检验 exact=False，如果 exact=True 则进行二项分布精确检验
print(' 配对卡方检验结果：',X_2)
```

4. 实践结果

配对卡方检验结果：pvalue 0.000318217180315068。

statistic 12.96。

七、方差分析

（一）单因素方差分析

1. 实践数据

数据文件 :/PyData2403/GdAdultPhy1000_04.xlsx。

2. 实践任务

进行各年龄组体重均值差异显著性检验和两两比较，并绘制分析结果可视化图。

3. 实践程序及说明

```
    # Model4-- 单因素方差分析程序
import pandas as pd; from scipy import stats
dataFram=pd.read_excel('F:/PyData2403/GdAdultPhy1000_04.xlsx',index_col='Number')
Wdata18=dataFram[dataFram['AgeGroup2']=='18-']['Weight']  # 获取各年龄组体重值
Wdata30=dataFram[dataFram['AgeGroup2']=='30-']['Weight']
Wdata45=dataFram[dataFram['AgeGroup2']=='45-']['Weight']
Wdata60=dataFram[dataFram['AgeGroup2']=='60-']['Weight']
Wdata75=dataFram[dataFram['AgeGroup2']=='75-']['Weight']
Weights=[Wdata18,Wdata30,Wdata45,Wdata60,Wdata75]  # 建立各年龄组体重值列表
    # 各年龄组体重（Weight）比较的方差分析方法一
F1,P1=stats.f_oneway(*Weights)  # 根据参数序列进行单因素方差分析
print("1-1 各年龄组体重比较方差分析方法一结果：","F 值 ",F1,'；','P 值 ',P1)
    # 各年龄组体重（Weight）比较的方差分析方法二
F2,P2=stats.f_oneway(Wdata18,Wdata30,Wdata45,Wdata60,Wdata75)
  # 根据样本组别值进行单因素方差分析
print("1-2 各年龄组体重比较方差分析方法二结果：","F 值 ",F2,'；','P 值 ',P2)
    # 各年龄组体重（Weight）比较的方差分析方法三
```

```
import statsmodels.api as sm  # 导入 statsmodels.api 应用程序接口取别名为 sm
import statsmodels.formula.api as smf
 # 导入 statsmodels.formula.api 公式型应用程序接口取别名为 smf
model=smf.ols("Weight~AgeGroup2",data=dataFram).fit( )  # 拟合最小二乘回归 ols 模型
ANOVA=sm.stats.anova_lm(model,typ=2)   # 进行方差分析
 # typ 设置方差检验的类型，可以是字符串 "I"、"II"、"III" 或整型 1、2 或 3
print("1-3 各年龄组体重比较方差分析方法三结果："); print(ANOVA)
    # 各年龄组体重（Weight）两两比较的方差分析
from statsmodels.stats.multicomp import pairwise_tukeyhsd
 # 导入方差分析两两比较模块
PairCompa=pairwise_tukeyhsd(endog=dataFram.Weight,groups=dataFram.AgeGroup2,alpha=0.05)
 # 进行两两比较，设置因变量，分组变量和显著性水准
print("2-1 各年龄组体重两两比较方差分析结果：",PairCompa)
    # 绘制各年龄组体重（Weight）比较的方差分析图
import matplotlib.pyplot as plt  # 导入 matplotlib.pyplot 包取别名为 plt
plt.rcParams['font.sans-serif']='SimHei'  # 指定字体为中文黑体
plt.rcParams['axes.unicode_minus']=False  # 设置正常显示负号
plt.rcParams['font.size']=16  # 设置字体大小
PairCompa.plot_simultaneous( )  # 绘制方差分析图
plt.xlabel('Weight'); plt.ylabel('Agegroup')  # 设置 x 轴 y 轴标目
plt.title(' 图 4-9 各年龄组体重（Weight）比较的方差分析图 ',fontsize=24,y=-0.22)
 # 设置标题内容，字体大小及垂直位置
plt.grid( ); plt.show( )  # 设置图形网格，输出图形
```

4．实践结果

1–1 各年龄组体重比较方差分析方法一结果：F 值 8.751226561711603；P 值 6.155256045601102e–07。

1–2 各年龄组体重比较方差分析方法二结果：F 值 8.751226561711603；P 值 6.155256045601102e–07。

1–3 各年龄组体重比较方差分析方法三结果：

	sum_sq	df	F	PR(>F)
AgeGroup2	3832.462909	4.0	8.751227	6.155256e-07
Residual	102805.093839	939.0	NaN	NaN

2–1 各年龄组体重两两比较方差分析结果：

Multiple Comparison of Means–Tukey HSD, FWER=0.05

group1	group2	meandiff	p-adj	lower	upper	reject
18-	30-	1.1856	0.9475	-3.2038	5.5749	False
18-	45-	0.9576	0.9694	-3.1654	5.0806	False
18-	60-	-1.4764	0.8755	-5.707	2.7542	False
18-	75-	-7.3701	0.0032	-12.9878	-1.7523	True

30-	45-	-0.228	0.9992	-2.7827	2.3267	False
30-	60-	-2.662	0.0593	-5.387	0.0631	False
30-	75-	-8.5556	0.0	-13.1477	-3.9636	True

3–1 各年龄组体重比较方差分析图见图 4–9。

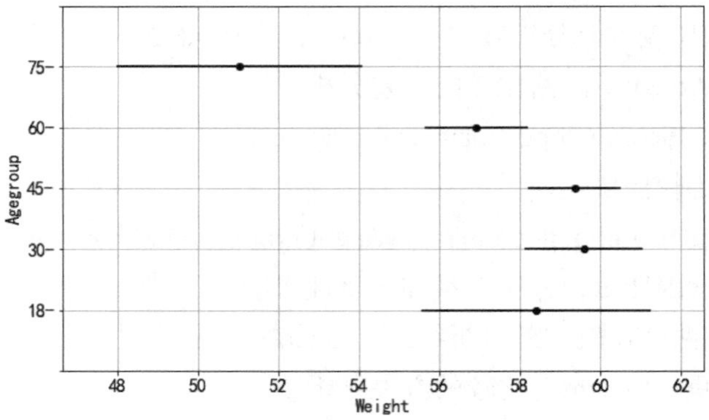

图 4–9 各年龄组体重（Weight）比较的方差分析图

（二）多因素方差分析

1．实践数据

数据文件 :/PyData2403/GdAdultPhy1000_04.xlsx。

2．实践任务

（1）无交互作用的性别年龄对体重影响的差异显著性检验。

（2）有交互作用的性别年龄对体重影响的差异显著性检验。

（3）绘制性别年龄与体重关系方差分析结果的可视化图。

3．实践程序及说明

```
    # Model4-- 多因素方差分析程序
import pandas as pd
dataFram=pd.read_excel('F:/PyData2403/GdAdultPhy1000_04.xlsx',index_col='Number')
    #（1）无交互作用的双因素方差分析
from statsmodels.formula.api import ols
import statsmodels.api as sm;  import statsmodels.formula.api as smf
model11=ols('Weight~C(AgeGroup2)+C(Sex)', data=dataFram).fit( )
result11=sm.stats.anova_lm(model11, typ=2)
print('1-1 无交互作用的体重双因素方差分析结果：\n',result11)
model12=smf.ols("Weight~AgeGroup2+Sex",data=dataFram).fit( )
result12=sm.stats.anova_lm(model12,typ=2)
print('1-2 无交互作用的体重双因素方差分析方法 2 结果：\n',result12)
    #（2）交互作用的双因素方差分析
model21=ols('Weight~C(AgeGroup2)+C(Sex)+C(AgeGroup2):C(Sex)',data=dataFram).fit( )
result21=sm.stats.anova_lm(model21, typ=2)
print('2-1 有交互作用的体重双因素方差分析结果：\n',result21)
```

```
model22=smf.ols("Weight~AgeGroup2*Sex",data=dataFram).fit( )
result22=sm.stats.anova_lm(model22,typ=2)
print('2-2 有交互作用的体重双因素方差分析方法 2 结果：\n',result22)
    #（3）绘制多因素方差分析结果可视化图
import seaborn as sns   # 导入 seaborn 库取别名为 sns
from matplotlib import pyplot as plt;  plt.rcParams['axes.unicode_minus']=False
sns.set(font="Kaiti",style="ticks",font_scale=1.4)
  # 设置字体、背景样式（加边框和刻度）、缩放字体大小
sns.catplot(x="AgeGroup2",y="Height",hue="Sex",markers=["s","o"],
            linestyles=["-","--"],data=dataFram,kind="point",aspect=1.4)
  # 设置 x、y 轴值、分组变量、标记符、线条类型、数据来源、图形类型、宽高比例
plt.title(" 图 4-10 多因素方差分析结果可视化图 ",y=-0.27,fontsize=26)
plt.grid( );  plt.show( )  # 设置网格，输出图形
```

4．实践结果

1–1 无交互作用的体重双因素方差分析结果：

	sum_sq	df	F	PR(>F)
C(AgeGroup2)	5149.405181	4.0	14.076701	3.684033e-11
C(Sex)	17022.527668	1.0	186.134918	8.574403e-39
Residual	85782.566172	938.0	NaN	NaN

1–2 无交互作用的体重双因素方差分析方法 2 结果：

	sum_sq	df	F	PR(>F)
AgeGroup2	5149.405181	4.0	14.076701	3.684033e-11
Sex	17022.527668	1.0	186.134918	8.574403e-39
Residual	85782.566172	938.0	NaN	NaN

2–1 有交互作用的体重双因素方差分析结果：

	sum_sq	df	F	PR(>F)
C(AgeGroup2)	5149.405181	4.0	14.205707	2.921603e-11
C(Sex)	17022.527668	1.0	187.840761	4.330691e-39
C(AgeGroup2):C(Sex)	1141.507885	4.0	3.149087	1.384254e-02
Residual	84641.058287	934.0	NaN	NaN

2–2 有交互作用的体重双因素方差分析方法 2 结果：

	sum_sq	df	F	PR(>F)
AgeGroup2	5149.405181	4.0	14.205707	2.921603e-11
Sex	17022.527668	1.0	187.840761	4.330691e-39
AgeGroup2:Sex	1141.507885	4.0	3.149087	1.384254e-02
Residual	84641.058287	934.0	NaN	NaN

3–1 性别年龄与体重关系方差分析结果可视化图见图 4–10。

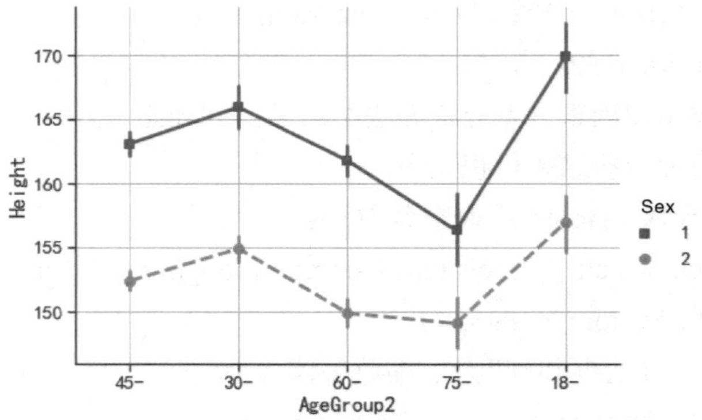

图 4-10　多因素方差分析结果可视化图

第五节　分布拟合

一、正态分布拟合

（一）实践数据

数据文件 :/PyData2403/GdAdultPhy1000_04.xlsx。

（二）实践任务

（1）拟合成年人身高的正态分布概率密度和累计概率。

（2）绘制成年人身高的正态分布概率密度曲线图和累计概率图。

（三）实践程序及说明

```
# Model4-- 正态分布拟合程序
import numpy as np; import pandas as pd
from scipy.stats import norm   # 从 scipy.stats 包导入正态分布函数 norm
import matplotlib.pyplot as plt; plt.rcParams['font.sans-serif']=['SimHei']
plt.rcParams['axes.unicode_minus']=False
dataFram=pd.read_excel('F:/PyData2403/GdAdultPhy1000_04.xlsx',index_col='Number')
data=dataFram['Height']  # 获取身高数据
mu,std=norm.fit(data)  # 拟合正态分布曲线
print('1-1 身高样本均值、标准差：',"%.1f"%mu,'、',"%.2f"%std)
  # 输出均值和标准差，分别保留 1 位、2 位小数
plt.hist(data,bins=20,density=True,alpha=0.6,color='g')
  # 绘制直方图，设置分组数、显示密度曲线、设置透明度和颜色
xmin,xmax=plt.xlim( )  # 返回 x 轴的极小值和极大值
x=np.round(np.linspace(xmin,xmax,30),2)
  # 设定 x 轴值的起止值及分组数量，保留 2 位小数
y1=norm.pdf(x,mu,std); y1=np.round(y1,5)  # 计算概率密度，保留 5 位小数
y2=norm.cdf(x,mu,std); y2=np.round(y2,5)  # 计算累计概率，保留 5 位小数
Hx_pdf_cdf=pd.DataFrame(x,columns=['Heightx'])  # 创建身高及其概率密度数据帧
```

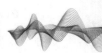

```
Hx_pdf_cdf['pdf']=y1; Hx_pdf_cdf['cdf']=y2  # 将 pdf、cdf 添加到数据帧中
print('1-2 不同身高的概率密度和累计概率密度（前后各 5 行）：\n',Hx_pdf_cdf.head( ),
    '\n',Hx_pdf_cdf.tail( ))
plt.plot(x,y1,'r--', linewidth=2)  # 绘制概率密度曲线，设置颜色、线型和粗细
plt.xlabel(' 身高（cm）',fontsize=16); plt.ylabel(' 概率密度 ',fontsize=16)
plt.title(' 图 4-11 成年人身高拟合正态分布概率密度图 ',y=-0.32,fontsize=20); plt.show( )
plt.plot(x,y2,'b--', linewidth=2)  # 绘制累计概率曲线
plt.xlabel(' 身高（cm）',fontsize=16); plt.ylabel(' 累计概率 ',fontsize=16)
plt.title(' 图 4-12 成年人身高拟合正态分布累计概率曲线图 ',y=-0.32,fontsize=20)
plt.show( )
```

（四）实践结果

1–1 身高样本均值、标准差：157.1、8.45。

1–2 不同身高的概率密度和累计概率密度（前后各 5 行）：

	Heightx	pdf	cdf
0	133.60	0.00100	0.00276
1	135.42	0.00178	0.00523
2	137.24	0.00302	0.00952
3	139.06	0.00489	0.01662
4	140.88	0.00756	0.02782

	Heightx	pdf	cdf
25	179.12	0.00156	0.99550
26	180.94	0.00087	0.99765
27	182.76	0.00046	0.99883
28	184.58	0.00023	0.99944
29	186.40	0.00011	0.99974

2–1 绘图结果见图 4–11、图 4–12。

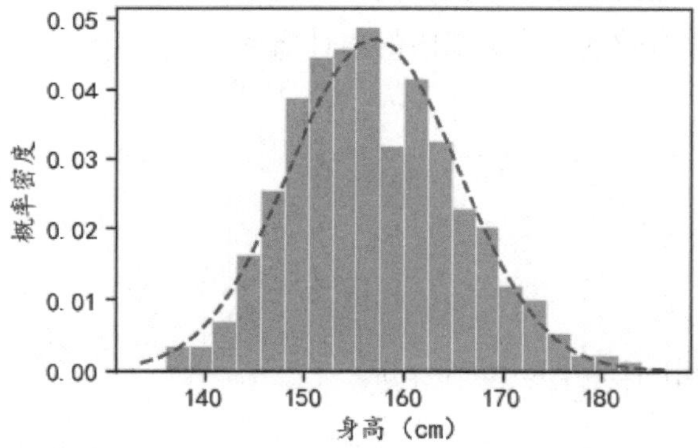

图 4–11 成年人身高拟合正态分布概率密度图

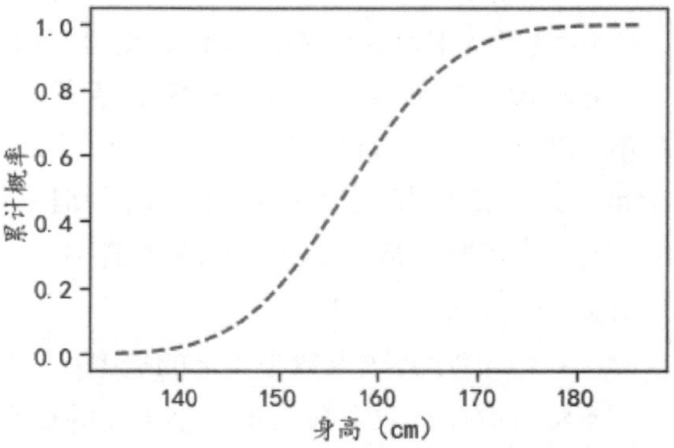

图 4–12 成年人身高拟合正态分布累计概率曲线图

二、二项分布拟合

二项分布（Binomial distribution）是指在只会产生两种可能结果如“阳性”或“阴性”之一的 n 次独立重复试验中，当每次试验的“阳性”概率 π 保持不变时，出现“阳性”次数 X=0，1，2，…，n 的一种概率分布。

在卫生健康领域，服从二项分布的试验较为常见，如用某种药物治疗某种非传染性疾病，其疗效分为“有效”和“无效”；在动物的急性毒性实验中，观测动物的“死亡”与“存活”；接触某种病毒性疾病的传播媒介后，出现“感染”与“非感染”等。

（一）实践数据

临床试验中发现某种新药治疗某特种疾病的有效率为70%，今用该药治疗该疾病患者10人，试做如下分析。

（二）实践任务

（1）通过二项分布，拟合治疗有效人数X=0，1，2，…，10的概率及累计概率。

（2）10人中有6、7、8人有效的概率分别为多少？

（3）求治疗有效人数在5以内的概率。

（4）求治疗有效人数大于5小于9的概率。

（5）绘制二项分布概率曲线和累计概率曲线图。

（三）实践程序及说明

```
    # Model4-- 二项分布拟合程序
from scipy.stats import binom   # 从 scipy.stats 包导入 binom 函数
print('（1）二项分布概率与累计概率拟合结果：')
pi=0.7; n=10   # 有效率为 70%，治疗了 10 人
    # 1. 拟合治疗有效人数 X=0，1，2，…，10 的概率及累计概率
Cp=0   # 设累计初始概率为 0
for i in range(n+1):
    p=binom(n,pi).pmf(i)   # 求治疗有效人数为 i 的概率
    if i<=n:
        Cp+=p   # 求治疗人数在 i 以内的累计概率
    print('P(x={0:d})={1:.4f}'.format(i,p))   # 按设定格式输出治疗有效人数为 x 的概率
    print('P(x<={0:d})={1:.4f}'.format(i,Cp))   # 输出治疗有效人数在 x 以内的累计概率
    # 2. 10 人中有 6、7、8 人有效的概率
k=[6,7,8]; p=binom(n,pi).pmf(k)
print("（2）治疗有效人数为 k=[6,7,8] 的概率：",p)
    # 3. 求治疗有效人数在 5 以内的概率
k=5; p=binom(n,pi).cdf(k)
print("（3）治疗有效人数小于 k 的概率：",'P(x<={0:d})={1:.4f}'.format(k,p))
    # 4. 求治疗有效人数大于 5 小于 9 的概率
m=8; p=binom(n,pi).cdf(m)-binom(n,pi).cdf(k)
print("（4）治疗有效人数大于 k，小于 m+1 的概率：",'P({0:d}<x<={1:d})={2:.4f}'.format(k,m,p))
    # 5. 绘制二项分布概率曲线和累计概率曲线图
import numpy as np; import matplotlib.pyplot as plt
plt.rcParams['font.sans-serif']=['SimHei']; plt.rcParams['axes.unicode_minus']=False
plt.rcParams['figure.figsize']=(8,6)   # 设置画布大小
x=np.arange(10+1)   # 设置横轴取值为 [0,1,2,3,4,5,6,7,8,9,10]
y1=binom(n,pi).pmf(x); y2=binom(n,pi).cdf(x)   # 计算概率和累计概率
plt.scatter(x,y1,s=50)   # 绘制概率散点图并设置点的大小
plt.plot(x,y2,color="r")   # 绘制累计概率曲线并设置线的颜色
plt.xlabel(' 治疗有效人数 ',fontsize=20); plt.ylabel(' 概率与累计概率 ',fontsize=20)
```

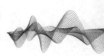

```
plt.title(' 图 4-13 治疗有效人数的概率与累计概率分布图 ',y=-0.26,fontsize=28)
plt.text(x=8,y=0.35,s="pmf",alpha=0.4,color="b",fontsize=24)
  # 添加文本，设置位置参数、内容、颜色、对比度和字体大小
plt.text(x=8.5,y=0.8,s="cdf",rotation=30,weight="bold",color="r",fontsize=24); plt.show( )
  # 添加文本，设置位置参数、内容、旋转度、字体加粗、颜色和大小，输出图形
```

（四）实践结果

（1）二项分布概率与累计概率拟合结果：

P(x=0)=0.0000	P(x=4)=0.0368	P(x=8)=0.2335
P(x<=0)=0.0000	P(x<=4)=0.0473	P(x<=8)=0.8507
P(x=1)=0.0001	P(x=5)=0.1029	P(x=9)=0.1211
P(x<=1)=0.0001	P(x<=5)=0.1503	P(x<=9)=0.9718
P(x=2)=0.0014	P(x=6)=0.2001	P(x=10)=0.0282
P(x<=2)=0.0016	P(x<=6)=0.3504	P(x<=10)=1.0000
P(x=3)=0.0090	P(x=7)=0.2668	
P(x<=3)=0.0106	P(x<=7)=0.6172	

（2）治疗有效人数为 k=[6,7,8] 的概率：[0.20012095 0.26682793 0.23347444]。

（3）治疗有效人数小于 k 的概率：P(x<=5)=0.1503。

（4）治疗有效人数大于 k，小于 m+1 的概率：P(5<x<=8)=0.7004。

（5）绘图结果见图 4–13。

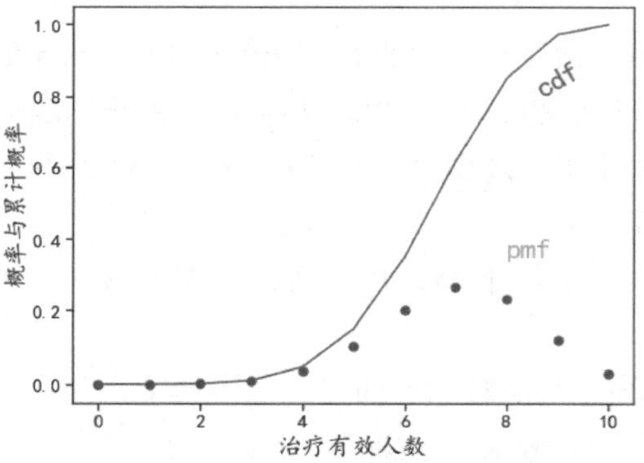

图 4–13　治疗有效人数的概率与累计概率分布图

三、Poisson 分布拟合

（一）实践数据

2021 年《中国儿童发展纲要（2021—2030 年）》统计监测报告显示，全国新生儿死亡率为 3.1‰，假设某地区 2021 年活产数为 32850，同年该地区未满 28 天的婴儿死亡数为 117 人。试进行以下分析。

（二）实践任务

（1）采用 Poisson 分布拟合新生儿死亡人数为 x 的概率及累计概率。

（2）采用 Poisson 分布分别拟合新生儿死亡人数 x 小于 m（m=117）和大于等于 m 的概率。

（3）采用 Poisson 分布拟合新生儿死亡人数 x 大于等于 m，小于等于 n（n=141）的概率。

（4）绘制采用 Poisson 分布拟合的 PMF 概率散点图和 CDF 累计概率曲线图。

（5）根据实践结果，分析该地区的新生儿死亡率是否要高于全国水平？

（三）实践程序及说明

```
    # Model4-- 新生儿死亡人数 Poisson 分布拟合程序
from scipy.stats import poisson   # 从 scipy.stats 包导入 poisson 分布函数
λ=32850*0.0031   # 求总体均数 λ
print('（1）总体均数 λ：',int(λ))
    # 1. 采用 Poisson 分布拟合新生儿死亡人数为 x 的概率及累计概率
print('（2）新生儿死亡人数为 x 的概率及累计概率：')
n=int(λ)+40; pCu=0   # 设置新生儿死亡人数上限（需经尝试），设初始累计概率为 0
for i in range(n+1):
    p=poisson.pmf(i,λ)   # 拟合新生儿死亡人数为 i 的概率
    if i<=n:
      pCu+=p   # 拟合新生儿死亡人数在 i 以内的累计概率
    print('P(x={0:d})={1:.8f}'.format(i,p))
      # 输出新生儿死亡人数为 i 的概率，分别设置为整型和保留 8 位小数
    print('P(x<={0:d})={1:.8f}'.format(i,pCu))
      # 输出新生儿死亡人数在 i 以内的累计概率
    # 2. Poisson 分布分别拟合新生儿死亡人数小于 m（m=117）和大于等于 m 的概率
m=117; p=poisson.cdf(m-1,λ)
print('（3）新生儿死亡人数小于 m 的概率：','P(x<{0:d})={1:.8f}'.format(m,p))
print(' 新生儿死亡人数大于等于 m 的概率：','P(x>={0:d})={1:.8f}'.format(m,1-p))
    # 3. Poisson 分布拟合新生儿死亡人数大于等于 m（m=117），小于等于 n（n=141）的概率
p=poisson.cdf(n,λ)-poisson.cdf(m-1,λ)
print('（4）新生儿死亡人数大于等于 m，小于等于 n 的概率：','P({0:d}<=x<={1:d})={2:.8f}'.
format(m,n,p))
    # 4. 绘制 Poisson 分布拟合的 PMF 和 CDF 曲线
import numpy as np; import matplotlib.pyplot as plt
plt.rcParams['font.sans-serif']=['SimHei']; plt.rcParams['axes.unicode_minus']=False
plt.rcParams['font.size']=16; plt.rcParams['figure.figsize']=(8,6)
x=np.arange(n)   # 设置 x 轴的取值
y1=poisson.pmf(x,λ)   # 计算新生儿死亡人数为 x 的概率
plt.scatter(x,y1,s=20,label=' 概率 ')   # 绘制概率分布散点图，设置点的大小
y2=poisson.cdf(x,λ)   # 计算新生儿死亡人数为 x 的累计概率
plt.plot(x,y2,color="r",label=' 累计概率 ')   # 绘制累计概率线图
plt.legend(loc='best',fontsize=17)
plt.xlabel(' 新生儿死亡人数 ',fontsize=18); plt.ylabel(' 概率和累计概率 ',fontsize=18)
plt.title(' 图 4-14 Poisson 分布拟合新生儿死亡人数概率和累计概率分布 ',y=-0.25, fontsize=21)
plt.show( )
```

（四）实践结果

（1）总体均数 λ：101。

（2）新生儿死亡人数为 x 的概率及累计概率。

P(x=0)=0.00000000
P(x<=0)=0.00000000
P(x=1)=0.00000000
P(x<=1)=0.00000000
P(x=2)=0.00000000
P(x<=2)=0.00000000
P(x=3)=0.00000000
P(x<=3)=0.00000000
P(x=4)=0.00000000
P(x<=4)=0.00000000
……
P(x<=50)=0.00000001
P(x=51)=0.00000001
P(x<=51)=0.00000002
P(x=52)=0.00000002
P(x<=52)=0.00000004
P(x=53)=0.00000004
P(x<=53)=0.00000007
P(x=54)=0.00000007
P(x<=54)=0.00000014
P(x=55)=0.00000013
P(x<=55)=0.00000027
……
P(x=137)=0.00014303
P(x<=137)=0.99962270
P(x=138)=0.00010555
P(x<=138)=0.99972825
P(x=139)=0.00007733
P(x<=139)=0.99980558
P(x=140)=0.00005625
P(x<=140)=0.99986183
P(x=141)=0.00004062
P(x<=141)=0.99990245

（3）新生儿死亡人数小于 m 的概率：P(x<117)=0.92456238。

新生儿死亡人数大于等于 m 的概率：P(x>=117)=0.07543762。

（4）新生儿死亡人数大于等于 m，小于等于 n 的概率：P(117<=x<=141)=0.07534008。

（5）绘图结果见图 4-14。

（6）根据全国新生儿死亡率为 3.1‰拟合，活产数为 32850 时，新生儿死亡数在 117 人以上的概率为 0.075，大于 0.05，因此认为，该地区新生儿死亡率与全国水平没有统计学差异。

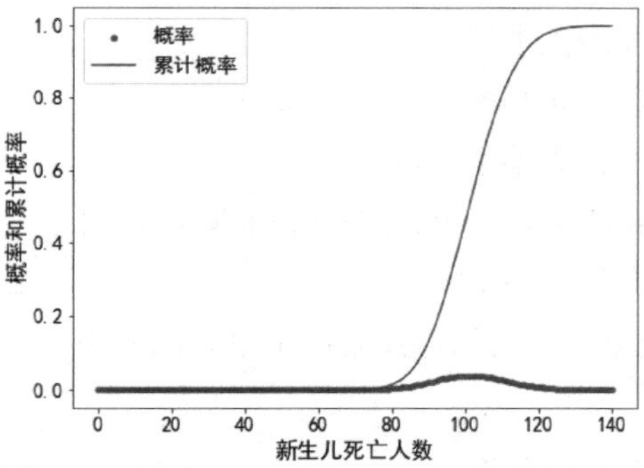

图 4-14　Poisson 分布拟合新生儿死亡人数概率和累计概率分布

第六节　相关分析与回归分析

一、相关分析

（一）实践数据

数据文件 :/PyData2403/GdAdultPhy1000_04.xlsx。

（二）实践任务

（1）计算身高与体重的 Pearson 相关系数。

（2）计算身高与体重的 Spearman 相关系数。

（3）计算身高与体重的 Kendall 相关系数。

（三）实践程序及说明

```
    # Model4-- 相关分析程序
import pandas as pd
dataFram=pd.read_excel('F:/PyData2403/GdAdultPhy1000_04.xlsx',index_col='Number')
    # 1. 计算 Pearson 相关系数（3 种方法）
print("1-1 身高与体重的 Pearson 相关系数矩阵：")
print(dataFram[['Height','Weight']].corr( ))
print("1-2 身高与体重的 Pearson 相关系数：")
print(dataFram['Weight'].corr(dataFram['Height']))
print("1-3 身高与体重的 Pearson 相关系数矩阵：")
print(dataFram[['Height','Weight']].corr(method='pearson'))
    # 2. 计算 Spearman 相关系数（3 种方法）
print("2-1 身高与体重的 Spearman 相关系数矩阵：")
print(dataFram[['Height','Weight']].corr(method='spearman'))
print("2-2 身高与体重的 Spearman 相关系数：")
print(dataFram['Weight'].corr(dataFram['Height'],method='spearman'))
print("2-3 身高与体重的 Spearman 相关系数：")
print(dataFram[['Height','Weight']].corr(method='spearman')['Weight'])
    # 3. 计算 Kendall 相关系数（3 种方法）
print("3-1 身高与体重的 Kendall 相关系数矩阵：")
print(dataFram[['Height','Weight']].corr(method='kendall'))
print("3-2 身高与体重的 Kendall 相关系数：")
print(dataFram['Weight'].corr(dataFram['Height'],method='kendall'))
print("3-3 身高与体重的 Kendall 相关系数：")
print(dataFram[['Height','Weight']].corr(method='kendall')['Weight'])
```

（四）实践结果

```
1–1 身高与体重的 Pearson 相关系数矩阵：
           Height     Weight
Height   1.000000   0.601958
Weight   0.601958   1.000000
1–2 身高与体重的 Pearson 相关系数：
0.6019576901715117
1–3 身高与体重的 Pearson 相关系数矩阵：
           Height     Weight
Height   1.000000   0.601958
Weight   0.601958   1.000000
```

```
2–1 身高与体重的 Spearman 相关系数矩阵：
           Height     Weight
Height   1.000000   0.611793
Weight   0.611793   1.000000
2–2 身高与体重的 Spearman 相关系数：
0.6117926121173198
2–3 身高与体重的 Spearman 相关系数：
Height    0.611793
Weight    1.000000
Name: Weight, dtype: float64
```

3-1 身高与体重的 Kendall 相关系数矩阵：

```
           Height     Weight
Height   1.000000   0.435305
Weight   0.435305   1.000000
```

3-2 身高与体重的 Kendall 相关系数：

0.435304589400918。

3-3 身高与体重的 Kendall 相关系数：

```
Height    0.435305
Weight    1.000000
Name: Weight, dtype: float64
```

二、多项式回归

可以采用 np.polyfit( ) 函数进行多项式回归，也可以采用 Sklearn 的 PolynomialFeatures( ) 函数和 LinearRegression( ) 函数进行多项式回归分析。

（一）实践数据

数据文件 :/PyData2403/GdAdultPhy1000_04.xlsx。

（二）实践任务

（1）采用 np.polyfit( ) 函数进行体重与身高关系一阶多项式曲线拟合并绘制拟合图。

（2）采用 np.polyfit( ) 函数进行体重与身高关系三阶多项式曲线拟合并绘制拟合图。

（3）采用 Sklearn 进行体重与身高关系三阶多项式回归分析。

（三）实践程序及说明

```
    # Model4-- 多项式回归程序
import numpy as np;  import pandas as pd
import matplotlib.pyplot as plt;  plt.rcParams['font.sans-serif']=['SimHei']
plt.rcParams['axes.unicode_minus']=False;  plt.rcParams['font.size']=12
dataFram=pd.read_excel('F:/PyData2403/GdAdultPhy1000_04.xlsx',index_col='Number')
    # 1. 采用 np.polyfit( ) 函数进行一阶多项式拟合及绘图
model=np.polyfit(dataFram['Height'],dataFram['Weight'],deg=1)
  # 最小二乘一阶多项式曲线拟合，身高为自变量，体重为因变量
print("1-1 一阶多项式拟合结果（1 阶 0 阶系数）：",model)  # 从高阶到低阶（0 阶）系数
y=np.polyval(model,dataFram['Height'])  # 计算多项式模型拟合值
plt.plot(dataFram['Height'],dataFram['Weight'],'*',dataFram['Height'],y,'x')
  # 绘制原始值和拟合值散点图，分别设置标记形状
plt.xlabel(' 身高（cm）')；plt.ylabel(' 体重（kg）')
plt.title(" 图 4-15 体重与身高关系原始值和一阶多项式拟合值散点图 ",y=-0.23,fontsize=24)
plt.show( )
    # 2. 采用 np.polyfit( ) 函数进行三阶多项式拟合及绘图
model=np.polyfit(dataFram['Height'],dataFram['Weight'],deg=3)
  # 最小二乘三阶多项式曲线拟合，身高为自变量，体重为因变量
print("2-1 三阶多项式拟合结果（从 3 阶到 0 阶系数）：",model)
y=np.polyval(model,dataFram['Height'])  # 计算多项式模型拟合值
plt.plot(dataFram['Height'],dataFram['Weight'],'*',dataFram['Height'],y,'x')
plt.xlabel(' 身高（cm）')；  plt.ylabel(' 体重（kg）')
```

```
plt.title(" 图 4-16 体重与身高关系原始值和三阶多项式拟合值散点图 ",y=-0.23,fontsize=24)
plt.show( )
    # 3. 采用 Sklearn 进行三阶多项式回归分析
from sklearn.linear_model import LinearRegression
  # 从 sklearn.linear_model 模块导入 LinearRegression 函数
from sklearn.preprocessing import PolynomialFeatures
  # 从 sklearn.preprocessing 模块导入 PolynomialFeatures 函数
y=dataFram['Weight']; x=dataFram['Height']   # 获取因变量 y 自变量 x 值 Weight、Height
y=np.array(y)  # 将 y 转化为一维数组
x=np.array(x).reshape(-1,1)  # 将 x 转化为二维数组（自变量有 1 个）
transformer=PolynomialFeatures(degree=3,include_bias=False)
  # 设置多项式转换函数为 3 次多项式，不含偏倚项
x_=transformer.fit_transform(x)  # 进行自变量的多项式转换，包括 1、2、3 次项
model=LinearRegression( )  # 构建线性回归模型
model.fit(x_,y)  # 自变量在前因变量在后拟合多项式模型
predicts=model.predict(x_)  # 计算模型预测值
predictsDF=pd.DataFrame(predicts)  # 将模型预测值转化为数据帧（便于输出）
print('3-1 sklearn 多项式回归分析体重预测值 ( 前 5 个 )：\n',predictsDF.head( ))
R2=model.score(x_,y)  # 拟合程度（决定系数）R²
print('3-2 决定系数：%.2f' % R2)  # 输出 R²
coef=model.coef_; print('3-3 1 次项、2 次项和 3 次项系数：', coef)  # 输出多项式系数
intercept=model.intercept_ ; print('3-4 常数项：%.2f' % intercept)  # 输出常数项
```

（四）实践结果

1-1 一阶多项式拟合结果（1 阶 0 阶系数）：[0.75719534 -60.70550214]。

1-2 一阶多项式拟合绘图结果见图 4-15。

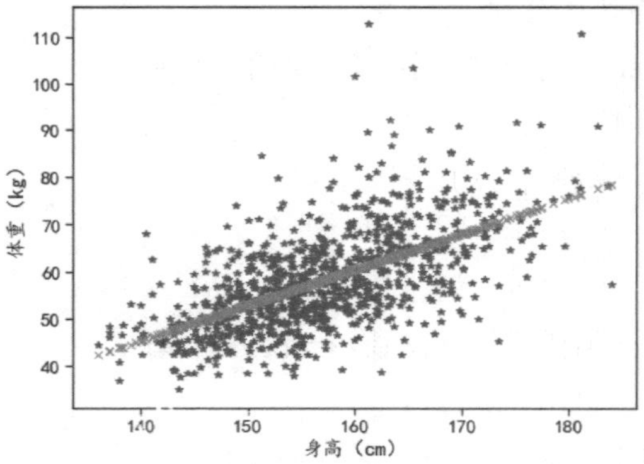

图 4-15　体重与身高关系原始值和一阶多项式拟合值散点图

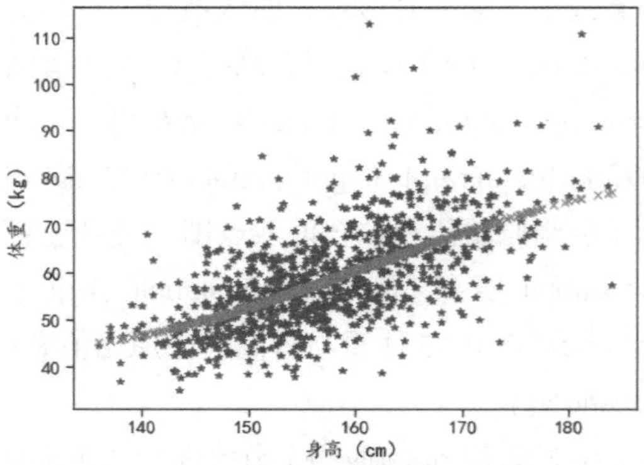

图 4-16　体重与身高关系原始值和三阶多项式拟合值散点图

2-1 三阶多项式拟合结果（从 3 阶到 0 阶系数）：[-2.64249462e-04 1.27885243e-01 -1.98135611e+01 1.03908171e+03]。

2-2 三阶多项式拟合结果见图 4-16。

3-1 sklearn 多项式回归分析体重预测值 (前 5 个):

```
        0
0    63.100936
1    54.087708
2    65.440796
3    54.539047
4    60.245337
```

3-2 决定系数：0.36。

3-3 1 次项、2 次项和 3 次项系数：[-1.98135611e+01 1.27885243e-01 -2.64249462e-04]。

3-4 常数项：1039.08。

三、一元线性回归

使用 Python 进行线性回归分析有多种实现方式，常用的包括 SciPy 库、Statsmodels 库和 Sklearn 库。但是，这些库目前都不能处理共线性，即自动剔除部分共线性的变量，需要自己去编函数实现，这一点不如 SPSS 或 R 语言。SciPy 库中的回归分析方法比较简单，目前只能做一元线性回归，并不能用来做预测。

（一）实践数据

数据文件 :/PyData2403/GdAdultPhy1000_04.xlsx。

（二）实践任务

以体重为因变量，以身高为自变量进行一元线性回归分析，并绘制散点图和回归直线图。分别采用 SciPy 库、Statsmodels 库和 Sklearn 库完成分析。

（三）实践程序及结果

1．通过 scipy.stats.linregress 进行一元直线回归

（1）实践程序及说明。

```
    # Model4--scipy 一元线性回归程序
import pandas as pd;  import scipy.stats as stat
import matplotlib.pyplot as plt
plt.rcParams['font.sans-serif']=['SimHei'];  plt.rcParams['axes.unicode_minus']=False
dataFram=pd.read_excel('F:/PyData2403/GdAdultPhy1000_04.xlsx',index_col='Number')
    # 直线回归分析
x=dataFram['Height'];  y=dataFram['Weight']   # 获取身高作为自变量体重作为因变量
results=stat.linregress(x, y)   # 体重与身高直线回归，并输出结果
slope=results.slope;  intercept=results.intercept   # 斜率、截距
r_value=results.rvalue;  p_value=results.pvalue   # 相关系数、P 值
stderr=results.stderr   # 斜率的标准差
intercept_stderr=results.intercept_stderr   # 截距的标准差
#slope,intercept,r_value,p_value,stderr=stat.linregress(x, y)
  # 可选语法，线性拟合，返回斜率、截距、相关系数 r 值、P 值和斜率的标准误差
print("1-1 成年人体重与身高直线回归分析结果（保留 3 位小数）：")
print('slope=',"{:.3f}".format(slope),'；  ','intercept=',"{:.3f}".format(intercept),'；  ',\
```

```
      'r=',"{:.3f}".format(r_value),'；  ','r**2=',"{:.3f}".format(r_value**2))
print('p=',"{:.3f}".format(p_value),'；  ','std_err=',"{:.3f}".format(stderr),'；  ',\
      'intercept_stderr=',"{:.3f}".format(intercept_stderr))
       #计算斜率和截距的95%可信区间
from scipy.stats import t   #从scipy.stats包导入t分布函数
tvalues=lambda q,df:abs(t.ppf(q,df))
  #定义匿名函数，计算给定自由度df下，t分布随机变量在累计概率为q时的取值
tvalue=tvalues(0.025,len(x)-2)
  #设累计概率为0.025(（1-0.95)/2），有斜率和截距两参数，自由度为len(x)-2，计算t值
print('2-1 95%可性限的t值：',tvalue )
print(f"2-2 slope(95%)：{results.slope:.6f}+/-{tvalue*results.stderr:.6f}",'；  ',\
      '[',slope-tvalue*stderr,'，  ',slope+tvalue*stderr,']')   #通过f格式化字符串
print(f"2-3 intercept(95%)：{results.intercept:.6f}"f"+/-{tvalue*results.intercept_stderr:.6f}",'；  ',\
      '[',intercept-tvalue*intercept_stderr,'，  ',intercept+tvalue*intercept_stderr,']')
       #绘制体重与身高散点图和回归直线图
plt.figure(figsize=(8,6))   #设置画布大小
plt.plot(x, y, 'o',label='original data')   #绘制原始值散点图，设置标记和图例
plt.plot(x, intercept+slope*x,'r',label='fitted line')   #绘制拟合值线图，设置颜色和图例
plt.legend( )   #显示图例
plt.xlabel('身高 (cm)',fontsize=20); plt.ylabel('体重 (kg)',fontsize=20)
plt.title('图4-17 体重与身高关系散点图和回归直线图',y=-0.24,fontsize=25)
plt.show( )
```

（2）实践结果。

1-1 成年人体重与身高直线回归分析结果（保留3位小数）：

slope= 0.757；intercept=-60.706；r= 0.602；r**2= 0.362

p= 0.000；std_err= 0.033；intercept_stderr= 5.147。

2-1 95%可性限的t值：1.9624855030066184。

2-2 slope(95%)：0.757195+/-0.064226；[0.6929690109100266，0.8214216725738837]。

2-3 intercept(95%)：-60.705502+/-10.101401；[-70.80690299544673，-50.60410129345934]。

3-1 绘图结果见图4-17。

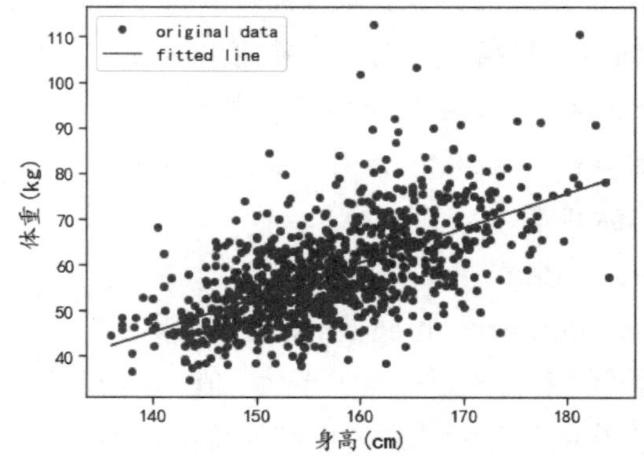

图4-17　体重与身高关系散点图和回归直线图

2．通过 Statsmodels 库实现

可以采用 statsmodels.api 的普通最小二乘法（ordinary least square，OLS）和广义最小二乘法（generalized least square，GLS）进行一元线性回归分析；同时，可以采用 statsmodels.formula.api 的 OLS 和 GLS 的公式法进行分析。若使用 statsmodels.formula.api 公式法，则在回归分析时不用添加截距 add_constant，但是必须使用程序语言给出模型信息。

（1）普通最小二乘法 OLS 一元线性回归分析。

（1.1）实践程序及说明。

```
    # Model4--statsmodels OLS 一元线性回归程序
import pandas as pd  # 导入 pandas 库取别名为 pd
import matplotlib.pyplot as plt  # 导入 pyplot 模块取别名为 plt
import statsmodels.api as sm  # 导入 statsmodels.api 取别名为 sm
import statsmodels.formula.api as smf  # 导入 statsmodels.formula.api 取别名为 smf
plt.rcParams['font.sans-serif']=['SimHei']  # 设置字体为黑体，用来正常显示中文标签
plt.rcParams['axes.unicode_minus']=False  # 用来正常显示负号
dataFram=pd.read_excel('F:/PyData2403/GdAdultPhy1000_04.xlsx', index_col='Number')
    # sm.OLS 一元线性回归建模分析
x=dataFram['Height']; y=dataFram['Weight']  # 提取 height 作自变量 weight 作因变量
x1=sm.add_constant(x)  # 模型中增加常数项（截距）, 若模型中有截距，必须有这一步
regModel=sm.OLS(y,x1).fit( )  # 使用 OLS 进行模型拟合，y 在前面，x1 在后面
  # 以体重为因变量，身高为自变量并添加了常数项拟合线性回归模型
print('1-1 sm.OLS 一元线性回归分析结果：\n',regModel.summary( ))
predicts=regModel.predict( )  # 模型预测值
predictsDF=pd.DataFrame(predicts)  # 将结果 array 格式转化为 dataframe 格式便于输出
print('1-2 sm.OLS 一元线性回归模型预测值（前 5 个）：\n',predictsDF.head( ))
    # 绘制散点图与回归直线图
plt.figure(figsize=(8,6))  # 设置画布大小
plt.scatter(x, y, label=' 测量值 ')  # 绘制测量值散点图，设置图例
plt.plot(x,predicts,color='red',label=' 预测值 ')  # 绘制回归直线图，设置颜色和图例
plt.legend(fontsize=13)  # 显示图例，即每条线对应 label 的内容，设置字体大小
plt.xlabel(' 身高 (cm)',fontsize=18); plt.ylabel(' 体重 (kg)',fontsize=18)
plt.title(' 图 4-18 成年人体重与身高的散点图及 OLS 回归直线图 ',y=-0.24,fontsize=25)
plt.show( )
    # sm.OLS 矩阵运算法一元线性回归
x=dataFram['Height']; X=x.values.reshape(-1,1)  # 提取 height 数据转化为矩阵作因变量
y=dataFram['Weight']; Y=y.values.reshape(-1,1)  # 提取 weight 数据转化为矩阵作自变量
X1=sm.add_constant(X)  # 模型中增加常数项（截距）
regModel=sm.OLS(Y,X1).fit( )  # 使用 OLS 进行模型拟合，Y 在前面，X1 在后面
  # 以体重为因变量，身高为自变量并增加截距拟合线性回归模型
print('1-3 sm.OLS 矩阵运算法一元线性回归分析结果：\n',regModel.summary( ))
    # smf.ols 公式法一元线性回归建模（两种公式表达方式）
```

```
regModel21sum=smf.ols("Weight ~ Height",data=dataFram).fit( ).summary( )
  # 以体重为因变量，身高为自变量拟合线性回归模型
print('1-4 smf.ols 公式法 1 一元线性回归分析结果：\n',regModel21sum)
regModel22sum=smf.ols(formula="Weight~Height",data=dataFram).fit( ).summary( )
print('1-5 smf.ols 公式法 2 一元线性回归分析结果：\n',regModel22sum)
```

（1.2）实践结果。

1-1 sm.OLS 一元线性回归分析结果：

```
                            OLS Regression Results
==============================================================================
Dep. Variable:                 Weight   R-squared:                       0.362
Model:                            OLS   Adj. R-squared:                  0.362
Method:                 Least Squares   F-statistic:                     535.3
Date                 Thu, 21 Mar 2024   Prob (F-statistic):           3.91e-94
Time:                        07:41:39   Log-Likelihood:                -3358.3
No. Observations:                 944   AIC:                             6721.
Df Residuals:                     942   BIC:                             6730.
Df Model:                           1
Covariance Type:            nonrobust
==============================================================================
                 coef    std err          t      P>|t|      [0.025      0.975]
------------------------------------------------------------------------------
const        -60.7055      5.147    -11.794      0.000     -70.807     -50.604
Height         0.7572      0.033     23.137      0.000       0.693       0.821
==============================================================================
Omnibus:                      149.097   Durbin-Watson:                   1.750
Prob(Omnibus):                  0.000   Jarque-Bera(JB):               382.709
Skew:                           0.834   Prob(JB):                     7.87e-84
Kurtosis:                       5.636   Cond. No.                     2.93e+03
==============================================================================
Notes: [1] Standard Errors assume that the covariance matrix of the errors is correctly specified.
[2] The condition number is large, 2.93e+03. This might indicate that there are strong multicollinearity or other numerical problems.
```

1-2 sm.OLS 一元线性回归模型预测值（前 5 个）：

```
           0
0  62.944497
1  54.388190
2  65.140364
3  54.842507
4  60.294313
```

绘图结果见图 4-18。

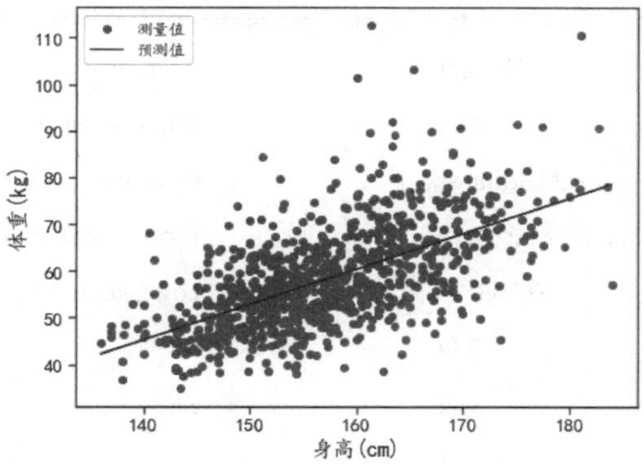

图 4–18　成年人体重与身高的散点图及 OLS 回归直线图

1–3 sm.OLS 矩阵运算法一元线性回归分析结果：

```
                            OLS Regression Results
==============================================================================
Dep. Variable:                      y   R-squared:                       0.362
Model:                            OLS   Adj. R-squared:                  0.362
Method:                 Least Squares   F-statistic:                     535.3
Date:                Thu, 21 Mar 2024   Prob(F-statistic):            3.91e-94
Time:                        07:41:39   Log-Likelihood:                -3358.3
No. Observations:                 944   AIC:                             6721.
Df Residuals:                     942   BIC:                             6730.
Df Model:                           1
Covariance Type:            nonrobust
==============================================================================
                 coef    std err          t      P>|t|      [0.025      0.975]
------------------------------------------------------------------------------
const        -60.7055      5.147    -11.794      0.000     -70.807     -50.604
x1             0.7572      0.033     23.137      0.000       0.693       0.821
==============================================================================
Omnibus:                      149.097   Durbin-Watson:                   1.750
Prob(Omnibus):                  0.000   Jarque-Bera(JB):               382.709
Skew:                           0.834   Prob(JB):                     7.87e-84
Kurtosis:                       5.636   Cond.No.                      2.93e+03
==============================================================================
Notes: [1] Standard Errors assume that the covariance matrix of the errors is correctly specified.
[2] The condition number is large, 2.93e+03. This might indicate that there are strong multicollinearity or other numerical problems.
```

1–4 smf.ols 公式法 1 一元线性回归分析结果：

```
                            OLS Regression Results
==============================================================================
Dep. Variable:                 Weight   R-squared:                       0.362
Model:                            OLS   Adj. R-squared:                  0.362
Method:                 Least Squares   F-statistic:                     535.3
Date:                Thu, 21 Mar 2024   Prob (F-statistic):           3.91e-94
Time:                        07:41:39   Log-Likelihood:                -3358.3
No. Observations:                 944   AIC:                             6721.
Df Residuals:                     942   BIC:                             6730.
Df Model:                           1
Covariance Type:            nonrobust
==============================================================================
                 coef    std err          t      P>|t|      [0.025      0.975]
------------------------------------------------------------------------------
Intercept    -60.7055      5.147    -11.794      0.000     -70.807     -50.604
Height         0.7572      0.033     23.137      0.000       0.693       0.821
==============================================================================
Omnibus:                      149.097   Durbin-Watson:                   1.750
Prob(Omnibus):                  0.000   Jarque-Bera (JB):              382.709
Skew:                           0.834   Prob(JB):                     7.87e-84
Kurtosis:                       5.636   Cond. No.                     2.93e+03
==============================================================================

Notes: [1] Standard Errors assume that the covariance matrix of the errors is correctly specified.
[2] The condition number is large, 2.93e+03. This might indicate that there are strong multicollinearity or other numerical problems.
```

1–5 smf.ols 公式法 2 一元线性回归分析结果：

```
                            OLS Regression Results
==============================================================================
Dep. Variable:                 Weight   R-squared:                       0.362
Model:                            OLS   Adj. R-squared:                  0.362
Method:                 Least Squares   F-statistic:                     535.3
Date:                Thu, 21 Mar 2024   Prob (F-statistic):           3.91e-94
Time:                        07:41:39   Log-Likelihood:                -3358.3
No. Observations:                 944   AIC:                             6721.
Df Residuals:                     942   BIC:                             6730.
Df Model:                           1
Covariance Type:            nonrobust
==============================================================================
                 coef    std err          t      P>|t|      [0.025      0.975]
------------------------------------------------------------------------------
Intercept    -60.7055      5.147    -11.794      0.000     -70.807     -50.604
Height         0.7572      0.033     23.137      0.000       0.693       0.821
==============================================================================
```

```
==============================================================================
Omnibus:                 149.097    Durbin-Watson:                 1.750
Prob(Omnibus):             0.000    arque-Bera (JB):             382.709
Skew:                      0.834    Prob(JB):                   7.87e-84
Kurtosis:                  5.636    Cond. No.                   2.93e+03
==============================================================================
Notes: [1] Standard Errors assume that the covariance matrix of the errors is correctly specified.
[2] The condition number is large, 2.93e+03. This might indicate that there are strong multicollinearity or other numerical problems.
```

（2）广义最小二乘法 GLS 一元线性回归分析。

（2.1）实践程序及说明。

```
    # Model4--statsmodels GLS 一元线性回归程序
import pandas as pd;  import matplotlib.pyplot as plt
import statsmodels.api as sm;  import statsmodels.formula.api as smf
plt.rcParams['font.sans-serif']=['SimHei'];  plt.rcParams['axes.unicode_minus']=False
dataFram=pd.read_excel('F:/PyData2403/GdAdultPhy1000_04.xlsx', index_col='Number')
    # sm.GLS 一元线性回归建模
x=dataFram['Height'];  y=dataFram['Weight']   # 提取 Height 作自变量 Weight 作因变量
x1=sm.add_constant(x)   # 模型中增加常数项（截距），若模型中有截距，须有这一步
regModel=sm.GLS(y,x1).fit( )   # 使用 GLS 进行模型拟合，y 在前面，x1 在后面
  # 以体重为因变量，身高为自变量并添加了常数项拟合线性回归模型
print('2-1 sm.GLS 一元线性回归分析结果：\n',regModel.summary( ))
predicts=regModel.predict( )   # 模型预测值
predictsDF=pd.DataFrame(predicts)   # 将结果 array 格式转化为 dataframe 格式，便于输出
print('2-2 sm.GLS 一元线性回归模型预测值（前 5 个）：\n',predictsDF.head( ))
    # 绘制散点图与回归直线图
plt.figure(figsize=(8,6));  plt.scatter(x, y, label=' 测量值 ')   # 绘制测量值散点图
plt.plot(x,predicts,color='red',label=' 预测值 ')   # 绘制回归直线图，设置颜色、图例
plt.legend(fontsize=13)   # 显示图例，即每条线对应 label 的内容，设置字体大小
plt.xlabel(' 身高 (cm)',fontsize=18);  plt.ylabel(' 体重 (kg)',fontsize=18)
plt.title(' 图 4-19 体重与身高关系散点图及 GLS 回归直线图 ',y=-0.24,fontsize=25)
plt.show( )
    # sm.GLS 矩阵运算法一元线性回归
x=dataFram['Height'];  X=x.values.reshape(-1,1)   # 提取 Height 数据转化为矩阵作因变量
y=dataFram['Weight'];  Y=y.values.reshape(-1,1)   # 提取 Weight 数据转化为矩阵作自变量
X1=sm.add_constant(X)   # 模型中增加常数项（截距）
regModel=sm.GLS(Y,X1).fit( )   # 使用 OLS 进行模型拟合，Y 在前面，X1 在后面
  # 以体重为因变量，身高为自变量并增加截距拟合线性回归模型
print('2-3 sm.GLS 矩阵运算法一元线性回归分析结果：\n',regModel.summary( ))
    # smf.gls 公式法一元线性回归建模（两种公式表达方式）
regModel21sum=smf.gls("Weight ~ Height",data=dataFram).fit( ).summary( )
```

```
#以体重为因变量，身高为自变量拟合线性回归模型
print('2-4 smf.gls 公式法 1 一元线性回归分析结果：\n',regModel21sum)
regModel22sum=smf.gls(formula="Weight~Height",data=dataFram).fit( ).summary( )
print('2-5 smf.gls 公式法 2 一元线性回归分析结果：\n',regModel22sum)
```

（2.2）实践结果。

2–1 sm.GLS 一元线性回归分析结果：

```
                              GLS Regression Results
==============================================================================
Dep. Variable:                 Weight          R-squared:                 0.362
Model:                            GLS          Adj. R-squared:            0.362
Method:                 Least Squares          F-statistic:               535.3
Date:                Thu, 21 Mar 2024          Prob (F-statistic):     3.91e-94
Time:                        08:31:21          Log-Likelihood:          -3358.3
No. Observations:                 944          AIC:                      6721.
Df Residuals:                     942          BIC:                      6730.
Df Model:                           1
Covariance Type:            nonrobust
==============================================================================
              coef    std err          t      P>|t|      [0.025      0.975]
------------------------------------------------------------------------------
const     -60.7055      5.147    -11.794      0.000     -70.807     -50.604
Height      0.7572      0.033     23.137      0.000       0.693       0.821
==============================================================================
Omnibus:                      149.097   Durbin-Watson:                  1.750
Prob(Omnibus):                  0.000   Jarque-Bera (JB):             382.709
Skew:                           0.834   Prob(JB):                    7.87e-84
Kurtosis:                       5.636   Cond. No.                    2.93e+03
==============================================================================
Notes: [1] Standard Errors assume that the covariance matrix of the errors is correctly specified.
[2] The condition number is large, 2.93e+03. This might indicate that there are strong multicollinearity or other numerical problems.
```

2–2 sm.GLS 一元线性回归模型预测值（前 5 个）：

```
           0
0  62.944497
1  54.388190
2  65.140364
3  54.842507
4  60.294313
```

绘图结果见图 4–19。

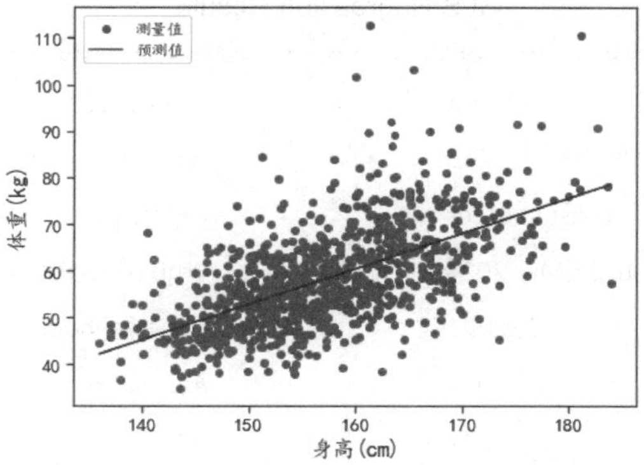

图 4-19 体重与身高关系散点图及 GLS 回归直线图

2-3 sm.GLS 矩阵运算法一元线性回归分析结果：

```
                            GLS Regression Results
==============================================================================
Dep. Variable:                      y   R-squared:                       0.362
Model:                            GLS   Adj. R-squared:                  0.362
Method:                 Least Squares   F-statistic:                     535.3
Date:                Thu, 21 Mar 2024   Prob (F-statistic):           3.91e-94
Time:                        08:31:21   Log-Likelihood:                -3358.3
No. Observations:                 944   AIC:                             6721.
Df Residuals:                     942   BIC:                             6730.
Df Model:                           1
Covariance Type:            nonrobust
==============================================================================
                 coef    std err          t      P>|t|      [0.025      0.975]
------------------------------------------------------------------------------
const        -60.7055      5.147    -11.794      0.000     -70.807     -50.604
x1             0.7572      0.033     23.137      0.000       0.693       0.821
==============================================================================
Omnibus:                      149.097   Durbin-Watson:                   1.750
Prob(Omnibus):                  0.000   Jarque-Bera (JB):              382.709
Skew:                           0.834   Prob(JB):                     7.87e-84
Kurtosis:                       5.636   Cond. No.                     2.93e+03
==============================================================================
```

Notes: [1] Standard Errors assume that the covariance matrix of the errors is correctly specified.

[2] The condition number is large, 2.93e+03. This might indicate that there are strong multicollinearity or other numerical problems.

2-4 smf.gls 公式法 1 一元线性回归分析结果：

```
                            GLS Regression Results
==============================================================================
Dep. Variable:                 Weight   R-squared:                       0.362
Model:                            GLS   Adj. R-squared:                  0.362
Method:                 Least Squares   F-statistic:                     535.3
Date:                Thu, 21 Mar 2024   Prob (F-statistic):           3.91e-94
Time:                        08:31:21   Log-Likelihood:                -3358.3
No. Observations:                 944   AIC:                             6721.
Df Residuals:                     942   BIC:                             6730.
Df Model:                           1
Covariance Type:            nonrobust
==============================================================================
                 coef    std err          t      P>|t|      [0.025      0.975]
------------------------------------------------------------------------------
Intercept    -60.7055      5.147    -11.794      0.000     -70.807     -50.604
Height         0.7572      0.033     23.137      0.000       0.693       0.821
==============================================================================
Omnibus:                      149.097   Durbin-Watson:                   1.750
Prob(Omnibus):                  0.000   Jarque-Bera (JB):              382.709
Skew:                           0.834   Prob(JB):                     7.87e-84
Kurtosis:                       5.636   Cond. No.                     2.93e+03
==============================================================================
Notes: [1] Standard Errors assume that the covariance matrix of the errors is correctly specified.
[2] The condition number is large, 2.93e+03. This might indicate that there are strong multicollinearity or other numerical problems.
```

2–5 smf.gls 公式法 2 一元线性回归分析结果：

```
                            GLS Regression Results
==============================================================================
Dep. Variable:                 Weight   R-squared:                       0.362
Model:                            GLS   Adj. R-squared:                  0.362
Method:                 Least Squares   F-statistic:                     535.3
Date:                Thu, 21 Mar 2024   Prob (F-statistic):           3.91e-94
Time:                        08:31:21   Log-Likelihood:                -3358.3
No. Observations:                 944   AIC:                             6721.
Df Residuals:                     942   BIC:                             6730.
Df Model:                           1
Covariance Type:            nonrobust
==============================================================================
                 coef    std err          t      P>|t|      [0.025      0.975]
------------------------------------------------------------------------------
Intercept    -60.7055      5.147    -11.794      0.000     -70.807     -50.604
Height         0.7572      0.033     23.137      0.000       0.693       0.821
==============================================================================
```

```
==============================================================================
Omnibus:                      149.097   Durbin-Watson:                   1.750
Prob(Omnibus):                  0.000   Jarque-Bera (JB):              382.709
Skew:                           0.834   Prob(JB):                     7.87e-84
Kurtosis:                       5.636   Cond. No.                     2.93e+03
==============================================================================
Notes: [1] Standard Errors assume that the covariance matrix of the errors is correctly specified.
[2] The condition number is large, 2.93e+03. This might indicate that there are strong multicollinearity or other numerical
problems.
```

3．通过 Sklearn 库实现

Sklearn 库是机器学习中常用的 Python 库，它可以用来做统计分析，但它并不能像 Statsmodels 那样生成非常详细的统计分析结果。同时，当它用于回归分析时，需要将自变量与因变量转换为数组，其中，用户需通过 numpy.array(y) 函数将因变量转化为一维数组；需通过 numpy.array(x).reshape(−1,1) 函数将自变量转化为二维数组。

（1）实践程序及说明。

```
# Model4--sklearn 一元线性回归程序
import pandas as pd;  import numpy as np
from sklearn.linear_model import LinearRegression
  # 从 sklearn.linear_model 模块导入 LinearRegression 函数
import matplotlib.pyplot as plt;  plt.rcParams['font.sans-serif'] = ['SimHei']
plt.rcParams['axes.unicode_minus'] = False
dataFram=pd.read_excel('F:/PyData2403/GdAdultPhy1000_04.xlsx',index_col='Number')
y=dataFram['Weight'];  y=np.array(y)
x=dataFram['Height'] ;  x=np.array(x).reshape(-1,1)
  # 将 x 转化为二维数组（因自变量可不止 1 个，因此需转为二维数组）
model=LinearRegression( )  # 构建线性回归模型
model.fit(x,y)  # 自变量在前因变量在后拟合模型
predicts=model.predict(x)  # 计算预测值
predictsDF=pd.DataFrame(predicts)  # 将模型预测值转化为数据帧便于输出
print('3-1 一元回归分析体重预测值(前 5 个)：\n',predictsDF.head( ))
print('3-2 决定系数：%.2f' % model.score(x,y))  # 输出拟合程度（决定系数）R²
print('3-3 斜率：%.2f' % model.coef_)  # 输出斜率
print('3-4 截距：%.2f' % model.intercept_)  # 输出截距
```

（2）实践结果。

```
3–1 一元回归分析体重预测值(前 5 个)：
           0
0     62.944497
1     54.388190
2     65.140364
3     54.842507
4     60.294313
```

3-2 决定系数：0.36。
3-3 斜率：0.76。
3-4 截距：–60.71。

四、多元线性回归

（一）实践数据

数据文件 :/PyData2403/GdAdultPhy1000_04.xlsx。

（二）实践任务

（1）以体重为因变量，以性别、年龄和身高为自变量采用 statsmodels.OLS 进行多元线性回归分析；绘制体重与年龄和身高关系三维散点图和预测值折线图。

（2）以体重为因变量，以性别、年龄和身高为自变量采用 statsmodels.GLS 进行多元线性回归分析；绘制体重与年龄和身高关系三维散点图和预测值折线图。

（3）以体重为因变量，性别、年龄和身高为自变量采用 Sklearn 进行多元线性回归分析。

（三）实践程序及说明

1. Statsmodels 普通最小二乘法 OLS 多元线性回归分析

（1）实践程序及说明。

```
    # Model4--OLS 多元线性回归程序
import pandas as pd; import statsmodels.api as sm
import statsmodels.formula.api as smf
import matplotlib.pyplot as plt; plt.rcParams['font.sans-serif']=['SimHei']
plt.rcParams['axes.unicode_minus']=False
dataFram=pd.read_excel('F:/PyData2403/GdAdultPhy1000_04.xlsx',index_col='Number')
    # sm.OLS 二元线性回归建模
x=dataFram[['Age','Height']]  # 提取 Age 和 Height 两列数据作自变量
y=dataFram['Weight']  # 提取 Weight 一列数据作因变量
x1=sm.add_constant(x)  # 模型中增加常数项（截距）
regModel=sm.OLS(y,x1).fit( )  # 使用 OLS 进行模型拟合，y 在前面，x1 在后面
  # 以体重为因变量，性别、身高为自变量拟合二元线性回归模型
print('1-1 sm.OLS 二元线性回归建模结果：\n',regModel.summary( ))
predicts=regModel.predict( )  # 模型预测值
predictsDF=pd.DataFrame(predicts)  # 将预测值转化为数据帧便于输出
print('1-2 sm.OLS 模型体重预测值（前 5 个值）：\n',predictsDF.head( ))
    # 绘制三维散点图和预测折线图
fig=plt.figure(figsize=(8,6))  # 设置画布大小
ax=fig.add_subplot(111,projection='3d')  # 三维绘图设置
ax.scatter(dataFram['Age'],dataFram['Height'],dataFram['Weight'],marker='o',color='b',label=' 测量值 ')
  # 绘制测量值散点图，设置标记、颜色和图例
ax.scatter(dataFram['Age'], dataFram['Height'],predicts, marker='D',color='r', label=' 预测值 ')
  # 绘制预测值散点图，设置标记、颜色和图例
```

```
ax.plot(dataFram['Age'], dataFram['Height'], predicts, color='r', label=' 预测折线 ')
  # 绘制预测折线，设置颜色和图例
plt.legend( )  # 显示图例
ax.set_xlabel(' 年龄 ',fontsize=16)  # 设置 x 轴的标签及字体大小
ax.set_ylabel(' 身高（cm）',fontsize=16); ax.set_zlabel(' 体重（kg）',fontsize=16)
plt.title(' 图 4-20 由年龄身高预测体重的散点图和折线图（OLS 法）', y=-0.15,fontsize=20)
plt.show( )
    # smf.ols 多元线性回归公式法建模（3 种公式表达方式）
GAH=dataFram[['Sex','Age','Height']]  # 提取 Sex、Age 和 Height 数据作为自变量
regModel31sum=smf.ols("Weight~GAH",data=dataFram).fit( ).summary( )
  # 以体重为因变量，性别、年龄和身高为自变量拟合多元线性回归模型
print('1-3 smf.ols 公式法 1 多元线性回归分析结果：\n',regModel31sum)
regModel32sum=smf.ols("Weight~Sex+Age+Height",data=dataFram).fit( ).summary( )
print('1-4 smf.ols 公式法 2 多元线性回归分析结果：\n',regModel32sum)
regModel33Su=smf.ols(formula="Weight~Sex+Age+Height",data=dataFram).fit( ).summary( )
print('1-5 smf.ols 公式法 3 多元线性回归分析结果：\n',regModel33Su)
```

（2）实践结果。

1-1 sm.OLS 二元线性回归建模结果：

OLS Regression Results

Dep. Variable:	Weight	R-squared:	0.362
Model:	OLS	Adj. R-squared:	0.361
Method:	Least Squares	F-statistic:	267.4
Date:	Thu, 21 Mar 2024	Prob (F-statistic):	1.12e-92
Time:	10:21:16	Log-Likelihood:	-3358.3
No. Observations:	944	AIC:	6723.
Df Residuals:	941	BIC:	6737.
Df Model:	2		
Covariance Type:	nonrobust		

	coef	std err	t	P>|t|	[0.025	0.975]
const	-61.0396	5.664	-10.778	0.000	-72.154	-49.925
Age	0.0030	0.021	0.142	0.887	-0.038	0.044
Height	0.7583	0.034	22.506	0.000	0.692	0.824

Omnibus:	149.706	Durbin-Watson:	1.750
Prob(Omnibus):	0.000	Jarque-Bera (JB):	385.820
Skew:	0.836	Prob(JB):	1.66e-84
Kurtosis:	5.649	Cond. No.	3.40e+03

Notes: [1] Standard Errors assume that the covariance matrix of the errors is correctly specified.
[2] The condition number is large, 3.4e+03. This might indicate that there are strong multicollinearity or other numerical problems.

1–2 sm.OLS 模型体重预测值（前 5 个值）：

	0
0	62.948999
1	54.350217
2	65.186802
3	54.814134
4	60.363290

绘图结果见图 4–20。

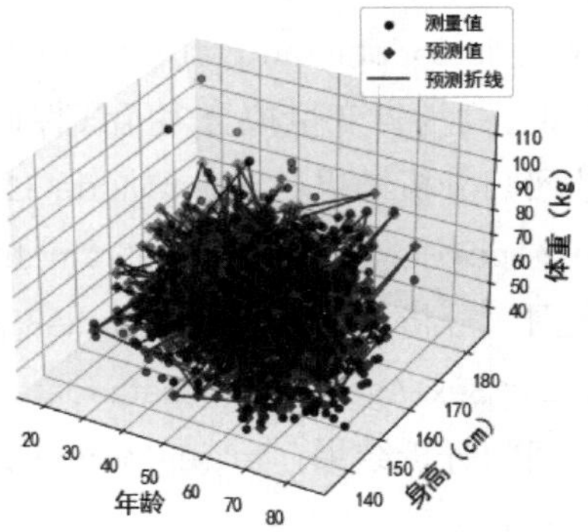

图 4–20　由年龄身高预测体重的散点图和折线图（OLS 法）

1–3 smf.ols 公式法 1 多元线性回归分析结果：

OLS Regression Results

Dep. Variable:	Weight	R-squared:	0.362
Model:	OLS	Adj. R-squared:	0.360
Method:	Least Squares	F-statistic:	178.1
Date:	Thu, 21 Mar 2024	Prob (F-statistic):	1.98e-91
Time:	10:21:17	Log-Likelihood:	-3358.2
No. Observations:	944	AIC:	6724.
Df Residuals:	940	BIC:	6744.
Df Model:	3		
Covariance Type:	nonrobust		

	coef	std err	t	P>|t|	[0.025	0.975]
Intercept	-59.0298	8.507	-6.939	0.000	-75.726	-42.334
GAH[0]	-0.2395	0.756	-0.317	0.752	-1.724	1.245
GAH[1]	0.0007	0.022	0.032	0.974	-0.043	0.044
GAH[2]	0.7487	0.045	16.477	0.000	0.660	0.838

Omnibus:	150.132	Durbin-Watson:	1.750
Prob(Omnibus):	0.000	Jarque-Bera (JB):	387.751
Skew:	0.837	Prob(JB):	6.32e-85

```
Kurtosis:                         5.656    Cond. No.                 5.11e+03
==============================================================================
Notes: [1] Standard Errors assume that the covariance matrix of the errors is correctly specified.
[2] The condition number is large, 5.11e+03. This might indicate that there are strong  multicollinearity or other numerical problems.
```

1–4 smf.ols 公式法 2 多元线性回归分析结果：

```
                            OLS Regression Results
==============================================================================
Dep. Variable:                  Weight    R-squared:                    0.362
Model:                             OLS    Adj. R-squared:               0.360
Method:                  Least Squares    F-statistic:                  178.1
Date:                 Thu, 21 Mar 2024    Prob (F-statistic):        1.98e-91
Time:                         10:21:17    Log-Likelihood:             -3358.2
No. Observations:                  944    AIC:                          6724.
Df Residuals:                      940    BIC:                          6744.
Df Model:                            3
Covariance Type:             nonrobust
==============================================================================
                 coef    std err          t      P>|t|      [0.025      0.975]
------------------------------------------------------------------------------
Intercept    -59.0298      8.507     -6.939      0.000     -75.726     -42.334
Sex           -0.2395      0.756     -0.317      0.752      -1.724       1.245
Age            0.0007      0.022      0.032      0.974      -0.043       0.044
Height         0.7487      0.045     16.477      0.000       0.660       0.838
==============================================================================
Omnibus:                       150.132    Durbin-Watson:                1.750
Prob(Omnibus):                   0.000    Jarque-Bera (JB):           387.751
Skew:                            0.837    Prob(JB):                  6.32e-85
Kurtosis:                        5.656    Cond. No.                  5.11e+03
==============================================================================
Notes: [1] Standard Errors assume that the covariance matrix of the errors is correctly specified.
[2] The condition number is large, 5.11e+03. This might indicate that there are strong multicollinearity or other numerical problems.
```

1–5 smf.ols 公式法 3 多元线性回归分析结果：

```
                            OLS Regression Results
==============================================================================
Dep. Variable:                  Weight    R-squared:                    0.362
Model:                             OLS    Adj. R-squared:               0.360
Method:                  Least Squares    F-statistic:                  178.1
Date:                 Thu, 21 Mar 2024    Prob (F-statistic):        1.98e-91
Time:                         10:21:17    Log-Likelihood:             -3358.2
No. Observations:                  944    AIC:                          6724.
```

```
Df Residuals:                     940          BIC:                      6744.
Df Model:                           3
Covariance Type:            nonrobust
==============================================================================
                coef     std err          t      P>|t|      [0.025      0.975]
------------------------------------------------------------------------------
Intercept   -59.0298       8.507     -6.939      0.000     -75.726     -42.334
Sex          -0.2395       0.756     -0.317      0.752      -1.724       1.245
Age           0.0007       0.022      0.032      0.974      -0.043       0.044
Height        0.7487       0.045     16.477      0.000       0.660       0.838
==============================================================================
Omnibus:                      150.132   Durbin-Watson:                   1.750
Prob(Omnibus):                  0.000   Jarque-Bera (JB):              387.751
Skew:                           0.837   Prob(JB):                     6.32e-85
Kurtosis:                       5.656   Cond. No.                     5.11e+03
==============================================================================
Notes: [1] Standard Errors assume that the covariance matrix of the errors is correctly specified.
[2] The condition number is large, 5.11e+03. This might indicate that there are strong multicollinearity or other numerical problems.
```

2. Statsmodels 广义最小二乘法 GLS 多元线性回归分析

（1）实践程序及说明。

```
    # Model4--GLS 多元线性回归程序
import pandas as pd;  import statsmodels.api as sm
import statsmodels.formula.api as smf
import matplotlib.pyplot as plt;  plt.rcParams['font.sans-serif']=['SimHei']
plt.rcParams['axes.unicode_minus']=False
dataFram=pd.read_excel('F:/PyData2403/GdAdultPhy1000_04.xlsx',index_col='Number')
    # sm.GLS 二元线性回归建模
x=dataFram[['Age','Height']];  x1=sm.add_constant(x) ;  y=dataFram['Weight']
regModel=sm.GLS(y,x1).fit( )   # 使用 GLS 进行模型拟合，y 在前，x1 在后
  # 以体重为因变量，性别、身高为自变量拟合二元线性回归模型
print('2-1 sm.GLS 二元线性回归分析结果：\n',regModel.summary( ))
predicts=regModel.predict( )   # 模型预测值
predictsDF=pd.DataFrame(predicts)   # 将预测值转化为数据帧
print('2-2  GLS 模型体重预测值（前 5 个）：\n',predictsDF.head( ))
    # 绘制三维散点图和预测折线图
fig=plt.figure(figsize=(8,6))   # 设置画布大小
ax=fig.add_subplot(111,projection='3d')   # 三维绘图设置
#ax=fig.gca(projection='3d')   # 可选三维绘图设置语法
ax.scatter(dataFram['Age'], dataFram['Height'],dataFram['Weight'], marker='o',color='g',label=' 测量值 ')
  # 绘制测量值散点图，设置标记符、颜色和图例
```

```
ax.scatter(dataFram['Age'], dataFram['Height'],predicts, marker='D',color='r', label=' 预测值 ')
  # 绘制预测值散点图，设置标记符、颜色和图例
ax.plot(dataFram['Age'], dataFram['Height'], predicts,linestyle='--',color='r', label=' 预测折线 ')
  # 绘制预测折线，设置线样式、颜色和图例
ax.set_xlabel(' 年龄 ',fontsize=16); ax.set_ylabel(' 身高（cm）',fontsize=16)
ax.set_zlabel(' 体重（kg）',fontsize=16); plt.legend( )
plt.title(' 图 4-21 由年龄身高预测体重的散点图和折线图 (GLS 法 )',y=-0.16,fontsize=20)
plt.show( )
    # smf.gls 多元线性回归公式法建模（3 种公式表达方式）
GAH=dataFram[['Sex','Age','Height']]  # 提取 Sex、Age 和 Height 数据作自变量
regModel31sum=smf.gls("Weight~GAH",data=dataFram).fit( ).summary( )
  # 以体重为因变量，性别、年龄和身高为自变量拟合多元线性回归模型
print('2-3 smf.gls 公式法 1 多元线性回归分析结果：\n',regModel31sum)
regModel32sum=smf.gls("Weight~Sex+Age+Height",data=dataFram).fit( ).summary( )
print('2-4 smf.gls 公式法 2 多元线性回归分析结果：\n',regModel32sum)
regModel33Su=smf.gls(formula="Weight~Sex+Age+Height",data=dataFram).fit( ).\summary( )
print('2-5 smf.gls 公式法 3 多元线性回归分析结果：\n',regModel33Su)
```

（2）实践结果。

2-1 sm.GLS 二元线性回归分析结果：

```
                            GLS Regression Results
==============================================================================
Dep. Variable:                 Weight   R-squared:                       0.362
Model:                            GLS   Adj. R-squared:                  0.361
Method:                 Least Squares   F-statistic:                     267.4
Date:                Thu, 21 Mar 2024   Prob (F-statistic):           1.12e-92
Time:                        10:44:34   Log-Likelihood:                -3358.3
No. Observations:                 944   AIC:                             6723.
Df Residuals:                     941   BIC:                             6737.
Df Model:                           2
Covariance Type:            nonrobust
==============================================================================
                 coef    std err          t      P>|t|      [0.025      0.975]
------------------------------------------------------------------------------
const        -61.0396      5.664    -10.778      0.000     -72.154     -49.925
Age            0.0030      0.021      0.142      0.887      -0.038       0.044
Height         0.7583      0.034     22.506      0.000       0.692       0.824
==============================================================================
Omnibus:                      149.706   Durbin-Watson:                   1.750
Prob(Omnibus):                  0.000   Jarque-Bera (JB):              385.820
Skew:                           0.836   Prob(JB):                     1.66e-84
```

Kurtosis:	5.649	Cond. No.	3.40e+03

==

Notes: [1] Standard Errors assume that the covariance matrix of the errors is correctly specified.

[2] The condition number is large, 3.4e+03. This might indicate that there are strong multicollinearity or other numerical problems.

2-2 GLS 模型体重预测值（前 5 个）:

	0
0	62.948999
1	54.350217
2	65.186802
3	54.814134
4	60.363290

绘图结果见图 4-21。

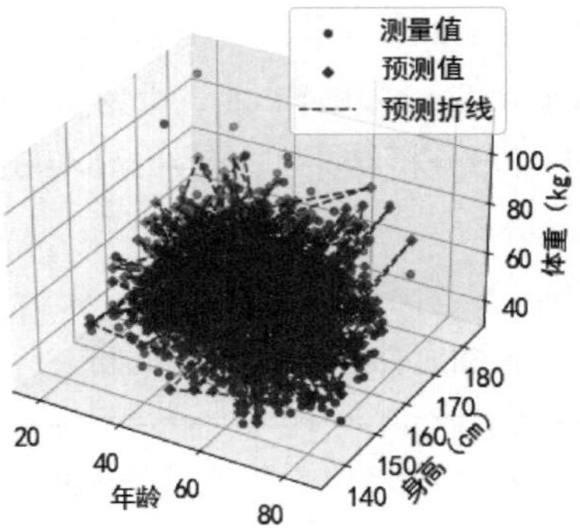

图 4-21　由年龄身高预测体重的散点图和折线图（GLS 法）

2-3 smf.gls 公式法 1 多元线性回归分析结果:

GLS Regression Results

==

Dep. Variable:	Weight	R-squared:	0.362
Model:	GLS	Adj. R-squared:	0.360
Method:	Least Squares	F-statistic:	178.1
Date:	Thu, 21 Mar 2024	Prob (F-statistic):	1.98e-91
Time:	10:44:34	Log-Likelihood:	-3358.2
No. Observations:	944	AIC:	6724.
Df Residuals:	940	BIC:	6744.
Df Model:	3		
Covariance Type:	nonrobust		

==

	coef	std err	t	P>|t|	[0.025	0.975]
Intercept	-59.0298	8.507	-6.939	0.000	-75.726	-42.334

GAH[0]	-0.2395	0.756	-0.317	0.752	-1.724	1.245
GAH[1]	0.0007	0.022	0.032	0.974	-0.043	0.044
GAH[2]	0.7487	0.045	16.477	0.000	0.660	0.838

Omnibus:	150.132	Durbin-Watson:	1.750
Prob(Omnibus):	0.000	Jarque-Bera (JB):	387.751
Skew:	0.837	Prob(JB):	6.32e-85
Kurtosis:	5.656	Cond. No.	5.11e+03

Notes: [1] Standard Errors assume that the covariance matrix of the errors is correctly specified.

[2] The condition number is large, 5.11e+03. This might indicate that there are strong multicollinearity or other numerical problems.

2-4 smf.gls 公式法 2 多元线性回归分析结果：

GLS Regression Results

Dep. Variable:	Weight	R-squared:	0.362
Model:	GLS	Adj. R-squared:	0.360
Method:	Least Squares	F-statistic:	178.1
Date:	Thu, 21 Mar 2024	Prob (F-statistic):	1.98e-91
Time:	10:44:34	Log-Likelihood:	-3358.2
No. Observations:	944	AIC:	6724.
Df Residuals:	940	BIC:	6744.
Df Model:	3		
Covariance Type:	nonrobust		

	coef	std err	t	P>|t|	[0.025	0.975]
Intercept	-59.0298	8.507	-6.939	0.000	-75.726	-42.334
Sex	-0.2395	0.756	-0.317	0.752	-1.724	1.245
Age	0.0007	0.022	0.032	0.974	-0.043	0.044
Height	0.7487	0.045	16.477	0.000	0.660	0.838

Omnibus:	150.132	Durbin-Watson:	1.750
Prob(Omnibus):	0.000	Jarque-Bera (JB):	387.751
Skew:	0.837	Prob(JB):	6.32e-85
Kurtosis:	5.656	Cond. No.	5.11e+03

Notes: [1] Standard Errors assume that the covariance matrix of the errors is correctly specified.

[2] The condition number is large, 5.11e+03. This might indicate that there are strong multicollinearity or other numerical problems.

2-5 smf.gls 公式法 3 多元线性回归分析结果：

```
                            GLS Regression Results
==============================================================================
Dep. Variable:                 Weight   R-squared:                       0.362
Model:                            GLS   Adj. R-squared:                  0.360
Method:                 Least Squares   F-statistic:                     178.1
Date:                Thu, 21 Mar 2024   Prob (F-statistic):           1.98e-91
Time:                        10:44:34   Log-Likelihood:                -3358.2
No. Observations:                 944   AIC:                             6724.
Df Residuals:                     940   BIC:                             6744.
Df Model:                           3
Covariance Type:            nonrobust
==============================================================================
                 coef    std err          t      P>|t|      [0.025      0.975]
------------------------------------------------------------------------------
Intercept    -59.0298      8.507     -6.939      0.000     -75.726     -42.334
Sex           -0.2395      0.756     -0.317      0.752      -1.724       1.245
Age            0.0007      0.022      0.032      0.974      -0.043       0.044
Height         0.7487      0.045     16.477      0.000       0.660       0.838
==============================================================================
Omnibus:                      150.132   Durbin-Watson:                   1.750
Prob(Omnibus):                  0.000   Jarque-Bera (JB):              387.751
Skew:                           0.837   Prob(JB):                     6.32e-85
Kurtosis:                       5.656   Cond. No.                     5.11e+03
==============================================================================
Notes: [1] Standard Errors assume that the covariance matrix of the errors is correctly specified.
[2] The condition number is large, 5.11e+03. This might indicate that there are strong multicollinearity or other numerical problems.
```

3. 采用 Sklearn 的 LinearRegression 进行多元线性回归分析

（1）实践程序及说明。

```
# Model4--sklearn 多元线性回归程序
import pandas as pd;  import numpy as np
from sklearn.linear_model import LinearRegression
  # 从 sklearn.linear_model 模块导入 LinearRegression 函数
import matplotlib.pyplot as plt;  plt.rcParams['font.sans-serif'] = ['SimHei']
plt.rcParams['axes.unicode_minus'] = False
dataFram=pd.read_excel('F:/PyData2403/GdAdultPhy1000_04.xlsx',index_col='Number')
y=dataFram['Weight'];  y=np.array(y)  # 获取因变量 y 的值 Weight 转化为一维数组
x=dataFram[['Sex','Age','Height']]  # 获取自变量 x 的值 Sex、Age 和 Height
x=np.array(x).reshape(-1,3)  # 将 x 转化为二维数组（自变量有 3 个）
model=LinearRegression( );  model.fit(x,y)  # 构建线性回归模型，拟合模型
predicts=model.predict(x)  # 计算预测值
```

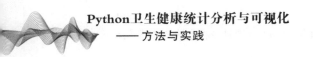

```
predictsDF=pd.DataFrame(predicts)  #将模型预测值转化为数据帧便于输出
print('3-1 sklearn 多元回归分析体重预测值(前 6 个)：\n',predictsDF.head(6))
print('3-2 决定系数：%.2f' % model.score(x,y))
print('3-3 回归系数：', model.coef_)；print('3-4 常数项：%.2f' % model.intercept_)
```

（2）实践结果。

3-1 sklearn 多元回归分析体重预测值(前 6 个)：

	0
0	63.026113
1	54.319451
2	65.206564
3	54.770801
4	60.182707
5	54.923397

3–2 决定系数：0.36。

3–3 回归系数：[–2.39507792e–01 7.15487005e–04 7.48672489e–01]。

3–4 常数项：–59.03。

五、广义线性回归

广义线性模型（generalized linear models，GLM）是为了克服线性回归模型的缺点出现的，是线性模型的扩展，该类模型通过联接函数（也称转换函数）建立因变量的数学期望值与线性组合的自变量之间的关系。自变量可以是离散的，也可以是连续的。离散的自变量可以是 0、1 变量，也可以是多种取值的变量。此外，广义线性模型还取消了对残差（因变量）服从正态分布的要求。这类模型中随机误差项不一定要服从正态分布，还可以服从二项分布、泊松分布、负二项分布、正态分布、伽马分布、逆高斯分布等分布，这些分布被统称为指数分布族。根据不同的数据，可以选择不同的模型。大家比较熟悉的 Logit 模型就是使用 logit 联接、随机误差服从二项分布的模型。

在 GLM 中，可以添加不同的分布来对因变量进行建模。其基本框架为：

$Y \sim F(\mu)$

$g(\mu) = X\beta$

其中 Y 是因变量，μ 是 Y 的均值，F 是 Y 的概率分布，g(μ) 是 μ 的转换函数，X 是自变量，β 是回归系数。

进行 GLM 分析包括 3 项选择，即分布选择、转换函数选择和自变量选择。在 GLM 中，可以选择不同的分布来对因变量进行建模，常见的包括正态分布、泊松分布、二项分布等；g(μ) 是 μ 的转换函数，它可以将 μ 变成一个任意的连续响应值。常见的转换函数有 logit、Identity、inverse 等。自变量 X 可以是连续的，也可以是分类的。

GLM 模型基本语法：

Model Classes：GLM(endog, exog, family=None)

Parameters：endog (array–like)，exog (array–like)

family (family class instance)，默认为高斯（Gaussian）分布。例如，family= sm.families.

Binomial( )。

联接函数（Link Functions）语法：sm.families.family.<familyname>.links

例如，family=sm.families.Gaussian(sm.families.links.Identity( ))

常见的指数分布族和联接函数分别见表 4-6、表 4-7。

表 4-6 指数分布族（Families）

指数分布族	说明	指数分布族	说明
Family(link,variances)	单参数指数族父类	Inverse Gaussian(link=None)	逆高斯分布
Binomial(link=None)	二项分布	Negative Binomial(link=None,alpha=None)	负二项分布
Gamma(link=None)	Gamma 分布	Poisson(link=None)	泊松分布
Gaussian(link=None)	高斯分布	Tweedie(link=None,var_power=None)	Tweedie 分布

表 4-7 联接函数（Link Functions）

联接函数	说明	联接函数	说明
Link( )	单参数指数族通用联接函数	NegativeBinomial([alpha])	负二项式转换
CDF Link([dbn])	scipy.stats 发行版 CDF	Power([power])	指数转换
LogLog( )	log-log 转换	Cauchy( )	标准 Cauchy CDF 转换
CLogLog( )	互补 log-log 转换	Identity( )	恒等转换，对应正态分布
Log( )	对数转换，对应泊松分布	Inverse_power( )	逆指数转换
LogC( )	互补对数转换	Inverse_squared( )	逆平方转换
Logit( )	logit 转换，对应二项分布	Probit([dbn])	probit(标准正态 CDF) 转换

（一）实践数据

数据文件 :/PyData2403/GdAdultPhy1000_04.xlsx。

（二）实践任务

（1）以体重为因变量，以性别、年龄和身高为自变量拟合 GLM Gaussian 回归模型，并绘图展示拟合效果。

（2）以体重为因变量，以性别、年龄和身高为自变量拟合 GLM Poisson 回归模型，并绘图展示拟合效果。

（3）以体质分类为因变量，以性别、年龄、身高和体重为自变量拟合 GLM Logistic 回归模型，并绘图展示拟合效果。

（三）实践程序及结果

1．GLM Gaussian 模型拟合

（1）实践程序及说明。

```
    # Model4--GLM Gaussian 模型拟合程序
import pandas as pd;  import statsmodels.api as sm
dataFram=pd.read_excel('D:/PyData2403/GdAdultPhy1000_04.xlsx',index_col='Number')
    # GLM Gaussian 模型拟合
Y=dataFram['Weight']   # 获取因变量值
```

```
X=dataFram[['Sex','Age','Height']]；X1=sm.add_constant(X)
  # 获取自变量值，给模型添加截距
Gaussian_model=sm.GLM(Y,X1,family=sm.families.Gaussian(link=sm.families.links.Identity( )))
  # 构建 Gaussian 族广义线性模型，指定分布和转换函数
Gaussian_results=Gaussian_model.fit( )
print('1-1 GLM Gaussian 模型拟合分析结果：\n',Gaussian_results.summary( ))
predicts=Gaussian_results.predict(X1)
predictsDF=pd.DataFrame(predicts)
Numobs=Gaussian_results.nobs;  print('1-2 样本数：',Numobs)  # 获得样本数
print('1-3 GLM Gaussian 模型拟合预测值（前 5 个）：\n',predictsDF.head( ))
Yfit=Gaussian_results.mu;  YfitDF=pd.DataFrame(Yfit)
  # 获得拟合值（均值），转化为数据帧
print('1-4 拟合值（前 5 个）：\n',YfitDF.head( ))
    # 分析结果可视化及模型拟合效果评价
from scipy import stats
from statsmodels.graphics.api import abline_plot
  # 从 statsmodels.graphics.api 导入绘图函数 abline_plot，根据截距和斜率绘制直线
from statsmodels.graphics import gofplots  # 从 statsmodels.graphics 导入绘图模块 gofplots
from matplotlib import pyplot as plt;  plt.rcParams['font.sans-serif']=['SimHei']
plt.rcParams['axes.unicode_minus']=False
plt.rc("figure", figsize=(8,6));  plt.rc("font", size=17)  # 设置画布大小、字体大小
    # 绘制拟合散点图与直线图
fig,ax=plt.subplots( )  # 设置子图
ax.scatter(Yfit,Y)  # 绘制体重拟合值与测量值的散点图
line_fit=sm.OLS(Y, sm.add_constant(Yfit,prepend=True)).fit( )
  # 对体重拟合值与测量值进行线性拟合
  # 添加截距，prepend=True，表示拟合结果中截距项放在第 1 列，否则放在最后一列
abline_plot(model_results=line_fit,ax=ax)  # 根据直线拟合得到的截距和斜率绘制直线
ax.set_title(' 图 4-22 体重与性别年龄身高关系的 GLM Gaussian 模型拟合散点图与直线图 ', y=-0.22)
ax.set_ylabel(' 体重测量值 ');  ax.set_xlabel(' 体重拟合值 ')
    # 绘制拟合值的 Pearson 残差图
fig,ax = plt.subplots( )
ax.scatter(Yfit,Gaussian_results.resid_pearson)  # 绘制体重拟合值和残差散点图
ax.hlines([-20,0,20],30,90,color=['y','green','y'])  # 绘制 3 条水平线，设定位置、跨度和颜色
ax.set_xlim(30,90)  # 设置 x 轴的范围
ax.set_title(' 图 4-23 体重与性别年龄身高关系的 GLM Gaussian 模型拟合残差图 ',y=-0.22)
ax.set_ylabel('Pearson 残差 ');  ax.set_xlabel(' 体重拟合值 ')
    # 绘制标准化偏差残差直方图
fig,ax=plt.subplots( )
resid=Gaussian_results.resid_deviance.copy( )  # 获得残差
```

```
resid_std=stats.zscore(resid)  # 进行 Z 分值转化
ax.hist(resid_std, bins=10)  # 绘制直方图，设置分组数为 10
ax.set_title(' 图 4-24 体重与性别年龄身高关系的 GLM Gaussian 模型拟合标准化残差直方图 ', y=-0.22)
ax.set_xlabel(' 标准化残差 '); ax.set_ylabel(' 频数 ')
# 绘制 Q-Q（Quantile-Quantile）图
gofplots.qqplot(resid,line='r')
plt.title(' 图 4-25 体重与性别年龄身高关系的 GLM Gaussian 拟合残差 Q-Q 图 ',y=-0.22)
```

（2）实践结果。

1-1 GLM Gaussian 模型拟合分析结果：

Generalized Linear Model Regression Results

Dep. Variable:	Weight	No. Observations:	944
Model:	GLM	Df Residuals:	940
Model Family:	Gaussian	Df Model:	3
Link Function:	Identity	Scale:	72.328
Method:	IRLS	Log-Likelihood:	-3358.2
Date:	Thu, 21 Mar 2024	Deviance:	67988.
Time:	11:42:21	Pearson chi2:	6.80e+04
No. Iterations:	3	Pseudo R-squ. (CS):	0.4322
Covariance Type:	nonrobust		

	coef	std err	z	P>|z|	[0.025	0.975]
const	-59.0298	8.507	-6.939	0.000	-75.704	-42.356
Sex	-0.2395	0.756	-0.317	0.751	-1.722	1.243
Age	0.0007	0.022	0.032	0.974	-0.043	0.044
Height	0.7487	0.045	16.477	0.000	0.660	0.838

1-2 样本数：944。

1-3 GLM Gaussian 模型拟合预测值（前 5 个）：

Number	0
1	63.026113
2	54.319451
3	65.206564
4	54.77801
5	60.182707

1-4 拟合值（前 5 个）：

	0
0	63.026113
1	54.319451
2	65.206564
3	54.770801
4	60.182707

1-5 绘图结果见图 4-22 至图 4-25。

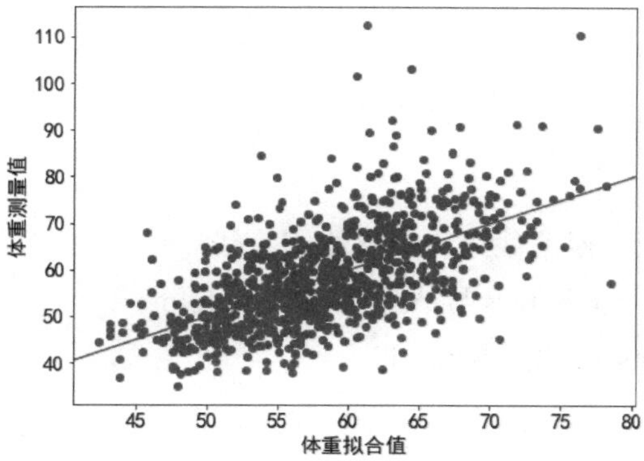

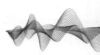

图 4–22　体重与性别年龄身高关系的 GLM Gaussian 模型拟合散点图与直线图

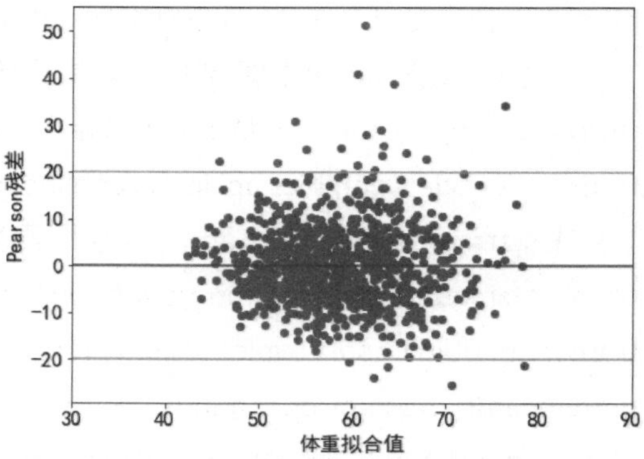

图 4–23　体重与性别年龄身高关系的 GLM Gaussian 模型拟合残差图

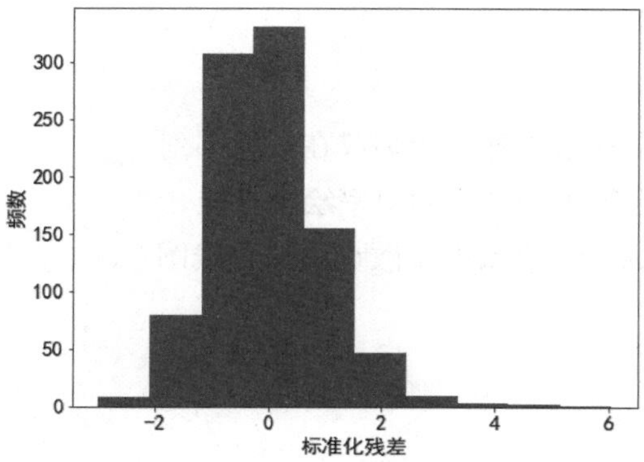

图 4–24　体重与性别年龄身高关系的 GLM Gaussian 模型拟合标准化残差直方图

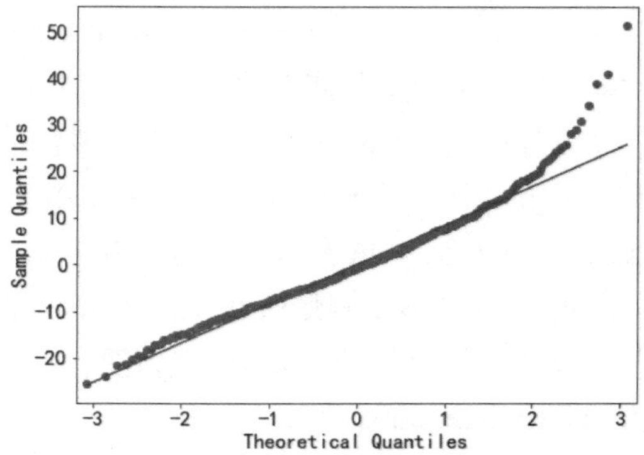

图 4–25　体重与性别年龄身高关系的 GLM Gaussian 模型拟合残差 Q–Q 图

2. GLM Poisson 模型拟合

（1）实践程序及说明。

```
    # Model4--GLM Poisson 模型拟合程序
import pandas as pd;  import statsmodels.api as sm
dataFram=pd.read_excel('D:/PyData2403/GdAdultPhy1000_04.xlsx',index_col='Number')
    # GLM Poisson 模型拟合
Y=dataFram['Weight']   # 获取因变量值
X=dataFram[['Sex','Age','Height']] ; X1=sm.add_constant(X)
  # 获取自变量值，给模型添加截距
Poisson_model=sm.GLM(Y,X1,family=sm.families.Poisson(link=sm.families.links.Log( )))
  # 构建 Poisson 族广义线性模型，指定分布和转换函数
Poisson_results=Poisson_model.fit( )
print('2-1 GLM Poisson 模型拟合结果：\n',Poisson_results.summary( ))
predicts=Poisson_results.predict(X1);  predictsDF=pd.DataFrame(predicts)
print('2-2 样本数：',Poisson_results.nobs)   # 获得样本数
print('2-3 GLM Poisson 模型拟合预测值（前 5 个）：\n',predictsDF.head( ))
Yfit=Poisson_results.mu;  YfitDF=pd.DataFrame(Yfit)
```

```
print('2-4 拟合值（5 个）：\n',YfitDF.head( ))
    # 分析结果可视化及模型拟合效果评价
from scipy import stats   # 从 scipy 库导入 stats 模块
from statsmodels.graphics.api import abline_plot
  # 从 statsmodels.graphics.api 导入绘图函数 abline_plot，根据截距和斜率绘制直线
from statsmodels.graphics import gofplots   # 从 statsmodels.graphics 导入绘图模块 gofplots
from matplotlib import pyplot as plt;  plt.rcParams['font.sans-serif']=['SimHei']
plt.rcParams['axes.unicode_minus']=False
plt.rc("figure", figsize=(8,6));  plt.rc("font", size=17)
    # 绘制拟合散点图与直线图
fig,ax=plt.subplots( )
ax.scatter(Yfit,Y)   # 绘制体重拟合值与测量值的散点图
line_fit=sm.OLS(Y, sm.add_constant(Yfit,prepend=True)).fit( )
  # 对体重拟合值与测量值进行线性拟合
  # 添加截距，prepend=True，表示拟合结果中截距项放在第 1 列，否则放在最后一列
abline_plot(model_results=line_fit,ax=ax)   # 根据直线拟合得到的截距和斜率绘制直线
ax.set_title(' 图 4-26 体重与性别年龄身高关系的 GLM Poisson 模型拟合散点图与直线图 ', y=-0.22)
ax.set_ylabel(' 体重测量值 ');  ax.set_xlabel(' 体重拟合值 ')
    # 绘制拟合值的 Pearson 残差图
fig,ax = plt.subplots( )
ax.scatter(Yfit,Poisson_results.resid_pearson)   # 绘制体重拟合值和残差散点图
ax.hlines([-10,0,10],30,90,color=['y','green','y'])
  # 绘制 3 条水平线，设定位置、跨度和颜色
ax.set_xlim(30,90);  ax.set_ylim(-30,50)   # 设置 x 轴 y 轴范围
ax.set_title(' 图 4-27 体重与性别年龄身高关系的 GLM Poisson 模型拟合残差图 ',y=-0.22)
ax.set_ylabel('Pearson 残差 ');  ax.set_xlabel(' 体重拟合值 ')
    # 绘制标准化偏差残差直方图
fig,ax=plt.subplots( )
resid=Poisson_results.resid_deviance.copy( )   # 获得残差
resid_std=stats.zscore(resid)   # 进行 Z 分值转化
ax.hist(resid_std, bins=10)   # 绘制直方图，设置分组数为 10
ax.set_title(' 图 4-28 体重与性别年龄身高关系的 GLM Poisson 模型拟合标准化残差直方图 ', y=-0.22)
ax.set_xlabel(' 标准化残差 ');  ax.set_ylabel(' 频数 ')
    # 绘制 Q-Q（Quantile-Quantile）图
gofplots.qqplot(resid,line='r')
plt.title(' 图 4-29 体重与性别年龄身高关系的 GLM Poisson 模型拟合残差 Q-Q 图 ',y=-0.22)
```

（2）实践结果。

2–1 GLM Poisson 模型拟合结果：

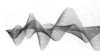

Generalized Linear Model Regression Results

Dep. Variable:	Weight	No. Observations:	944
Model:	GLM	Df Residuals:	940
Model Family:	Poisson	Df Model:	3
Link Function:	Log	Scale:	1.0000
Method:	IRLS	Log-Likelihood:	-3337.9
Date:	Thu, 21 Mar 2024	Deviance:	1116.5
Time:	11:53:49	Pearson chi2:	1.14e+03
No. Iterations:	4	Pseudo R-squ. (CS):	0.5013
Covariance Type:	nonrobust		

	coef	std err	z	P>|z|	[0.025	0.975]
const	2.0808	0.130	15.990	0.000	1.826	2.336
Sex	-0.0044	0.012	-0.379	0.704	-0.027	0.018
Age	-6.689e-06	0.000	-0.020	0.984	-0.001	0.001
Height	0.0126	0.001	18.253	0.000	0.011	0.014

2–2 样本数：944。

2–3 GLM Poisson 模型拟合预测值（前 5 个）：

Number	0
1	62.781382
2	54.191256
3	65.119115
4	54.602602
5	59.791611

2–4 拟合值（5 个）：

	0
0	62.781382
1	54.191256
2	65.119115
3	54.602602
4	59.791611

2–5 绘制结果见图 4–26 至图 4–29。

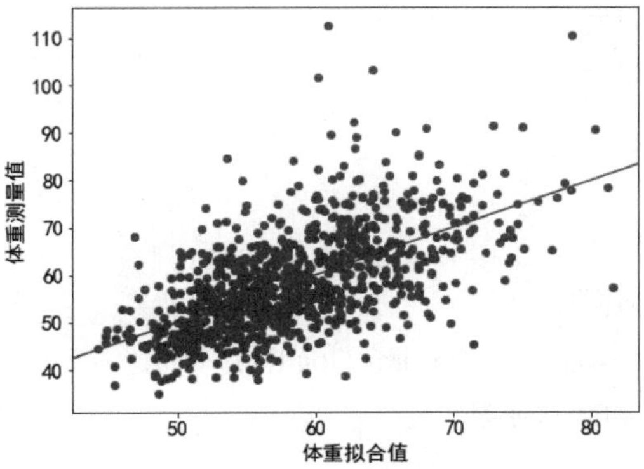

图 4–26　体重与性别年龄身高关系的 GLM Poisson 模型拟合散点图与直线图

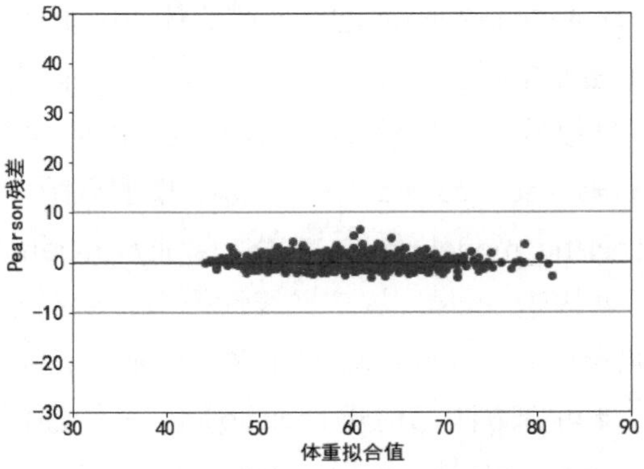

图 4–27　体重与性别年龄身高关系的 GLM Poisson 模型拟合残差图

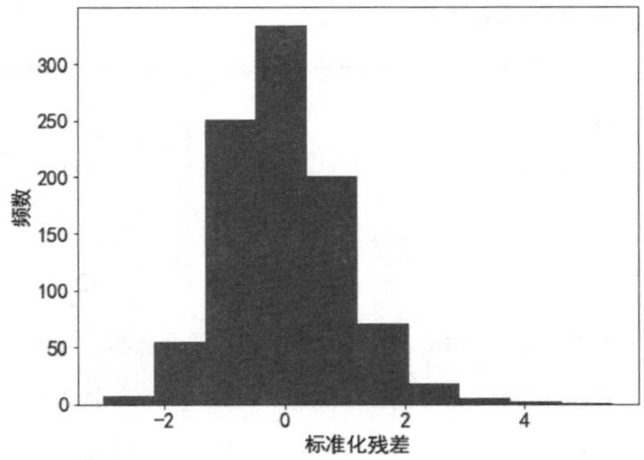

图 4-28 体重与性别年龄身高关系的 GLM Poisson 模型拟合标准化残差直方图

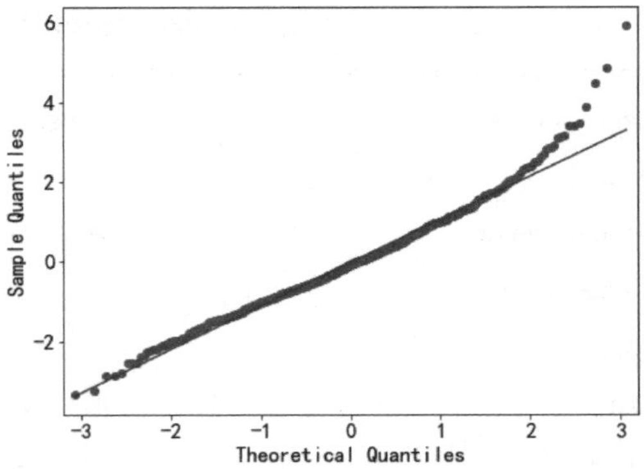

图 4-29 体重与性别年龄身高关系的 GLM Poisson 模型拟合残差 Q-Q 图

3．GLM Logistic 回归模型拟合

Logistic 回归使用二项分布（伯努利分布）作为概率分布，其使用比值比对数函数即 logit 函数［也称 log-odds 函数，logit（p）=log（Odds）］作为联接函数，采用对数最大似然估计进行分析。logit 函数的反函数即为 logistic 函数。值得注意的是，Logistic 回归模型中如果有无序分类的变量，则需要先把它转化成多个哑变量，确定一个基础对照哑变量，然后把其他的哑变量引入模型分析。

（1）实践程序。

```
    # Model4--GLM Logistic 模型拟合程序
import pandas as pd;  import statsmodels.api as sm
dataFram=pd.read_excel('F:/PyData2403/GdAdultPhy1000_04.xlsx', index_col='Number')
Sex_dummy=pd.get_dummies(dataFram['Sex'],prefix='Sex',dtype=int)
  # 将 Sex 列转换为哑变量，设置哑变量名的前缀为 Sex
  # 哑变量名会自动设置为 Sex_1 和 Sex_2
  # 设置哑变量数据类型为整型（0/1），默认为布尔型（True/False）
dataFram_encoded=pd.concat([dataFram,Sex_dummy],axis=1)
  # 合并原始特征与哑变量
print('3-1 生成性别哑变量并合并到原始数据后的数据（前 5 行）：\n', dataFram_encoded.head( ))
Y=dataFram['PhysiLv2']   # 获取体质分类（二分类）值作因变量
X=dataFram_encoded[['Sex_2','Age','Height']]   # 获取自变量值
  # 以性别哑变量 Sex_1 为对照，因此性别自变量取 Sex_2
X1=sm.add_constant(X)   # 添加模型截距
Logistic_model=sm.GLM(Y,X1,family=sm.families.Binomial( ))
  # 构建 Logistic 族广义线性模型，指定分布和默认联接函数
#Logistic_model=sm.GLM(Y,X1,family=sm.families.Binomial(link=sm.families.links.logit( )))
  # 可选方法二构建 Logistic 族广义线性模型，指定分布和联接函数
Logistic_results=Logistic_model.fit( )
print('3-2 GLM Logistic 模型拟合结果：\n',Logistic_results.summary( ))
predicts=Logistic_results.predict(X1);  predictsDF=pd.DataFrame(predicts)
print('3-3 样本数：',Logistic_results.nobs)
```

```
print('3-4 GLM Logistic 模型拟合预测值 ( 前 5 个 )：\n',predictsDF.head( ))
Yfit=Logistic_results.mu; YfitDF=pd.DataFrame(Yfit)   # 获得拟合值，转化为数据帧
print('3-5 拟合值（前 6 个）：\n',YfitDF.head(6))
```

（2）实践结果。

3–1 生成性别哑变量并合并到原始数据后的数据（前 5 行）：

	Sex	Height	Weight	Age	...	AgeGroup	AgeGroup2	Sex_1	Sex_2
Number					...				
1	1	163.3	69.3	52	...	45-	45-	1	0
2	2	152.0	54.6	42	...	35-	30-	0	1
3	1	166.2	83.7	65	...	65-	60-	1	0
4	2	152.6	59.5	45	...	45-	45-	0	1
5	2	159.8	56.2	75	...	75-	75-	0	1

[5 rows x 11 columns]

3–2 GLM Logistic 模型拟合结果：

Generalized Linear Model Regression Results

Dep. Variable:	PhysiLv2	No. Observations:	944
Model:	GLM	Df Residuals:	940
Model Family:	Binomial	Df Model:	3
Link Function:	Logit	Scale:	1.0000
Method:	IRLS	Log-Likelihood:	-287.80
Date:	Thu, 21 Mar 2024	Deviance:	575.60
Time:	17:03:38	Pearson chi2:	944.
No. Iterations:	5	Pseudo R-squ. (CS):	0.0004089
Covariance Type:	nonrobust		

	coef	std err	z	P>|z|	[0.025	0.975]
const	-4.2297	3.245	-1.303	0.192	-10.590	2.130
Sex_2	0.0920	0.309	0.297	0.766	-0.514	0.698
Age	0.0024	0.009	0.260	0.795	-0.015	0.020
Height	0.0111	0.018	0.603	0.546	-0.025	0.047

3–3 样本数：944。

3–4 GLM Logistic 模型拟合预测值 (前 5 个)：

Number	0
1	0.092235
2	0.087529
3	0.097643
4	0.088634
5	0.101607

3–5 拟合值（前 6 个）：

	0
0	0.092235
1	0.087529
2	0.097643
3	0.088634
4	0.101607
5	0.089580

六、混合线性模型

（一）实践数据

数据文件 :/PyData2403/GdAdultPhy1000_04.xlsx。

（二）实践任务

以体重为因变量，以年龄和身高为自变量，性别为分组变量，进行混合线性模型拟合。

（三）实践程序及说明

```
# Model4-- 混合线性模型拟合程序
import pandas as pd;  import statsmodels.formula.api as smf
dataFram=pd.read_excel('D:/PyData2403/GdAdultPhy1000_04.xlsx',index_col='Number')
mixedlm_model=smf.mixedlm("Weight~Age+Height",data=dataFram, groups= dataFram ["Sex"])
  # 构建线性混合效应模型，groups 为必备参数
model_fit=mixedlm_model.fit( );  print(model_fit.summary( ))  # 拟合模型输出结果
```

（四）实践结果

```
                     Mixed Linear Model Regression Results
================================================================================
Model:                    MixedLM        Dependent Variable:        Weight
No. Observations:         944            Method:                    REML
No. Groups:               2              Scale:                     72.2542
Min. group size:          410            Log-Likelihood:            -3364.5208
Max. group size:          534            Converged:                 No
Mean group size:          472.0
--------------------------------------------------------------------------------
              coef      std err      z        P>|z|      [0.025      0.975]
--------------------------------------------------------------------------------
Intercept    -60.019    6.944      -8.643     0.000     -73.630     -46.408
Age            0.002    0.022       0.073     0.942      -0.041       0.044
Height         0.752    0.041      18.359     0.000       0.672       0.833
Group Var      0.463
================================================================================
```

七、广义相加模型

（一）实践数据

表 4–8 为纽约市 1995—2000 年每天的死亡人数和 tmpd（日均温，华氏度）、O_3（臭氧，μg/m^3）、SO_2（二氧化硫，μg/m^3）和 NO_2（二氧化氮，μg/m^3）等监测数据。数据文件为“:/PyData2403/ny.xlsx”。[来源：美国发病率、死亡率和空气污染研究数据集（NMMAPS），该数据集由美国霍普金斯大学公共卫生学院管理，对外公开发布]

表 4–8　NY 市 1995—2000 年每日死亡人数和 tmpd、O_3、SO_2 和 NO_2 等监测数据

date	year	month	m	dow	death	tmpd	O_3	SO_2	NO_2
1995/1/1	1995	1	上半年	周日	295	45.750	7.172	18.076	32.268
1995/1/2	1995	1	上半年	周一	260	36.750	11.023	12.759	20.970
1995/1/3	1995	1	上半年	周二	246	28.000	9.798	20.694	27.823
1995/1/4	1995	1	上半年	周三	236	27.750	14.814	17.544	28.000
1995/1/5	1995	1	上半年	周四	258	21.750	15.440	15.069	26.500
…	…	…	…	…	…	…	…	…	…
2000/12/27	2000	12	下半年	周三	185	27.333	14.763	22.910	28.617
2000/12/28	2000	12	下半年	周四	189	23.667	16.280	13.596	23.938
2000/12/29	2000	12	下半年	周五	193	24.667	13.597	23.061	26.639
2000/12/30	2000	12	下半年	周六	205	28.333	13.055	20.853	23.639
2000/12/31	2000	12	下半年	周日	190	27.667	17.722	16.145	22.806

（二）实践任务

（1）构建样条变换的解释变量的广义相加模型。

（2）构建包括样条变换和未变换（时间变量）的解释变量的广义相加模型。

（三）实践程序及说明

```
    # Model4-- 广义线性相加模型拟合程序
import pandas as pd;  import statsmodels.api as sm
from statsmodels.gam.api import GLMGam,CyclicCubicSplines
  # 导入广义线性相加模型函数和样条变换函数
import matplotlib.pyplot as plt;  plt.rcParams['font.sans-serif']=['SimHei']
plt.rcParams['axes.unicode_minus']=False
NYdata=pd.read_excel('D:/PyData2403/ny.xlsx')  # 载入数据，转化为数据帧
    #1. 由样条变换的解释变量构建模型
Y=NYdata['death']  # 设置因变量
X=NYdata[['tmpd','O3','SO2','NO2']]  # 设置解释变量
X_CuSpl=CyclicCubicSplines(X,df=[3,3,3,3])
  # 对解释变量进行样条变换，设置各变量自由度 df（有多种确定合适的 df 方法）
GAM_CuSpl=GLMGam.from_formula('Y~tmpd+O3+SO2+NO2', data=NYdata,
              smoother=X_CuSpl,family=sm.families.Poisson( ))
  # 构建模型语法 1，此时结果中解释变量名是直接输出的
#GAM_CuSpl=GLMGam.from_formula('Y~X',data=NYdata,smoother=X_CuSpl,
              #   family=sm.families.Poisson( ))
  # 构建模型语法 2，此时结果中解释变量名是通过索引输出
result_GAM=GAM_CuSpl.fit( )  # 拟合模型
print('（1）仅由样条变换解释变量构建模型的拟合结果。\n',result_GAM.summary( ))
```

```
#2. 构建包括样条变换和未变换（时间变量）的解释变量的模型
Y=NYdata['death']; X=NYdata[['tmpd','O3','SO2','NO2']]
X_CuSpl=CyclicCubicSplines(X,df=[3,3,3,3])
#GAM_CuSpl=GLMGam.from_formula('Y~tmpd+O3+SO2+NO2+year+month+dow',
#     data=NYdata, smoother=X_CuSpl,family=sm.families.Poisson( ))
 # 构建模型语法 1，此时结果中解释变量名是直接输出的
GAM_CuSpl=GLMGam.from_formula('Y~X+year+month+dow', data=NYdata,
        smoother=X_CuSpl,family=sm.families.Poisson( ))
 # 构建模型语法 2，此时结果中 X 解释变量名是通过索引输出的
result_GAM=GAM_CuSpl.fit( )  # 拟合模型
print('（2）由样条变换和未变换的解释变量构建模型的拟合结果。\n',result_GAM.summary( ))
```

（四）实践结果

（1）仅由样条变换解释变量构建模型的拟合结果。

Generalized Linear Model Regression Results

Dep. Variable:	Y	No. Observations:	2192
Model:	GLMGam	Df Residuals:	2179
Model Family:	Poisson	Df Model:	12.00
Link Function:	Log	Scale:	1.0000
Method:	PIRLS	Log-Likelihood:	-10183.
Date:	Sat, 24 Feb 2024	Deviance:	5011.8
Time:	16:30:30	Pearson chi2:	5.08e+03
No. Iterations:	5	Pseudo R-squ. (CS):	0.6379
Covariance Type:	nonrobust		

	coef	std err	z	P>|z|	[0.025	0.975]
Intercept	2.2456	0.010	230.081	0.000	2.226	2.265
tmpd	-0.0017	0.000	-6.642	0.000	-0.002	-0.001
O3	-0.0003	0.000	-0.725	0.468	-0.001	0.000
SO2	0.0026	0.001	3.437	0.001	0.001	0.004
NO2	0.0003	0.001	0.636	0.525	-0.001	0.001
tmpd_s0	0.7796	0.006	138.382	0.000	0.769	0.791
tmpd_s1	0.7563	0.004	175.150	0.000	0.748	0.765
tmpd_s2	0.7098	0.007	100.161	0.000	0.696	0.724
O3_s0	0.7644	0.007	117.140	0.000	0.752	0.777
O3_s1	0.7431	0.003	214.474	0.000	0.736	0.750
O3_s2	0.7382	0.005	149.312	0.000	0.729	0.748
SO2_s0	0.7231	0.006	127.157	0.000	0.712	0.734
SO2_s1	0.7507	0.004	166.988	0.000	0.742	0.760

```
SO2_s2          0.7718      0.005    153.370      0.000       0.762       0.782
NO2_s0          0.7549      0.007    109.540      0.000       0.741       0.768
NO2_s1          0.7495      0.003    228.321      0.000       0.743       0.756
NO2_s2          0.7413      0.006    119.208      0.000       0.729       0.753
==============================================================================
```

（2）由样条变换和未变换的解释变量构建模型的拟合结果。

```
                 Generalized Linear Model Regression Results
==============================================================================
Dep. Variable:                      Y   No. Observations:                 2192
Model:                         GLMGam   Df Residuals:                  2171.00
Model Family:                 Poisson   Df Model:                        20.00
Link Function:                    Log   Scale:                          1.0000
Method:                         PIRLS   Log-Likelihood:                -9692.2
Date:                Sat, 24 Feb 2024   Deviance:                       4029.7
Time:                        16:30:30   Pearson chi2:                 4.08e+03
No. Iterations:                     5   Pseudo R-squ. (CS):             0.7687
Covariance Type:            nonrobust
==============================================================================
                 coef    std err          z      P>|z|      [0.025      0.975]
------------------------------------------------------------------------------
Intercept     24.7392      0.814     30.385      0.000      23.143      26.335
dow[T.周三]   -0.0260      0.006     -4.346      0.000      -0.038      -0.014
dow[T.周二]   -0.0204      0.006     -3.408      0.001      -0.032      -0.009
dow[T.周五]   -0.0186      0.006     -3.099      0.002      -0.030      -0.007
dow[T.周六]   -0.0288      0.006     -4.761      0.000      -0.041      -0.017
dow[T.周四]   -0.0332      0.006     -5.520      0.000      -0.045      -0.021
dow[T.周日]   -0.0443      0.006     -7.056      0.000      -0.057      -0.032
X[0]          -0.0009      0.000     -3.266      0.001      -0.001      -0.000
X[1]          -0.0002      0.000     -0.631      0.528      -0.001       0.000
X[2]           0.0025      0.001      3.213      0.001       0.001       0.004
X[3]          -0.0003      0.001     -0.496      0.620      -0.001       0.001
year          -0.0263      0.001    -27.598      0.000      -0.028      -0.024
month         -0.0067      0.001    -12.363      0.000      -0.008      -0.006
tmpd_s0        8.2692      0.271     30.490      0.000       7.738       8.801
tmpd_s1        8.2534      0.272     30.390      0.000       7.721       8.786
tmpd_s2        8.2166      0.272     30.262      0.000       7.684       8.749
O3_s0          8.2668      0.271     30.482      0.000       7.735       8.798
O3_s1          8.2419      0.272     30.351      0.000       7.710       8.774
O3_s2          8.2305      0.272     30.313      0.000       7.698       8.763
SO2_s0         8.2213      0.272     30.245      0.000       7.689       8.754
SO2_s1         8.2428      0.271     30.415      0.000       7.712       8.774
```

SO2_s2	8.2752	0.271	30.486	0.000	7.743	8.807
NO2_s0	8.2516	0.271	30.443	0.000	7.720	8.783
NO2_s1	8.2519	0.272	30.380	0.000	7.720	8.784
NO2_s2	8.2357	0.272	30.319	0.000	7.703	8.768

==

八、广义估计方程

（一）实践数据

数据文件 :/PyData2403/GdAdultPhy1000_04.xlsx。

（二）实践任务

以体重为因变量，以性别、年龄和身高为自变量，以年龄组为分组变量，进行广义估计方程拟合。

（三）实践程序及说明

```
# Model4-- 广义估计方程拟合程序
import pandas as pd; import statsmodels.api as sm
import statsmodels.formula.api as smf
dataFram=pd.read_excel('D:/PyData2403/GdAdultPhy1000_04.xlsx', index_col='Number')
famil=sm.families.Gaussian( )  # 联接函数设置为高斯分布
covar=sm.cov_struct.Exchangeable( )  # 协方差估计
model=smf.gee('Weight~Sex+Age+Height','AgeGroup',data=dataFram,
                cov_struct=covar,family=famil)
 # 构建模型，设置模型方程、分组变量、数据来源、协方差矩阵、分布族联接函数
result=model.fit( ); print(result.summary( ))  # 拟合模型，输出结果
```

（四）实践结果

GEE Regression Results

==

Dep. Variable:	Weight	No. Observations:	942
Model:	GEE	No. clusters:	7
Method:	Generalized	Min. cluster size:	16
	Estimating Equations	Max. cluster size:	277
Family:	Gaussian	Mean cluster size:	134.6
Dependence structure:	Exchangeable	Num. iterations:	21
Date:	Thu, 21 Mar 2024	Scale:	72.937
Covariance type:	robust	Time:	20:58:35

==

	coef	std err	z	P>|z|	[0.025	0.975]
Intercept	-59.2856	6.952	-8.528	0.000	-72.910	-45.661
Sex	-0.2484	0.887	-0.280	0.779	-1.986	1.490

```
Age          -0.0108       0.048       -0.226       0.821       -0.105       0.083
Height        0.7489       0.028       26.374       0.000        0.693       0.805
==============================================================================
Skew:                       0.8326   Kurtosis:                         2.6124
Centered skew:              0.9102   Centered kurtosis:                3.2802
==============================================================================
```

九、Logistic 回归

在本节之"五、广义线性回归"中，介绍了以二项分布（Binomial）作概率分布以 logit( ) 函数作为联接函数的 GLM Logistic 回归模型拟合方法，此处再介绍另外两种 Logistic 回归方法，即分别通过 statsmodels.api.Logit( ) 和 sklearn.linear_model. LogisticRegression( ) 进行 Logistic 回归分析。

（一）实践数据

数据文件 :/PyData2403/GdAdultPhy1000_04.xlsx。

（二）实践任务

以体质分类（二分类）为因变量，以性别、身高和体重为自变量拟合 Logistic 回归。

（三）实践程序及说明

1．通过 statsmodels.api.Logit( ) 实现

（1）实践程序。

```
# Model4--statsmodels Logit 回归分析
import pandas as pd;  import statsmodels.api as sm
dataFram=pd.read_excel('D:/PyData2403/GdAdultPhy1000_04.xlsx',index_col='Number')
Sex_dummy=pd.get_dummies(dataFram['Sex'],prefix='Sex',dtype=int)
  # 将 Sex 列转换为哑变量，设置哑变量名的前缀为 Sex
  # 哑变量名会自动设置为 Sex_1 和 Sex_2
  # 设置哑变量数据类型为整型（0/1），默认为布尔型（True/False）
dataFram_encoded=pd.concat([dataFram,Sex_dummy],axis=1)
  # 合并原始特征与哑变量
Y=dataFram['PhysiLv2']   # 获取体质分类（二分类）值作因变量
X=dataFram_encoded[['Sex_2','Height','Weight']]   # 获取自变量值
  # 以性别哑变量 Sex_1 为对照，因此性别自变量取 Sex_2
X1=sm.add_constant(X)   # 添加模型截距
logit_model=sm.Logit(Y,X1);  logit_results=logit_model.fit( )   # 构建 Logit 模型拟合模型
print('1-1 Logit 模型拟合结果：\n',logit_results.summary( ))
predicts=logit_results.predict(X1)   # 计算预测值
predictsDF=pd.DataFrame(predicts)   # 将预测结果转化为数据帧便于控制输出数据
print('1-2 Logit 模型拟合预测值（前 5 个）：\n',predictsDF.head( ))
```

（2）实践结果。

```
Warning: Maximum number of iterations has been exceeded.
         Current function value: 0.000039
         Iterations: 35
```

1–1 Logit 模型拟合结果：

```
                           Logit Regression Results
==============================================================================
Dep. Variable:               PhysiLv2   No. Observations:                  944
Model:                          Logit   Df Residuals:                      940
Method:                           MLE   Df Model:                            3
Date:                Thu, 21 Mar 2024   Pseudo R-squ.:                  0.9999
Time:                        21:14:25   Log-Likelihood:              -0.036955
converged:                      False   LL-Null:                        -287.99
Covariance Type:            nonrobust   LLR p-value:                 1.676e-124
==============================================================================
                 coef    std err          z      P>|z|      [0.025      0.975]
------------------------------------------------------------------------------

const       7483.4814   9056.036      0.826      0.409   -1.03e+04    2.52e+04
Sex_2         10.2665    200.004      0.051      0.959    -381.735     402.268
Height       -97.6567    118.269     -0.826      0.409    -329.461     134.147
Weight       113.6054    137.573      0.826      0.409    -156.032     383.243
==============================================================================
Possibly complete quasi-separation: A fraction 1.00 of observations can be perfectly predicted.
This might indicate that there is complete quasi-separation. In this case some parameters will not be identified.
```

1–2 Logit 模型拟合预测值（前 5 个）：

```
Number              0
1       2.149846e-257
2        0.000000e+00
3        1.000000e+00
4       1.208973e-282
5        0.000000e+00
```

2．通过 sklearn.linear_model.LogisticRegression( ) 实现

（1）实践程序。

```
# Model4--sklearn Logistic 回归分析
import pandas as pd
from sklearn import linear_model   # 导入 sklearn.linear_model 模块
dataFram=pd.read_excel('D:/PyData2403/GdAdultPhy1000_04.xlsx', index_col='Number')
Sex_dummy=pd.get_dummies(dataFram['Sex'],prefix='Sex',dtype=int)
dataFram_encoded=pd.concat([dataFram,Sex_dummy],axis=1)
Y=dataFram['PhysiLv2'];  X=dataFram_encoded[['Sex_2','Height','Weight']]
LogiReg_model=linear_model.LogisticRegression(penalty="l2",fit_intercept=True)
  # 建立 Logistic 回归模型，采用默认设置即 l2 正则化，存在截距项
LogiReg_model.fit(X,Y)   # 拟合模型
print('2-1 模型采用的参数：\n', LogiReg_model.get_params( ))
```

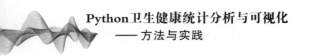

```
print('2-2 拟合分类标签：', LogiReg_model.classes_)
print('2-3 拟合特征数：', LogiReg_model.n_features_in_)
print('2-4 拟合特征名：', LogiReg_model.feature_names_in_)
print('2-5 模型常数项 Intercept：', LogiReg_model.intercept_)
print('2-6 自变量系数 Coef：', LogiReg_model.coef_)
print('2-7 模型预测的准确率 Score：', LogiReg_model.score(X,Y))
predicts=LogiReg_model.predict(X)  # 模型预测结果
predictsDF=pd.DataFrame(predicts)  # 预测结果转化为数据帧
print('2-8 预测结果（前 6 个）：\n', predictsDF.head(6))
predict_probas=LogiReg_model.predict_proba(X)  # 预测结果（概率值）
predict_probasDF=pd.DataFrame(predict_probas)  # 将预测结果概率值转化为数据帧
print('2-9 预测结果概率值（前 6 个）：\n', predict_probasDF.head(6))
```

（2）实践结果。

2–1 模型采用的参数：

{'C': 1.0, 'class_weight': None, 'dual': False, 'fit_intercept': True, 'intercept_scaling': 1, 'l1_ratio': None, 'max_iter': 100, 'multi_class': 'auto', 'n_jobs': None, 'penalty': 'l2', 'random_state': None, 'solver': 'lbfgs', 'tol': 0.0001, 'verbose': 0, 'warm_start': False}。

2–2 拟合分类标签：[0 1]。

2–3 拟合特征数：3。

2–4 拟合特征名：['Sex_2' 'Height' 'Weight']。

2–5 模型常数项 Intercept：[156.26570729]。

2–6 自变量系数 Coef：[[0.03448966 –2.03989952 2.37206575]]。

2–7 模型预测的准确率 Score：0.9978813559322034。

2–8 预测结果（前 6 个）：

	0
0	0
1	0
2	1
3	0
4	0
5	0

2–9 预测结果概率值（前 6 个）：

	0	1
0	9.999961e-01	3.856570e-06
1	1.000000e+00	2.940840e-11
2	1.407459e-07	9.999999e-01
3	9.999990e-01	9.655584e-07
4	1.000000e+00	1.609156e-16
5	1.000000e+00	5.848433e-22

十、Poisson 回归

（一）实践数据

数据文件 :/PyData2403/GdAdultPhy1000_04.xlsx。

（二）实践任务

以体重为因变量，以性别、年龄和身高为自变量，进行 Poisson 回归模型拟合。

（三）实践程序及说明

```
# Model4--Poisson 回归分析
import pandas as pd; import statsmodels.api as sm
dataFram=pd.read_excel('D:/PyData2403/GdAdultPhy1000_04.xlsx',index_col='Number')
Y=dataFram['Weight']  # 获取体重数据
X=dataFram[['Sex','Age','Height']]  # 获取性别、年龄和身高数据
X=sm.add_constant(X)  # 给模型添加常数项
poisson_reg=sm.Poisson(Y,X)  # 构建 Poisson 回归模型
results=poisson_reg.fit( ); print(results.summary( ))  # 拟合 Poisson 回归模型，输出结果
```

（四）实践结果

```
Optimization terminated successfully.
         Current function value: 3.535882
         Iterations 5
                          Poisson Regression Results
==============================================================================
Dep. Variable:                 Weight   No. Observations:                  944
Model:                        Poisson   Df Residuals:                      940
Method:                           MLE   Df Model:                            3
Date:                Thu, 21 Mar 2024   Pseudo R-squ.:                 0.08958
Time:                        21:30:12   Log-Likelihood:                -3337.9
converged:                       True   LL-Null:                       -3666.3
Covariance Type:            nonrobust   LLR p-value:                4.847e-142
==============================================================================
                 coef    std err          z      P>|z|      [0.025      0.975]
------------------------------------------------------------------------------
const          2.0808      0.130     15.990      0.000       1.826       2.336
Sex           -0.0044      0.012     -0.379      0.704      -0.027       0.018
Age        -6.689e-06      0.000     -0.020      0.984      -0.001       0.001
Height         0.0126      0.001     18.253      0.000       0.011       0.014
==============================================================================
```

第五章　Python 统计分析方法与实践（中）

第七节　曲线拟合

一、实践数据

现有某地 2008—2017 年各年手足口病发病数和发病率，数据见表 5–1。

表 5–1　2008—2017 年某地手足口病发病数和发病率

年度	发病数			发病率（/10 万）		
	男	女	合计	男	女	合计
2008	32 198	16 684	48 882	64.45	34.90	50.00
2009	60 750	32 010	92 760	118.74	65.38	92.65
2010	146 011	80 084	226 095	275.38	160.70	219.82
2011	177 613	96 901	274 514	323.03	194.79	262.12
2012	210 757	120 452	331 209	378.75	241.66	313.97
2013	222 475	136 759	359 234	400.20	270.28	338.29
2014	262 038	167 998	430 036	467.17	331.04	402.50
2015	227 121	146 461	373 582	400.30	286.46	346.34
2016	224 229	145 506	369 735	392.10	279.54	338.46
2017	247 318	162 138	409 456	428.09	310.51	372.27

二、实践任务

（1）根据年发病数拟合多项式曲线，得到拟合多项式方程及拟合值，绘制曲线图，计算决定系数。

（2）拟合男性、女性年发病率多项式曲线，计算残差平方和及决定系数，绘制男性、女性发病率曲线比较图。

三、实践程序及实践结果

1. 拟合年发病数多项式曲线，绘制曲线图，计算决定系数

（1）实践程序及说明。

```
    # Model5-- 发病数拟合曲线
import numpy as np  # 导入 numpy 库取别名为 np
import matplotlib.pyplot as plt  # 导入 matplotlib.pyplot 包取别名为 plt
plt.rcParams['font.sans-serif']=['SimHei']  # 设置中文字体为黑体，用来正常显示中文
plt.rcParams['axes.unicode_minus']=False  # 用来正常显示负号
plt.rcParams['font.size']=14  # 设置绘图中的字体大小
    # 发病数拟合多项式
x=np.arange(2008,2018,1)  # 创建年度数组
y=np.array([48882,92760,226095,274514,331209,359234,430036,373582,369735,409456])
  # 创建年度发病数数组
z1=np.polyfit(x,y,3)  # 用 3 次多项式拟合，返回 3 次多项式系数
print('1-1 发病数拟合多项式系数（从高次到低次）：',z1)  # 输出多项式系数
p1=np.poly1d(z1)  # 获得多项式
print('1-2 发病数拟合多项式方程：',p1)  # 输出多项式
yvals=p1(x)  # 获得拟合值，也可采用 #yvals=np.polyval(z1,x)
print('1-3 发病数拟合多项式拟合值：',np.round(yvals,0))  # 输出拟合值，取整数
    # 绘制发病数拟合曲线图
plt.figure(figsize=(8,6))  # 设置画布大小
plot1=plt.plot(x,y,'*',label=' 发病数实测值 ')  # 绘制原始值散点图，设置图例
plot2=plt.plot(x,yvals,'r',marker='o',label=' 发病数拟合值 ')
  # 绘制拟合值曲线并设置拟合值标签，设置图例
Xticks=[2008,2009,2010,2011,2012,2013,2014,2015,2016,2017]
plt.xticks(Xticks)  # 设置 x 轴刻度标签
plt.xlabel(' 年度 ',fontsize=16)  # 设置 x 轴标目、字体大小
plt.ylabel(' 发病数（例）',fontsize=16)  # 设置 y 轴目、字体大小
plt.legend(loc=4)  # 指定 legend 的位置
plt.title(' 图 5-1 2008— 2017 年某地手足口病发病数拟合多项式曲线 ',y=-0.22,fontsize=20)
  # 设置标题内容、垂直位置和字体大小
plt.show( )
    # 原始公式法计算决定系数
def SS_T(y_orginal):  # 定义计算总离均差平方和函数
    y_mean=sum(y_orginal)/len(y_orginal)
    s_list=[(y-y_mean)**2 for y in y_orginal]
    sst=sum(s_list)
    return sst
def SS_R(y_fit,y_orginal):  # 定义计算回归离均差平方和函数
    y_mean=sum(y_orginal)/len(y_orginal)
    s_list=[(y-y_mean)**2 for y in y_fit]
    ssr=sum(s_list)
```

```
    return ssr
def goodness_of_fit(y_fit,y_orginal):  # 定义计算决定系数函数
    SSR=SS_R(y_fit,y_orginal)
    SST=SS_T(y_orginal)
    R2=SSR/SST
    return R2
R2=goodness_of_fit(yvals,y)  # 计算决定系数
print('1-4 决定系数（原始公式计算）：',np.round(R2,3))  # 结果保留 3 位小数
r2=np.corrcoef(y, yvals)[0,1]  # 通过相关系数矩阵计算决定系数
print('1-5 决定系数（相关系数矩阵计算）：',np.round(r2**2,3))  # 结果保留 3 位小数
```

（2）实践结果。

1-1 发病数拟合多项式系数（从高次到低次）：[1.83941652e+02 -1.11736621e+06 2.26245791e+09 -1.52698570e+12]。

1-2 发病数拟合多项式方程：183.9 x^3 – 1.117e+06 x^2+ 2.262e+09 x – 1.527e+12。

1-3 发病数拟合多项式拟合值：[30111. 129724. 211838. 277555. 327980. 364216. 387367. 398537. 398829. 389346.]。

发病数拟合曲线图见图 5-1。

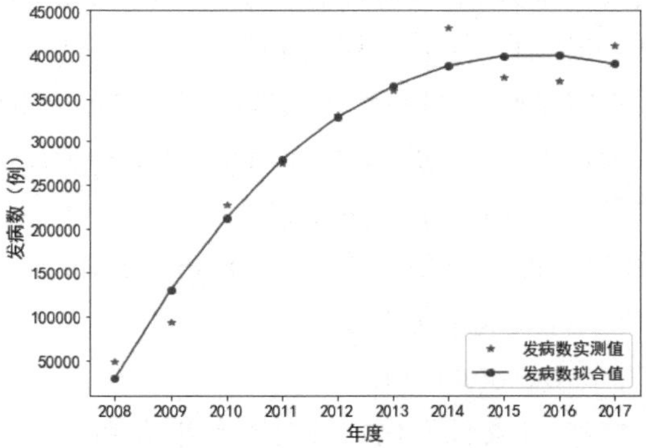

图 5-1　2008—2017 年某地手足口病发病数拟合多项式曲线

1-4 决定系数（原始公式计算）：0.963。

1-5 决定系数（相关系数矩阵计算）：0.963。

2. 拟合男性、女性年发病率多项式曲线，计算残差平方和及决定系数，绘制男性、女性发病率曲线比较图

（1）实践程序及说明。

```
    # Model5--optimize.curve_fit 拟合发病率曲线
import numpy as np
from scipy import optimize  # 导入 optimize 模块
import matplotlib.pyplot as plt; plt.rcParams['font.sans-serif']=['SimHei']
plt.rcParams['axes.unicode_minus']=False
xdata=np.arange(2008,2018,1)  # 创建年度数组
yRdataM=np.array([64.45,118.74,275.38,323.03,378.75,400.20,467.17,400.30,392.10,428.09])
yRdataF=np.array([34.90,65.38,160.70,194.79,241.66,270.28,331.04,286.46,279.54,310.51])
```

```
  #创建男性、女性年发病率数组
def func(x,a,b,c):  #定义拟合曲线方程（二次函数）
    return a*x**2+b*x+c
guess=[1,1,1]  #设置方程参数初始值
paramsM, params_covarianceM=optimize.curve_fit(func, xdata, yRdataM, guess)
  #拟合曲线，设置方程、原始输入、输出值、方程参数初始值，返回拟合参数及协方差
print('2-1 男性发病率拟合曲线参数 a、b、c：', paramsM,
    '\n2-2 男性发病率拟合曲线参数的协方差矩阵：\n',params_covarianceM)
yRM_fit=func(xdata,*paramsM)  #男性发病率拟合值
print('2-3 男性发病率拟合值：',np.round(yRM_fit,0))  #结果取整数
SSE_M=np.sum((yRM_fit-yRdataM)**2)  #男性发病率拟合残差平方和
print("2-4 男性发病率拟合曲线残差平方和：",np.round(SSE_M,2))
def SSE(y_fit,y_orginal):  #定义计算残差平方和函数（方法 2）
    s_list=[(y_orginal[i]-y_fit[i])**2 for i in range(len(y_fit))]
    sse=sum(s_list)
    return sse
SSE_MR=SSE(yRM_fit,yRdataM)
print('2-5 男性发病率拟合曲线残差平方和（函数法）：',np.round(SSE_MR,2))
MRr2=np.corrcoef(yRdataM,yRM_fit)[0,1]  #通过相关系数矩阵计算决定系数
print('2-6 男性发病率拟合曲线决定系数（相关系数矩阵计算）：',np.round(MRr2**2,3))
paramsF, params_covarianceF=optimize.curve_fit(func, xdata, yRdataF, guess)
print('2-7 女性发病率拟合曲线参数 a、b、c：',paramsF,
    '\n2-8 女性发病率拟合曲线参数的协方差矩阵：\n',params_covarianceF)
yRF_fit=func(xdata,*paramsF)  #女性发病率拟合值
print('2-9 女性发病率拟合值：',np.round(yRF_fit,0))
SSE_F=np.sum((yRF_fit-yRdataF)**2)  #女性发病率拟合残差平方和
print("2-10 女性发病率拟合曲线残差平方和：",np.round(SSE_F,2))
SSE_FR=SSE(yRF_fit,yRdataF)
print('2-11 女性发病率拟合曲线残差平方和（函数法）：',np.round(SSE_FR,2))
FRr2=np.corrcoef(yRdataF,yRF_fit)[0,1]  #通过相关系数矩阵计算决定系数
print('2-12 女性发病率拟合曲线决定系数（相关系数矩阵计算）：',np.round(FRr2**2,3))
plt.figure(figsize=(8,6))
plt.plot(xdata, yRdataM,'*',label='男性发病率实测值')
plt.plot(xdata,yRM_fit,'b',marker='o',label='男性发病率拟合值')
plt.plot(xdata, yRdataF,'D',label='女性发病率实测值')
plt.plot(xdata,yRF_fit,'r',marker='o',label='女性发病率拟合值')
Xticks=[2008,2009,2010,2011,2012,2013,2014,2015,2016,2017]
plt.xticks(Xticks); plt.xlabel('年度',fontsize=16)
plt.ylabel('发病率（1/10 万）',fontsize=16); plt.legend(loc='lower right')
plt.title('图 5-2 2008—2017 年某地男性女性手足口病发病率拟合多项式曲线',y=-0.22, fontsize=18)
```

```
plt.show( )
```

（2）实践结果。

2-1 男性发病率拟合曲线参数 a、b、c：[-8.27712121e+00 3.33533811e+04 -3.35996521e+07]。

2-2 男性发病率拟合曲线参数的协方差矩阵：

[[1.98185008e+00-7.97693752e+03 8.02676781e+06]
[-7.97693752e+03 3.21071498e+07-3.23077293e+10]
[8.02676781e+06-3.23077293e+10 3.25095749e+13]]。

2-3 男性发病率拟合值：[55. 159. 246. 318. 372. 410. 431. 436. 425. 396.]。

2-4 男性发病率拟合曲线残差平方和：7347.4。

2-5 男性发病率拟合曲线残差平方和（函数法）：7347.4。

2-6 男性发病率拟合曲线决定系数（相关系数矩阵计算）：0.955。

2-7 女性发病率拟合曲线参数 a、b、c：[-4.96253528e+00 2.00047850e+04 -2.01603281e+07]。

2-8 女性发病率拟合曲线参数的协方差矩阵：

[[9.67731103e-01-3.89511685e+03 3.91945249e+06]
[-3.89511685e+03 1.56778481e+07-1.57758053e+10]
[3.91945249e+06-1.57758053e+10 1.58743809e+13]]。

2-9 女性发病率拟合值：[20. 91. 151. 201. 242. 273. 293. 304. 305. 296.]。

2-10 女性发病率拟合曲线残差平方和：3587.16。

2-11 女性发病率拟合曲线残差平方和（函数法）：3587.16。

2-12 女性发病率拟合曲线决定系数（相关系数矩阵计算）：0.962。

2-13 发病率拟合多项式曲线图见图 5-2。

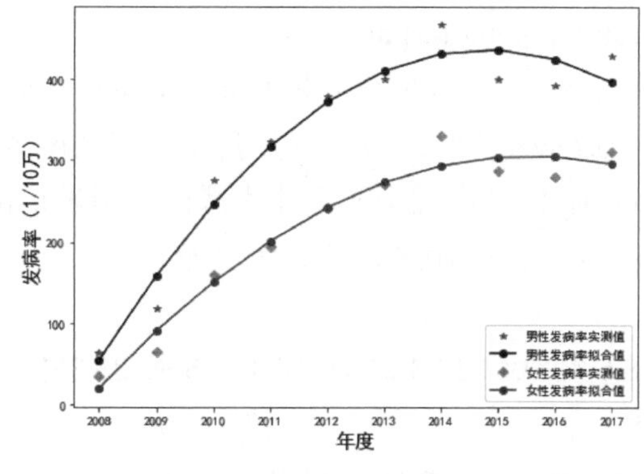

图 5-2　2008—2017 年某地男性女性手足口病发病率拟合多项式曲线

第八节　生存分析

在 Python 中，可以利用 lifelines 包进行生存分析。其方法包括：①通过 Kaplan-Meier plots 绘图使生存曲线可视化；②通过 Nelson-Aalen plots 绘图可视化累积危害风险；③通过 Log-Rank test 检验比较两组或更多组的生存曲线；④通过 Cox 比例风险回归，揭示不同变量对生存的影响。使用 lifelines 包前，应先通过 Anaconda Prompt 采用 pip install lifelines 或 conda install lifelines 命令完成该包的安装。

一、实践数据

A、B 两种治疗方案（简称 A 组、B 组）分别治疗某恶性肿瘤患者 25 人和 22 人，随访记录患者的生存时间（月）如下，“+”表示删失数据（无法得知随访对象的确切生存时间者）。

A 组患者生存时间：10、2+、12、13、18、6+、19、26、9+、8、6、43+、9、4、31、24+、23、20、18、13、15+、30、28、35、37。

B 组患者生存时间：2+、13、7、11+、6、1、11、3、17、7、22、33+、22、20、10、9、21、16、19+、25、19、17。

二、实践任务

（1）分析生存率和绘制生存曲线。
（2）分析死亡风险和绘制累积死亡概率曲线。
（3）对两组生存率进行比较。
（4）对两组的累积风险进行比较。

三、实践程序及实践结果

1．分析生存率和绘制生存曲线

（1）实践程序及说明。

```
# Model5--AB 组生存分析（生存率曲线 Kaplan-Meier 估计）
import pandas as pd;  import matplotlib.pyplot as plt
from lifelines import KaplanMeierFitter  # 导入生存分析 KaplanMeierFitter 方法
from lifelines.utils import median_survival_times  # 导入中位生存时间函数
plt.rcParams['font.sans-serif']=['SimHei']  # 设置中文字体为黑体，用来正常显示中文标签
plt.rcParams['axes.unicode_minus']=False  # 用来正常显示负号
# 创建待分析数据帧
TimeA=[10,2,12,13,18,6,19,26,9,8,6,43,9,4,31,24,23,20,18,13,15,30,28,35,37]
 # 创建 A 组患者生存时间列表
StatusA=[1,0,1,1,1,0,1,1,0,1,1,0,1,1,1,0,1,1,1,1,0,1,1,1,1]
 # 创建 A 组患者生存状态列表（1 为死亡，0 为删失）
TimeB=[2,13,7,11,6,1,11,3,17,7,22,33,22,20,10,9,21,16,19,25,19,17]  # 创建 B 组患者生存时间列表
StatusB=[0,1,1,0,1,1,1,1,1,1,1,0,1,1,1,1,1,1,0,1,1,1]  # 创建 B 组患者生存状态列表
Groups=['A 组 ']*25+['B 组 ']*22  # 创建分组数据列表，A、B 两组分别有 25 和 22 名患者
Time=TimeA+TimeB  # 两组患者生存时间数据列表合并
Status=StatusA+StatusB  # 两组患者生存状态数据列表合并
data=pd.DataFrame({'Group':Groups,'Time':Time,'Status':Status})
 # 创建组别、生存时间和状态数据帧
```

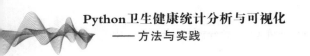

```
    # 生存分析
kmf=KaplanMeierFitter( )  # 创建 KaplanMeier 拟合对象
kmf.fit(durations=data['Time'], event_observed=data['Status'])  # 数据拟合
print('1-1 不同时间（月）的生存率：\n',kmf.predict([1,5,10,15,20,25,30,35,40,45]))
kmf.plot_survival_function(show_censors=True)  # 绘制生成率曲线图
plt.xlabel(' 生存时间（月）',fontsize=12); plt.ylabel(' 生存率 ',fontsize=12)
plt.title(" 图 5-3  两组合计生存率及其 95%CI 曲线图 ",y=-0.26,fontsize=15); plt.show( )
median=kmf.median_survival_time_  # 计算中位生存时间
median_CI=median_survival_times(kmf.confidence_interval_)  # 计算中位生存时间的 95%CI
print('1-2 中位生存时间及其 95% 可信区间：\n',median,'\n',median_CI)
    # 分组进行生存分析
groups=data['Group']  # 获取分组数据
Egroup=(groups=='A 组 ')  # 定义 A 组
kmf.fit(data['Time'][Egroup],data['Status'][Egroup],label='A 组 ')  # A 组数据拟合
ax=kmf.plot(show_censors=True,ci_show=False)  # 绘制 A 组生存率曲线图
TreatG_median=kmf.median_survival_time_  # 计算 A 组中位生存时间
TreatG_median_CI=median_survival_times(kmf.confidence_interval_)
  # A 组中位生存时间的 95%CI
print("1-3 A 组中位生存时间及其 95%CI：\n", TreatG_median,'\n',TreatG_median_CI)
kmf.fit(data['Time'][~Egroup], data['Status'][~Egroup],label='B 组 ')  # B 组数据拟合
ControlG_median=kmf.median_survival_time_  # 计算 B 组中位生存时间
ControlG_median_CI=median_survival_times(kmf.confidence_interval_)
print("1-4 B 组中位生存时间及其 95%CI：\n",ControlG_median,'\n', ControlG_median_CI)
ax=kmf.plot(ax=ax,show_censors=True,ci_show=False)  # 绘制 B 组生存率曲线图（与 A 组同画布）
plt.xlabel(' 生存时间（月）',fontsize=12); plt.ylabel(' 生存率 ',fontsize=12)
plt.title(" 图 5-4  A、B 两组的生存率曲线对比图 ",y=-0.26,fontsize=15); plt.show( )
data.to_excel('D:/PyData2403/AB 组生存分析数据 .xlsx')
  # 将数据帧导出为 Excel 文件数据以备下面调用
```

（2）实践结果。

```
1-1 不同时间（月）的生存率：
1   0.978723    25   0.239219
5   0.934236    30   0.149512
10  0.728667    35   0.079740
15  0.607898    40   0.039870
20  0.376770    45   0.039870
1-2 中位生存时间及其 95% 可信区间：
 18.0
      KM_estimate_lower_0.95  KM_estimate_upper_0.95
0.5                     13.0                    21.0
1-3 A 组中位生存时间及其 95%CI：
```

```
 19.0
        A组_lower_0.95  A组_upper_0.95
0.5               13.0              28.0
```

1–4 B 组中位生存时间及其 95%CI：

```
 17.0
        B组_lower_0.95  B组_upper_0.95
0.5                9.0              21.0
```

1–5 生存率曲线图见图 5–3、图 5–4。

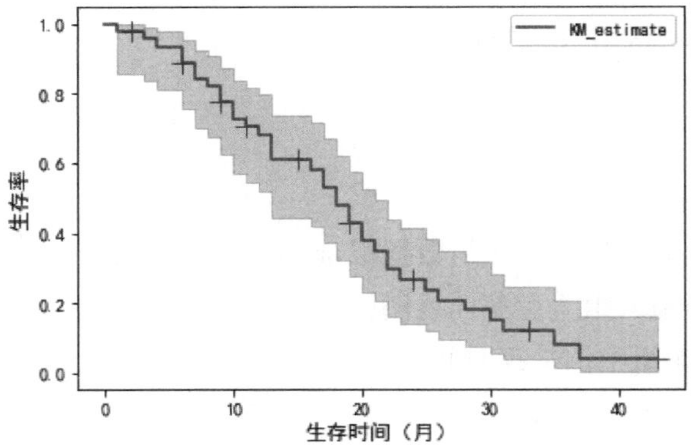

图 5–3　两组合计生存率及其 95%CI 曲线图

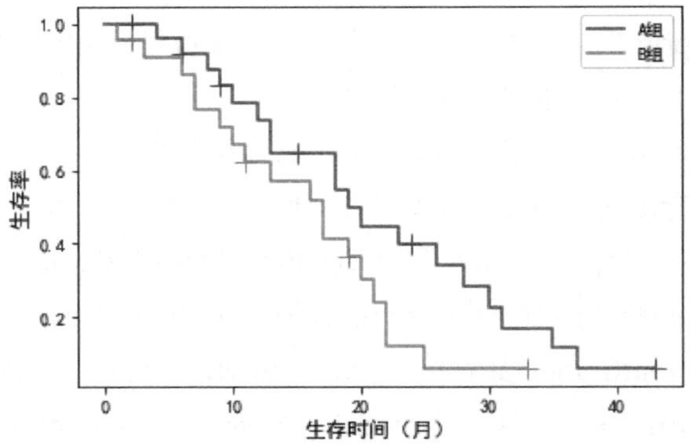

图 5–4　A、B 两组的生存率曲线对比图

2. 分析死亡风险和绘制累积死亡概率曲线

（1）实践程序及说明。

```
# Model5--AB 组生存分析（累积死亡概率曲线 Kaplan-Meier 估计）
import pandas as pd;  import matplotlib.pyplot as plt
from lifelines import KaplanMeierFitter   # 导入生存分析 KaplanMeierFitter 方法
plt.rcParams['font.sans-serif']=['SimHei']  # 设置显示中文字体为黑体
plt.rcParams['axes.unicode_minus']=False  # 用来正常显示负号
data=pd.read_excel('D:/PyData2403/AB 组生存分析数据 .xlsx')
kmf=KaplanMeierFitter( )  # 创建 KaplanMeier 拟合对象
kmf.fit(durations=data['Time'], event_observed=data['Status'])  # 数据拟合
groups=data['Group']  # 获取分组数据
kmf.fit(data['Time'][(groups=='A 组 ')], data['Status'][(groups=='A 组 ')], label='A 组 ')
  # A 组数据拟合，(groups=='A 组 ') 的 ( ) 号可有可无
print('2-1 A 组累积死亡概率：\n',kmf.cumulative_density_)  # 累积死亡概率
ax=kmf.plot_cumulative_density( )  # 绘制 A 组累积死亡概率曲线图
kmf.fit(data['Time'][groups=='B 组 '],data['Status'][groups=='B 组 '],label='B 组 ')
  # B 组数据拟合
print('2-2 B 组累积死亡概率：\n',kmf.cumulative_density_)  # 累积死亡概率
ax=kmf.plot_cumulative_density(ax=ax)  # 绘制 B 组累积死亡概率曲线图
plt.xlabel(' 时间（月）',fontsize=12);  plt.ylabel(' 累积死亡概率 ',fontsize=12)
plt.title(' 图 5-5　A、B 两组的累积死亡概率对比图 ',y=-0.25,fontsize=15);  plt.show( )
```

（2）实践结果。

2–1 A 组累积死亡概率：

timeline	A 组
0.0	0.000000
2.0	0.000000
4.0	0.041667
…	…
35.0	0.886583
37.0	0.943291
43.0	0.943291

2–2 B 组累积死亡概率：

timeline	B 组
0.0	0.000000
1.0	0.045455
2.0	0.045455
…	…
22.0	0.879356
25.0	0.939678
33.0	0.939678

2–3 两组累积死亡概率对比图见图 5–5。

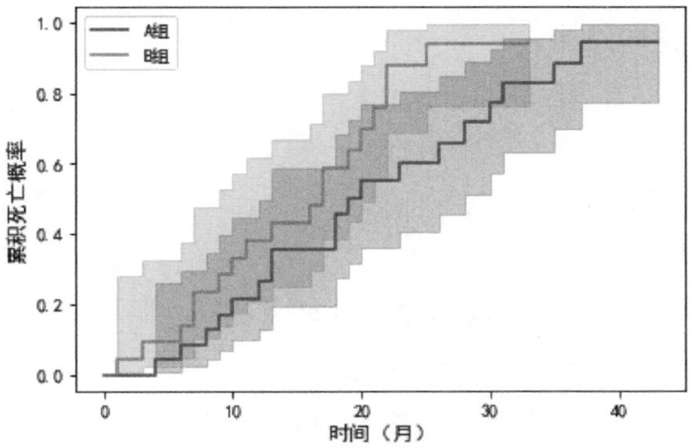

图 5–5　A、B 两组的累积死亡概率对比图

3．对两组生存率进行比较

（1）实践程序及说明。

```
# Model5--AB 两组生存分析（生存率比较）
import pandas as pd;  import matplotlib.pyplot as plt
from lifelines import KaplanMeierFitter   # 导入生存分析 KaplanMeierFitter 方法
from lifelines.statistics import logrank_test
plt.rcParams['font.sans-serif']=['SimHei'];  plt.rcParams['axes.unicode_minus']=False
data=pd.read_excel('D:/PyData2403/AB 组生存分析数据 .xlsx')
kmf=KaplanMeierFitter( )   # 创建 KaplanMeier 拟合对象
kmf.fit(durations=data['Time'][data['Group']=='A 组 '],event_observed=data['Status']
        [data['Group']=='A 组 '], label='A 组 ')   # A 组数据拟合
print('3-1 A 组生存率：\n',kmf.survival_function_)
kmf.fit(data['Time'][~(data['Group']=='A 组 ')],data['Status'][~(data['Group']=='A 组 ')],label='B 组 ')
  # B 组数据拟合，注意 ~(data['Group']=='A 组 ') 中的 ( ) 号不能省
print('3-2 B 组生存率：\n',kmf.survival_function_)
lr_test=logrank_test(data['Time'][data['Group']=='A 组 '],
                     data['Time'][data['Group']=='B 组 '],
                     data['Status'][data['Group']=='A 组 '],
                     data['Status'][data['Group']=='B 组 '], alpha=0.95)
```

```
  # 两组生存率比较检验
print('3-3 A、B 两组生存率比较检验结果：\n',lr_test.summary)
```

（2）实践结果。

3-1 A 组生存率：

timeline	A 组
0.0	1.000000
2.0	1.000000
4.0	0.958333
…	…
35.0	0.113417
37.0	0.056709
43.0	0.056709

3-2 B 组生存率：

timeline	B 组
0.0	1.000000
1.0	0.954545
2.0	0.954545
…	…
22.0	0.120644
25.0	0.060322
33.0	0.060322

3-3 A、B 两组生存率比较检验结果：

	test_statistic	p	-log2(p)
0	2.938902	0.08647	3.531665

4．对两组的累积风险进行比较

（1）实践程序及说明。

```
  # Model5--AB 两组生存分析（累积风险概率比较）
import pandas as pd;  import matplotlib.pyplot as plt
from lifelines import KaplanMeierFitter  # 导入生存分析 KaplanMeierFitter 方法
from lifelines import NelsonAalenFitter  # 导入生存分析 NelsonAalenFitter 方法
plt.rcParams['font.sans-serif']=['SimHei'];  plt.rcParams['axes.unicode_minus']=False
DataF=pd.read_excel('D:/PyData2403/AB 组生存分析数据 .xlsx')
  # A 组数据分析
data_1=DataF[DataF['Group']=='A 组 ']  # 获取 A 组数据
kmf_1=KaplanMeierFitter( )  # 创建 KaplanMeier 拟合对象
kmf_1.fit(durations=data_1['Time'], event_observed=data_1['Status'])  # 数据拟合
print('4-11 A 组 event_table（KM）：\n',kmf_1.event_table)  # 输出风险事件表
print('4-12 A 组累积风险密度 cumulative_density（KM）：\n',kmf_1.cumulative_density_)
kmf_1.plot_cumulative_density(label='cumulative_density' )  # 绘制累积风险密度图
naf_1=NelsonAalenFitter( )  # 创建风险概率估计对象
naf_1.fit(durations=data_1['Time'], event_observed=data_1['Status'])  # 数据拟合
print('4-13 A 组 event_table（NA）：\n',naf_1.event_table) # 输出风险事件表
print('4-14 A 组累积风险 cumulative_hazard（NA）：\n',naf_1.cumulative_hazard_)
print('4-15 A 组累积风险 95% 置信区间 CI_cumulative_hazard（NA）：\n',
      naf_1.confidence_interval_cumulative_hazard_)
naf_1.plot_cumulative_hazard(label='cumulative_hazard')  # 绘制累积风险图
plt.xlabel(' 时间（月）',fontsize=12);  plt.ylabel(' 累积风险密度 / 累积风险 ',fontsize=12)
plt.title(' 图 5-6   A 组累积死亡风险概率密度与累积风险 ',y=-0.25,fontsize=14)
plt.legend(loc='upper left');  plt.show( )
```

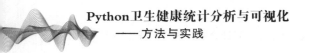

```
    # B 组数据分析
data_2=DataF[DataF['Group']=='B 组 '] # 获取 B 组数据
kmf_2=KaplanMeierFitter( ) # 创建 KaplanMeier 拟合对象
kmf_2.fit(durations=data_2['Time'], event_observed=data_2['Status']) # 数据拟合
print('4-21 B 组 event_table（KM）：\n',kmf_2.event_table) # 输出风险事件表
print('4-22 B 组累积风险密度 cumulative_density（KM）：\n',kmf_2.cumulative_density_)
kmf_2.plot_cumulative_density(label='cumulative_density' ) # 绘制累积风险密度图
naf_2=NelsonAalenFitter( ) # 创建风险概率估计对象
naf_2.fit(durations=data_2['Time'], event_observed=data_2['Status']) # 数据拟合
print('4-23 B 组 event_table（NA）：\n',naf_2.event_table) # 输出风险事件表
print('4-24 B 组累积风险 cumulative_hazard（NA）：\n',naf_2.cumulative_hazard_)
print('4-25 B 组累积风险 95% 置信区间 CI_cumulative_hazard（NA）：\n',
      naf_2.confidence_interval_cumulative_hazard_)
naf_2.plot_cumulative_hazard(label='cumulative_hazard') # 绘制累积风险图
plt.xlabel(' 时间（月）',fontsize=12); plt.ylabel(' 累积风险密度 / 累积风险 ',fontsize=12)
plt.title(' 图 5-7  B 组累积死亡风险概率密度与累积风险图 ',y=-0.25,fontsize=14)
plt.legend(loc='upper left'); plt.show( )
    # 绘制两组的累积风险概率密度比较图
kmf_1.plot_cumulative_density(label='A 组 ' )
kmf_2.plot_cumulative_density(label='B 组 ' )
plt.xlabel(' 时间（月）',fontsize=12); plt.ylabel(' 累积风险密度 ',fontsize=12)
plt.title(' 图 5-8  A、B 两组的累积死亡风险概率密度比较图 ',y=-0.25,fontsize=14)
plt.legend(loc='lower right'); plt.show( )
    # 绘制两组的累积风险比较图
naf_1.plot_cumulative_hazard(label='A 组 ')
naf_2.plot_cumulative_hazard(label='B 组 ')
plt.xlabel(' 时间（月）',fontsize=12); plt.ylabel(' 累积风险 ',fontsize=12)
plt.legend(loc='upper left')
plt.title(' 图 5-9  A、B 两组的累积死亡风险比较图 ',y=-0.25,fontsize=14); plt.show( )
```

（2）实践结果。

4-11 A 组 event_table（KM）：

event_at	removed	observed	censored	entrance	at_risk
0.0	0	0	0	25	25
2.0	1	0	1	0	25
4.0	1	1	0	0	24
…	…	…	…	…	…
35.0	1	1	0	0	3
37.0	1	1	0	0	2
43.0	1	0	1	0	1

4–12 A 组累积风险密度 cumulative_density（KM）：

timeline	KM_estimate	timeline	KM_estimate	timeline	KM_estimate
0.0	0.000000	13.0	0.354938	26.0	0.659748
2.0	0.000000	15.0	0.354938	28.0	0.716456
4.0	0.041667	18.0	0.454179	30.0	0.773165
6.0	0.083333	19.0	0.503799	31.0	0.829874
8.0	0.126984	20.0	0.553419	35.0	0.886583
9.0	0.170635	23.0	0.603039	37.0	0.943291
10.0	0.216711	24.0	0.603039	43.0	0.943291
12.0	0.262787				

4–13 A 组 event_table（NA）：

event_at	removed	observed	censored	entrance	at_risk
0.0	0	0	0	25	25
2.0	1	0	1	0	25
4.0	1	1	0	0	24
...	...	...	...	...	...
35.0	1	1	0	0	3
37.0	1	1	0	0	2
43.0	1	0	1	0	1

4–14 A 组累积风险 cumulative_hazard（NA）：

timeline	NA_estimate	timeline	NA_estimate	timeline	NA_estimate
0.0	0.000000	13.0	0.426310	26.0	1.031443
2.0	0.000000	15.0	0.426310	28.0	1.198110
4.0	0.041667	18.0	0.586566	30.0	1.398110
6.0	0.085145	19.0	0.677475	31.0	1.648110
8.0	0.132764	20.0	0.777475	35.0	1.981443
9.0	0.182764	23.0	0.888586	37.0	2.481443
10.0	0.238320	24.0	0.888586	43.0	2.481443
12.0	0.297143				

4–15 A 组累积风险 95% 置信区间 CI_cumulative_hazard（NA）：

	NA_estimate_lower_0.95	NA_estimate_upper_0.95
0.0	0.000000	0.000000
2.0	0.000000	0.000000
4.0	0.005869	0.295795
...	...	...
35.0	1.123937	3.493184
37.0	1.360779	4.525029
43.0	1.360779	4.525029

4–16 A 组累积死亡风险概率密度与累积风险图见图 5–6。

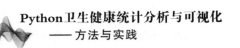

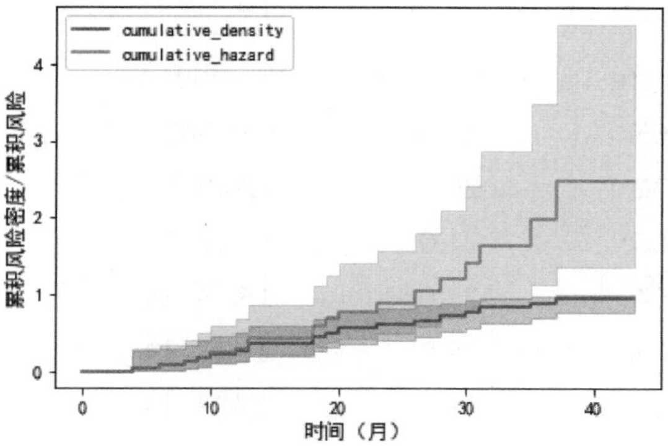

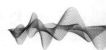

图 5-6　A 组累积死亡风险概率密度与累积风险

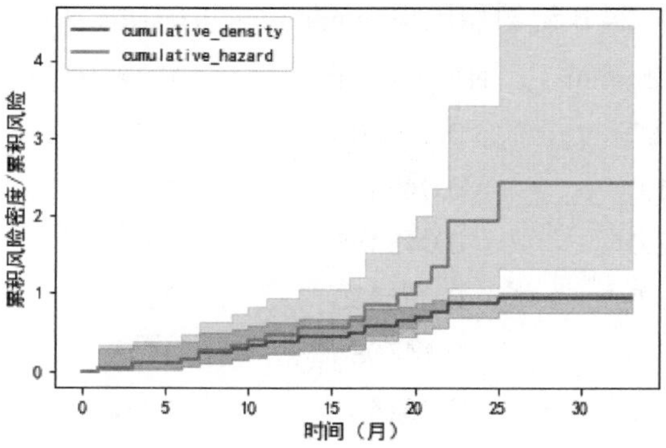

图 5-7　B 组累积死亡风险概率密度与累积风险图

4-21 B 组 event_table（KM）：

event_at	removed	observed	censored	entrance	at_risk
0.0	0	0	0	22	22
1.0	1	1	0	0	22
2.0	1	0	1	0	21
...	...	...	...	...	...
22.0	2	2	0	0	4
25.0	1	1	0	0	2
33.0	1	0	1	0	1

4-22 B 组累积风险密度 cumulative_density（KM）：

timeline	KM_estimate	timeline	KM_estimate	timeline	KM_estimate
0.0	0.000000	9.0	0.284091	19.0	0.638068
1.0	0.045455	10.0	0.331818	20.0	0.698390
2.0	0.045455	11.0	0.379545	21.0	0.758712
3.0	0.093182	13.0	0.431250	22.0	0.879356
6.0	0.140909	16.0	0.482955	25.0	0.939678
7.0	0.236364	17.0	0.586364	33.0	0.939678

4-23 B 组 event_table（NA）：

event_at	removed	observed	censored	entrance	at_risk
0.0	0	0	0	22	22
1.0	1	1	0	0	22
2.0	1	0	1	0	21
...	...	...	...	...	...
22.0	2	2	0	0	4
25.0	1	1	0	0	2
33.0	1	0	1	0	1

4–24 B 组累积风险 cumulative_hazard（NA）：

timeline	NA_estimate	timeline	NA_estimate	timeline	NA_estimate
0.0	0.000000	9.0	0.324965	19.0	0.973414
1.0	0.045455	10.0	0.391632	20.0	1.140081
2.0	0.045455	11.0	0.463060	21.0	1.340081
3.0	0.095455	13.0	0.546394	22.0	1.923414
6.0	0.148086	16.0	0.637303	25.0	2.423414
7.0	0.262465	17.0	0.848414	33.0	2.423414

4–25 B 组累积风险 95% 置信区间 CI_cumulative_hazard（NA）：

	NA_estimate_lower_0.95	NA_estimate_upper_0.95
0.0	0.000000	0.000000
1.0	0.006403	0.322685
2.0	0.006403	0.322685
...	...	...
22.0	1.078913	3.428933
25.0	1.314632	4.467361
33.0	1.314632	4.467361

4–26 B 组累积死亡风险概率密度与累积风险图见图 5–7。

4–27 A、B 两组累积死亡风险概率密度和累积死亡风险比较图见图 5–8、图 5–9。

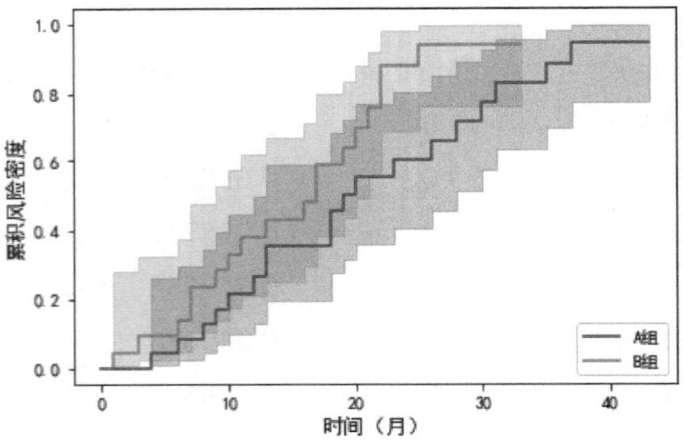

图 5–8　A、B 两组的累积死亡风险概率密度比较图

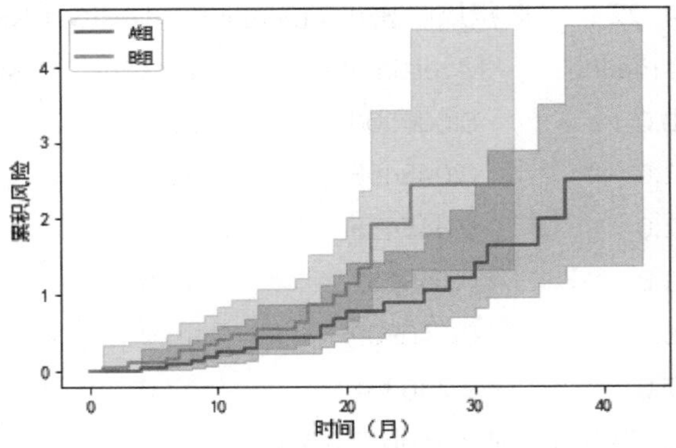

图 5–9　A、B 两组的累积死亡风险比较图

第九节　Cox 比例风险回归模型

一、实践数据

A、B 两种治疗方案（简称 A 组、B 组）分别治疗某恶性肿瘤患者 25 人和 22 人，患者基本情况包括性别（男性 =1，女性 =2）、年龄（岁）和体重（kg），病情包括严重程度分级（分为 1、2、3 级）、是否转移（转移 =1，未转移 =0）。随访记录患者的生存时间（月）和结局（死亡 =1，

删失 =0）。数据文件为“:/PyData2403/AB 组 COX 生存分析数据 .xlsx”，部分数据见表 5-2。

表 5-2　47 名某种恶性肿瘤患者的生存时间（月）及相关情况

编号	疗法	性别	年龄	体重	分级	是否转移	生存时间	结局
1	A 组	2	42	54.6	3	1	10	1
2	A 组	1	65	83.7	3	1	2	0
3	A 组	2	45	59.5	3	1	12	1
4	A 组	2	49	44.9	3	1	13	1
5	A 组	1	46	62.8	2	0	18	1
…	…	…	…	…	…	…	…	…
43	B 组	1	69	64.5	2	0	16	1
44	B 组	1	59	47.8	1	0	19	0
45	B 组	2	53	49.6	1	0	25	1
46	B 组	2	31	60.9	2	0	19	1
47	B 组	1	59	68.6	2	0	17	1

二、实践任务

以性别、年龄、疗法等因素为协变量，采用 Cox 回归模型分析患者的生存时间及状态的影响因素。

三、实践程序及说明

```
    # Model5--AB 组 Cox 比例风险回归分析
import pandas as pd
from lifelines import CoxPHFitter   # 从 lifelines 库导入 CoxPHFitter 方法
data=pd.read_excel('D:/PyData2403/AB 组 COX 生存分析数据 .xlsx')
data.drop(' 编号 ',axis=1,inplace=True)   # 删除不纳入分析的列数据
data.loc[data[' 疗法 ']=='A 组 ',' 疗法 ']=1   # 将 A 组疗法赋值为 1
data.loc[data[' 疗法 ']=='B 组 ',' 疗法 ']=2   # 将 B 组疗法赋值为 2
cph=CoxPHFitter( )   # 构建模型
cph.fit(data,' 生存时间 ', event_col=' 结局 ')   # 创建拟合对象，利用数据拟合
print('（1）Cox 回归预分析结果：'); cph.print_summary( )   # 输出预分析结果
data=data[[' 疗法 ',' 是否转移 ',' 体重 ',' 分级 ',' 生存时间 ',' 结局 ']]
  # 根据预分析结果选取纳入分析数据
cph=CoxPHFitter( )
cph.fit(data,' 生存时间 ', event_col=' 结局 ')   # 创建拟合对象，利用数据拟合
print('（2）某种恶性肿瘤患者生存时间影响因素的 Cox 回归分析结果：'); cph.print_summary( )
  # 输出分析结果
```

四、实践结果

（1）Cox 回归预分析结果：

<lifelines.CoxPHFitter: fitted with 47 total observations, 10 right-censored observations>

duration col = ' 生存时间 '

event col = ' 结局 '

baseline estimation = breslow

number of observations = 47

number of events observed = 37

partial log-likelihood =-68.23

---

covariate	coef	exp(coef)	se(coef)	coef lower 95%	coef upper 95%	exp(coef) lower 95%	exp(coef) upper 95%
疗法	1.26	3.54	0.39	0.50	2.03	1.64	7.60
性别	-0.22	0.80	0.41	-1.01	0.58	0.36	1.78
年龄	0.00	1.00	0.01	-0.02	0.03	0.98	1.03
体重	0.03	1.04	0.02	-0.00	0.07	1.00	1.07
分级	2.66	14.25	0.62	1.45	3.87	4.26	47.71
是否转移	2.99	19.81	1.23	0.58	5.39	1.79	218.59

covariate	cmp to	z	p	-log2(p)
疗法	0.00	3.23	<0.005	9.68
性别	0.00	-0.54	0.59	0.76
年龄	0.00	0.17	0.87	0.21
体重	0.00	1.90	0.06	4.13
分级	0.00	4.31	<0.005	15.90
是否转移	0.00	2.44	0.01	6.08

Concordance = 0.92

Partial AIC = 148.47

log-likelihood ratio test = 81.15 on 6 df

-log2(p) of ll-ratio test = 48.78

（2）某种恶性肿瘤患者生存时间影响因素的 Cox 回归分析结果：

<lifelines.CoxPHFitter: fitted with 47 total observations, 10 right-censored observations>

duration col = ' 生存时间 '

event col = ' 结局 '

baseline estimation = breslow

number of observations = 47

number of events observed = 37

```
partial log-likelihood =-68.41
---
covariate     coef  exp(coef)  se(coef)       coef       coef  exp(coef)  exp(coef)
                                         lower 95%  upper 95%  lower 95%  upper 95%
疗法          1.28       3.60      0.39       0.51       2.05       1.67       7.74
是否转移      2.96      19.33      1.23       0.56       5.37       1.75     213.91
体重          0.04       1.04      0.02       0.01       0.07       1.01       1.07
分级          2.62      13.80      0.61       1.42       3.82       4.15      45.82

covariate   cmp to        z         p    -log2(p)
疗法          0.00     3.27    <0.005        9.87
是否转移      0.00     2.41      0.02        5.99
体重          0.00     2.31      0.02        5.57
分级          0.00     4.28    <0.005       15.74
---
Concordance = 0.91
Partial AIC = 144.82
log-likelihood ratio test = 80.80 on 4 df
-log2(p) of ll-ratio test = 52.91
```

第十节　判别分析

一、Fisher 判别分析

使用 Scikit-learn 库中的 LinearDiscriminantAnalysis 类可以实现 Fisher 判别分析。

（一）实践数据

表 5-3 为 50 名成年男女的体格检查部分数据，包括编号、年龄（岁）、性别（男性 =1，女性 =2）、身高（cm）、体重（kg）、收缩压和舒张压（mmHg）、腰围（cm）、胸围（cm）、臀围（cm）、体质指数和体质分类（体重过低 =0，正常 =1，超重 =2，肥胖 =3）、高血压（是 =1，否 =0）。数据文件为“:/PyData2403/ 成年人体质 50.xlsx”。

表 5-3　50 名成年人体格检查部分数据

编号	年龄	性别	身高	体重	收缩压	舒张压	体质指数	腰围	胸围	臀围	体质分类	高血压
1	41.7	2	152	54.6	124	66	23.63	77.7	81.3	85.9	1	0
2	64.7	1	166.2	83.7	137	80	30.3	97.8	101.9	105.9	3	0
3	45.1	2	152.6	59.5	118	78	25.55	80.2	85.6	88.2	2	0
4	48.7	2	152.8	44.9	95	62	19.23	73	81.7	86.3	1	0
5	46	1	169.5	62.8	123	77	21.86	82.4	90.7	95.8	1	0

续上表

编号	年龄	性别	身高	体重	收缩压	舒张压	体质指数	腰围	胸围	臀围	体质分类	高血压
…	…	..	…	…	…	…	…	…	…	…	…	…
46	30.6	2	157.3	60.9	101	69	24.61	72	84.2	88.9	2	0
47	58.6	1	169.5	68.6	100	63	23.88	87	90.7	95.8	1	0
48	38.9	1	168.5	74.7	118	65	26.31	90.5	92.1	95.2	2	0
49	71.1	1	159.8	70.6	149	78	27.65	92	91.5	95.3	2	1
50	61.7	2	155.2	58.1	128	80	24.12	80.6	83.5	87.7	2	0

（二）实践任务

根据身高和体重进行体质分类的 Fisher 判别分析。

（三）实践程序及说明

```
    # Model5--Fisher 体质判别分析
import pandas as pd;  import matplotlib.pyplot as plt
plt.rcParams['font.sans-serif']=['SimHei'];  plt.rcParams['axes.unicode_minus']=False
from sklearn.discriminant_analysis import LinearDiscriminantAnalysis
  # 导入线性判别分析类
DataF=pd.read_excel('F:/PyData2403/ 成年人体质 50.xlsx')
print('（1）数据类型：',type(DataF));  print('（2）数据前 5 行：\n',DataF.head(5))
x=DataF[[' 身高 ',' 体重 ']]   # 获取身高和体重数据作为判别指标
y=DataF[' 体质分类 ']   # 获取体质分类数据作为判别类别
Fisher_discr=LinearDiscriminantAnalysis( )   # 定义 Fisher 判别分类器对象
Fisher_discr.fit(x,y)   # 代入数据进行判别分析
y_predict=Fisher_discr.predict(x);  print('（3）判别分析结果：',y_predict)
score=Fisher_discr.score(x,y,sample_weight=None)
print('（4）判别准确率（%）：',round(score*100,2))
DataF['y_predict']=y_predict
print('（5）添加判别结果 y_predict 后的部分数据（前 5 行）：\n',
      DataF[[' 身高 ',' 体重 ',' 体质分类 ','y_predict']].head(5))
    # 绘制实际类别与判别类别对比图
xFisher_discr=Fisher_discr.transform(x)   # 生成判别函数分类转换值
print('（6）判别函数分类转换值：\n',xFisher_discr)
plt.scatter(xFisher_discr[:,0],y,c='y',marker='o',label=' 实际类别 ')
plt.scatter(xFisher_discr[:,0],y_predict,c='r',marker='+',label=' 判别类别 ')
plt.xlabel(' 判别分类函数转换值 ',fontsize=11);  plt.ylabel(' 类别 ',fontsize=11)
plt.yticks([0,1,2,3]);  plt.legend(fontsize=10)
plt.title(' 图 5-10   成年人体质分类实际类别与判别类别的比较图 ',y=-0.28,fontsize=14);  plt.show( )
```

（四）实践结果

（1）数据类型：<class 'pandas.core.frame.DataFrame'>。

（2）数据前 5 行：

	编号	年龄	性别	身高	体重	收缩压	舒张压	体质指数	腰围	胸围	臀围	体质分类	高血压
0	1	41.7	2	152.0	54.6	124	66	23.63	77.7	81.3	85.9	1	0
1	2	64.7	1	166.2	83.7	137	80	30.30	97.8	101.9	105.9	3	0
2	3	45.1	2	152.6	59.5	118	78	25.55	80.2	85.6	88.2	2	0
3	4	48.7	2	152.8	44.9	95	62	19.23	73.0	81.7	86.3	1	0
4	5	46.0	1	169.5	62.8	123	77	21.86	82.4	90.7	95.8	1	0

（3）判别分析结果：[2 3 2 1 1 2 2 2 2 1 1 1 1 1 1 1 3 2 3 3 1 3 3 2 1 2 2 2 1 0 2 1 1 3 2 1 1 0 3 3 2 2 1 1 1 2 1 2 2 2]。

（4）判别准确率（%）：96.0。

（5）添加判别结果 y_predict 后的部分数据（前 5 行）：

	身高	体重	体质分类	y_predict
0	152.0	54.6	1	2
1	166.2	83.7	3	3
2	152.6	59.5	2	2
3	152.8	44.9	1	1
4	169.5	62.8	1	1

（6）判别函数分类转换值：

```
[[-0.39762471  0.86423244] [ 4.47147613 -0.81142701] [ 0.82573995  0.82258593]
[-3.26717831  0.67975431] [-2.06647444 -1.42057923] [ 0.64379653  0.85572161]
[ 1.71284955  -0.583676  ] [ 0.98515589  0.77602197] [ 0.17231002 -1.61209283]
...             ...           ...           ...           ...           ...
[ 0.3943507     2.0757277 ] [-1.27976331 -1.21907942] [-3.52194175  0.07166146]
[-1.91904409  0.7439453 ] [ 0.15510014  0.20257783] [-0.45841915 -1.37450695]
[ 1.45808612 -1.19176885] [ 2.28124725 -0.05607714] [-0.14812555  0.46232984]]
```

（7）绘图结果见图 5–10。

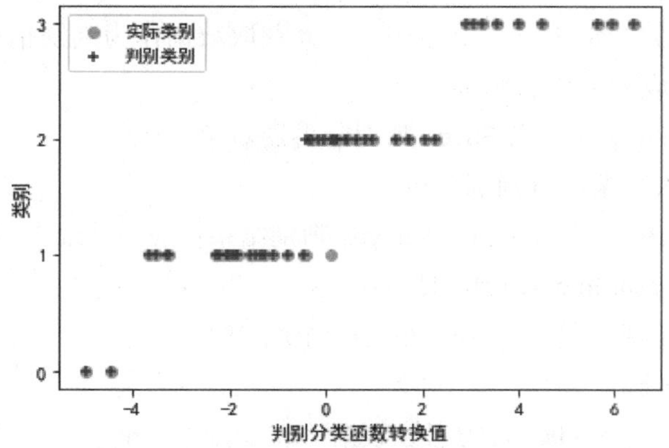

图 5–10　成年人体质分类实际类别与判别类别的比较图

二、Bayes 判别分析

在 Scikit-learn 库中，根据特征数据的先验分布不同，提供了 5 种不同的朴素贝叶斯分类算法（sklearn.naive_bayes 模块），分别是伯努利朴素贝叶斯（BernoulliNB）、类朴素贝叶斯（CategoricalNB）、高斯朴素贝叶斯（GaussianNB）、多项式朴素贝叶斯（MultinomialNB）和补充朴素贝叶斯（ComplementNB）。这 5 种算法适合应用在不同的数据场景下，应根据特征变量的不同选择不同的算法。具体用法见表 5-4。

表 5-4　Scikit-learn 库 5 种不同的朴素贝叶斯分类算法

类	用途
sklearn.naive_bayes.BernoulliNB	Naive Bayes classifier for multivariate Bernoulli models
sklearn.naive_bayes.CategoricalNB	Naive Bayes classifier for categorical features
sklearn.naive_bayes.GaussianNB	Gaussian Naive Bayes（GaussianNB）
sklearn.naive_bayes.MultinomialNB	Naive Bayes classifier for multinomial models
sklearn.naive_bayes.ComplementNB	The Complement Naive Bayes classifier described in Rennie et al.

本例使用 Scikit-learn 库中的 MultinomialNB 类进行贝叶斯判别。

（一）实践数据

现有 50 名成年男女的体格检查数据，数据文件为“:/PyData2403/ 成年人体质 50.xlsx”。

（二）实践任务

根据体重、体质指数、收缩压和舒张压进行成年人是否患高血压的 Bayes 判别分析。

（三）实践程序及说明

```
    # Model5-- 成人体质 MultinomialNB 判别分析
import pandas as pd; import matplotlib.pyplot as plt
plt.rcParams['font.sans-serif']=['SimHei']; plt.rcParams['axes.unicode_minus']=False
from sklearn.naive_bayes import MultinomialNB
  # 导入 Bayes 判别分析 MultinomialNB 类
DataF=pd.read_excel('F:/PyData2403/ 成年人体质 50.xlsx')
x=DataF[[' 体重 ',' 体质指数 ',' 收缩压 ',' 舒张压 ']]  # 获取数据作为判别指标
y=DataF[' 高血压 ']  # 获取数据作为判别类型
Bayes_discr=MultinomialNB( )  # 定义 Bayes 判别分类器对象
Bayes_discr.fit(x,y)  # 代入数据进行判别分析
y_predict=Bayes_discr.predict(x); print('（1）Bayes 判别结果：',y_predict)
score=Bayes_discr.score(x,y,sample_weight=None)
print('（2）Bayes 判别准确率（%）：',round(score*100,2))
DataF['y_predict']=y_predict
print('（3）添加判别结果 y_predict 后的部分数据（前 5 行）：\n',
    DataF[[' 体重 ',' 体质指数 ',' 收缩压 ',' 舒张压 ',' 高血压 ','y_predict']].head(5))
    # 绘制实际类别与判别类别对比图
```

```
plt.scatter(y,y_predict,c='r',marker='o',label=' 类别 ')
plt.xticks([0,1]); plt.yticks([0,1])
plt.xlabel(' 实际类别 ',fontsize=11); plt.ylabel(' 判别类别 ',fontsize=11)
plt.title(' 图 5-11　成年人高血压 Bayes 判别分析实际类别与判别类别比较图 ',y=-0.26,fontsize=13)
plt.legend( ); plt.show( )
```

（四）实践结果

（1）Bayes 判别结果：[0 0 0 0 0 0 0 0 0 0 0 0 1 1 1 0 0 0 0 0 0 1 0 0 1 0 0 0 0 0 0 0 0 1 0 0 1 1 0 0 0 0 0 0 1 1 0 0 0 0 0 0]。

（2）Bayes 判别准确率（%）：82.0。

（3）添加判别结果 y_predict 后的部分数据（前 5 行）：

	体重	体质指数	收缩压	舒张压	高血压	y_predict
0	54.6	23.63	124	66	0	0
1	83.7	30.30	137	80	0	0
2	59.5	25.55	118	78	0	0
3	44.9	19.23	95	62	0	0
4	62.8	21.86	123	77	0	0

（4）绘图结果见图 5-11。

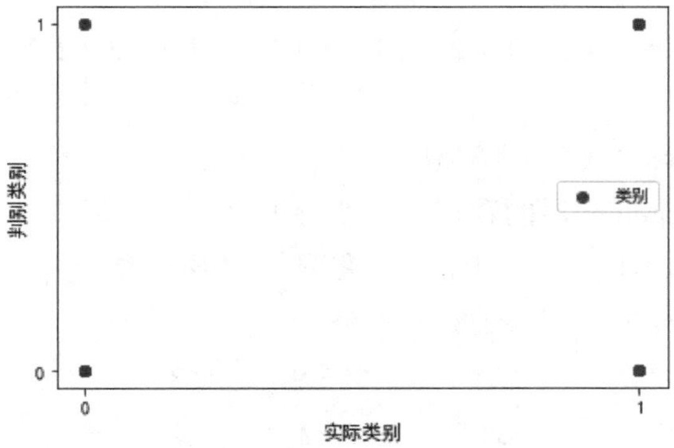

图 5-11　成年人高血压 Bayes 判别分析实际类别与判别类别比较图

三、距离判别分析

使用 Scikit-learn 库中的 KNeighborsClassifier 类可以实现距离判别。

（一）实践数据

现有 50 名成年男女的体格检查数据，数据文件为“:/PyData2403/ 成年人体质 50.xlsx”。

（二）实践任务

根据身高、体重、腰围、胸围、臀围进行成年人体质分类的距离判别分析。

（三）实践程序及说明

```
# Model5-- 成人体质 KNeighborsClassifier 判别分析
import pandas as pd; import matplotlib.pyplot as plt
plt.rcParams['font.sans-serif']=['SimHei']; plt.rcParams['axes.unicode_minus']=False
from sklearn.neighbors import KNeighborsClassifier
```

```
  # 导入 KNeighborsClassifier 判别分析类
DataF=pd.read_excel('F:/PyData2403/ 成年人体质 50.xlsx')
x=DataF[[' 身高 ',' 体重 ',' 腰围 ',' 胸围 ',' 臀围 ']]; y=DataF[' 体质分类 ']
KNC_discr=KNeighborsClassifier( )  # 定义 KNC 判别分类器对象
KNC_discr.fit(x,y)  # 代入数据进行判别分析
y_predict=KNC_discr.predict(x); print('（1）KNC 判别分析结果：',y_predict)
score=KNC_discr.score(x,y,sample_weight=None)
print('（2）KNC 判别结果准确率（%）：',round(score*100,2))
DataF['y_predict']=y_predict
print('（3）添加判别结果 y_predict 后的数据（前 5 行）：\n',
    DataF[[' 身高 ',' 体重 ',' 腰围 ',' 胸围 ',' 臀围 ',' 体质分类 ','y_predict']].head())
plt.scatter(y,y_predict,c='r',marker='o',label=' 类别 ')
plt.xticks([0,1,2,3]); plt.yticks([0,1,2,3]); plt.xlim(left=-1)
  # 设置 x 轴刻度标签、y 轴刻度标签、x 轴起始值
plt.xlabel(' 实际类别 ',fontsize=11); plt.ylabel(' 判别类别 ',fontsize=11)
plt.title(' 图 5-12  成年人实际体质分类与 KNC 分析判别类别比较图 ',y=-0.26,fontsize=15)
plt.legend( ); plt.show( )
```

（四）实践结果

（1）KNC 判别分析结果：[1 3 2 1 1 2 2 2 1 1 1 1 1 1 1 1 3 2 3 3 1 2 3 2 1 2 2 2 1 1 1 1 2 3 1 1 1 1 3 3 1 1 1 1 1 2 1 2 2 2]。

（2）KNC 判别结果准确率（%）：84.0。

（3）添加判别结果 y_predict 后的数据（前 5 行）：

	身高	体重	腰围	胸围	臀围	体质分类	y_predict
0	152.0	54.6	77.7	81.3	85.9	1	1
1	166.2	83.7	97.8	101.9	105.9	3	3
2	152.6	59.5	80.2	85.6	88.2	2	2
3	152.8	44.9	73.0	81.7	86.3	1	1
4	169.5	62.8	82.4	90.7	95.8	1	1

（4）绘图结果见图 5-12。

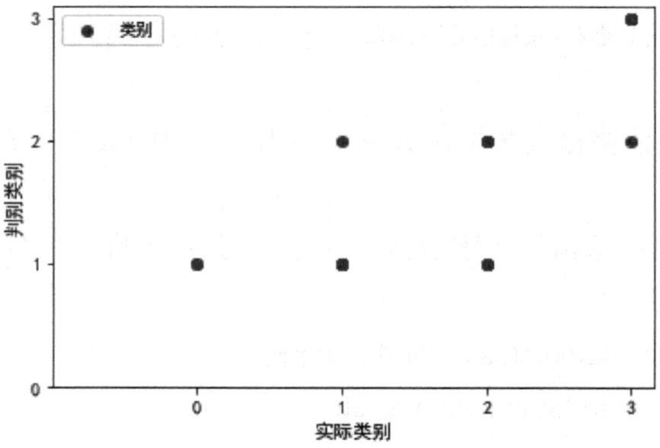

图 5-12　成年人实际体质分类与 KNC 分析判别类别比较图

第十一节　聚类分析

一、层次聚类

（一）实践数据

现有 50 名成年男女的体格检查数据，数据文件为“:/PyData2403/ 成年人体质 50.xlsx”。

（二）实践任务

根据年龄、身高、体重、腰围、胸围和臀围 6 个指标，采用层次聚类法对该 50 名成年人中前 25 名予以分类，并绘制聚类图。

（三）实践程序及说明

```
    # Model5-- 成年人体质层次聚类
import numpy as np;  import pandas as pd
import matplotlib.pyplot as plt;  plt.rcParams['font.sans-serif']=['SimHei']
plt.rcParams['axes.unicode_minus']=False
DataF=pd.read_excel('F:/PyData2403/ 成年人体质 50.xlsx')
DataF=DataF[[' 年龄 ',' 身高 ',' 体重 ',' 腰围 ',' 胸围 ',' 臀围 ']]   # 提取 6 个指标作为聚类数据
DataV=DataF.iloc[0:25,0:6].values   # 提取前 25 行的 6 个指标作为分析数据（数组形式）
print('（1）待分析数据数组：\n',DataV)
    # 数据标准化处理
from sklearn import preprocessing   # 导入数据标准化处理模块
    # Max-Min 标准化（采用 MinMaxScaler 类最小最大值 标准化法，将数据缩放到 [0，1] 间）
Minmax=preprocessing.MinMaxScaler( )  # 建立 MinMaxScaler 标准化处理对象
Data=Minmax.fit_transform(DataV)   # 对数据进行 MinMaxScaler 标准化处理
print('（2）Max-Min 标准化后的待分析数据数组：\n',np.round(Data,5))
print('（3）Max-Min 标准化后的变量描述性分析结果：\n',pd.DataFrame(Data).describe( ))
    # 使用 sklearn AgglomerativeClustering 进行层次聚类
from sklearn.cluster import AgglomerativeClustering   # 导入层次聚类方法
agg=AgglomerativeClustering(n_clusters=3,metric='euclidean', linkage='ward',compute_full_tree=True)
  # 构建层次聚类模型
''' metric 设置计算距离的方法，可选 'euclidean'、'l1'、'l2'、'manhattan'、'cosine' 或 'precomputed'，默认为 'euclidean'。如果 linkage='ward'，则 metric 必须为 'euclidean'。
linkage 设置簇之间距离（聚类）计算方法，可选 'ward'、'complete'、'average' 或 'single'，默认为 'ward'。'ward'：挑选两个簇来合并，使得所有簇中的方差增加最小；'complete'：将簇中点之间最大距离最小的两个簇合并；'average'：将簇中所有点之间平均距离最小的两个簇合并；'single'：将簇中点之间最小距离最小的两个簇合并。如果 compute_full_tree=True，则会生成一棵完整的树 '''
agg.fit(Data)   # 代入数据进行层次聚类
Group=agg.fit_predict(Data)   # 计算聚类结果
```

```
print('（4）AgglomerativeClustering 聚类结果：',Group)
print('（5）层次树中的叶子数：',agg.n_leaves_)
print('（6）每个非叶结点中的子节点数量：\n',agg.children_)
    #可视化层次聚类结果
from scipy.cluster.hierarchy import dendrogram, ward
  #导入绘制层次聚类图模块，导入在距离矩阵上执行 ward 链接的模块
linkage_array=ward(Data)  #获得 euclidean 氏距离链接矩阵
dendrogram(linkage_array)  #为包含簇之间距离的 linkage_array 绘制树状图
ax=plt.gca( )  #获得当前的绘图对象
bounds=ax.get_xbound( )  #用于以递增的顺序返回 x 轴的数值上下限
ax.plot(bounds, [2.5,2.5], '--', c='k'); ax.plot(bounds, [1.7,1.7], '--', c='b')
ax.text(bounds[1], 2.5,' two clusters',va='center', fontdict={'size': 13})
ax.text(bounds[1], 1.7,' three clusters',va='center', fontdict={'size': 13})
  #在树中标记划分成 2 个簇或 3 个簇的位置，并添加标注
plt.xlabel(" 病例索引号 ",fontsize=12); plt.ylabel(" 欧氏距离 ",fontsize=12)
plt.title(' 图 5-13   25 名成年人体质的层次聚类分析图 ',y=-0.29,fontsize=15); plt.show( )


    #Scipy 层次聚类
from scipy.cluster.hierarchy import linkage,dendrogram,ward, fcluster
  #导入层次聚类、绘图、建立距离链接矩阵、平面聚类模块
Z=linkage(Data, method='ward',metric='euclidean')
  #采用 linkage 函数返回的矩阵编码的层次聚类
'''method：设置聚类方法。'single'、'complete'、'average' 和 'ward' 分别表示最短距离法、最长距离法、类平均法和离差平方和法等，默认为 'single'。
metric：接受特定 str 或 function，设置计算距离的方法。'euclidean'、'minkowski'、'cityblock'
和 'cosine' 分别表示欧式距离、Minkowski 距离、绝对值距离和夹角余弦（度量变量之间的相似度），
默认为 euclidean'''
print('（7）用 linkage 函数返回的矩阵编码的层次聚类结果：\n',Z)
print('\n\t 这个矩阵表示一个树状图，其中第一个和第二个元素是每一步合并的两个簇，\
第三个元素是这些簇之间的距离，第四个元素是新簇的大小——包含的原始数据点的数量。')
    #以下 4 行 # 部分为可选方法
#from scipy.spatial.distance import pdist
#distance=pdist(Data)
#Z=linkage(distance,method='ward',metric='euclidean')
# 或者 Z=ward(pdist(Data))
fcluster1=fcluster(Z, t=0.9, criterion='distance')  #返回距离阈值为 t 的聚类结果
print('（8）返回距离阈值 t 设为 0.9 的聚类结果：',fcluster1)
fcluster2=fcluster(Z, t=1.9, criterion='distance')
print('（9）返回距离阈值 t 设为 1.9 的聚类结果：',fcluster2)
fcluster3=fcluster(Z, t=2.5, criterion='distance')
```

```
print('（10）返回距离阈值 t 设为 2.5 的聚类结果：',fcluster3)
    # 绘制聚类树状图
dendrogram=dendrogram(linkage(Data, method='ward'))
    # 以下 2 行 # 部分为可选方法
#import scipy.cluster.hierarchy as sch  # 导入层次聚类算法
#dendrogram=sch.dendrogram(sch.linkage(Data, method='ward'))
plt.title('图 5-14  25 名成年人体质的层次聚类分析图（Scipy 聚类）',y=-0.29,fontsize=15)
plt.xlabel('样本索引号',fontsize=12); plt.ylabel('Euclidean 距离',fontsize=12); plt.show()
```

（四）实践结果

（1）待分析数据数组：

```
[[ 41.7  152.   54.6  77.7  81.3  85.9] [ 64.7  166.2  83.7  97.8  101.9  105.9]
 [ 45.1  152.6  59.5  80.2  85.6  88.2] [ 48.7  152.8  44.9  73.   81.7  86.3]
 [ 46.   169.5  62.8  82.4  90.7  95.8] [ 42.6  152.3  58.6  75.9  81.5  86. ]
  ...     ...    ...    ...    ...    ...    ...    ...    ...    ...    ...    ...
 [ 51.3  169.7  90.8  103.5  98.8  101.9] [ 51.   156.7  48.   74.   83.8  88.5]
 [ 46.7  156.5  70.8  95.4  83.7  88.4] [ 61.5  163.4  86.7  101.3  92.4  97.3]
 [ 43.9  152.7  58.2  77.2  81.7  86.3] [ 52.9  163.9  61.8  87.1  87.7  92.6]]
```

（2）Max–Min 标准化后的待分析数据数组：

```
[[0.22802  0.19087  0.21133  0.1541   0.10435  0.11304]
 [0.85989  0.78008  0.84532  0.81311  1.       0.98261]
 [0.32143  0.21577  0.31808  0.23607  0.2913   0.21304]
  ...        ...       ...       ...       ...       ...
 [0.77198  0.6639   0.91068  0.92787  0.58696  0.6087 ]
 [0.28846  0.21992  0.28976  0.1377   0.12174  0.13043]
 [0.53571  0.68465  0.36819  0.4623   0.38261  0.40435]]
```

（3）Max–Min 标准化后的变量描述性分析结果：

	0	1	2	3	4	5
count	25.000000	25.000000	25.000000	25.000000	25.000000	25.000000
mean	0.465934	0.516183	0.411852	0.356852	0.399652	0.407130
std	0.262942	0.316538	0.277887	0.302374	0.293341	0.282302
min	0.000000	0.000000	0.000000	0.000000	0.000000	0.000000
25%	0.252747	0.224066	0.254902	0.098361	0.126087	0.134783
50%	0.420330	0.526971	0.361656	0.291803	0.382609	0.404348
75%	0.593407	0.780083	0.586057	0.501639	0.513043	0.573913
max	1.000000	1.000000	1.000000	1.000000	1.000000	1.000000

（4）AgglomerativeClustering 聚类结果：[0 1 0 0 2 0 2 0 2 2 2 0 0 0 2 2 1 0 1 1 0 0 1 0 2]。

（5）层次树中的叶子数：25。

（6）每个非叶结点中的子节点数量：

```
[[ 5 23] [ 0 25] [ 2  7] [ 3 20] [11 13] [ 9 15] [ 4 10] [14 24] [26 27] [ 6 31] [16 19] [17 21]
 [22 35] [32 34] [ 1 37] [28 33] [ 8 38] [12 29] [30 41] [36 40] [18 39] [42 44] [43 45] [46 47]]
```

（7）用 linkage 函数返回的矩阵编码的层次聚类结果：

```
[[5.    23.    0.06074039    2.     ]
 [0.    25.    0.12004222    3.     ]
 [2.    7.     0.15445779    2.     ]
 ...   ...    ...           ...
 [42.   44.    1.33608634    12.    ]
 [43.   45.    2.05830449    13.    ]
 [46.   47.    3.43038423    25.    ]]
```

这个矩阵表示一个树状图，其中第一个和第二个元素是每一步合并的两个簇，第三个元素是这些簇之间的距离，第四个元素是新簇的大小——包含的原始数据点的数量。

（8）返回距离阈值 t 设为 0.9 的聚类结果：[3 6 3 3 5 3 5 3 5 4 5 1 1 1 5 4 6 2 7 6 3 2 6 3 5]。

（9）返回距离阈值 t 设为 1.9 的聚类结果：[1 3 1 1 2 1 2 1 2 2 2 1 1 1 2 2 3 1 3 3 1 1 3 1 2]。

（10）返回距离阈值 t 设为 2.5 的聚类结果：[1 2 1 1 2 1 2 1 2 2 2 1 1 1 2 2 2 1 2 2 1 1 2 1 2]。

（11）两种层次聚类方法的聚类结果图分别见图 5–13、图 5–14。

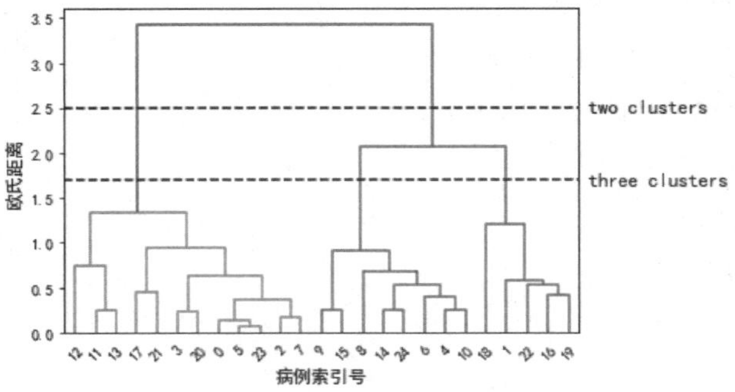

图 5–13　25 名成年人体质的层次聚类分析图

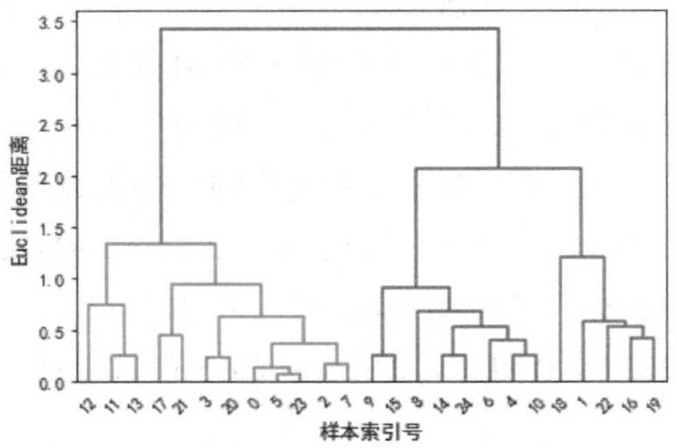

图 5–14　25 名成年人体质的层次聚类分析图（Scipy 聚类）

二、Kmeans 聚类

（一）实践数据

现有 50 名成年男女的体格检查数据，数据文件为“:/PyData2403/ 成年人体质 50.xlsx”。

（二）实践任务

根据年龄、身高、体重、腰围、胸围、臀围、收缩压和舒张压 8 个指标，采用 Kmeans 聚类法对这 50 名成年人予以分类。

（三）实践程序及说明

```
# Model5-- 成年人体质 KMeans 聚类
import numpy as np; import pandas as pd
DataF=pd.read_excel('F:/PyData2403/ 成年人体质 50.xlsx')
DataF=DataF[[' 年龄 ',' 身高 ',' 体重 ',' 腰围 ',' 胸围 ',' 臀围 ',' 收缩压 ',' 舒张压 ']]
  # 提取 8 个指标作为聚类数据
DataV=DataF.iloc[:,0:8].values  # 提取 8 个指标值作为聚类分析数据（数组形式）
    # 数据标准化处理（采用 StandardScaler 类均值和标准差法进行 Z-Score 标准化）
from sklearn import preprocessing  # 导入标准化处理模块
```

```
Zscore=preprocessing.StandardScaler( )  # 建立 Zscore 标准化对象
Data=Zscore.fit_transform(DataV)  # 对数据进行 Z-Score 标准化处理
print('（1）Z-Score 标准化处理后的数据数组：\n',np.round(Data,3))
print('（2）Z-Score 标准化变量的描述性分析结果：\n',pd.DataFrame(Data).describe( ))
    # KMeans 聚类分析
from sklearn.cluster import KMeans  # 导入 KMeans 模块
Kms=KMeans(n_clusters=3,algorithm='lloyd',n_init=30)
  # 创建 KMeans 聚类模型，设置集群数量、算法、迭代次数
'''K-means 距离计算算法参数 algorithm，可选 "auto"、"lloyd" 或 "elkan", 默认为 "auto"。lloyd 为欧式距离 ,elkan 为使用三角不等式，效率更高，但不支持稀疏矩阵，当为稀疏矩阵时，auto 使用 full（欧式距离），否则使用 elkan'''
Kms.fit(Data)  # 对数据进行聚类
print('（3）KMeans 聚类中心：\n',Kms.cluster_centers_)
print('（4）KMeans 聚类类别：',Kms.labels_)
print('（5）KMeans 聚类每个点到聚类中心的距离和：',Kms.inertia_)
Kms_y_pred=Kms.fit_predict(Data); print('（6）KMeans 聚类结果：',Kms_y_pred)
print('（7）transform（Data）结果：\n',Kms.transform(Data))
  # 将 Data 进行转换，转换为 K（K 为传入的类数量）列的矩阵，其中每行为一个实例
  # 每个实例包含 K 个数值，第 i 列为这个实例到第 K 个聚类中心的距离
print('（8）fit_transform（Data）结果：\n',Kms.fit_transform(Data))
  # 先进行 fit 之后进行 transform
```

（四）实践结果

（1）Z-Score 标准化处理后的数据数组：

```
[[-0.852 -0.906 -0.6   -0.566 -0.952 -0.989 -0.118 -0.66 ]
 [ 0.94   0.972  1.895  1.635  2.415  2.477  0.578  0.559]
 [-0.587 -0.827 -0.18  -0.292 -0.249 -0.591 -0.439  0.385]
 ...     ...    ...    ...    ...    ...    ...    ...
 [-1.071  1.276  1.123  0.835  0.814  0.623 -0.439 -0.747]
 [ 1.439  0.126  0.772  1.     0.716  0.64   1.221  0.385]
 [ 0.706 -0.483 -0.3   -0.249 -0.592 -0.677  0.096  0.559]]
```

（2）Z-Score 标准化变量的描述性分析结果：

	0	1	...	6	7
count	5.000000e+01	5.000000e+01	...	5.000000e+01	5.000000e+01
mean	-3.907985e-16	6.117329e-16	...	-1.645906e-16	1.598721e-16
std	1.010153e+00	1.010153e+00	...	1.010153e+00	1.010153e+00
min	-1.896864e+00	-2.466765e+00	...	-1.885077e+00	-2.227436e+00
25%	-7.570155e-01	-7.969040e-01	...	-7.604573e-01	-7.471226e-01
50%	-1.159723e-01	-1.124263e-01	...	-1.445940e-01	-5.050479e-02
75%	7.121230e-01	7.935973e-01	...	6.587060e-01	5.372665e-01
max	2.241664e+00	1.673168e+00	...	2.399189e+00	2.387658e+00

[8 rows x 8 columns]

（3）KMeans 聚类中心：
[[0.12011603 -0.77045075 -0.7869624 -0.70973418 -0.78335903 -0.84212023 -0.15798232 -0.25731321] [0.48198826 0.32405225 1.34792168 1.42415186 1.55093666 1.3622771 0.98300113 0.84929325] [-0.42474583 0.9161381 0.39740015 0.24801491 0.28483452 0.46767009 -0.29737849 -0.08636012]]。

（4）KMeans 聚类类别：[0 1 0 0 2 0 2 0 2 2 2 0 0 0 2 2 1 0 1 1 0 2 1 0 2 0 2 0 0 0 2 0 2 2 0 0 2 0 1 1 2 0 1 0 0 0 2 2 1 0]。

（5）KMeans 聚类每个点到聚类中心的距离和：205.54485362494736。

（6）KMeans 聚类结果：[0 1 0 0 2 0 2 0 2 2 2 0 0 0 2 2 1 0 1 1 0 2 1 0 2 0 2 0 0 0 2 0 2 2 0 0 2 0 1 1 2 0 1 0 0 0 2 2 1 0]。

（7）transform（Data）结果：

```
[[1.11072421 5.13155189 3.02890889]
[6.2335066  1.79222206 3.97397724]
[1.37364486 4.12799707 2.31007122]
...          ...          ...
[4.08144254 3.06213833 1.4761524 ]
[3.82760878 1.72026419 2.74695185]
[1.29266963 3.97968834 2.57310717]]
```

（8）fit_transform（Data）结果：

```
[[5.13155189 1.11072421 3.02890889]
[1.79222206 6.2335066  3.97397724]
[4.12799707 1.37364486 2.31007122]
...          ...          ...
[3.06213833 4.08144254 1.4761524 ]
[1.72026419 3.82760878 2.74695185]
[3.97968834 1.29266963 2.57310717]]
```

三、DBSCAN 聚类

（一）实践数据

现有 50 名成年男女的体格检查数据，数据文件为“:/PyData2403/ 成年人体质 50.xlsx”。

（二）实践任务

根据年龄、身高、体重和腰围，采用 DBSCAN 聚类法对这 50 名成年人予以分类。

（三）实践程序及说明

```
# Model5-- 成年人体质 DBSCAN 算法聚类
import pandas as pd
from sklearn import preprocessing   # 导入 preprocessing 模块
from sklearn.cluster import DBSCAN   # 导入 DBSCAN 模块
DataF=pd.read_excel('F:/PyData2403/ 成年人体质 50.xlsx')
DataF=DataF[[' 年龄 ',' 身高 ',' 体重 ',' 腰围 ']]   # 提取 4 个指标作为聚类数据
DataV=DataF.iloc[:,0:4].values   # 提取 4 个指标值作为聚类分析数据（数组形式）
Minmax=preprocessing.MinMaxScaler( )   # 建立 Minmax 标准化对象
Data=Minmax.fit_transform(DataV)   # MinMax 标准化处理数据
Dbs=DBSCAN(eps=0.2, min_samples=5,metric='euclidean')   # 构建 DBSCAN 聚类模型
''' 指定数据点半径为 eps 的邻域中数据点个数的最小个数 min_samples；metric 可选 'euclidean'、'manhattan'、'chebyshev' 或 'minkowski'；algorithm 最近邻搜索算法，可选 'auto'、'ball_tree'、'kd_tree' 或 'brute'。'brute' 是使用蛮力搜索，一般使用 'auto' 即可，会自动拟合最好的最优算法 '''
Dbs.fit(Data)   # 对数据进行聚类
```

```
Dbs_y_pred=Dbs.fit_predict(Data); print('DBSCAN 聚类结果：',Dbs_y_pred)
```

（四）实践结果

DBSCAN 聚类结果：[0 -1 0 1 -1 0 -1 0 -1 -1 2 -1 -1 -1 2 -1 -1 0 -1 -1 1 -1 -1 0 2 0 2 0 -1 -1 2 -1 -1 -1 -1 1 -1 -1 -1 -1 -1 -1 -1 1 1 -1 2 -1 -1 -1]。

四、Gaussian 混合模型聚类

（一）实践数据

现有 50 名成年男女的体格检查数据，数据文件为“:/PyData2403/ 成年人体质 50.xlsx”。

（二）实践任务

根据性别、年龄、体质指数、舒张压和收缩压，采用 Gaussian 混合模型对这 50 名成年人予以分类。

（三）实践程序及说明

```
# Model5-- 成年人体质 GaussianMixture 算法聚类
import pandas as pd; from sklearn import preprocessing
from sklearn.mixture import GaussianMixture   # 导入聚类方法
DataF=pd.read_excel('F:/PyData2403/ 成年人体质 50.xlsx')
DataF=DataF[[' 性别 ',' 年龄 ',' 体质指数 ',' 舒张压 ',' 收缩压 ']]   # 提取 5 个指标作为聚类数据
DataV=DataF.iloc[:,0:5].values   # 提取 4 个指标值作为聚类分析数据（数组形式）
Minmax=preprocessing.MinMaxScaler( )
Data=Minmax.fit_transform(DataV)   # MinMaxScaler 标准化处理数据
GausM=GaussianMixture(n_components=3)   # 构建聚类模型，设置群数
GausM.fit(Data)   # 对数据进行模型拟合
GausM_y_pred=GausM.predict(Data)   # 为每个示例分配一个集群
print('GaussianMixture 聚类结果：',GausM_y_pred)
```

（四）实践结果

GaussianMixture 聚类结果：[2 0 2 2 0 2 0 2 0 2 0 1 0 1 0 0 0 0 1 0 2 1 0 1 0 1 0 2 1 0 0 0 2 0 1 0 0 2 1 1 0 1 0 0 2 2 0 0 0 2]。

第十二节 主成分分析

一、主成分分析

（一）实践数据

为进行质量评价，取 10 个批次的复方金黄连颗粒样品，检测其中 8 种目标化合物（R，S）-告依春（X1）、连翘酯苷 B（X2）、连翘酯苷 A（X3）、连翘苷（X4）、黄芩苷（X5）、汉黄芩苷（X6）、黄芩素（X7）、汉黄芩素（X8）的含量。数据文件为“:/PyData2403/ 复方金黄连成分 .xlsx”。见表 5-5。

表 5-5　10 批次复方金黄连颗粒样品 8 种活性成分含量测定结果（mg/g）

编号	X1	X2	X3	X4	X5	X6	X7	X8
S1	0.2350	0.8320	3.9570	1.4190	29.2410	7.6490	2.8510	1.1290
S2	0.2090	0.7190	3.4440	1.2800	28.5510	6.9570	3.0150	1.1780
S3	0.2670	0.8450	3.8310	1.6530	29.8760	8.2930	2.8480	1.0240
S4	0.1990	0.6920	4.2680	1.4760	27.0390	7.3410	3.3960	0.9620
S5	0.2150	0.9580	4.0170	1.5840	26.6350	9.1730	3.4160	0.9910
S6	0.2320	0.8460	3.2970	1.1820	28.0870	8.3060	2.9670	1.3180
S7	0.2410	0.9200	3.9050	1.6960	27.9630	8.1570	2.3040	0.9060
S8	0.2580	0.7340	4.6030	1.5290	33.5720	6.1440	2.2920	1.1990
S9	0.2370	0.6860	4.3260	1.4790	29.9970	6.1290	2.2850	1.3320
S10	0.2020	0.7520	4.1590	1.1390	31.9100	6.2560	2.7790	1.2430

注：摘自张凯，韦杏．中国药师，2021，24（3）。

（二）实践任务

（1）采用 sklearn PCA 进行主成分分析。

（2）采用 numpy.linalg.eig( ) 等进行主成分分析。

（三）实践程序及说明

1．采用 sklearn PCA 进行主成分分析

（1）实践程序及说明。

```
    # Model5-- 复方金黄连主成分分析（1）(全部输出结果设置小数位数)
import pandas as pd; import numpy as np; import seaborn as sns
from sklearn.preprocessing import StandardScaler   # 导入数据标准化方法
from sklearn.decomposition import PCA   # 导入 PCA 主成分分析方法
import matplotlib.pyplot as plt
plt.rcParams['font.sans-serif'] = ['SimHei']; plt.rcParams['axes.unicode_minus'] = False
DataF=pd.read_excel('D:/PyData2403/ 复方金黄连成分 .xlsx')
  # 读取主成分分析数据 .xlsx 数据文件，转化为数据帧
DataF=DataF.iloc[:,1:9]   # 提取 8 列指标值作为主成分分析数据
    # 计算相关系数
print('1-1 变量相关系数矩阵：\n',round(DataF.corr( ), 2))
sns.heatmap(round(DataF.corr( ), 2),annot=True)   # 绘制相关系数矩阵热力图
plt.title(' 图 5-15   相关系数矩阵热力图 ',y=-0.25,fontsize=16); plt.show( )
    # 对数据进行 Z-Score 标准化
scaler=StandardScaler( ); scaler.fit(DataF)
DataF_scaled=scaler.transform(DataF); print('1-2 Z-Score 标准化后的数据：\n',np.round(DataF_scaled,3))
    # 主成分 PCA 拟合
PCA_model=PCA( )   # 构建主成分分析模型
PCA_model.fit(DataF_scaled)   # 对数据进行主成分分析拟合
```

```
print('1-3 PCA_model 相关矩阵的特征值：\n',np.round(PCA_model.explained_variance_,3))
  # 每个主成分能解释的方差（相关矩阵的特征值）
print('1-4 PCA_model 主成分的贡献率：\n',np.round(PCA_model.explained_variance_ratio_,3))
  # 每个主成分能解释的方差的百分比（主成分的贡献率）
    # 绘制主成分的贡献率散点图和折线图
plt.scatter(range(1,DataF.shape[1]+1),PCA_model.explained_variance_ratio_)
  # 绘制散点图，设置 x 轴、y 轴数据
plt.plot(range(1,DataF.shape[1]+1),PCA_model.explained_variance_ratio_)
  # 绘制线图，设置 x 轴、y 轴数据
plt.title(" 图 5-16　主成分的贡献率分布图 ",y=-0.26,fontsize=15)
plt.xticks(range(1,DataF.shape[1]+1)); plt.xlabel(" 主成分 ",fontsize=12)
plt.ylabel(" 贡献率 ",fontsize=12); plt.show( )
    # 绘制主成分累积贡献率线图
plt.plot(range(1,DataF.shape[1]+1),PCA_model.explained_variance_ratio_.cumsum( ),'o--')
plt.title(" 图 5-17　主成分累积贡献率分布图 ",y=-0.26,fontsize=15)
plt.xticks(range(1,DataF.shape[1]+1)); plt.xlabel(" 主成分 ",fontsize=12)
plt.ylabel(" 累积贡献率 ",fontsize=12)
plt.axhline(0.95, color='k', linestyle='--', linewidth=1); plt.show( )
    # 主成分载荷矩阵（特征向量）
PCA_model.components_  # 主成分特征向量
pca_names=['PrinComp'+str(i) for i in range(1, DataF.shape[1]+1)]  # 定义主成分变量名
pca_loadings=pd.DataFrame(PCA_model.components_, columns=DataF.columns,index=pca_names)
  # 建立主成分载荷（特征向量）数据帧
pca_loadings=round(pca_loadings,4)*(-1)
  # 向量值保留 4 位小数，并根据结果进行正负转化 *(-1)（非必需操作）
print('1-5 主成分载荷矩阵（特征向量）：\n',np.round(pca_loadings,3))
print('1-6 主成分载荷矩阵（特征向量）（格式转置）：\n',np.round(pca_loadings.T,3))
    # 计算每个样本的主成分得分
pca_scores=PCA_model.transform(DataF_scaled)  # 计算得分
pca_scores=pd.DataFrame(pca_scores,columns=pca_names)
  # 将得分数据转化为数据帧，并指定列名
print('1-7 主成分得分数据形状：',np.round(pca_scores.shape,3))
print('1-8 每个样本的主成分得分：\n',np.round(pca_scores,3))
```

（2）实践结果。

1–1 变量相关系数矩阵：

	X1	X2	X3	X4	X5	X6	X7	X8
X1	1.00	0.23	0.11	0.54	0.41	0.08	-0.60	0.01
X2	0.23	1.00	-0.35	0.39	-0.43	0.86	0.17	-0.49
X3	0.11	-0.35	1.00	0.36	0.50	-0.52	-0.34	-0.08
X4	0.54	0.39	0.36	1.00	-0.17	0.36	-0.20	-0.71

X5	0.41	-0.43	0.50	-0.17	1.00	-0.73	-0.64	0.50
X6	0.08	0.86	-0.52	0.36	-0.73	1.00	0.53	-0.57
X7	-0.60	0.17	-0.34	-0.20	-0.64	0.53	1.00	-0.31
X8	0.01	-0.49	-0.08	-0.71	0.50	-0.57	-0.31	1.00

相关系数热力图见图 5-15。

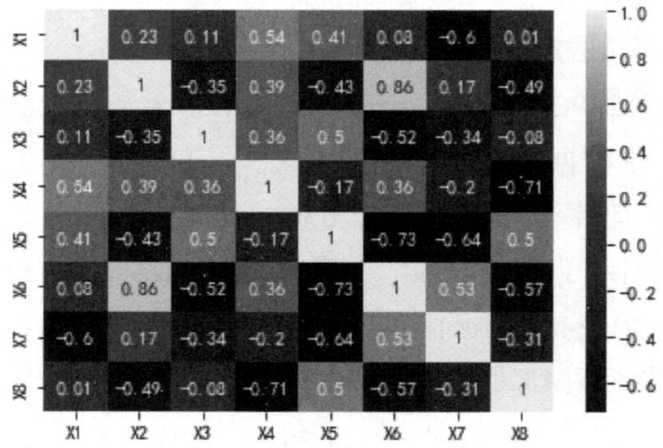

图 5-15　相关系数矩阵热力图

1-2 Z-Score 标准化后的数据：

[[0.252 0.37 -0.063 -0.137 -0.023 0.208 0.09   0.006]
[-0.94 -0.875 -1.431 -0.907 -0.36 -0.482 0.502 0.348]
[1.719 0.513 -0.399 1.16   0.288 0.849 0.082 -0.728]
[-1.398 -1.172 0.766 0.179 -1.098 -0.099 1.46 -1.161]
[-0.665 1.758 0.097 0.778 -1.295 1.725 1.511 -0.958]
[0.115 0.524 -1.823 -1.451 -0.586 0.862 0.382 1.326]
[0.527 1.34 -0.202 1.399 -0.647 0.714 -1.286 -1.552]
[1.306 -0.71   1.659 0.473 2.093 -1.291 -1.316 0.495]
[0.344 -1.238 0.921 0.196 0.347 -1.306 -1.334 1.424]
[-1.26 -0.511 0.475 -1.689 1.281 -1.18 -0.091 0.802]]

1-3 PCA_model 相关矩阵的特征值：

[3.901e+00 2.565e+00 1.374e+00 4.420e-01 3.380e-01 2.390e-01 2.700e-02 2.000e-03]。

1-4 PCA_model 主成分的贡献率：

[0.439 0.289 0.155 0.05 0.038 0.027 0.003 0.]。

主成分贡献率和累积贡献率分布图分别见图 5-16、图 5-17。

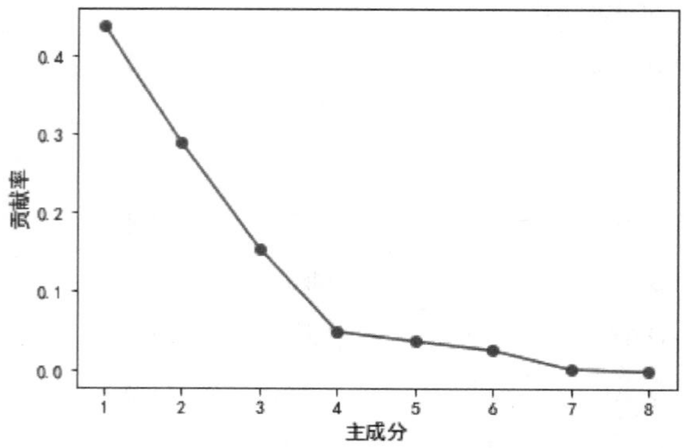

图 5-16　主成分的贡献率分布图

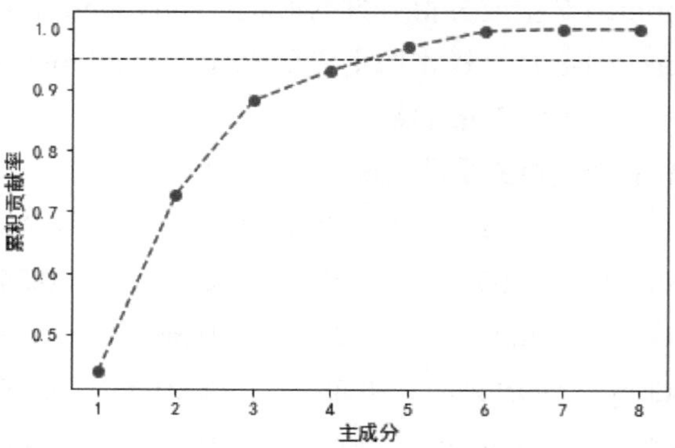

图 5-17　主成分累积贡献率分布图

1–5 主成分载荷矩阵（特征向量）:

	X1	X2	X3	X4	X5	X6	X7	X8
PrinComp1	0.073	-0.408	0.263	-0.192	0.457	-0.510	-0.336	0.375
PrinComp2	-0.534	-0.218	-0.300	-0.566	-0.186	-0.069	0.384	0.265
PrinComp3	0.429	0.309	-0.591	-0.248	0.114	0.197	-0.265	0.433
PrinComp4	0.144	-0.594	-0.420	0.301	-0.511	-0.170	-0.255	-0.064
PrinComp5	0.524	-0.375	0.034	0.093	0.186	0.172	0.699	0.149
PrinComp6	0.007	-0.100	-0.450	-0.174	0.507	-0.162	0.037	-0.687
PrinComp7	0.343	-0.191	0.333	-0.658	-0.288	0.279	-0.215	-0.309
PrinComp8	-0.334	-0.387	-0.017	0.140	0.329	0.731	-0.261	0.086

1–6 主成分载荷矩阵（特征向量）（格式转置）:

	PrinComp1	PrinComp2	PrinComp3	...	PrinComp6	PrinComp7	PrinComp8
X1	0.073	-0.534	0.429	...	0.007	0.343	-0.334
X2	-0.408	-0.218	0.309	...	-0.100	-0.191	-0.387
X3	0.263	-0.300	-0.591	...	-0.450	0.333	-0.017
X4	-0.192	-0.566	-0.248	...	-0.174	-0.658	0.140
X5	0.457	-0.186	0.114	...	0.507	-0.288	0.329
X6	-0.510	-0.069	0.197	...	-0.162	0.279	0.731
X7	-0.336	0.384	-0.265	...	0.037	-0.215	-0.261
X8	0.375	0.265	0.433	...	-0.687	-0.309	0.086

1–7 主成分得分数据形状：[10　8]。

1–8 每个样本的主成分得分:

	PrinComp1	PrinComp2	PrinComp3	...	PrinComp6	PrinComp7	PrinComp8
0	0.267	0.093	-0.311	...	0.028	-0.128	0.124
1	-0.129	-2.020	-0.280	...	-0.558	0.281	0.021
2	1.014	1.840	-0.706	...	-0.451	0.043	-0.027
3	0.833	-1.135	2.493	...	-0.043	-0.215	-0.019
4	3.229	0.048	0.614	...	0.580	0.219	-0.007
5	0.745	-1.741	-2.225	...	0.312	-0.204	-0.038
6	1.639	2.138	-0.148	...	-0.294	-0.079	-0.015
7	-2.972	1.984	0.211	...	-0.131	0.007	-0.007
8	-2.541	0.410	0.077	...	0.964	0.084	-0.005
9	-2.084	-1.617	0.275	...	-0.407	-0.008	-0.027

2. 采用 numpy.linalg.eig( ) 进行主成分分析

（1）实践程序及说明。

```
# Model5-- 复方金黄连主成分分析（2）（全部输出结果设置小数位数）
import pandas as pd; import numpy as np; import seaborn as sns
import matplotlib.pyplot as plt; plt.rcParams['font.sans-serif']=['SimHei']
plt.rcParams['axes.unicode_minus']=False
DataF=pd.read_excel('D:/PyData2403/ 复方金黄连成分 .xlsx')
```

```
  # 读取主成分分析数据 .xlsx 数据文件，转化为数据帧
data=DataF.iloc[:,1:9]   # 提取 8 列指标值作为主成分分析数据
    # Bartlett's 球状检验
from factor_analyzer.factor_analyzer import calculate_bartlett_sphericity
  # 导入 Bartlett's 球状检验模块
  # 注意要事先安装 factor_analyzer 库，安装方法见 " 第十三节 因子分析 "
chi_square_value, p_value = calculate_bartlett_sphericity(data)
  # 对数据进行 Bartlett's 球状检验，得到返回值
print('2-1 Bartlett\'s 球状检验 chi_square_value, p_value：',np.around([chi_square_value, p_value],3))
    # KMO 检验
from factor_analyzer.factor_analyzer import calculate_kmo   # 导入 KMO 检验模块
'''KMO 检验检查变量间的相关性和偏相关性，取值在 0-1 之间；KMO 统计量越接近 1，变量间的
相关性越强，偏相关性越弱，因子分析的效果越好。通常取值从 0.6 开始进行因子分析。'''
kmo_all,kmo_model=calculate_kmo(data)   # 对数据进行 KMO 检验，得到返回值
print('2-2 KMO 检验结果（1）：',np.around(kmo_all,3))
print('2-3 KMO 检验结果（2）：',np.around(kmo_model,3))
    # 对数据进行标准化，求标准化数据的相关系数、特征值和特征向量
from sklearn.preprocessing import scale   # 导入数据标准化模块
data_scale=scale(data)   # 对数据标准化（采用 scale( ) 函数零均值单位方差标准化法）
print('2-4 标准化后的数据：\n',np.around(data_scale,3))
covX=np.around(np.corrcoef(data_scale.T),decimals=3)   # 求相关系数矩阵，保留 3 位小数
print('2-5 标准化数据的相关系数矩阵：\n',covX)
featValue,featVec=np.linalg.eig(covX.T)   # 求相关系数矩阵的特征值和特征向量
print('2-6 标准化数据的相关系数矩阵特征值：',np.around(featValue,3))
print('2-7 标准化数据的相关系数矩阵特征向量：\n',np.around(featVec,3))
featValue_sorted=sorted(featValue,reverse=True)   # 对特征值按倒序输出
print('2-8 标准化数据的相关系数矩阵特征值排序（倒序）：\n',np.around(featValue_sorted,3))
    # 绘制相关系数矩阵特征值散点图和折线图
plt.scatter(range(1,data.shape[1]+1), featValue_sorted)   # 绘制散点图，设置 x、y 轴数据
plt.plot(range(1,data.shape[1]+1), featValue_sorted)   # 绘制线图，设置 x、y 轴数据
plt.title(" 图 5-18   相关系数矩阵特征值分布图 ",y=-0.28,fontsize=14)
plt.xlabel(" 主成分 ",fontsize=11);  plt.ylabel(" 特征值 ",fontsize=11)
plt.xticks(np.arange(0,9,1),fontsize=11);  plt.xlim(left=0)   # 设置 x 轴的刻度值和起始位置
plt.yticks(np.arange(0,4.5,0.5),fontsize=11)   # 设置 y 轴的刻度值
plt.hlines(y=1,xmin=0,xmax=data.shape[1]);  plt.grid( )   # 绘制水平线，绘制网格
plt.show( )
    # 计算主成分贡献率
Contr_Rates=featValue_sorted/np.sum(featValue_sorted)*100
print('2-9 主成分贡献率（%）：',np.around(Contr_Rates,3))
Contr_RateSum=np.cumsum(Contr_Rates)
```

```
print('2-10 主成分累计贡献率（%）：',np.around(Contr_RateSum,2))
    # 筛选主成分
princ_comps=[i for i in range(len(Contr_RateSum)) if Contr_RateSum[i]<95]
  # 设置主成分选择阈值为 Contr_RateSum[i]<95(95%)
princ_comps=list(princ_comps)  # 选出主成分列表
print('2-11 选取的主成分索引（列表）：',princ_comps)
selectVec=np.matrix(featVec.T[princ_comps]).T ; selectVe=selectVec*(-1)
print('2-12 选取的主成分的特征向量矩阵：\n',np.around(selectVec,3))
princ_compScore=np.dot(data_scale,selectVec)
print('2-13 选取的主成分得分：\n',np.around(princ_compScore,3))
    # 绘制主成分的相关系数矩阵特征向量热力图
plt.figure(figsize=(10,10)); plt.rcParams['font.size']=22  # 设置画布和字体大小
ax=sns.heatmap(selectVec,annot=True,cmap="Blues")
  # 利用数据绘制热力图，设置显示数据，设置颜色
ax.yaxis.set_tick_params(labelsize=26)  # 设置 y 轴字体大小
plt.title(" 图 5-19  选取的主成分相关系数矩阵特征向量热力图 ", y=-0.20,fontsize=30)
plt.ylabel(" 变量（索引号）",fontsize=24); plt.xlabel(" 主成分（索引号）",fontsize=24)
plt.show( )
```

（2）实践结果。

2–1 Bartlett's 球状检验 chi_square_value, p_value：[62.088 0.]。
2–2 KMO 检验结果（1）：[0.164 0.278 0.47 0.29 0.292 0.356 0.27 0.344]。
2–3 KMO 检验结果（2）：0.294。
2–4 标准化后的数据：

```
[[ 0.252  0.37  -0.063 -0.137 -0.023  0.208  0.09   0.006]
 [-0.94  -0.875 -1.431 -0.907 -0.36  -0.482  0.502  0.348]
 [ 1.719  0.513 -0.399  1.16   0.288  0.849  0.082 -0.728]
 [-1.398 -1.172  0.766  0.179 -1.098 -0.099  1.46  -1.161]
 [-0.665  1.758  0.097  0.778 -1.295  1.725  1.511 -0.958]
 [ 0.115  0.524 -1.823 -1.451 -0.586  0.862  0.382  1.326]
 [ 0.527  1.34  -0.202  1.399 -0.647  0.714 -1.286 -1.552]
 [ 1.306 -0.71   1.659  0.473  2.093 -1.291 -1.316  0.495]
 [ 0.344 -1.238  0.921  0.196  0.347 -1.306 -1.334  1.424]
 [-1.26  -0.511  0.475 -1.689  1.281 -1.18  -0.091  0.802]]。
```

2–5 标准化数据的相关系数矩阵：

```
[[ 1.     0.233  0.108  0.543  0.405  0.078 -0.605  0.014]
 [ 0.233  1.    -0.349  0.389 -0.428  0.863  0.169 -0.491]
 [ 0.108 -0.349  1.     0.358  0.504 -0.519 -0.338 -0.078]
 [ 0.543  0.389  0.358  1.    -0.17   0.359 -0.202 -0.705]
 [ 0.405 -0.428  0.504 -0.17   1.    -0.735 -0.645  0.496]
 [ 0.078  0.863 -0.519  0.359 -0.735  1.     0.527 -0.573]
```

[-0.605 0.169 -0.338 -0.202 -0.645 0.527 1. -0.315]
[0.014 -0.491 -0.078 -0.705 0.496 -0.573 -0.315 1.]]。

2-6 标准化数据的相关系数矩阵特征值：[3.511e+00 2.309e+00 1.237e+00 2.000e-03 2.400e-02 3.980e-01 3.040e-01 2.150e-01]。

2-7 标准化数据的相关系数矩阵特征向量：

[[0.073 0.534 -0.428 -0.331 0.346 0.144 -0.525 -0.01]
[-0.408 0.218 -0.31 -0.389 -0.188 -0.594 0.374 0.101]
[0.263 0.3 0.591 -0.014 0.332 -0.42 -0.036 0.451]
[-0.192 0.565 0.249 0.133 -0.659 0.302 -0.093 0.174]
[0.457 0.186 -0.113 0.327 -0.292 -0.51 -0.183 -0.507]
[-0.51 0.069 -0.197 0.734 0.271 -0.17 -0.173 0.161]
[-0.336 -0.384 0.266 -0.263 -0.213 -0.255 -0.699 -0.041]
[0.375 -0.266 -0.433 0.082 -0.311 -0.063 -0.152 0.687]]。

2-8 标准化数据的相关系数矩阵特征值排序（倒序）：

[3.511e+00 2.309e+00 1.237e+00 3.980e-01 3.040e-01 2.150e-01 2.400e-02 2.000e-03]。

标准化相关系数特征值分布图见图 5-18。

2-9 主成分贡献率（%）：[4.3890e+01 2.8860e+01 1.5457e+01 4.9780e+00 3.7950e+00 2.6900e+00 3.0400e-01 2.6000e-02]。

2-10 主成分累计贡献率（%）：[43.89 72.75 88.21 93.18 96.98 99.67 99.97 100.]。

2-11 选取的主成分索引（列表）：[0, 1, 2, 3]。

2-12 选取的主成分的特征向量矩阵：

[[0.073 0.534 -0.428 -0.331]
[-0.408 0.218 -0.31 -0.389]
[0.263 0.3 0.591 -0.014]
[-0.192 0.565 0.249 0.133]
[0.457 0.186 -0.113 0.327]
[-0.51 0.069 -0.197 0.734]
[-0.336 -0.384 0.266 -0.263]
[0.375 -0.266 -0.433 0.082]]

2-13 选取的主成分得分：

[[-2.670e-01 9.300e-02 -3.110e-01 -1.230e-01]
[1.290e-01 -2.020e+00 -2.800e-01 -2.400e-02]
[-1.014e+00 1.840e+00 -7.060e-01 2.800e-02]
[-8.330e-01 -1.134e+00 2.494e+00 2.100e-02]
[-3.228e+00 4.900e-02 6.140e-01 5.000e-03]
[-7.460e-01 -1.740e+00 -2.225e+00 4.000e-02]
[-1.638e+00 2.138e+00 -1.480e-01 1.600e-02]
[2.973e+00 1.983e+00 2.110e-01 7.000e-03]
[2.542e+00 4.090e-01 7.600e-02 3.000e-03]
[2.084e+00 -1.618e+00 2.750e-01 2.700e-02]]

主成分相关系数特征向量热力图见图 5-19。

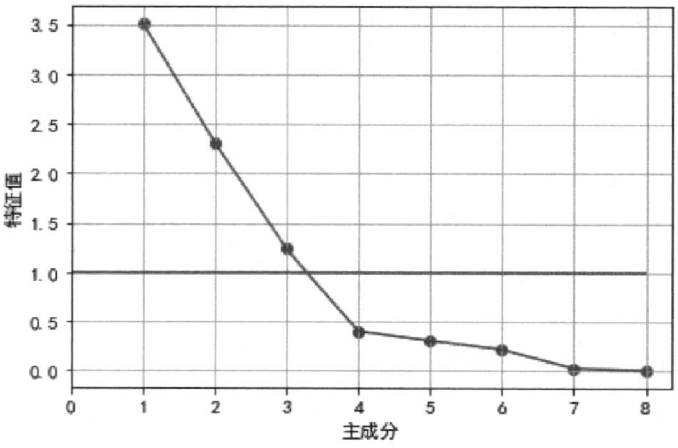

图 5-18 相关系数矩阵特征值分布图

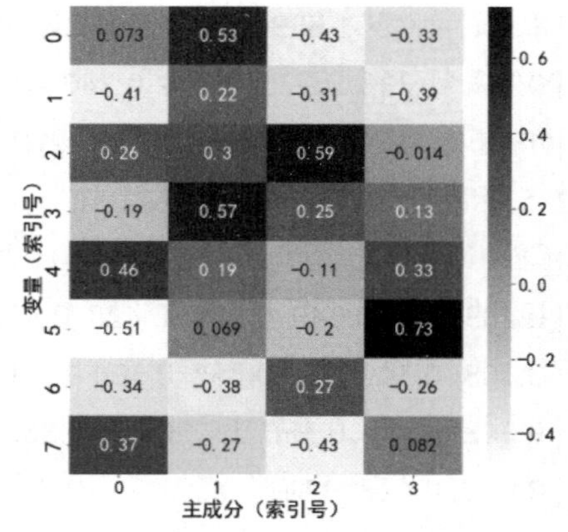

图 5-19 选取的主成分相关系数矩阵特征向量热力图

二、主成分回归分析

（一）实践数据

现有 50 名成年男女的体格检查数据，数据文件为“:/PyData2403/ 成年人体质 50.xlsx”。

（二）实践任务

以年龄、身高、体重、腰围、胸围、臀围为指标，按照主成分个数为 3 进行主成分分析；以所得主成分为自变量，以体质指数为因变量，进行主成分线性回归分析。

（三）实践程序及说明

```
    # Model5-- 成年人体质主成分回归分析
    # 按照主成分个数为 3 进行主成分回归分析
import pandas as pd;  import numpy as np;  import matplotlib.pyplot as plt
from sklearn.preprocessing import StandardScaler
from sklearn.decomposition import PCA
from sklearn.linear_model import LinearRegression
plt.rcParams['font.sans-serif'] = ['SimHei'];  plt.rcParams['axes.unicode_minus']=False
plt.rcParams['font.size']=16
Data=pd.read_excel('D:/PyData2403/ 成年人体质 50.xlsx')
DataP=Data[[' 年龄 ',' 身高 ',' 体重 ',' 腰围 ',' 胸围 ',' 臀围 ']]  # 提取 6 个指标用于主成分分析
    # 数据标准化（采用 StandardScaler 类均值和标准差法进行标准化）
scaler=StandardScaler( );  scaler.fit(DataP);  DataP_scaled=scaler.transform(DataP)
DataP_scaled=pd.DataFrame(DataP_scaled)  # 将标准化数据转化为数据帧便于输出
print('（1）标准化数据（前 5 行）：\n',np.around(DataP_scaled.head( ),3))
    # 设置主成分个数为 3 进行主成分回归
model=PCA(n_components=3)  # 构建主成分数为 3 的分析模型
model.fit(DataP_scaled)  # 对标准化数据进行主成分分析
DataP_scaled_pca=model.transform(DataP_scaled)  # 计算主成分得分
DataP_scaled_pca=pd.DataFrame(DataP_scaled_pca)
print('（2）样本的主成分得分（前 6 行）：\n', np.around(DataP_scaled_pca.head(6),3))
    # 进行线性回归拟合
pca_reg=LinearRegression( )  # 构建线性回归模型
pca_reg.fit(DataP_scaled_pca, Data.iloc[:,7])
  # 以每个样本的主成分得分为自变量，体质指数 BMI 为因变量，进行线性回归分析
BMI_pred=pca_reg.predict(DataP_scaled_pca)
  # 根据模型按照主成分得分进行 BMI 预测
Data_PCA=pd.DataFrame(DataP_scaled_pca)  # 创建主成分得分数据帧
Data_PCA[' 体质指数 ']=Data[' 体质指数 ']  # 将体质指数添加到主成分得分数据帧中
Data_PCA['BMI_pred']=BMI_pred  # 将预测体质指数添加到主成分得分数据帧中
print('（3）样本的主成分得分与 BMI 实测值和预测值（前 5 行）：\n',np.around(Data_PCA.head( ),3))
    # 可视化 BMI 主成分回归拟合结果
```

```
plt.figure(figsize=(12,6))
plt.plot(range(1,51),Data.iloc[:,7], label=' 实测值 ', marker='o',color='k')
  # BMI 实测值绘图
plt.plot(range(1,51),BMI_pred, label=' 预测值 ', color='r', marker='+',linestyle='--')
  # BMI 回归预测值绘图
plt.xticks(range(1,51),rotation=90,fontsize=15)  # 设置 x 轴标签，并旋转 90 度
plt.axhline(24, color='k',linestyle='--',linewidth=1)
  # 绘制一条水平线，设置在 y 轴的位置、颜色、线型和线宽
plt.xlabel(' 编号 ',fontsize=18); plt.ylabel('BMI',fontsize=18)
plt.title(" 图 5-20  成年人 BMI 实测值与主成分回归预测值对比线图 ",y=-0.28,fontsize=22)
plt.legend(loc='upper left',fontsize=14)
plt.tight_layout( ); plt.show( )  # 调整图的布局（可选），输出图形
```

（四）实践结果

（1）标准化数据（前 5 行）：

	0	1	2	3	4	5
0	-0.852	-0.906	-0.600	-0.566	-0.952	-0.989
1	0.940	0.972	1.895	1.635	2.415	2.477
2	-0.587	-0.827	-0.180	-0.292	-0.249	-0.591
3	-0.307	-0.800	-1.432	-1.081	-0.886	-0.920
4	-0.517	1.409	0.103	-0.051	0.585	0.727

（2）样本的主成分得分（前 6 行）：

	0	1	2
0	-1.716	-0.677	0.822
1	4.194	1.242	-0.375
2	-0.873	-0.332	0.789
3	-2.260	-0.559	0.021
4	1.240	-0.934	-0.794
5	-1.598	-0.680	0.759

（3）样本的主成分得分与 BMI 实测值和预测值（前 5 行）：

	0	1	2	体质指数	BMI_pred
0	-1.716	-0.677	0.822	23.63	23.518
1	4.194	1.242	-0.375	30.30	30.282
2	-0.873	-0.332	0.789	25.55	24.944
3	-2.260	-0.559	0.021	19.23	20.731
4	1.240	-0.934	-0.794	21.86	22.721

（4）绘图结果见图 5–20。

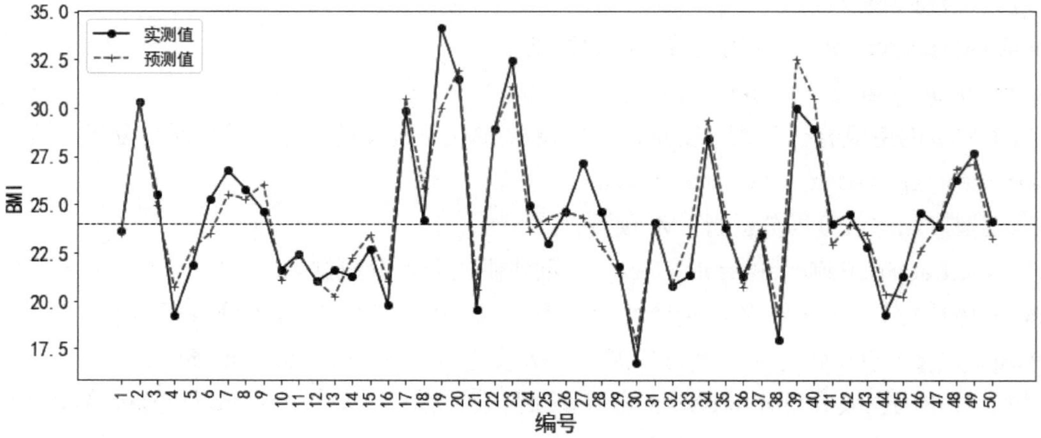

图 5–20　成年人 BMI 实测值与主成分回归预测值对比线图

第十三节　因子分析

因子分析主要步骤包括：导入库、读取数据、充分性检测（Bartlett's 球状检验和 KMO 检验）、对数据样本进行标准化处理，计算样本的相关矩阵，求相关矩阵特征值、特征向量，并根据累积贡献度确定主因子的个数，计算因子载荷矩阵，最终确定因子模型。

利用 Python 进行因子分析的核心库是：factor_analyzer，主要有两个模块：

factor_analyzer.FactorAnalyzer 和 factor_analyzer.factor_analyzer。

Anaconda 本身并没有集成 factor_analyzer 库，因此，使用前需要通过 Anaconda Prompt 专门安装，可以通过 https://anaconda.org/search?q=factor_analyzer 官网查询安装信息，可采用以下语法方式之一进行安装。

（1）conda install ets::factor_analyzer。

（2）conda install desilinguist::factor_analyzer。

（3）conda install jbiggsets/label/ ets::factor_analyzer。

一、实践数据

现有 50 名成年男女的体格检查数据，数据文件为“:/PyData2403/ 成年人体质 50.xlsx”。

二、实践任务

试以其中年龄、身高、体重、腰围、胸围、臀围、收缩压和舒张压 8 个指标进行因子分析。

三、实践程序及说明

```
    # Model5-- 成年人体质因子分析
import numpy as np;  import pandas as pd;  import seaborn as sns
from sklearn.preprocessing import scale;  from factor_analyzer import FactorAnalyzer
import matplotlib.pyplot as plt;  plt.rcParams['font.sans-serif']=['SimHei']
plt.rcParams['axes.unicode_minus']=False;  plt.rcParams['font.size']=16
Data=pd.read_excel('D:/PyData2403/ 成年人体质 50.xlsx')
DataAdults=Data[[' 年龄 ',' 身高 ',' 体重 ',' 腰围 ',' 胸围 ',' 臀围 ',' 收缩压 ',' 舒张压 ']]
  # 提取 8 个指标用于因子分析
    # 对数据进行 Bartlett's 球状检验
from factor_analyzer.factor_analyzer import calculate_bartlett_sphericity
chi_square_value, p_value = calculate_bartlett_sphericity(DataAdults)
print('（1）Bartlett\'s 球状检验卡方值和 P 值：',round(chi_square_value,3),'；',round(p_value,3))
    # 对数据进行 KMO 检验
from factor_analyzer.factor_analyzer import calculate_kmo
kmo_all,kmo_model=calculate_kmo(DataAdults)
```

```
print('（2）KMO 检验结果：',np.round(kmo_all,3),'；',np.around(kmo_model,3))
    # 数据标准化（采用 scale( ) 函数零均值单位方差标准化法）
DataAdults_scaled=scale(DataAdults)
DataAdults_scaled=pd.DataFrame(DataAdults_scaled)  # 将标准化数据转化为数据帧
print('（3）标准化后的数据（前 5 行）：\n',np.around(DataAdults_scaled.head( ),3))
    # 探索性因子分析，计算相关系数矩阵的特征值和特征向量
FactorAanl=FactorAnalyzer(n_factors=5,rotation=None)  # 构建因子分析模型
FactorAanl.fit(DataAdults_scaled)  # 拟合因子分析模型
eigenval,eigenvec=FactorAanl.get_eigenvalues( )  # 相关系数矩阵的特征根和特征向量
print('（4）相关系数矩阵的特征根和特征向量：\n',np.around(eigenval,3),'\n',np.around(eigenvec,3))
    # 可视化因子和特征值的变化
plt.scatter(range(1,DataAdults_scaled.shape[1]+1),eigenval)
plt.plot(range(1,DataAdults_scaled.shape[1]+1),eigenval)
plt.title(" 图 5-21  公因子和特征值变化图 ",y=-0.30,fontsize=18)
plt.xticks(range(1,DataAdults_scaled.shape[1]+1))
plt.xlabel(" 公因子 ",fontsize=14); plt.ylabel(" 特征值 ",fontsize=14)
plt.grid( ); plt.show( )  # 显示网格，输出图形
    # 选择因子个数，建立因子分析模型
Factor2_Aanl=FactorAnalyzer(n_factors=3,rotation='varimax')
  # 选择因子为 3 个，采用最大方差化法因子旋转建立因子分析模型
Factor2_Aanl.fit(DataAdults_scaled)  # 对数据进行因子分析
Factor2_Aanl.get_communalities( )  # 计算公因子方差
print('（5）每个变量的公因子方差数据：\n',np.around(Factor2_Aanl.get_communalities( ),3))
Factor2_Aanl.get_eigenvalues( )  # 计算旋转后的 3 因子分析模型特征值和特征向量
DataAdults_scaled_eigenvalues=pd.DataFrame(Factor2_Aanl.get_eigenvalues( ))
print('（6）旋转后相关系数矩阵特征值和特征向量数据帧：\n',np.round(DataAdults_scaled_
eigenvalues,3))
Factor2_Aanl.loadings_  # 查看它们构成的成分矩阵（变量个数 * 因子个数）
DataAdults_scaled_loadings=pd.DataFrame(Factor2_Aanl.loadings_,index=DataAdults.columns)
print('（7）因子载荷数据帧（前 5 行）：\n',np.around(DataAdults_scaled_loadings.head( ),3))
    # 获取因子方差及贡献率
    # 方法 1
Factor2_Aanl.get_factor_variance( )  # 因子方差及贡献率，包括（1）（2）（3）
'''（1）Sum of squared loadings (variance)/ 总方差贡献；（2）Proportional variance/ 方差贡献率；
（3）Cumulative variance/ 累积方差贡献率。'''
DataAdults_scaled_factor_variance=pd.DataFrame(Factor2_Aanl.get_factor_variance( ),
                        index=[' 因子方差 ',' 因子方差贡献率 ',' 因子方差累积贡献率 '])
    # 方法 2
# DataAdults_scaled_factor_variance = pd.DataFrame({
# " 因子方差 "：Factor2_Aanl.get_factor_variance( )[0],
```

```
#"因子方差贡献率"：Factor2_Aanl.get_factor_variance( )[1],
#"因子方差累计贡献率"：Factor2_Aanl.get_factor_variance( )[2]})
print('（8）因子方差贡献数据帧：\n',np.around(DataAdults_scaled_factor_variance,3))
    #绘制因子载荷热力图（为便于观察因子对变量的解释程度大小，取绝对值）
plt.figure(figsize= (8,8))
ax=sns.heatmap(np.abs(Factor2_Aanl.loadings_),annot=True, cmap="BuPu")
    #绘图方法 2
# ax=sns.heatmap(np.abs(DataAdults_scaled_loadings),annot=True, cmap="BuPu")
ax.yaxis.set_tick_params(labelsize=20)
plt.xlabel("公因子(索引号)", fontsize=22);  plt.ylabel("变量", fontsize=22)
plt.title("图 5-22 因子载荷热力图", y=-0.22,fontsize=30);  plt.show( )
    #计算因子得分和综合得分
Factor_score=Factor2_Aanl.transform(DataAdults_scaled)
'''3 个因子比较合适，可以将原始数据转成 3 个因子分值的新数据'''
DataAdults_Factor=pd.DataFrame(Factor_score)
print('（9）样本的因子得分数据帧（前 5 行）：\n',np.around(DataAdults_Factor.head( ),3))
Total_score=Factor_score@(Factor2_Aanl.get_factor_variance( )[1])
result=pd.DataFrame(Total_score, columns=["综合得分"], index=DataAdults.index)
result.sort_values(by="综合得分", ascending=False, inplace=True)
print('（10）样本的综合因子得分（降序）（前 6 行）：\n',np.around(result.head(6),3))
```

四、实践结果

（1）Bartlett’s 球状检验卡方值和 P 值：353.197；0.0。

（2）KMO 检验结果：[0.43 0.738 0.679 0.6 0.657 0.615 0.523 0.588]；0.623。

（3）标准化后的数据（前 5 行）：

	0	1	2	3	4	5	6	7
0	-0.852	-0.906	-0.600	-0.566	-0.952	-0.989	-0.118	-0.660
1	0.940	0.972	1.895	1.635	2.415	2.477	0.578	0.559
2	-0.587	-0.827	-0.180	-0.292	-0.249	-0.591	-0.439	0.385
3	-0.307	-0.800	-1.432	-1.081	-0.886	-0.920	-1.671	-1.008
4	-0.517	1.409	0.103	-0.051	0.585	0.727	-0.171	0.298

（4）相关系数矩阵的特征根和特征向量：

[4.09 1.966 0.823 0.534 0.323 0.135 0.102 0.027]

[4.013 1.812 0.628 0.35 0.173 0.011 -0. -0.013]。

（5）每个变量的公因子方差数据：

[0.304 0.568 0.865 1.001 0.789 0.996 1.036 0.634]。

（6）旋转后相关系数矩阵特征值和特征向量数据帧：

	0	1	2	3	4	5	6	7
0	4.090	1.966	0.823	0.534	0.323	0.135	0.102	0.027
1	3.951	1.730	0.542	0.179	0.015	-0.039	-0.067	-0.116

（7）因子载荷数据帧（前5行）：

	0	1	2
年龄	-0.328	0.370	0.244
身高	0.749	-0.077	0.028
体重	0.780	0.189	0.471
腰围	0.447	0.234	0.864
胸围	0.816	0.119	0.331

（8）因子方差贡献数据帧：

	0	1	2
因子方差	3.167	1.817	1.210
因子方差贡献率	0.396	0.227	0.151
因子方差累积贡献率	0.396	0.623	0.774

（9）样本的因子得分数据帧（前5行）：

	0	1	2
0	-0.949	0.182	-0.192
1	2.346	0.305	0.759
2	-0.522	-0.590	-0.168
3	-0.455	-1.880	-0.367
4	0.755	-0.093	-0.341

（10）样本的综合因子得分（降序）（前6行）：

	综合得分
18	1.242
39	1.125
1	1.113
22	0.916
19	0.755
26	0.724

（11）绘图结果分别见图5-21、图5-22。

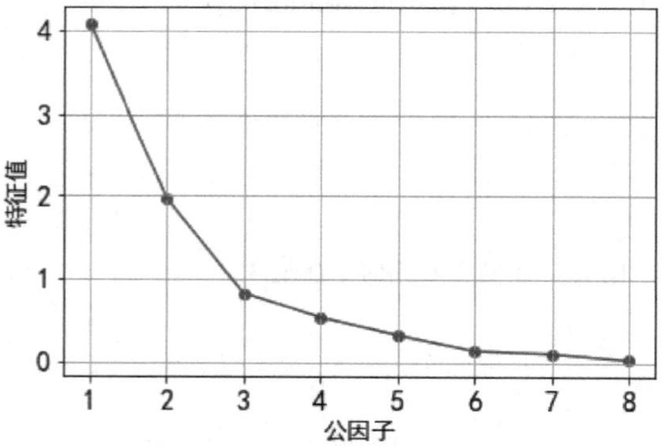

图5-21　公因子和特征值变化图

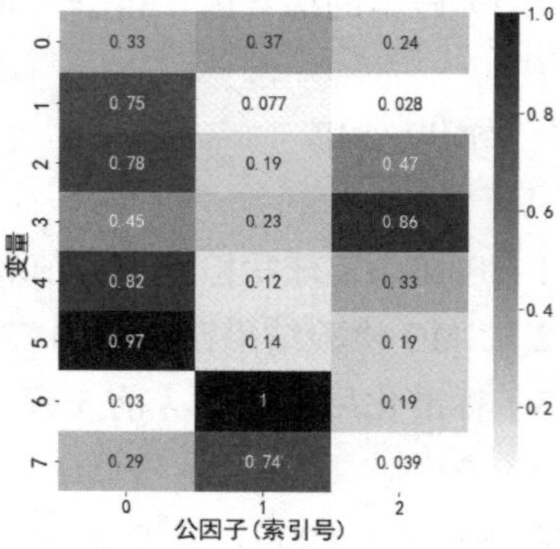

图5-22　因子载荷热力图

每天进步一点点，成就不一样的你！

第六章　Python 统计分析方法与实践（下）

第十四节　时间序列分析

一、概述

时间序列是按时间顺序排列的数据集合。时间系列包括单变量时间序列、多元时间序列和多变量时间序列。

单变量时间序列只涉及一个变量随时间变化。这个变量在每个时间点都有一个观察值。

多元时间序列是指一个时间序列数据集包含多个观测变量（如 y_1、y_2、y_3 等），这些变量在时间上是相关的，通常由同一个系统生成。多元时间序列数据可以用矩阵表示，其中每一列对应一个变量，每一行对应一个时间点观测值。多元时间序列分析和建模可以用各种时间序列模型，如 VAR、VARMA 和 VARMAX 等方法来完成。

多变量时间序列是指一个时间序列数据集包含多个解释变量（如 x_1、x_2、x_3 等）和一个响应变量（如 y），这些变量在时间上是相关的，通常由同一个系统生成。多变量时间序列数据也可以用矩阵表示，其中除了最后一列是响应变量 y 的观测值外，其他列都是解释变量 x_1、x_2、x_3 等的观测值。多变量时间序列分析和建模可以用各种回归模型，如线性回归、岭回归、LASSO 回归等方法来完成。

时间序列分析的主要目的是根据已有的数据对未来进行预测。时间序列分析并不是以时间作为解释变量的回归分析，它主要是研究时间序列数据自身（有外生变量也称协变量影响的时间序列除外）的变化发展规律，预测它将来的走势。因此，本节的时间序列分析主要是针对单变量时间序列和多元时间序列分析。

在实践中分析者需要根据具体数据和问题，选择合适的模型和方法进行分析和建模。Python 时间序列分析的主要步骤包括变量选取、变量检验、模型构建、模型检验和模型预测。

本节介绍的时间序列分析模型包括以下 13 种：

（1）自回归模型（autoregression，AR）。

（2）移动平均模型（moving average，MA）。

（3）自回归移动平均模型（autoregressive moving average，ARMA）。

（4）自回归差分移动平均模型（autoregressive integrated moving average，ARIMA）。

（5）季节性自回归差分移动平均模型（seasonal autoregressive integrated moving average，SARIMA）。

（6）含协变量的季节性自回归差分移动平均模型（seasonal autoregressive integrated moving average with exogenous regressors，SARIMAX）。

（7）自回归分布滞后模型（autoregressive distributed lag model，ARDL）和含协变量的 ARDL

模型（autoregressive distributed lag model with exogenous regressors，ARDLX）。

（8）向量自回归模型（vector autoregression，VAR）。

（9）向量自回归移动平均模型（vector autoregression moving average，VARMA）。

（10）含协变量的向量自回归移动平均模型（vector autoregression moving average with exogenous regressors，VARMAX）。

（11）指数平滑模型（exponential smoothing，ES）。

（12）动态因子模型（dynamic factor models，DF）。

二、自回归模型（AR）

AR 模型适用于没有趋势和季节性成分的单变量时间序列分析。

（一）实践数据

现有某地 2008—2017 年手足口病月报告发病数及发病率，见表 6-1。数据文件为“:/PyData2403/ 手足口病 ARIMA 模型分析数据 .xlsx”。

表 6-1　2008-2017 年某地手足口病月报告发病数及发病率（1/10 万）

年度	月份	年月	发病数	人口数	发病率
2008	1	2008 年 1 月	68	97765000	0.070
2008	2	2008 年 2 月	16	97765000	0.016
2008	3	2008 年 3 月	53	97765000	0.054
2008	4	2008 年 4 月	309	97765000	0.316
2008	5	2008 年 5 月	25811	97765000	26.401
2008	6	2008 年 6 月	7793	97765000	7.971
…	…	…	…	…	…
2017	7	2017 年 7 月	58344	109989000	53.045
2017	8	2017 年 8 月	43856	109989000	39.873
2017	9	2017 年 9 月	67969	109989000	61.796
2017	10	2017 年 10 月	84582	109989000	76.900
2017	11	2017 年 11 月	13434	109989000	12.214
2017	12	2017 年 12 月	5267	109989000	4.789

（二）实践任务

（1）拟合手足口病月发病数时间趋势的 AR 模型分析，并绘制模型诊断图。

（2）利用构建的 AR 模型，预测 2017 年 7 月至 2018 年 6 月手足口病月发病数，建立预测值及其累计序列。

（3）绘制手足口病月发病数样本值、AR 模型拟合值及预测值曲线图。

（三）实践程序及说明

```
    # Model6--AR 模型分析
import numpy as np; import pandas as pd   # 导入 numpy、pandas 库取别名为 np、pd
```

```
import matplotlib.pyplot as plt  # 导入 pyplot 包取别名为 plt
plt.rcParams['font.sans-serif']=['SimHei']  # 设置中文字体为黑体，用来正常显示中文标签
plt.rcParams['axes.unicode_minus']=False  # 用来正常显示负号
data=pd.read_excel('D:/PyData2403/ 手足口病 ARIMA 模型分析数据 .xlsx',
                parse_dates=[' 年月 '],index_col=' 年月 ')
  # 读取分析数据 .xlsx 数据文件，将年月列设置为时间类型，指定列索引
     # 1. AR 模型拟合
caseData=data[' 发病数 ']  # 提取年月（index_col）、发病数变量值
print('1-1 用于拟合的数据（前 3 行）：\n',caseData.head(3))
from statsmodels.tsa.ar_model import AutoReg  # 导入 AutoReg 模型类
model=AutoReg(caseData,lags=1)  # 构建模型，设置滞后参数为 1
model_fit_result=model.fit( )  # 拟合模型
print('1-2 AR 模型分析结果：\n',model_fit_result.summary( ))
print(' 图 6-1 AR 模型诊断结果图 ')
model_fit_result.plot_diagnostics(lags=1,figsize=(8,8)); plt.show( )
  # 模型诊断结果绘图，设置滞后阶数，设置图形大小便于布放
model_fit_values=model_fit_result.fittedvalues  # 计算模型拟合值
model_fit_values=np.round(model_fit_values,0)  # 取整数
print('1-3 拟合值前 5 行：\n',model_fit_values.head( ))
     # 2. AR 模型预测
model_predict_values=model_fit_result.predict('2017-07-01','2018-06-01')
  # 进行预测，设定预测的起止时间
model_predict_values=np.round(model_predict_values,0)  # 取整数
print('2-1 2017 年 7 月至 2018 年 6 月病例数预测值：\n',model_predict_values)
model_predict_values_copy=pd.Series(model_predict_values,copy=True)
  # 预测值转化为 Series 类型
model_predict_values_cumsum=model_predict_values_copy.cumsum( )  # 预测值累计求和
print('2-2 2017 年 7 月至 2018 年 6 月病例数预测值累计数：\n', model_predict_values_cumsum)
     # 3. 绘制样本值、拟合值及预测值曲线图
plt.plot(caseData,'orange',label=' 样本值 ')  # 绘制样本值曲线图，设置颜色和图例内容
plt.plot(model_fit_values,color='b',label=' 拟合值 ')  # 绘制拟合值曲线，设置颜色和图例
plt.plot(model_predict_values,color="r",marker='.',label=' 预测值 ')
  # 绘制预测值曲线，设置颜色、标记和图例
plt.xlabel(' 年月 ',fontsize=12); plt.ylabel(' 月病例数 ',fontsize=12)
plt.title(' 图 6-2 2008-2018 年手足口病月病例数样本值 AR 模型拟合及预测值趋势图 ',y=-0.25,
fontsize=13)
plt.legend(loc='best'); plt.show( )
```

（四）实践结果

1-1 用于拟合的数据（前 3 行）：

```
年月
2008-01-01    68
2008-02-01    16
2008-03-01    53
Name: 发病数 , dtype: int64
```

1-2 AR 模型分析结果：

```
                              AutoReg Model Results
==============================================================================
Dep. Variable:                    发病数   No. Observations:                  120
Model:                     AutoReg(1)   Log Likelihood               -1319.258
Method:               Conditional MLE   S.D. of innovations          15792.121
Date:                Sun, 24 Mar 2024   AIC                           2644.517
Time:                        21:15:58   BIC                           2652.854
Sample:                    02-01-2008   HQIC                          2647.902
                         - 12-01-2017
==============================================================================
                 coef    std err          z      P>|z|      [0.025      0.975]
------------------------------------------------------------------------------
const       6644.2374   2103.516      3.159      0.002    2521.421    1.08e+04
发病数 .L1      0.7301      0.062     11.700      0.000       0.608       0.852
                                    Roots
==============================================================================
                  Real          Imaginary           Modulus         Frequency
------------------------------------------------------------------------------
AR.1            1.3697           +0.0000j            1.3697            0.0000
------------------------------------------------------------------------------
```

1-3 拟合值前 5 行：

```
年月
2008-02-01     6694.0
2008-03-01     6656.0
2008-04-01     6683.0
2008-05-01     6870.0
2008-06-01    25489.0
dtype: float64
```

2-1 2017 年 7 月至 2018 年 6 月病例数预测值：

```
2017-07-01    54506.0
2017-08-01    49241.0
2017-09-01    38664.0
2017-10-01    56269.0
2017-11-01    68398.0
```

2-2 2017 年 7 月至 2018 年 6 月病例数预测值累计数：

```
2017-07-01     54506.0
2017-08-01    103747.0
2017-09-01    142411.0
2017-10-01    198680.0
2017-11-01    267078.0
```

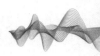

2017-12-01	16452.0	2017-12-01	283530.0
2018-01-01	10490.0	2018-01-01	294020.0
2018-02-01	14303.0	2018-02-01	308323.0
2018-03-01	17087.0	2018-03-01	325410.0
2018-04-01	19119.0	2018-04-01	344529.0
2018-05-01	20603.0	2018-05-01	365132.0
2018-06-01	21687.0	2018-06-01	386819.0

3-1 绘图结果见图 6-1、图 6-2。

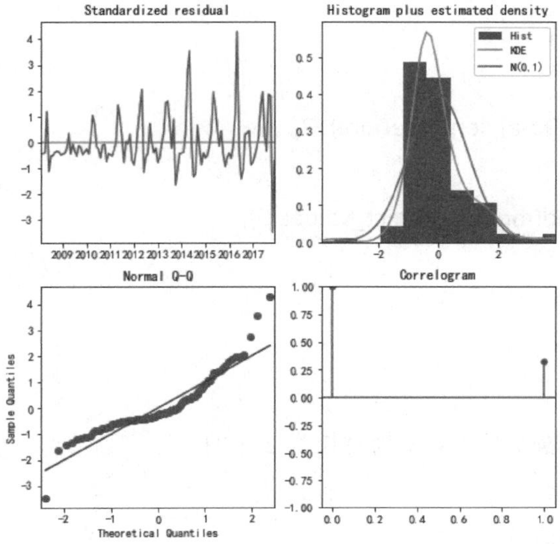

图 6-1　AR 模型诊断结果图

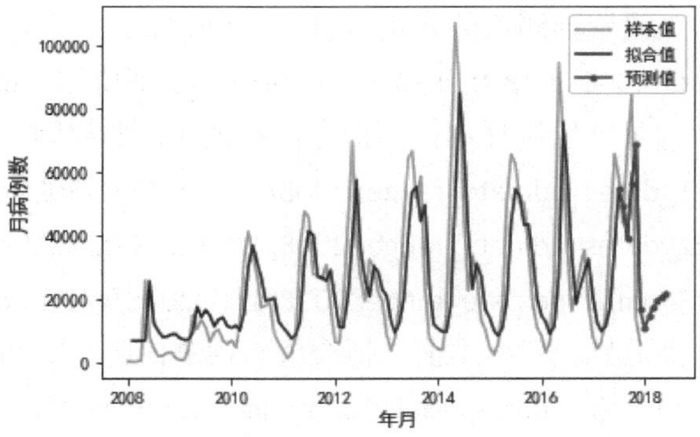

图 6-2　2008—2018 年手足口病月病倒数样本值 AR 模型拟合及预测值趋势图

三、移动平均模型（MA）

MA 模型适用于没有趋势和季节性成分的单变量时间序列分析。

（一）实践数据

实践数据见表 6-1，数据文件为“:/PyData2403/ 手足口病 ARIMA 模型分析数据 .xlsx”。

（二）实践任务

（1）拟合手足口病月发病数时间趋势的 MA 模型分析。

（2）利用构建的 MA 模型，预测 2018 年 1—3 月手足口病发病数。

（3）绘制手足口病月发病数样本值、MA 模型拟合值及预测值曲线图。

（三）实践程序及说明

```
# Model6--MA 模型分析
import numpy as np;  import pandas as pd
import matplotlib.pyplot as plt   # 导入 pyplot 包取别名为 plt
plt.rcParams['font.sans-serif']=['SimHei']   # 设置中文字体为黑体，用来正常显示中文标签
plt.rcParams['axes.unicode_minus']=False   # 用来正常显示负号
data=pd.read_excel('D:/PyData2403/ 手足口病 ARIMA 模型分析数据 .xlsx',
                   parse_dates=[' 年月 '],index_col=' 年月 ')
```

```
#读取分析数据.xlsx数据文件，将年月列设置为时间类型，指定列索引
    #1. MA模型拟合
caseData=data['发病数']  #提取年月（索引）、发病数变量值
caseData=list(caseData)  #将发病数据转化为列表
from statsmodels.tsa.arima.model import ARIMA  #导入ARIMA模型类
model=ARIMA(caseData, order=(0,0,3))  #设置p、d、q分别为0、0、3，即构建MA(q)
model_fit_result=model.fit( )  #模型拟合
print('1-1 MA模型分析结果：\n',model_fit_result.summary( ))
model_fit_values=model_fit_result.fittedvalues  #计算模型拟合值
print('1-2 MA拟合值：\n',np.round(model_fit_values,0))
    #2. MA模型预测
model_predict_values=model_fit_result.predict(len(caseData), len(caseData)+2)
  #设置预测值的起止索引号（120,122）
print('2-1 2018年1-3月病例数MA预测值：',np.round(model_predict_values,0))
    #3. 绘制样本值、拟合值及预测值曲线图
x1_dates=pd.date_range('2008/1/1','2018/1/30',freq='M')
x2_dates=pd.date_range('2008/1/1','2018/1/30',freq='M')
x3_dates=pd.date_range('2018/1/1','2018/4/1',freq='M')
  #分别设置样本值、拟合值、预测值起止时间及间隔（月），预测时长为3个月
plt.plot(x1_dates,caseData,'orange',label='样本值')
plt.plot(x2_dates,model_fit_values,color='b',label='拟合值')
  #分别绘制样本值曲线、拟合值曲线，设置颜色和图例
plt.plot(x3_dates,model_predict_values,color="r",marker='o',label='预测值')
  #绘制预测值曲线，设置颜色、标记和图例
plt.xlabel('年月',fontsize=12); plt.ylabel('月病例数',fontsize=12)
plt.title('图6-3手足口病月病例数样本值MA模型拟合值及预测值趋势图',y=-0.25, fontsize=13)
plt.legend(loc='best'); plt.show( )
```

（四）实践结果

1-1 MA模型分析结果：

SARIMAX Results

Dep. Variable:	y	No. Observations:	120
Model:	ARIMA(0, 0, 3)	Log Likelihood	-1318.087
Date:	Sun, 24 Mar 2024	AIC	2646.173
Time:	22:23:56	BIC	2660.111
Sample:	0	HQIC	2651.833
	-	120	
Covariance Type:	opg		

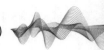

	coef	std err	z	P>|z|	[0.025	0.975]
const	2.43e+04	5212.601	4.661	0.000	1.41e+04	3.45e+04
ma.L1	1.1015	0.090	12.197	0.000	0.924	1.278
ma.L2	0.6376	0.132	4.841	0.000	0.379	0.896
ma.L3	0.1309	0.126	1.039	0.299	-0.116	0.378
sigma2	2.353e+08	0.520	4.52e+08	0.000	2.35e+08	2.35e+08

Ljung-Box (L1) (Q):	0.01	Jarque-Bera (JB):	76.10
Prob(Q):	0.93	Prob(JB):	0.00
Heteroskedasticity (H):	3.80	Skew:	0.65
Prob(H) (two-sided):	0.00	Kurtosis:	6.68

1–2 MA 拟合值：

```
[ 24296.  6956.  9949.  8494.  8445. 36935.  2136. 10313. 12383.
  7559. 11246. 10754.  7868.  9002.  9063. 12051. 22819. 11738.
  ...     ...     ...     ...     ...     ...     ...     ...     ...
 15268. 35775. 96702. 35681. 17082. 20486. 26661. 28636. 33350.
 12448. 10538. 12248. 12892. 20751. 43704. 59807. 38938. 31640.
 67255. 67189.-19109.]
```

2–1 2018 年 1–3 月病例数 MA 预测值：[19139. 32801. 27487.]。

3–1 绘图结果见图 6–3。

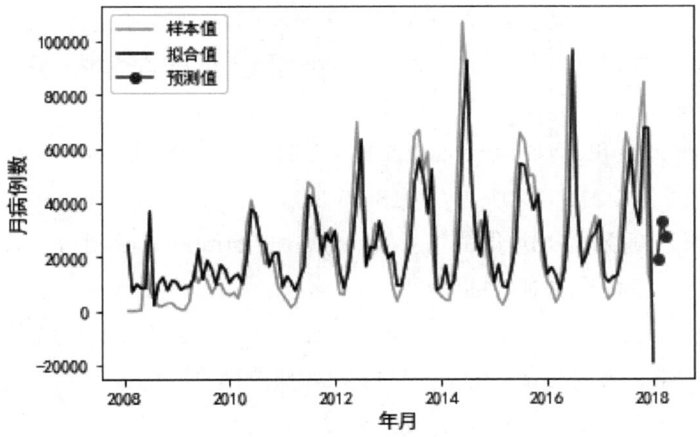

图 6–3　2008—2018 年手足口病月病例数样本值 AR 模型拟合值及预测值趋势图

四、自回归移动平均模型（ARMA）

ARMA 模型适用于没有趋势和季节性成分的单变量时间序列。

（一）实践数据

实践数据见表 6–1，数据文件为“:/PyData2403/ 手足口病 ARIMA 模型分析数据 .xlsx”。

（二）实践任务

（1）拟合手足口病月发病数时间趋势的 ARMA 模型分析。

（2）利用构建的 ARMA 模型，预测 2018 年 1—6 月手足口病月发病数。

（3）绘制手足口病月发病数样本值、ARMA 模型拟合值及预测值曲线图。

（三）实践程序及说明

```
    # Model6--ARMA 模型分析
import numpy as np;  import pandas as pd
import matplotlib.pyplot as plt;  plt.rcParams['font.sans-serif']=['SimHei']
plt.rcParams['axes.unicode_minus']=False
data=pd.read_excel('F:/PyData2403/ 手足口病 ARIMA 模型分析数据 .xlsx',
                      parse_dates=[' 年月 '],index_col=' 年月 ')
    # 1. ARMA 模型拟合
data.rename(columns={' 发病数 ':'CaseN'},inplace=True)
  # 更改列名，直接替换（在诊断图中标签对应有变）
caseData=data['CaseN']   # 提取年月（索引）、CaseN 变量值
from statsmodels.tsa.arima.model import ARIMA   # 导入 ARIMA 模型类
model=ARIMA(caseData,order=(2,0,1))  # 设置 p、d、q 分别为 2、0、1，即构建 ARMA(p,q)
model_fit_result=model.fit( )   # 拟合模型
print('1-1 ARMA 模型分析结果：\n',model_fit_result.summary( ))
print(' 图 6-4 ARMA 模型诊断结果图 ')
model_fit_result.plot_diagnostics(lags=1,figsize=(9,9));  plt.show( )
  # 设置滞后阶数，设置图形大小便于布放，输出诊断结果图
model_fit_values=model_fit_result.fittedvalues   # 计算模型拟合值
print('1-2 ARMA 拟合值（后 6 行）：\n',np.around(model_fit_values,decimals=0).tail(6))
    # 2. ARMA 模型预测
model_predict_values=model_fit_result.predict('2018-01-01','2018-06-01')
  # 设置预测的起止时间为 '2018-01-01' 至 '2018-06-01'
print('2-1 2018 年 1-6 月发病数 ARMA 预测值：\n', np.around(model_predict_values, decimals=0))
    # 3. 绘制样本值、拟合值及预测值曲线图
plt.plot(caseData,'orange',label=' 样本值 ');  plt.plot(model_fit_values,'b',label=' 拟合值 ')
plt.plot(model_predict_values,color="r",marker='.',label=' 预测值 ')
plt.xlabel(' 年月 ',fontsize=12);  plt.ylabel(' 发病数 ',fontsize=12)
plt.title(' 图 6-5 手足口病月发病数样本值 ARMA 模型拟合及预测值趋势图 ',y=-0.25, fontsize=13)
plt.legend(loc='best');  plt.show( )
```

（四）实践结果

1-1 ARMA 模型分析结果：

```
                                  SARIMAX Results
==============================================================================
Dep. Variable:                  CaseN   No. Observations:                  120
Model:                 ARIMA(2, 0, 1)   Log Likelihood               -1317.641
Date:                     Mon, 25 Mar   2024   AIC                    2645.282
Time:                        08:12:58   BIC                           2659.220
Sample:                    01-01-2008   HQIC                          2650.942
                         - 12-01-2017
Covariance Type:                  opg
==============================================================================
                 coef    std err          z      P>|z|      [0.025      0.975]
------------------------------------------------------------------------------
const        2.43e+04   4373.416      5.555      0.000    1.57e+04    3.29e+04
ar.L1          0.8839      0.251      3.515      0.000       0.391       1.377
ar.L2         -0.3165      0.195     -1.623      0.105      -0.699       0.066
ma.L1          0.2047      0.290      0.706      0.480      -0.363       0.773
sigma2      2.033e+08      0.479   4.24e+08      0.000    2.03e+08    2.03e+08
==============================================================================
Ljung-Box (L1) (Q):                0.00   Jarque-Bera (JB):             77.05
Prob(Q):                           0.96   Prob(JB):                      0.00
Heteroskedasticity (H):            3.98   Skew:                          0.66
Prob(H) (two-sided):               0.00   Kurtosis:                      6.70
==============================================================================
```

1-2 ARMA 拟合值（后 6 行）：

```
年月
2017-07-01    60748.0
2017-08-01    40842.0
2017-09-01    31427.0
2017-10-01    64188.0
2017-11-01    67936.0
2017-12-01   -15539.0
```

2-1 2018 年 1—6 月发病数 ARMA 预测值：

```
2018-01-01    15173.0
2018-02-01    22254.0
2018-03-01    25378.0
2018-04-01    25899.0
2018-05-01    25370.0
2018-06-01    24738.0
```

3-1 绘图结果见图 6-4、图 6-5。

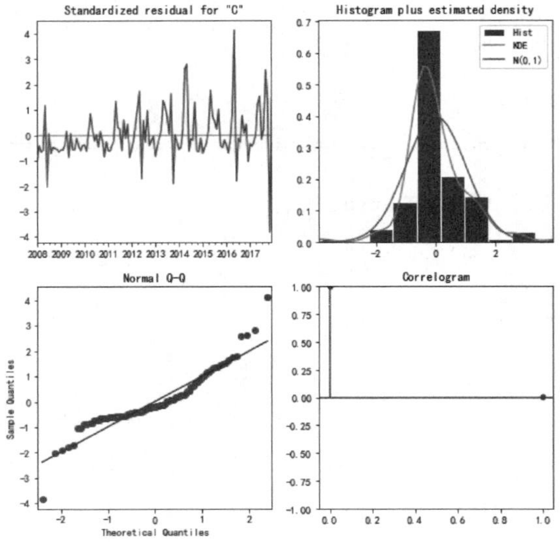

图 6–4　ARMA 模型诊断结果图

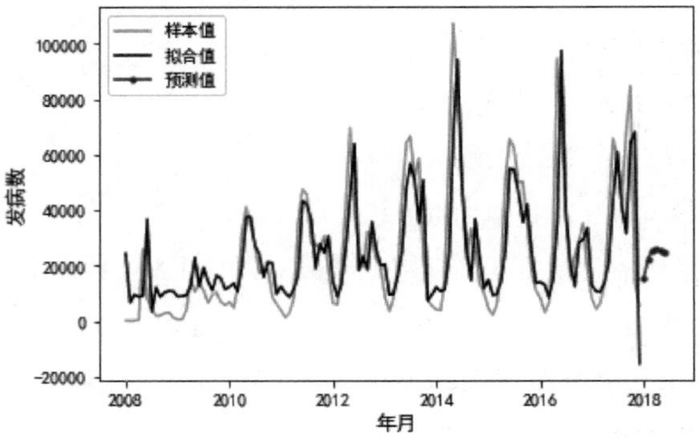

图 6–5　手足口病月发病数样本值 ARMA 模型拟合及预测值趋势图

五、自回归差分移动平均模型（ARIMA）

ARIMA 模型适用于有趋势且无季节性成分的单变量时间序列分析。

（一）实践数据

实践数据见表 6–1，数据文件为“:/PyData2403/ 手足口病 ARIMA 模型分析数据 .xlsx”。

（二）实践任务

实践任务如下：

（1）绘制手足口病月病例数变化趋势图。

（2）绘制手足口病月病例数自相关图和偏自相关图。

（3）进行手足口病月病例数平稳性检验。

（4）进行手足口病月病例数差分计算，进行缺失值处理，并进行差分后序列数据的单位根平稳性检验。

（5）计算 AIC 值，确定模型 p 和 q 的取值。

（6）拟合 ARIMA 模型分析，输出模型诊断结果图和拟合结果。

（7）利用构建的 ARIMA 模型，预测 2018 年 1—6 月手足口病月发病数。

（8）绘制手足口病月发病数样本值、差分值、ARIMA 模型拟合值及预测值曲线图。

（三）实践程序及说明

```
# Model6--ARIMA 模型分析
import numpy as np; import pandas as pd
import matplotlib.pyplot as plt; plt.rcParams['font.sans-serif']=['SimHei']
plt.rcParams['axes.unicode_minus']=False
data=pd.read_excel('F:/PyData2403/ 手足口病 ARIMA 模型分析数据 .xlsx',
                   parse_dates=[' 年月 '],index_col=' 年月 ')
import warnings; warnings.filterwarnings('ignore')  # 导入 warnings 包，设置忽略警告
```

```
    # 1. 绘制月病例数的曲线图
caseData=data['发病数']  # 提取年月（索引）、发病数变量值
plt.plot(caseData); plt.xlabel("年月"); plt.ylabel('发病数')
plt.title('图 6-6 2008-2017 年手足口病月发病数变化趋势线图',y=-0.25,fontsize=14)
plt.show( )
    # 2. 绘制自相关图和偏相关图
from pandas.plotting import autocorrelation_plot  # 导入自相关图绘图函数
autocorrelation_plot(data['发病数'])  # 绘制自相关图
plt.title("图 6-7 2008-2017 年手足口病月发病数自相关图",fontsize=14,y=-0.25); plt.show( )
from statsmodels.graphics.tsaplots import plot_pacf  # 导入偏自相关图绘图函数
plot_pacf(caseData,method='ywm')  # 绘制偏自相关图，设置方法
plt.title("图 6-8 2008-2017 年手足口病月发病数的偏自相关图",fontsize=14,y=-0.25)
plt.show( )
    # 3. 进行平稳性检验
from statsmodels.tsa.stattools import adfuller  # 导入时间序列中单位根平稳性检验函数
def test_stationarity(timeseries):  # 定义时间序列平稳性检验函数
    rolmean=timeseries.rolling(12).mean( )  # 计算移动平均值
    rolstd=timeseries.rolling(12).std( )  # 计算移动标准差
    plt.figure(figsize=(12,2))  # 作图并定义图的大小
    plt.plot(timeseries,color='blue',label='原始值')  # 原始数据作线图，设置颜色和图例
    plt.plot(rolmean,color='red',label='移动均值')  # 移动均值作线图，设置颜色和图例
    plt.plot(rolstd,color='black',label='移动标准差')  # 移动标准差作图，设置颜色和图例
    plt.legend(loc='best')  # 显示图例，设定图例位置
    plt.title('图 6-9 2008—2017 年手足口病月病例数移动平均值和移动标准差变化图',y=-0.45,fontsize=16)
    plt.show(block=False)  # 等待所有图形关闭后再返回
    dftest=adfuller(timeseries,autolag='AIC')  # 进行单位根平稳性检验
    dfoutput=pd.Series(dftest[0:4],index=
        ['Test Statistic','p-value','Lags Used','Number of Obs Used'])
    for key,value in dftest[4].items( ):
        dfoutput['Critical Value (%s)' %key]=value  # 定义结果输出格式
    print('3-1 原始序列数据的单位根平衡性检验结果（部分）：\n',dfoutput)
test_stationarity(caseData)  # 调用定义的函数进行检验
    # 4.1 差分
caseData_diff=caseData.diff(1)  # 计算 1 阶差分
print('4-1 1 阶差分后的前 5 行数据：\n',caseData_diff.head(5))
plt.plot(caseData_diff)  # 制作差分后的时间序列图
plt.xlabel("年度"); plt.ylabel('月病例数 1 阶差分值')
plt.title('图 6-10 2008-2017 年月手足口病病例数 1 阶差分值趋势图',y=-0.25,fontsize=15)
plt.show( )
```

```
    # 4.2 差分后的序列数据的单位根平稳性检验
caseData_diff.dropna(inplace=True)  # 从时间序列中删除缺失值
print('4-2 1 阶差分并删除缺失值后的前 5 行数据：\n',caseData_diff.head( ))
dftest_diff=adfuller(caseData_diff)  # 进行差分后的序列数据的单位根平稳性检验
dfoutput=pd.Series(dftest_diff[0:],index=['ADF statistic','pvalue','Lags Used','Number of obs','Critical values','Max info criterim])  # 给结果添加输出特征标签，并转化为 Series
print('4-3 差分后序列数据的单位根平稳性检验结果：\n',dfoutput)
    # 5. 计算 AIC 值，确定模型 p 和 q 的取值
import statsmodels.api as sm  # 导入 statsmodels 应用程序接口取别名为 sm
res=sm.tsa.arma_order_select_ic(caseData_diff,max_ar=2,max_ma=2,ic=['aic'])
  # 设定自动取阶的 p 和 q 的最大值，即参数中的 max_ar 和 max_ma
  # ic 参数表示选用的信息准则，为 aic 或 bic
  # 然后函数会算出每个 p 和 q 组合（这里是 (0,0)~(2,2)）的 AIC 值
print('5-1 AIC：\n',res)  # 输出 AIC 值
print('5-2 AIC_min：',res.aic_min_order)  # 取其中最小的，这里的结果是（p=2,q=1）
    # 6. 拟合 ARIMA 模型，输出模型诊断结果图和拟合结果
from statsmodels.tsa.arima.model import ARIMA  # 导入 ARIMA 模型类
model=ARIMA(caseData,order=(2,1,1))  # 构建模型
  # 模型中自回归阶 p=2，差分次数 d=1，滑动平均阶 q=1（关键参数）
model_fit_result=model.fit( )  # 拟合模型
print('6-1 ARIMA 模型分析结果：\n',model_fit_result.summary( ))
print(' 图 6-11 模型诊断结果图 ')
model_fit_result.plot_diagnostics(lags=1,figsize=(8,8))
  # 模型诊断结果绘图，设置滞后阶和图形画布大小
plt.show( )
model_fit_values=model_fit_result.fittedvalues  # 计算模型拟合值
print('6-2 拟合值前 6 行：\n',np.round(model_fit_values,0).head(6))
    # 7. 模型预测
model_predict_values=model_fit_result.predict('2018-01','2018-06')
  # 进行预测，设定预测的起止时间
model_predict_values=np.round(model_predict_values,0)  # 结果取整
print('7-1  2018 年 1-6 月发病数预测值：\n',model_predict_values)
model_predict_values_copy=pd.Series(model_predict_values,copy=True)
  # 预测值转化为 Series 类型
model_predict_values_cumsum=model_predict_values_copy.cumsum( ) # 预测值累计求和
print('7-2  2018 年 1-6 月发病数预测值累计序列：\n',model_predict_values_cumsum)
    # 8. 绘制样本值、差分值、拟合值及预测值曲线图
plt.plot(caseData,'orange',label=' 样本值 ')  # 绘制样本值曲线图，设置颜色和图例
plt.plot(caseData_diff,"y",label=' 差分值 ')  # 绘制差分值曲线图，设置颜色和图例
plt.plot(model_fit_values,color='b',label=' 拟合值 ')  # 绘制拟合值曲线，设置颜色和图例
```

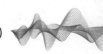

```
plt.plot(model_predict_values,'--r',label=' 预测值 ')  # 绘制预测值曲线，设置标记、颜色和图例
plt.xlabel(' 年月 ',fontsize=12); plt.ylabel(' 月病例数 ',fontsize=12)
plt.title(' 图 6-12 手足口病月病例数样本值差分值 ARIMA 拟合及预测值趋势图 ',y=-0.25, fontsize=13)
plt.legend(loc='best'); plt.show( )
```

（四）实践结果

各实践任务中绘图结果见图 6–6 至图 6–12。

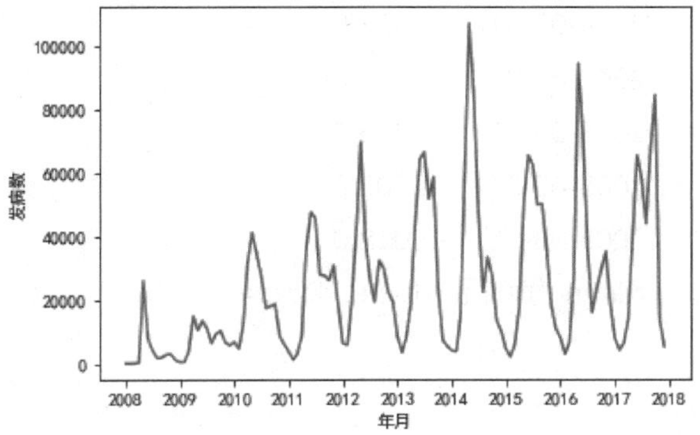

图 6–6　2008—2017 年手足口病月发病数变化趋势线图

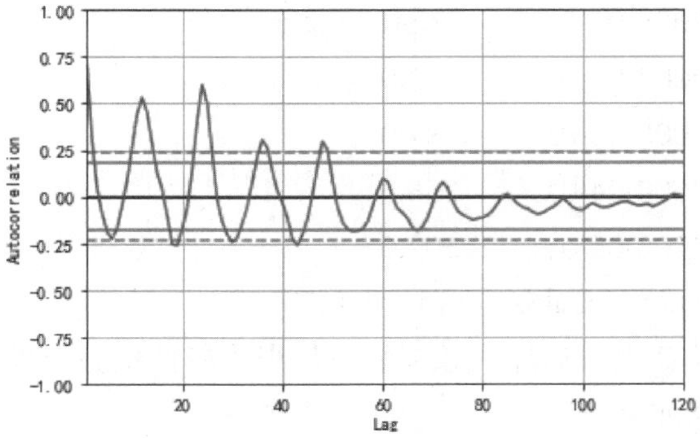

图 6–7　2008—2017 年手足口病月发病数自相关图

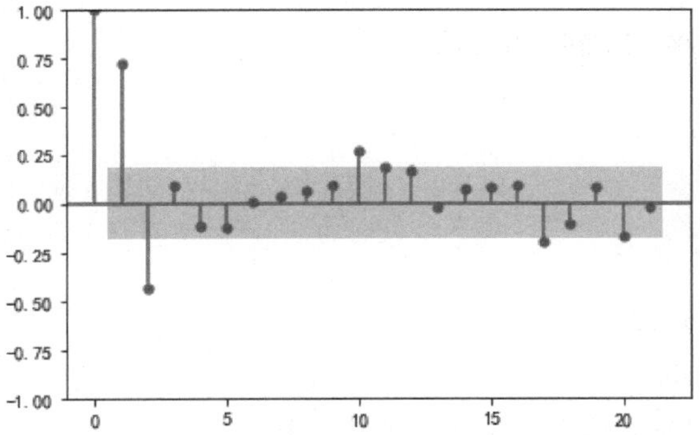

图 6–8　2008—2017 年手足口病月发病数的偏自相关图

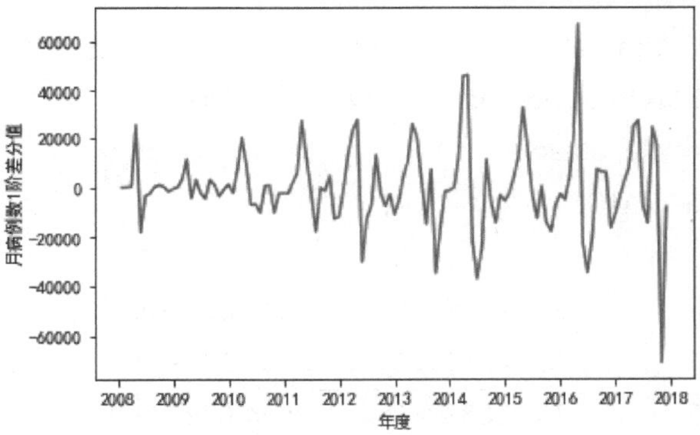

图 6–10　2008—2017 年手足口病月病例数 1 阶差分值趋势图

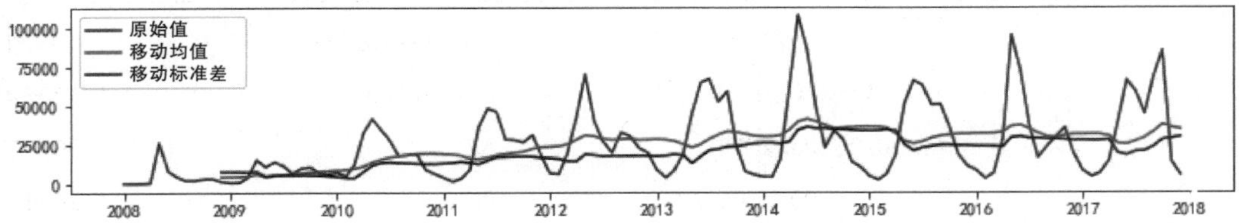

图 6–9　2018—2017 年手足口病月病例数移动平均值和移动标准差变化图

3–1 原始序列数据的单位根平衡性检验结果（部分）：

```
Test Statistic        -1.800342
p-value                0.380292
Lags Used             11.000000
```

```
Number of Obs Used      108.000000
Critical Value (1%)      -3.492401
Critical Value (5%)      -2.888697
Critical Value (10%)     -2.581255
dtype: float64
```

4–1 1 阶差分后的前 5 行数据：

```
 年月
2008-01-01          NaN
2008-02-01        -52.0
2008-03-01         37.0
2008-04-01        256.0
2008-05-01      25502.0
Name: 发病数, dtype: float64
```

4–2 1 阶差分并删除缺失值后的前 5 行数据：

```
 年月
2008-02-01        -52.0
2008-03-01         37.0
2008-04-01        256.0
2008-05-01      25502.0
2008-06-01     -18018.0
Name: 发病数, dtype: float64
```

4–3 差分后序列数据的单位根平稳性检验结果：

```
ADF statistic          -6.220680
pvalue                 0.0
Lags used              13
Number of obs          105
Critical values        {'1%':-3.4942202045135513,'5%':-2.889485291...}
Max info criterion     2307.094741
dtype: object
```

5–1 AIC：

```
{'aic':          0               1               2
0         3110.606138     2649.811108     2650.054386
1         2654.441165     2651.391933     2629.410350
2         2643.833268     2624.63243326   2626.333837, 'aic_min_order': (2, 1)}
```

5–2 AIC_min：(2, 1)。

6–1 ARIMA 模型分析结果：

```
                               SARIMAX Results
==============================================================================
Dep. Variable:                     发病数   No. Observations:              120
Model:                    ARIMA(2, 1, 1)   Log Likelihood           -1307.458
Date:                   Mon, 25 Mar 2024   AIC                       2622.915
Time:                           09:01:00   BIC                       2634.032
Sample:                       01-01-2008   HQIC                      2627.429
                             -12-01-2017
Covariance Type:                     opg
==============================================================================
```

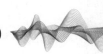

```
==================================================================================
                 coef      std err          z       P>|z|      [0.025      0.975]
----------------------------------------------------------------------------------
ar.L1          1.0094        0.095     10.607       0.000       0.823       1.196
ar.L2         -0.4761        0.083     -5.747       0.000      -0.638      -0.314
ma.L1         -0.9424        0.059    -15.880       0.000      -1.059      -0.826
sigma2      2.434e+08      1.4e-10   1.74e+18       0.000    2.43e+08    2.43e+08
==================================================================================
Ljung-Box (L1) (Q):                 0.02   Jarque-Bera (JB):                71.89
Prob(Q):                            0.89   Prob(JB):                         0.00
Heteroskedasticity (H):             4.99   Skew:                             0.22
Prob(H) (two-sided):                0.00   Kurtosis:                         6.78
==================================================================================
```

6–2 拟合值前 6 行：

```
年月
2008-01-01        0.0
2008-02-01       85.0
2008-03-01      -21.0
2008-04-01       58.0
2008-05-01      348.0
2008-06-01    30195.0
```

7–1 2018 年 1—6 月发病数预测值：

```
2018-01-01    14373.0
2018-02-01    27452.0
2018-03-01    36320.0
2018-04-01    39044.0
2018-05-01    37572.0
2018-06-01    34790.0
```

7–2　2018 年 1—6 月发病数预测值累计序列：

```
2018-01-01     14373.0
2018-02-01     41825.0
2018-03-01     78145.0
2018-04-01    117189.0
2018-05-01    154761.0
2018-06-01    189551.0
```

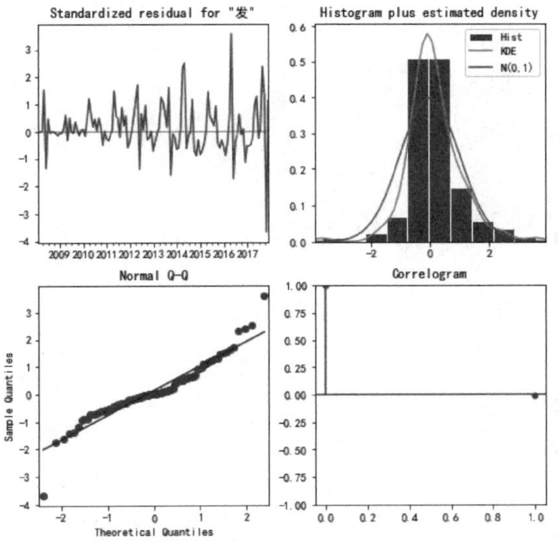

图 6–11　模型诊断结果图

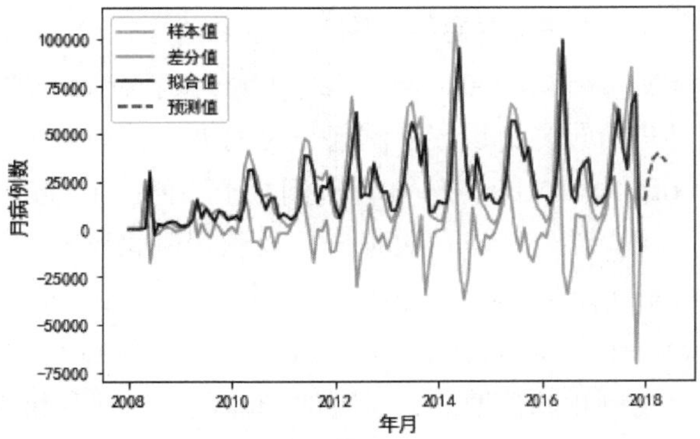

图 6–12　手足口病月病例数样本值差分值 ARIMA 拟合及预测值趋势图

六、季节性自回归差分移动平均模型（SARIMA）

SARIMA 模型适用于具有趋势且 / 或季节性成分的单变量时间序列分析。

（一）实践数据

实践数据见表 6–1，数据文件为“:/PyData2403/ 手足口病 ARIMA 模型分析数据 .xlsx”。

（二）实践任务

（1）拟合手足口病月发病数时间趋势的 SARIMA 模型分析。

（2）利用构建的 SARIMA 模型，预测 2018 年 1—6 月手足口病月发病数。

（3）绘制手足口病月发病数样本值、SARIMA 模型拟合值及预测值曲线图。

（4）计算 SARIMA 模型预测 2008 年 1—6 月发病数均值 95%CI，绘制月病例数样本值预测值及其 95%CI 趋势图。

（三）实践程序及说明

```
    # Model6--SARIMA 模型分析
import numpy as np;  import pandas as pd
import matplotlib.pyplot as plt
plt.rcParams['font.sans-serif']=['SimHei'];  plt.rcParams['axes.unicode_minus']=False
data=pd.read_excel('F:/PyData2403/ 手足口病 ARIMA 模型分析数据 .xlsx',
                    parse_dates=[' 年月 '],index_col=' 年月 ')
    # 1. SARIMA 模型拟合
caseData=data[' 发病数 ']   # 提取年月（索引）、发病数变量值
from statsmodels.tsa.statespace.sarimax import SARIMAX   # 导入 SARIMAX 模型类
model=SARIMAX(caseData,order=(2,1,1),seasonal_order=(2,1,1,4))
  # 构建模型，自回归阶 p=2，差分次数 d=1，滑动平均阶 q=1（关键参数）
  # 季节参数 P=2，D=1，Q=1，s=4
model_fit_result=model.fit( )   # 拟合模型
print('1-1 SARIMA 模型分析结果：\n',model_fit_result.summary( ))
model_fit_values=model_fit_result.fittedvalues   # 计算模型拟合值
print('1-2 拟合值前 5 行：\n',np.round(model_fit_values,0).head( ))
    # 2. SARIMA 模型预测
model_predict_values=model_fit_result.predict('2018-01-01','2018-06-01')
  # 进行预测，设置预测起止时间为 '2018-01-01' 至 '2018-06-01'
print('2-1  2018 年 1—6 月病例数预测值：\n',np.round(model_predict_values,0))
    # 3. 绘制样本值、拟合值及预测值曲线图
plt.plot(caseData,'orange',label=' 样本值 ');  plt.plot(model_fit_values,'b',label=' 拟合值 ')
plt.plot(model_predict_values,color="r",linestyle='--',linewidth=2,label=' 预测值 ')
  # 绘制预测值曲线，设置线条颜色、样式、粗细，设置图例
plt.xlabel(' 年月 ',fontsize=12);  plt.ylabel(' 月病例数 ',fontsize=12)
plt.title(' 图 6-13 手足口病月病例数样本值 SARIMA 模型拟合及预测值趋势图 ',y=-0.25, fontsize=13)
plt.legend(loc='best');  plt.show( )
    # 4. 计算预测值的均值及其 95%CI 并绘图
nforecast=5   # 设置向前预测的月份索引数（0 至 5）
predict_values=model_fit_result.predict(end=model.nobs+nforecast)
  # end 设置终止预测的索引号（样本值个数 + 新增预测值个数）
```

```
predict_values=np.round(predict_values,0)
print('4-1 预测值：\n',predict_values)
predict=model_fit_result.get_prediction(end=model.nobs+nforecast)
predict_mean=predict.predicted_mean
print('4-2 预测值（均值）：\n',np.round(predict_mean,0) )
predict_ci=predict.conf_int(alpha=0.5)
print('4-3 预测值 CI（alpha=0.5）：\n',np.round(predict_ci,0) )
plt.plot(caseData,'r',label=' 样本值 '); plt.plot(predict_values,'b',label=' 预测值 ')
plt.plot(predict_ci,"--g",label=' 预测值 CI')
plt.xlabel(' 年月 ',fontsize=12); plt.ylabel(' 月病例数 ',fontsize=12)
plt.title(' 图 6-14 手足口病月病例数样本值 SARIMA 模型预测值及 CI 趋势图 ',y=-0.25, fontsize=13)
plt.legend(loc='best'); plt.show( )
```

（四）实践结果

1–1 SARIMA 模型分析结果：

SARIMAX Results

Dep. Variable:	发病数	No. Observations:	120
Model:	SARIMAX(2, 1, 1)x(2, 1, 1, 4)	Log Likelihood	-1270.889
Date:	Mon, 25 Mar 2024	AIC	2555.778
Time:	09:35:01	BIC	2574.992
Sample:	01-01-2008	HQIC	2563.577
	-12-01-2017		
Covariance Type:	opg		

	coef	std err	z	P>|z|	[0.025	0.975]
ar.L1	0.9224	0.169	5.458	0.000	0.591	1.254
ar.L2	-0.4136	0.261	-1.587	0.113	-0.924	0.097
ma.L1	-0.9521	0.132	-7.223	0.000	-1.210	-0.694
ar.S.L4	-0.3936	0.359	-1.096	0.273	-1.097	0.310
ar.S.L8	-0.3696	0.319	-1.159	0.247	-0.995	0.255
ma.S.L4	-0.6596	0.379	-1.739	0.082	-1.403	0.084
sigma2	3.995e+08	3.92e-10	1.02e+18	0.000	4e+08	4e+08

Ljung-Box (L1) (Q):	0.01	Jarque-Bera (JB):	45.92
Prob(Q):	0.90	Prob(JB):	0.00
Heteroskedasticity (H):	5.19	Skew:	0.38
Prob(H) (two-sided):	0.00	Kurtosis:	6.00

1–2 拟合值前 5 行：

年月	
2008-01-01	0.0
2008-02-01	87.0
2008-03-01	-18.0
2008-04-01	52.0
2008-05-01	380.0

2–1 2018 年 1—6 月病例数预测值：

2018-01-01	22516.0
2018-02-01	24268.0
2018-03-01	26945.0
2018-04-01	24830.0
2018-05-01	37961.0
2018-06-01	42862.0

4–1 预测值：

2008-01-01	0.0
2008-02-01	87.0
2008-03-01	-18.0
...	...
2018-04-01	24830.0
2018-05-01	37961.0
2018-06-01	42862.0

Length: 126

4–2 预测值（均值）：

2008-01-01	0.0
2008-02-01	87.0
2008-03-01	-18.0
...	...
2018-04-01	24830.0
2018-05-01	37961.0
2018-06-01	42862.0

4–3 预测值 CI（alpha=0.5）：

	lower 发病数	upper 发病数
2008-01-01	-26001.0	26001.0
2008-02-01	-24853.0	25027.0
2008-03-01	-24277.0	24242.0
...	...	...
2018-04-01	4653.0	45006.0
2018-05-01	17739.0	58182.0
2018-06-01	22594.0	63131.0

[126 rows x 2 columns]

4–4 绘图结果见 6–13、图 6–14。

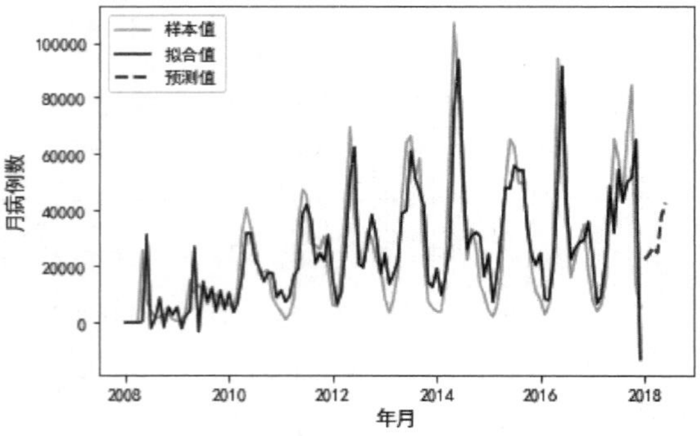

图 6–13　手足口病月病例数样本值 SARIMA 模型拟合及预测值趋势图

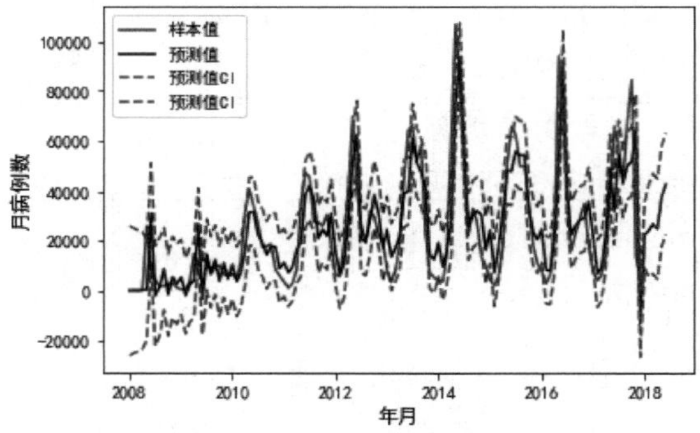

图 6–14　手足口病月病例数样本值 SARIMA 模型预测值及 CI 趋势图

七、含协变量的季节性自回归差分移动平均模型（SARIMAX）

SARIMAX 模型适用于具有趋势且 / 或季节性成分以及外生变量的单变量时间序列分析。

（一）实践数据

实践数据见表 6–1，数据文件为“:/PyData2403/ 手足口病 ARIMA 模型分析数据 .xlsx”。

（二）实践任务

（1）以“人口数”和“月份”为外生变量，对月发病数拟合 SARIMAX 模型分析。

（2）利用构建的 SARIMAX 模型，预测外生变量“人口数”和“月份”为 [108865000,1] 时的月发病数。

（3）绘制手足口病月发病数样本值、SARIMAX 模型拟合值及预测值曲线图。

（三）实践程序及说明

```
    # Model6--SARIMAX 模型拟合
import numpy as np;  import pandas as pd;  import matplotlib.pyplot as plt
plt.rcParams['font.sans-serif']=['SimHei'];  plt.rcParams['axes.unicode_minus']=False
data=pd.read_excel('F:/PyData2403/ 手足口病 ARIMA 模型分析数据 .xlsx',
                  parse_dates=[' 年月 '],index_col=' 年月 ')
import warnings;  warnings.filterwarnings('ignore')   # 设置忽略警告错误的输出
data1=data[' 发病数 ']   # 提取年月（索引）、发病数变量值
caseNL=list(data1)   # 将发病数据转化为列表
data2=data[[' 人口数 ',' 月份 ']]   # 提取人口数和月份数据，作为外生变量（协变量）
    # 1. 拟合 SARIMAX 模型
from statsmodels.tsa.statespace.sarimax import SARIMAX   # 导入 SARIMAX 模型类
model=SARIMAX(endog=caseNL, exog=data2, order=(1, 1, 1), seasonal_order=(0, 0, 0,4))
  # 构建模型，设发病数 caseNL 为内生变量，data2 “人口数” 和 “月份” 为外生变量
  # 设置 AR、差分、MA 之阶 order (p,d,q) 为 (1,1,1)
  # 设置模型季节成分的 AR、差分、MA 和周期性 seasonal_order(P,D,Q,s) 为 (0,0,0,4)
model_fit_result=model.fit(disp=True)   # 拟合模型，显示结果
print('1-1 SARIMAX 模型拟合结果：\n',model_fit_result.summary( ))
model_fit_values=model_fit_result.fittedvalues   # 计算模型拟合值
print('1-2 SARIMAX 模型拟合值（前 5 行）：\n',np.round(model_fit_values,0).head( ))
    # 2. 模型预测
exog2=[108865000,1]   # 设置外生变量值
model_predict_value=model_fit_result.predict(len(data1),len(data2), exog=exog2)
# 语法 2 model_predict=model_fit_result.predict(120,120, exog=exog2)
print('2-1 SARIMAX 模型预测结果：',np.round(model_predict_value,0))
    # 3. 绘制样本值、拟合值及预测值曲线图
plt.plot(data[' 发病数 '],'orange',label=' 样本值 ');  plt.plot(model_fit_values,'b',label=' 拟合值 ')
plt.plot(model_predict_value,color="r",marker='o',label=' 预测值 ')
plt.xlabel(' 年月 ',fontsize=12);  plt.ylabel(' 发病数 ',fontsize=12)
plt.title(' 图 6-15 手足口病月病例数样本值 SARIMAX 模型拟合及预测值趋势图 ',y=-0.25, fontsize=13)
plt.legend(loc='best');  plt.show( )
```

（四）实践结果

1–1 SARIMAX 模型拟合结果：

```
                              SARIMAX Results
==========================================================================================
Dep. Variable:                      y     No. Observations:                    120
Model:                   SARIMAX(1, 1, 1)  Log Likelihood                  -1322.557
Date:                    Mon, 25 Mar 2024  AIC                              2655.115
Time:                            10:02:53  BIC                              2669.010
Sample:                        01-01-2008  HQIC                             2660.757
                              -12-01-2017
Covariance Type:                      opg
==========================================================================================
              coef      std err         z       P>|z|       [0.025       0.975]
------------------------------------------------------------------------------------------
人口数        0.0002       0.002       0.135      0.893       -0.003        0.004
月份        860.2986    1046.893       0.822      0.411    -1191.573     2912.170
ar.L1       -0.1216       0.261      -0.466      0.642       -0.634        0.390
ma.L1        0.4238       0.268       1.579      0.114       -0.102        0.950
sigma2    2.721e+08       0.001    3.47e+11      0.000     2.72e+08     2.72e+08
==========================================================================================
Ljung-Box (L1) (Q):              0.01     Jarque-Bera (JB):                  95.46
Prob (Q):                        0.90     Prob (JB):                          0.00
Heteroskedasticity (H):          5.19     Skew:                              -0.45
Prob(H) (two-sided):             0.00     Kurtosis:                           7.29
==========================================================================================
```

1–2 SARIMAX 模型拟合值（前 5 行）：

```
年月
2008-01-01    24065.0
2008-02-01    -5439.0
2008-03-01     3264.0
2008-04-01     -343.0
2008-05-01     1519.0
```

2–1 SARIMAX 模型预测结果：2018–01–01　2264.0

3–1 绘图结果见 6–15。

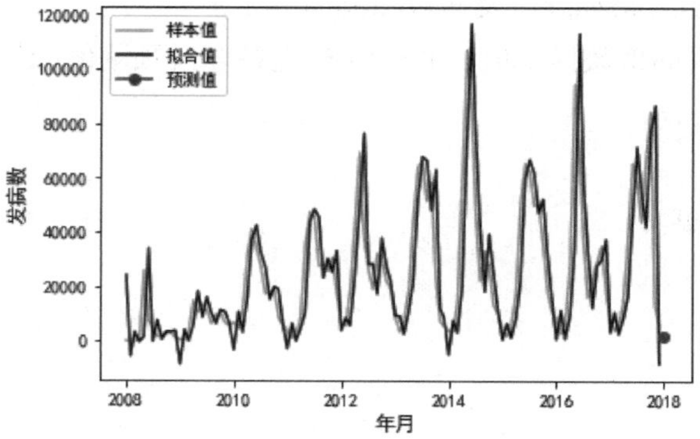

图 6–15　手足口病月病例数样本值 SARIMAX 模型拟合及预测值趋势图

八、自回归分布滞后模型（ARDL）和含协变量的 ARDL 模型（ARDLX）

ARDL 模型适用于没有趋势和季节性成分，但有滞后性或同时有外生变量（协变量）的单变量时间序列。包括简单自回归分布滞后模型和含协变量的自回归分布滞后模型。

（一）实践数据

实践数据见表 6–1，数据文件为“:/PyData2403/ 手足口病 ARIMA 模型分析数据 .xlsx”。

（二）实践任务

（1）拟合手足口病月发病数时间趋势的 ARDL 模型分析。

（2）利用构建的 ARDL 模型，预测 2017 年 10 月至 2018 年 3 月手足口病月发病数。

（3）绘制手足口病月发病数样本值、ARDL 模型拟合值及预测值曲线图。

（4）以“人口数”和“月份”为外生变量，拟合 ARDLX 模型分析，并绘制模型诊断结果图。

（5）利用外生变量 ARDLX 模型，预测外生变量“月份”为 ['1','2','3']，“人口数”为 [108865000,108863000,108860000] 时的手足口病月发病数。

（6）绘制手足口病月发病数样本值、含外生变量的 ARDLX 模型拟合值及预测值曲线图。

（三）实践程序及说明

1．ARDL 模型分析

```
    # Model6--ARDL 模型拟合分析
import numpy as np;  import pandas as pd;  import matplotlib.pyplot as plt
plt.rcParams['font.sans-serif']=['SimHei'];  plt.rcParams['axes.unicode_minus']=False
data=pd.read_excel('F:/PyData2403/ 手足口病 ARIMA 模型分析数据 .xlsx',
                   parse_dates=[' 年月 '],index_col=' 年月 ')
caseData=data[' 发病数 ']   # 提取年月（索引）、发病数变量值
    # 1. ARDL 模型拟合
from statsmodels.tsa.api import ARDL   # 导入 ARDL 模型类
model=ARDL(caseData,2)   # 构建模型，设置滞后阶为 2
model_fit_result=model.fit( )   # 拟合模型
print('1-1 ARDL 模型分析结果：\n',model_fit_result.summary( ))
model_fit_values=model_fit_result.fittedvalues   # 计算模型拟合值
print('1-2  ARDL 模型拟合值前 6 行：\n',np.round(model_fit_values,0).head(6))
    # 2. ARDL 模型预测
model_predict_values=model_fit_result.predict('2017-10','2018-03')
  # 进行预测，设置起止时间为 '2017-10' 至 '2018-03'
print('2-1 2017 年 10 月至 2018 年 3 月病例数 ARDL 模型预测值：\n', np.round(model_predict_
values,0))
    # 3. 绘制样本值、拟合值及 ARDL 模型预测值曲线图
plt.plot(caseData,'orange',label=' 样本值 ');  plt.plot(model_fit_values,'b',label=' 拟合值 ')
plt.plot(model_predict_values,color="r",linestyle='--',linewidth=2,label=' 预测值 ')
plt.xlabel(' 年月 ',fontsize=12);  plt.ylabel(' 月病例数 ',fontsize=12)
plt.title(' 图 6-16 手足口病月病例数样本值 ARDL 模型拟合及预测值趋势图 ',y=-0.25, fontsize=13)
```

```
plt.legend(loc='best'); plt.show( )
```

2．含外生变量的 ARDLX 模型分析

```
    # Model6-- 含外生变量的 ARDLX 模型分析
import numpy as np; import pandas as pd; import matplotlib.pyplot as plt
plt.rcParams['font.sans-serif']=['SimHei']; plt.rcParams['axes.unicode_minus']=False
data=pd.read_excel('F:/PyData2403/ 手足口病 ARIMA 模型分析数据 .xlsx',
                   parse_dates=[' 年月 '],index_col=' 年月 ')
    # 4. 含外生变量的 ARDLX 模型拟合
caseData=data[' 发病数 ']  # 提取年月（索引）、发病数变量值
exog=data[[' 人口数 ',' 月份 ']]  # 提取人口数和月份值，作为外生变量
from statsmodels.tsa.api import ARDL  # 导入 ARDL 模型类
model=ARDL(caseData,2,exog,{' 人口数 ':1,' 月份 ':1})
  # 构建模型，设置滞后阶、外生变量及其滞后阶
model_fit_result=model.fit( )  # 拟合模型
print('4-1 外生变量 ARDLX 模型分析结果：\n',model_fit_result.summary( ))
print(' 图 6-17 模型诊断结果绘图 ')
model_fit_result.plot_diagnostics( figsize=(9,9)); plt.show( )
model_fit_values=model_fit_result.fittedvalues  # 计算模型拟合值
print('4-2 外生变量 ARDLX 模型拟合值前 5 行：\n',np.round(model_fit_values,0).head( ))
    # 5. 含外生变量的 ARDLX 模型预测
model_predict_values=model_fit_result.predict( )  # 计算模型预测值（拟合）
print('5-1 外生变量 ARDLX 模型预测值前 5 行：\n',np.round(model_predict_values,0).head( ))
forecast_exogDF=pd.DataFrame({' 人口数 ':[108865000,108863000,108860000],
      ' 月份 ':['1','2','3']})  # 模型预测，设置外生变量值，与构建模型时的数据类型一致
model_forecast_values=model_fit_result.forecast(steps=3,exog=forecast_exogDF)
  # 根据预测步长和外生变量进行模型预测
print('5-2 月病例数外生变量 ARDLX 模型预测值：\n',np.round(model_forecast_values,0))
    # 6. 绘制样本值、拟合值及外生变量 ARDLX 模型预测值曲线图
plt.plot(caseData,'orange',label=' 样本值 '); plt.plot(model_fit_values,'b',label=' 拟合值 ')
plt.plot(model_forecast_values,"--r",label=' 预测值 ')
plt.xlabel(' 年月 ',fontsize=12); plt.ylabel(' 月病例数 ',fontsize=12)
plt.title(' 图 6-18 手足口病月病例数样本值外生变量 ARDLX 模型拟合值及预测值趋势图 ',y=-0.25,
fontsize=14)
plt.legend(loc='best'); plt.show( )
```

（四）实践结果

1．ARDL 模型分析实践结果

1–1 ARDL 模型分析结果：

```
                          ARDL Model Results
==============================================================================
Dep. Variable:                    发病数   No. Observations:               120
Model:                          ARDL(2,)   Log Likelihood            -1295.833
Method:                  Conditional MLE   S.D. of innovations       14224.182
Date:                   Mon, 25 Mar 2024   AIC                        2599.666
Time:                           10:52:00   BIC                        2610.749
Sample:                       03-01-2008   HQIC                       2604.166
                             -12-01-2017
==============================================================================
                 coef    std err          z      P>|z|      [0.025      0.975]
------------------------------------------------------------------------------
const       9603.6493   2010.065      4.778      0.000    5622.097    1.36e+04
发病数.L1      1.0501      0.084     12.529      0.000       0.884       1.216
发病数.L2     -0.4397      0.084     -5.266      0.000      -0.605      -0.274
==============================================================================
```

1–2 ARDL 模型拟合值前 6 行：

```
年月
2008-03-01     9591.0
2008-04-01     9652.0
2008-05-01     9905.0
2008-06-01    36573.0
2008-07-01     6437.0
2008-08-01    10627.0
```

2–1 2017 年 10 月至 2018 年 3 月病例数 ARDL 模型预测值：

```
2017-10-01    61694.0
2017-11-01    68536.0
2017-12-01   -13484.0
2018-01-01     9227.0
2018-02-01    16977.0
2018-03-01    23374.0
```

3–1 绘图结果见图 6–16。

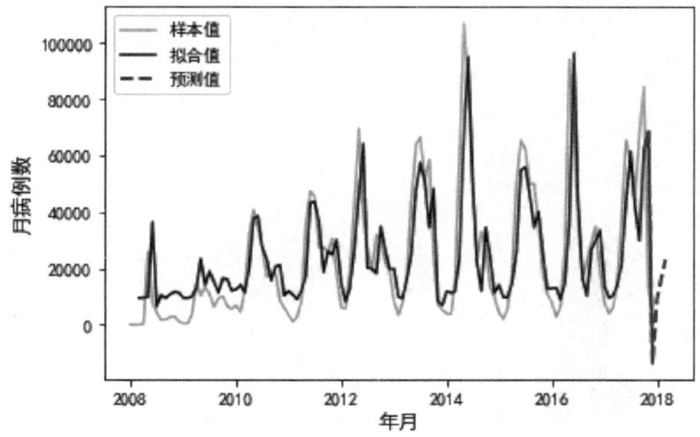

图 6–16　手足口病月病例数样本值 ARDL 模型拟合及预测值趋势图

2. 含外生变量协变量的 ARDLX 模型分析结果

4–1 外生变量 ARDLX 模型分析结果：

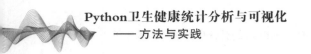

ARDL Model Results

Dep. Variable:	发病数	No. Observations:	120
Model:	ARDL(2, 1, 1)	Log Likelihood	-1287.491
Method:	Conditional MLE	S.D. of innovations	13253.289
Date:	Mon, 25 Mar 2024	AIC	2590.982
Time:	11:09:17	BIC	2613.147
Sample:	03-01-2008	HQIC	2599.982
	-12-01-2017		

	coef	std err	z	P>|z|	[0.025	0.975]
const	-1.327e+05	4.34e+04	-3.059	0.003	-2.19e+05	-4.67e+04
发病数 .L1	0.9690	0.082	11.823	0.000	0.807	1.131
发病数 .L2	-0.4683	0.088	-5.321	0.000	-0.643	-0.294
人口数 .L0	0.0054	0.006	0.861	0.391	-0.007	0.018
人口数 .L1	-0.0041	0.006	-0.649	0.518	-0.016	0.008
月份 .L0	1275.6104	860.377	1.483	0.141	-429.285	2980.506
月份 .L1	-1525.5186	846.600	-1.802	0.074	-3203.113	152.076

4-2 外生变量 ARDLX 模型拟合值前 5 行：

年月	
2008-03-01	3793.0
2008-04-01	3603.0
2008-05-01	3584.0
2008-06-01	27927.0
2008-07-01	-1726.0

5-1 外生变量 ARDLX 模型预测值前 5 行：

2008-01-01	NaN
2008-02-01	NaN
2008-03-01	3793.0
2008-04-01	3603.0
2008-05-01	3584.0

5-2 月病例数外生变量 ARDLX 模型预测值：

2018-01-01	-4327.0
2018-02-01	12799.0
2018-03-01	33629.0

6-1 绘图结果见图 6-17、图 6-18。

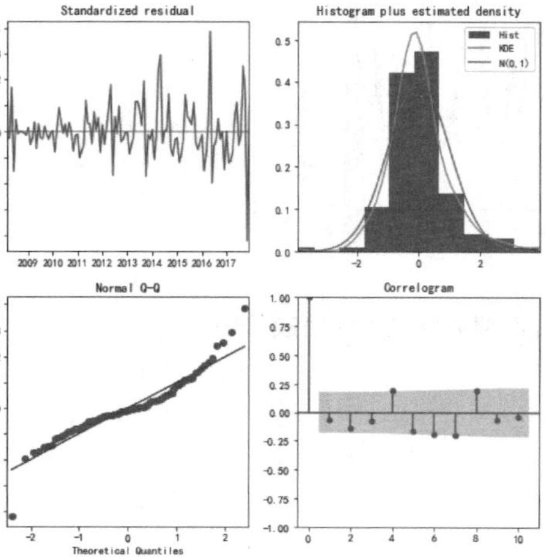

图 6-17 模型诊断结果绘图

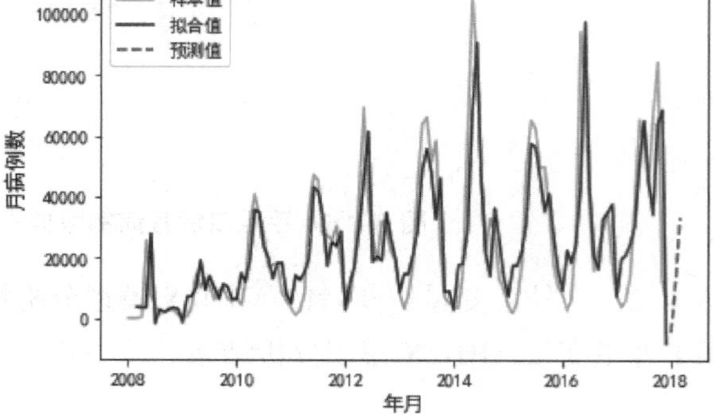

图 6-18 手足口病月病例数样本值外生变量 ARDLX 模型拟合值及预测值趋势图

九、向量自回归模型（VAR）

VAR 模型适用于没有趋势和季节性成分的多元时间序列分析。

（一）实践数据

实践数据见表 6-1，数据文件为“:/PyData2403/ 手足口病 ARIMA 模型分析数据 .xlsx”。

（二）实践任务

（1）拟合手足口病月发病数和发病率时间趋势的 VAR 模型分析。

（2）利用构建的 VAR 模型，预测 2018 年 1—6 月手足口病月发病数和发病率。

（3）分别绘制手足口病月发病数和发病率样本值、VAR 模型拟合值及预测值曲线图。

（三）实践程序及说明

```
    # Model6--VAR 模型分析
import numpy as np;  import pandas as pd;  import matplotlib.pyplot as plt
plt.rcParams['font.sans-serif']=['SimHei'];  plt.rcParams['axes.unicode_minus']=False
data=pd.read_excel('D:/PyData2403/ 手足口病 ARIMA 模型分析数据 .xlsx',
                  parse_dates=[' 年月 '],index_col=' 年月 ')
    # 1. 发病数发病率 VAR 模型拟合
caseData=data[[' 发病数 ',' 发病率 ']]  # 提取年月（index_col）、发病数、发病率变量值
print('1-1 分析数据长度：',len(caseData))
from statsmodels.tsa.vector_ar.var_model import VAR  # 导入 VAR 模型类
# from statsmodels.tsa.api import VAR  # 导入 VAR 方法 2
model_VAR=VAR(caseData,dates=caseData.index)  # 调用数据构建模型，以索引值为时间
#model_VAR=VAR(caseData,dates=pd.date_range('2008/1/1','2017/12/30',freq='M'))
  # 构建模型方法 2，调用数据，设置起止时间及时间频率（月 "M"）
model_fit_result=model_VAR.fit( )  # 拟合模型
print('1-2 VAR 模型分析结果：\n',model_fit_result.summary( ))
model_fit_values=model_fit_result.fittedvalues  # 计算模型拟合值
model_fit_values=np.round(model_fit_values,1)
print('1-3 模型拟合值数据长度：', len(model_fit_values))
print('1-4 月病例数和发病率拟合值前后各 3 行：\n',model_fit_values.head(3),model_fit_values.
tail(3))
    # 2. 发病数发病率模型预测
model_forecast_values=model_fit_result.forecast(caseData.values,steps=6)
  # 采用 forecast( ) 进行未来月发病数发病率预测，设置预测值的个数为 6
model_forecast_values=np.round(model_forecast_values,1)
print('2-1 未来 6 个月病例数和发病率预测值：\n',model_forecast_values)
model_forecast_values_df=pd.DataFrame(model_forecast_values,columns=[' 发病数 ',' 发病率 '])
  # 将预测结果转化为数据帧
print('2-2 预测值数据长度：',len(model_forecast_values_df))
print('2-3 未来 6 个月病例数和发病率预测值：\n',model_forecast_values_df)
```

```
    # 3. 绘制发病数发病率样本值、拟合值及预测值曲线图
x1_dates=pd.date_range('2008/1/1','2018/1/30',freq='M')  # 设置样本值起止时间及间隔
x2_dates=pd.date_range('2008/2/1','2018/1/30',freq='M')  # 设置拟合值起止时间及间隔
x3_dates=pd.date_range('2018/2/1','2018/8/1',freq='M')  # 设置预测值起止时间及间隔
print('3-1 时间数据长度：',' 样本时间数据长度 ',len(x1_dates),'； ',
      ' 拟合时间数据长度 ',len(x2_dates),'； ',' 预测时间数据长度 ',len(x3_dates))
  # 查看数据长度（以保证绘图用 x 轴 y 轴数据长度对应）
plt.plot(x1_dates,caseData[' 发病数 '],'orange',label=' 样本值 ')
plt.plot(x2_dates,model_fit_values[' 发病数 '],color='b',label=' 拟合值 ')
plt.plot(x3_dates,model_forecast_values_df[' 发病数 '],"--r",linewidth=3,label=' 预测值 ')
  # 绘制发病数样本值拟合值预测值曲线，设置线条样式、颜色、粗细，设置图例
plt.xlabel(' 年月 ',fontsize=12); plt.ylabel(' 发病数 ',fontsize=12)
plt.title(' 图 6-19 手足口病月发病数样本值 VAR 拟合值及预测值趋势图 ',y=-0.25,fontsize=13)
plt.legend(loc='best'); plt.show( )
plt.plot(x1_dates,caseData[' 发病率 '],'orange',label=' 样本值 ')
plt.plot(x2_dates,model_fit_values[' 发病率 '],color='b',label=' 拟合值 ')
plt.plot(x3_dates,model_forecast_values_df[' 发病率 '],".r",label=' 预测值 ')
  # 绘制发病率样本值拟合值预测值曲线，设置线条样式、颜色、粗细，设置图例
plt.xlabel(' 年月 ',fontsize=12); plt.ylabel(' 发病率（1/10 万）',fontsize=12)
plt.title(' 图 6-20 手足口病月发病率样本值 VAR 拟合值及预测值趋势图 ',y=-0.25,fontsize=13)
plt.legend(loc='best'); plt.show( )
```

（四）实践结果

1–1 分析数据长度：120。

1–2 VAR 模型分析结果：

```
                      Summary of Regression Results
==================================
Model:                              VAR
Method:                             OLS
Date:                  Mon, 25, Mar, 2024
Time:                          11:37:19
--------------------------------------------------------------------
No. of Equations:          2.00000    BIC:                  17.6064
Nobs:                      119.000    HQIC:                 17.5232
Log likelihood:           -1370.95    FPE:              3.85052e+07
AIC:                       17.4663    Det(Omega_mle):   3.66348e+07
--------------------------------------------------------------------
```

```
                         Results for equation 发病数
==============================================================================
               coefficient       std. error           t-stat            prob
------------------------------------------------------------------------------
const          7193.209649      2245.428313            3.203           0.001
L1.发病数          2.436299         2.253008            1.081           0.280
L1.发病率      -1841.665911      2430.940653           -0.758           0.449
==============================================================================
                         Results for equation 发病率
==============================================================================
               coefficient       std. error           t-stat            prob
------------------------------------------------------------------------------
const             6.761392         2.090143            3.235           0.001
L1.发病数          0.001538         0.002097            0.733           0.463
L1.发病率         -0.931495         2.262826           -0.412           0.681
==============================================================================
Correlation matrix of residuals
            发病数       发病率
发病数     1.000000    0.999674
发病率     0.999674    1.000000
```

1–3 模型拟合值数据长度：119。

1–4 月病例数和发病率拟合值前后各 3 行：

年月	发病数	发病率
2008-02-01	7230.0	6.8
2008-03-01	7202.7	6.8
2008-04-01	7222.9	6.8

年月	发病数	发病率
2017-10-01	58978.4	53.7
2017-11-01	71636.2	65.2
2017-12-01	17428.3	16.0

2–1 未来 6 个月病例数和发病率预测值：

[[1.12055e+04 1.04000e+01] [1.53367e+04 1.43000e+01] [1.82083e+04 1.70000e+01] [2.02025e+04 1.89000e+01] [2.15858e+04 2.02000e+01] [2.25442e+04 2.11000e+01]]。

2–2 预测值数据长度：6。

2–3 未来 6 个月病例数和发病率预测值：

	发病数	发病率
0	11205.5	10.4
1	15336.7	14.3
2	18208.3	17.0
3	20202.5	18.9
4	21585.8	20.2
5	22544.2	21.1

3–1 时间数据长度：样本时间数据长度 120；拟合时间数据长度 119；预测时间数据长度 6。

3–2 绘图结果见图 6–19、图 6–20。

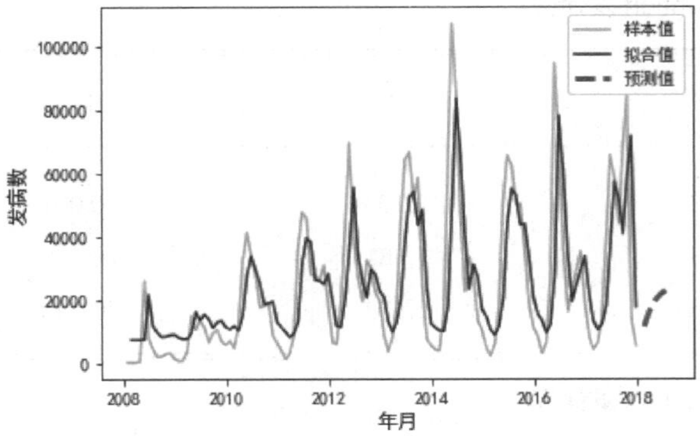

图 6-19　手足口病月发病数样本值 VAR 拟合值及预测值趋势图

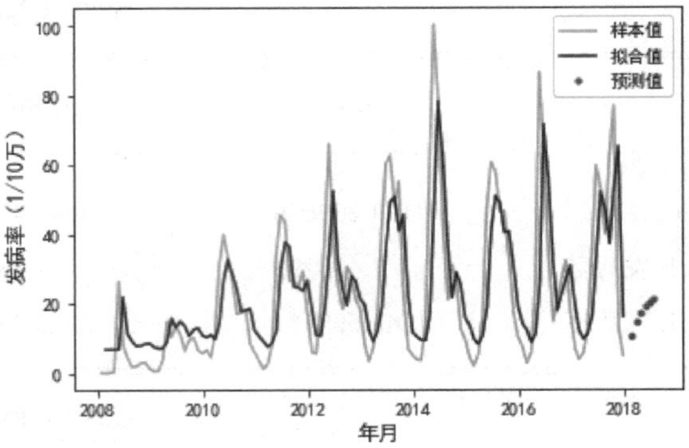

图 6-20　手足口病月发病率样本值 VAR 拟合值及预测值趋势图

十、向量自回归移动平均模型（VARMA）

VARMA 模型适用于没有趋势和季节性成分的多元时间序列分析。

（一）实践数据

实践数据见表 6-1，数据文件为“:/PyData2403/ 手足口病 ARIMA 模型分析数据 .xlsx”。

（二）实践任务

（1）拟合手足口病发病数和发病率时间趋势的 VARMA 模型分析。

（2）利用构建的 VARMA 模型，预测 2017 年 7 月至 2018 年 6 月月发病数和发病率。

（3）分别绘制月发病率样本值、VARMA 模型拟合值及预测值曲线图。

（4）计算 2008 年 1 月至 2018 年 6 月发病数预测值均值及其 95%CI，并绘制样本值、预测值及其 95%CI 趋势图。

（三）实践程序及说明

```
    # Model6--VARMA 模型分析
import numpy as np;  import pandas as pd;  import matplotlib.pyplot as plt
plt.rcParams['font.sans-serif']=['SimHei'];  plt.rcParams['axes.unicode_minus']=False
data=pd.read_excel('F:/PyData2403/ 手足口病 ARIMA 模型分析数据 .xlsx',
                     parse_dates=[' 年月 '],index_col=' 年月 ')
    # 1. 发病数发病率 VARMA 模型拟合
caseData=data[[' 发病数 ',' 发病率 ']]   # 提取年月（index_col）、发病数、发病率变量值
from statsmodels.tsa.statespace.varmax import VARMAX   # 导入 VARMAX 模型类
model_VARMA=VARMAX(caseData,order=(2,1))
  # 构建模型，设置 AR 阶 p 为 2、MA 阶 q 为 1
model_fit_result=model_VARMA.fit( )   # 拟合模型
print('1-1 VARMA 模型分析结果：\n',model_fit_result.summary( ))
model_fit_values=model_fit_result.fittedvalues   # 计算模型拟合值
model_fit_values=np.round(model_fit_values,1)   # 设置拟合值保留小数位数
print('1-2 月病例数和发病率 VARMA 拟合值前后各 3 行：\n',
      model_fit_values.head(3),model_fit_values.tail(3))
```

```
    # 2. 发病数发病率 VARMA 模型预测
model_predict_values=model_fit_result.predict('2017-10-01','2018-03-01')
  # 采用 predict( ) 函数进行（拟合）预测，设定起止时间
model_predict_values=np.round(model_predict_values,1)  # 设置预测值保留小数位数
print('2-1 月病例数和发病率（拟合）预测值：\n',model_predict_values)
model_forecast_values=model_fit_result.forecast(6)
  # 采用 forecast( ) 函数进行前瞻预测，设置预测值的个数
model_forecast_values=np.round(model_forecast_values,1)  # 设置预测值保留小数位数
print('2-2 2018 年 1—6 月病例数和发病率预测值：\n',model_forecast_values)
    # 3. 绘制发病率样本值、拟合值及预测值曲线图
plt.plot(caseData[' 发病率 '],'orange',label=' 样本值 ')
plt.plot(model_fit_values[' 发病率 '],color='b',label=' 拟合值 ')
plt.plot(model_predict_values[' 发病率 '],".r",label=' 预测值 ')
  # 绘制发病率样本值拟合值预测值曲线，设置线条样式、颜色、图例
plt.xlabel(' 年月 ',fontsize=12); plt.ylabel(' 发病率（1/10 万）',fontsize=12)
plt.title(' 图 6-21 手足口病月发病率样本值 VARMA 拟合值及预测值趋势图 ',y=-0.25,fontsize=13)
plt.legend(loc='best'); plt.show( )
    # 4. 计算发病数预测值的均值及其 95%CI 并绘图
model_predict_values=model_fit_result.predict('2008-01-01','2018-06-01')
  # 采用 predict( ) 函数进行（拟合）预测，设定起止时间
model_predict_values=np.round(model_predict_values,1)  # 设置预测值保留小数位数
print('4-1 月发病数和发病率 VARMA 预测值：\n',model_predict_values)
predict=model_fit_result.get_prediction('2008-01-01','2018-06-01')
predict_mean=predict.predicted_mean; predict_mean=np.round(predict_mean,0)
print('4-2 月发病数和发病率预测值均值：\n',predict_mean)
predict_ci=predict.conf_int(alpha=0.5)
print('4-3 月发病数和发病率预测值 95%CI（alpha=0.5）：\n',np.round(predict_ci,1))
plt.plot(caseData[' 发病数 '],'b',label=' 样本值 ')
plt.plot(predict_mean[' 发病数 '],color='orange',label=' 预测值 ')
plt.plot(predict_ci[['lower 发病数 ','upper 发病数 ']],"--r",label=' 预测值 CI')
  # 绘制发病数样本值预测值及 95%CI 曲线，设置线条样式、颜色、图例
plt.xlabel(' 年月 ',fontsize=12); plt.ylabel(' 月发病数 ',fontsize=12)
plt.title(' 图 6-22 手足口病月发病数样本值 VARMA 模型预测值及 95%CI 趋势图 ',y=-0.25,
fontsize=13)
plt.legend(loc='best'); plt.show( )
```

（四）实践结果

1–1 VARMA 模型分析结果：

Statespace Model Results

Dep. Variable:	[' 发病数 ', ' 发病率 ']	No. Observations:	120
Model:	VARMA(2,1)	Log Likelihood	-1368.954
	+ intercept	AIC	2771.907
Date:	Mon, 25 Mar 2024	BIC	2819.295
Time:	14:13:00	HQIC	2791.152
Sample:	01-01-2008		
	-12-01-2017		
Covariance Type:	opg		

Ljung-Box (L1) (Q):	0.00, 0.16	Jarque-Bera (JB):	99.41, 744.87
Prob(Q):	0.97, 0.69	Prob(JB):	0.00, 0.00
Heteroskedasticity (H):	4.88, 0.65	Skew:	0.31, 1.61
Prob(H) (two-sided):	0.00, 0.18	Kurtosis:	7.42, 14.77

Results for equation 发病数

	coef	std err	z	P>|z|	[0.025	0.975]
intercept	1.042e+04	0.001	1.06e+07	0.000	1.04e+04	1.04e+04
L1. 发病数	3.6451	0.194	18.800	0.000	3.265	4.025
L1. 发病率	-2813.7710	0.002	-1.24e+06	0.000	-2813.775	-2813.767
L2. 发病数	0.6833	0.174	3.923	0.000	0.342	1.025
L2. 发病率	-1204.4588	0.002	-7.86e+05	0.000	-1204.462	-1204.456
L1.e(发病数)	0.2220	0.243	0.915	0.360	-0.254	0.698
L1.e(发病率)	-186.2989	0.003	-6.97e+04	0.000	-186.304	-186.294

Results for equation 发病率

	coef	std err	z	P>|z|	[0.025	0.975]
intercept	9.7741	0.267	36.581	0.000	9.250	10.298
L1. 发病数	0.0026	0.002	1.147	0.251	-0.002	0.007
L1. 发病率	-1.8112	2.410	-0.751	0.452	-6.535	2.913
L2. 发病数	0.0007	0.002	0.375	0.707	-0.003	0.004
L2. 发病率	-1.1528	1.831	-0.629	0.529	-4.742	2.437
L1.e(发病数)	0.0002	0.002	0.100	0.920	-0.004	0.005
L1.e(发病率)	-0.2093	2.449	-0.085	0.932	-5.010	4.591

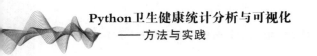

```
                          Error covariance matrix
==================================================================================
                        coef    std err        z       P>|z|     [0.025     0.975]
----------------------------------------------------------------------------------
sqrt.var. 发病数          1.437e+04   0.002   6.29e+06   0.000   1.44e+04   1.44e+04
sqrt.cov. 发病数 . 发病率   13.3738     0.035   383.654    0.000   13.305     13.442
sqrt.var. 发病率           0.3727     0.017   21.977     0.000   0.340      0.406
==================================================================================
```

1-2 月病例数和发病率 VARMA 拟合值前后各 3 行：

```
年月          发病数     发病率          年月           发病数     发病率
2008-01-01   23026.2     21.7      2017-10-01     68031.7     62.1
2008-02-01    6821.6      6.5      2017-11-01     75290.3     68.6
2008-03-01   10156.6      9.6      2017-12-01    -13026.3    -12.2
```

2-1 月病例数和发病率（拟合）预测值：

```
              发病数     发病率
2017-10-01   68031.7     62.1
2017-11-01   75290.3     68.6
2017-12-01  -13026.3    -12.2
2018-01-01   11503.2     10.6
2018-02-01   20391.4     19.0
2018-03-01   26479.3     24.7
```

2-2 2018 年 1—6 月病例数和发病率预测值：

```
              发病数     发病率
2018-01-01   11503.2     10.6
2018-02-01   20391.4     19.0
2018-03-01   26479.3     24.7
2018-04-01   28452.7     26.6
2018-05-01   27555.0     25.8
2018-06-01   25634.3     24.0
```

4-1 月发病数和发病率 VARMA 预测值：

```
              发病数     发病率
2008-01-01   23026.2     21.7
2008-02-01    6821.6      6.5
2008-03-01   10156.6      9.6
...              ...      ...
2018-04-01   28452.7     26.6
2018-05-01   27555.0     25.8
2018-06-01   25634.3     24.0
```

4-2 月发病数和发病率预测值均值：

```
              发病数     发病率
2008-01-01   23026.0     22.0
2008-02-01    6822.0      6.0
2008-03-01   10157.0     10.0
...              ...      ...
2018-04-01   28453.0     27.0
2018-05-01   27555.0     26.0
2018-06-01   25634.0     24.0
```

4-3 月发病数和发病率预测值 95%CI（alpha=0.5）：

```
             lower 发病数   lower 发病率   upper 发病数   upper 发病率
2008-01-01       6704.9          6.6       39347.4         36.8
2008-02-01      -4128.2         -3.7       17771.3         16.6
2008-03-01        464.5          0.5       19848.7         18.6
...                 ...          ...           ...          ...
2018-04-01      12439.2         11.8       44466.1         41.5
2018-05-01      11432.9         10.9       43677.2         40.7
2018-06-01       9405.9          9.0       41862.7         39.1
[126 rows x 4 columns]
```

4–4 绘图结果见图 6–21、图 6–22。

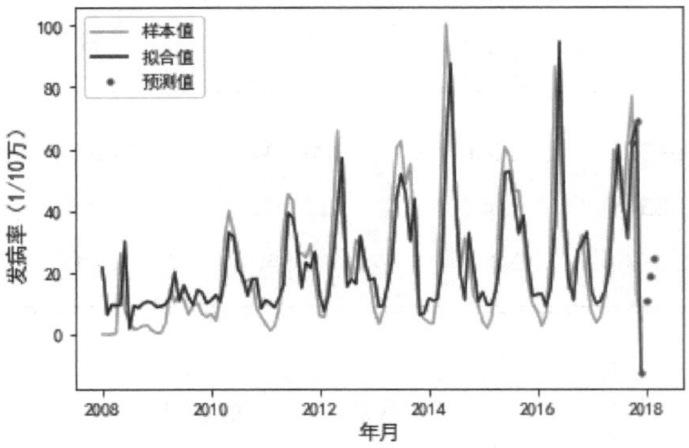

图 6–21　手足口病月发病率样本值 VARMA 拟合值及预测值趋势图

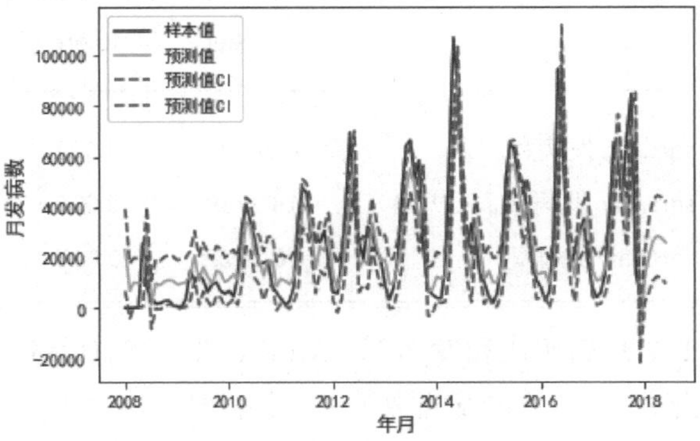

图 6–22　手足口病月发病数样本值 VARMA 模型预测值及 95%CI 趋势图

十一、含协变量的向量自回归移动平均模型（VARMAX）

VARMAX 模型适用于具有外生变量（协变量）的没有趋势和季节性成分的多元时间序列分析。

（一）实践数据

实践数据见表 6–1，数据文件为“:/PyData2403/ 手足口病 ARIMA 模型分析数据 .xlsx”。

（二）实践任务

（1）以“月份”为外生变量，拟合手足口病发病数和发病率时间趋势的 VARMAX 模型分析，并绘制模型诊断图。

（2）利用构建的 VARMAX 模型，预测外生变量“月份”为 [1] 时的月发病数和发病率。

（3）绘制手足口病月发病率样本值、VARMAX 模型拟合值及预测值曲线图。

（三）实践程序及说明

```
    # Model6--VARMAX 模型分析
import numpy as np;  import pandas as pd;  import matplotlib.pyplot as plt
plt.rcParams['font.sans-serif']=['SimHei'];  plt.rcParams['axes.unicode_minus']=False
data=pd.read_excel('F:/PyData2403/ 手足口病 ARIMA 模型分析数据 .xlsx',
                  parse_dates=[' 年月 '],index_col=' 年月 ')
import warnings;  warnings.filterwarnings('ignore')   # 设置忽略警告错误的输出
    # 1. 拟合 VARMAX 模型
caseData=data[[' 发病数 ',' 发病率 ']]   # 提取年月（index_col）、发病数、发病率变量值
data_exog=data[' 月份 ']   # 提取月份数据作为外生变量
from statsmodels.tsa.statespace.varmax import VARMAX   # 导入 VARMAX 模型类
model_VARM=VARMAX(caseData,exog=data_exog,order=(1,1))
  # 构建模型，设置 AR 阶 p 为 1、MA 阶 q 为 1，定义外生变量
model_fit_result=model_VARM.fit( )   # 拟合模型
print('1-1 VARMAX 模型分析结果：\n',model_fit_result.summary( ))
print(' 图 6-23 模型诊断结果图 ')
model_fit_result.plot_diagnostics(figsize=(9,9));  plt.show( )
```

```
model_fit_values=model_fit_result.fittedvalues  # 计算模型拟合值
print('1-2 月发病数和发病率 VARMAX 拟合值：\n',np.around(model_fit_values,0))
    # 2. VARMAX 模型预测
data_exog2=[1]  # 设定预测用外生变量值（月份）
model_predict_values=model_fit_result.predict(exog=data_exog2)
  # 采用 predict( ) 函数进行预测（拟合），设定预测外生变量
model_predict_values=np.around(model_predict_values,0)
print('2-1 月发病数和发病率 predict( ) 预测值（首尾各 3 个）：\n',
    model_predict_values.head(3), '\n',model_predict_values.tail(3))
model_forecast_values=model_fit_result.forecast(exog=data_exog2)
  # 采用 forecast( ) 函数进行发病数发病率预测，设定预测用外生变量
print('2-2 月发病数和发病率 forecast( ) 预测值：\n',np.around(model_forecast_values,1))
    # 3. 绘制发病率样本值、拟合值及预测值曲线图
plt.plot(caseData[' 发病率 '],'orange',label=' 样本值 ')
plt.plot(model_fit_values[' 发病率 '],'b',label=' 拟合值 ')
plt.plot(model_forecast_values[' 发病率 '],color="b",marker='D',label=' 预测值 ')
plt.xlabel(' 年月 ',fontsize=12); plt.ylabel(' 发病率（1/10 万）',fontsize=12)
plt.title(' 图 6-24 手足口病月发病率样本值 VARMAX 拟合值及预测值趋势图 ',y=-0.25,fontsize=13)
plt.legend(loc='best'); plt.show( )
```

（四）实践结果

1–1 VARMAX 模型分析结果：

```
                                Statespace Model Results
==========================================================================================
Dep. Variable:            [' 发病数 ', ' 发病率 ']   No. Observations:              120
Model:                          VARMAX(1,1)   Log Likelihood               -1374.657
                                 +intercept   AIC                           2779.314
Date:                      Mon, 25 Mar 2024   BIC                           2821.126
Time:                              14:51:54   HQIC                          2796.294
Sample:                          01-01-2008
                                -12-01-2017
Covariance Type:                        opg
==========================================================================================
Ljung-Box (L1) (Q):               0.97, 0.72   Jarque-Bera (JB):         122.06, 783.14
Prob(Q):                          0.32, 0.40   Prob(JB):                     0.00, 0.00
Heteroskedasticity (H):           6.83, 0.60   Skew:                         0.57, 1.80
Prob(H) (two-sided):              0.00, 0.11   Kurtosis:                    7.81, 14.99
                              Results for equation 发病数
==========================================================================================
                coef      std err          z        P>|z|       [0.025       0.975]
------------------------------------------------------------------------------------------
intercept   5482.1964       0.000    3.64e+07       0.000     5482.196     5482.197
```

L1. 发病数	2.9302	0.103	28.379	0.000	2.728	3.133
L1. 发病率	-2448.8687	0.000	-1.25e+07	0.000	-2448.869	-2448.868
L1.e(发病数)	-0.1307	0.168	-0.778	0.437	-0.460	0.199
L1.e(发病率)	547.0535	0.000	2.36e+06	0.000	547.053	547.054
beta. 月份	269.1712	4.02e-05	6.7e+06	0.000	269.171	269.171

Results for equation 发病率

	coef	std err	z	P>|z|	[0.025	0.975]
intercept	5.1652	0.163	31.619	0.000	4.845	5.485
L1. 发病数	0.0020	0.000	10.276	0.000	0.002	0.002
L1. 发病率	-1.4886	0.133	-11.176	0.000	-1.750	-1.228
L1.e(发病数)	-6.424e-05	0.000	-0.276	0.783	-0.001	0.000
L1.e(发病率)	0.4472	0.141	3.181	0.001	0.172	0.723
beta. 月份	0.2494	0.025	9.823	0.000	0.200	0.299

Error covariance matrix

	coef	std err	z	P>|z|	[0.025	0.975]
sqrt.var. 发病数	1.589e+04	3.43e-05	4.64e+08	0.000	1.59e+04	1.59e+04
sqrt.cov. 发病数 . 发病率	14.7905	0.034	431.900	0.000	14.723	14.858
sqrt.var. 发病率	0.3740	0.016	23.306	0.000	0.343	0.405

1–2 月发病数和发病率 VARMAX 拟合值:

年月	发病数	发病率
2008-01-01	15674.0	15.0
2008-02-01	3711.0	4.0
2008-03-01	4977.0	5.0
...	...	...
2017-10-01	67128.0	61.0
2017-11-01	74195.0	68.0
2017-12-01	-4207.0	-4.0

[120 rows x 2 columns]

2–1 月发病数和发病率 predict() 预测值（首尾各 3 个）:

	发病数	发病率		发病数	发病率
2008-01-01	15674.0	15.0	2017-10-01	67128.0	61.0
2008-02-01	3711.0	4.0	2017-11-01	74195.0	68.0
2008-03-01	4977.0	5.0	2017-12-01	-4207.0	-4.0

2–2 月发病数和发病率 forecast() 预测值:

	发病数	发病率
2018-01-01	13116.4	12.2

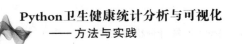

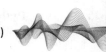

3-1 绘图结果见图 6-23、图 6-24。

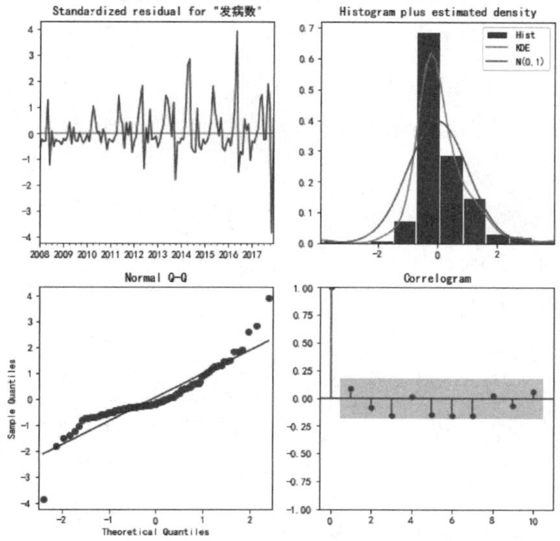

图 6-23　模型诊断结果图

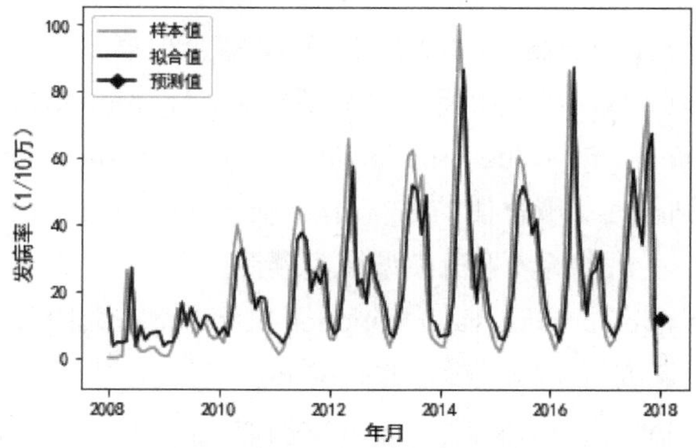

图 6-24　手足口病月发病率样本值 VARMAX 拟合值及预测值趋势图

十二、指数平滑模型（ES）

ES 模型适用于没有趋势和季节性成分的单变量时间序列分析。

（一）实践数据

实践数据见表 6-1，数据文件为“:/PyData2403/ 手足口病 ARIMA 模型分析数据 .xlsx”。

（二）实践任务

分别采用简单指数平滑、二次指数平滑和三次指数平滑模型，完成以下任务：

（1）拟合指数平滑模型分析。

（2）利用构建的指数平滑模型，预测 2018 年 1—6 月手足口病月发病数。

（3）绘制手足口病月发病数样本值、指数平滑模型拟合值及预测值曲线图。

（三）实践程序及说明

```
    # Model6-- 指数平滑模型分析（输出三次指数平滑模型拟合结果）
import numpy as np; import pandas as pd; import matplotlib.pyplot as plt
plt.rcParams['font.sans-serif']=['SimHei']; plt.rcParams['axes.unicode_minus']=False
data=pd.read_excel('F:/PyData2403/ 手足口病 ARIMA 模型分析数据 .xlsx',
                    parse_dates=[' 年月 '],index_col=' 年月 ')
caseData=data[' 发病数 ']  # 提取年月（index_col）、发病数变量值
    # 1. 指数平滑模型拟合（包括 3 种方法，可选用并调节参数）
from statsmodels.tsa.api import SimpleExpSmoothing,ExponentialSmoothing,Holt
  # 导入三种指数平滑模型类（简单指数平滑、三次指数平滑、二次指数平滑）
#from statsmodels.tsa.holtwinters import SimpleExpSmoothing,ExponentialSmoothing,Holt
  # 第二种导入指数平滑模型类方法
#model=SimpleExpSmoothing(caseData,initialization_method="estimated")
```

```
 #构建简单指数平滑模型
#model=Holt(caseData,exponential=True,damped_trend=True,initialization_method="estimated")
 #构建 Holt's 指数平滑模型（二次指数平滑）
model=ExponentialSmoothing(caseData,seasonal_periods=4,trend="add",
        seasonal="add",use_boxcox=True,initialization_method="estimated")
 #构建 Holt's Winters 指数平滑模型（三次指数平滑）
model_fit_result=model.fit( )  #拟合模型
print('1-1 指数平滑模型分析结果：\n',model_fit_result.summary( ))
model_fit_values=model_fit_result.fittedvalues  #计算模型拟合值
print('1-2 拟合值前 6 行：\n',np.round(model_fit_values,0).head(6))
    #2. 指数平滑模型模型预测
model_predict_values=model_fit_result.predict('2018-01','2018-06')
 #进行预测，设定起止时间
print('2-1 2018 年 1—6 月发病数预测值：\n',np.round(model_predict_values,0))
    #3. 绘制发病数样本值、拟合值及预测值曲线图
plt.plot(caseData,'orange',label=' 样本值 '); plt.plot(model_fit_values,'b',label=' 拟合值 ')
plt.plot(model_predict_values,"--r",label=' 预测值 ')
plt.xlabel(' 年月 ',fontsize=12); plt.ylabel(' 发病数 ',fontsize=12)
plt.title(' 图 6-25 手足口病月发病数样本值指数平滑模型拟合值及预测值趋势图 ',y=-0.25, fontsize=13)
plt.legend(loc='upper left'); plt.show( )
```

（四）实践结果

1–1 指数平滑模型分析结果：

ExponentialSmoothing Model Results

Dep. Variable:	发病数	No. Observations:	120
Model:	ExponentialSmoothing	SSE	28749534619.401
Optimized:	True	AIC	2331.327
Trend:	Additive	BIC	2353.627
Seasonal:	Additive	AICC	2333.346
Seasonal Periods:	4	Date:	Mon, 25 Mar 2024
Box-Cox:	True	Time:	15:29:13
Box-Cox Coeff.:	0.31169		

	coeff	code	optimized
smoothing_level	0.9989995	alpha	True
smoothing_trend	0.0012316	beta	True
smoothing_seasonal	0.000000	gamma	True
initial_level	10.111477	l.0	True
initial_trend	0.3447778	b.0	True
initial_seasons.0	-1.7189047	s.0	True

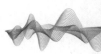

```
initial_seasons.1          -5.6503301          s.1          True
initial_seasons.2          -8.0428138          s.2          True
initial_seasons.3          -8.1902606          s.3          True
------------------------------------------------------------------------------------------------
```

1–2 拟合值前 6 行：

```
年月
2008-01-01       68.0
2008-02-01       22.0
2008-03-01        6.0
2008-04-01       56.0
2008-05-01      821.0
2008-06-01    22134.0
```

2–1 2018 年 1–6 月发病数预测值：

```
2018-01-01    8183.0
2018-02-01    6538.0
2018-03-01    5708.0
2018-04-01    5782.0
2018-05-01    8869.0
2018-06-01    7128.0
```

3–1 绘图结果见图 6–25。

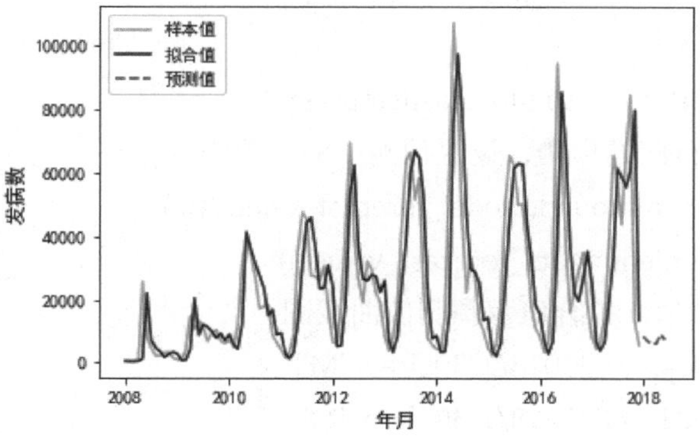

图 6–25　手足口病月发病数样本值指数平滑模型拟合值及预测值趋势图

十三、动态因子模型（DF）

DF 模型主要适用于处理大量相关时间序列数据的建模。

（一）实践数据

实践数据见表 6–1，数据文件为“:/PyData2403/ 手足口病 ARIMA 模型分析数据 .xlsx”。

（二）实践任务

（1）拟合手足口病发病数时间趋势的动态因子模型分析。

（2）利用构建的动态因子模型，预测 2018 年 1—6 月手足口病月发病数。

（3）绘制手足口病月发病数样本值、动态因子模型拟合值及预测值曲线图。

（三）实践程序及说明

```
# Model6-- 动态因子 MQ 模型分析
import numpy as np;  import pandas as pd;  import matplotlib.pyplot as plt
plt.rcParams['font.sans-serif']=['SimHei'];  plt.rcParams['axes.unicode_minus']=False
data=pd.read_excel('F:/PyData2403/ 手足口病 ARIMA 模型分析数据 .xlsx',
                   parse_dates=[' 年月 '],index_col=' 年月 ')
```

```
    # 1. DF 模型拟合
caseData=data['发病数']  # 提取年月 (index_col)、发病数变量值
caseData=list(caseData)  # 将月发病数数据转化为列表
print('1-1 分析数据长度：',len(caseData))
import statsmodels.api as sm  # 导入 statsmodels.api 应用程序接口取别名为 sm
model_DFMQ=sm.tsa.DynamicFactorMQ(caseData,factors=1,factor_order=1)
  # 构建动态因子模型，设置因子参数为 1，因子阶参数为 1
model_fit_result=model_DFMQ.fit( )  # 拟合模型
print('1-2 DFMQ 模型分析结果：\n',model_fit_result.summary( ))
model_predict_values=model_fit_result.predict( )  # 计算模型拟合值
model_predict_values=list(np.round(model_predict_values,0))
  # 转化为列表，得到合适的数据输出格式
print('1-3 拟合值数据长度：', len(model_predict_values))
print('1-4 月发病数拟合值：\n',model_predict_values)
    # 2. DF 模型预测
model_forecast_values=model_fit_result.forecast(steps=6)
  # 采用 forecast( ) 函数进行前瞻预测，设置预测值的个数为 6
print('2-1 月病例数预测值：',np.round(model_forecast_values,0) )
print('2-2 预测值数据长度：',len(model_forecast_values))
    # 3. 绘制月发病数样本值、拟合值及预测值曲线图
x1_dates=pd.date_range('2008/1/1','2018/1/30',freq='M')
x2_dates=pd.date_range('2008/1/1','2018/1/30',freq='M')
x3_dates=pd.date_range('2018/1/1','2018/7/1',freq='M')
  # 分别设置样本值拟合值预测值起止时间及间隔（月），预测时间为 6 个月
print('3-1 时间数据长度：','样本值时间数据长度',len(x1_dates),'；',
      '拟合值时间数据长度',len(x2_dates),'；','预测值时间数据长度',len(x3_dates))
  # 查看时间数据长度（以保证 x 轴 y 轴数据长度对应）
plt.plot(x1_dates,caseData,'orange',label='样本值')
plt.plot(x2_dates,model_predict_values,color='b',label='拟合值')
plt.plot(x3_dates,model_forecast_values,color="r",marker='.',label='预测值')
plt.xlabel('年月',fontsize=12); plt.ylabel('发病数',fontsize=12)
plt.title('图 6-26 手足口病月病例数样本值动态因子模型拟合值及预测值趋势图',y=-0.25,
fontsize=13)
plt.legend(loc='upper left'); plt.show( )
```

（四）实践结果

1–1 分析数据长度：120。

1–2 DFMQ 模型分析结果：

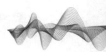

```
                              Dynamic Factor Results
==========================================================================================
Dep. Variable:                            y     No. Observations:                 120
Model:                 Dynamic Factor Model     Log Likelihood                -123.252
                    + 1 factors in 1 blocks     AIC                            256.503
                     + AR(1) idiosyncratic      BIC                            270.441
Date:                      Mon, 25 Mar 2024     HQIC                           262.163
Time:                              15:59:40     EM Iterations                        3
Sample:                                   0
                                      - 120
Covariance Type:              Not computed
         Observation equation:
==========================================================================================
Factor loadings:          0          idiosyncratic: AR(1)        var.
------------------------------------------------------------------------------------------
                 y     1.00                            0.00        0.00
         Transition: Factor block 0
==========================================================================================
                 L1.0        error variance
------------------------------------------------------------------------------------------
       0         0.73                  0.46
==========================================================================================
```

1–3 拟合值数据长度：120。

1–4 月发病数拟合值：

[68.0, 6606.0, 6569.0, 6596.0, 6782.0, 25402.0, 12247.0, 9651.0, 7824.0, 7946.0, 8599.0, 8714.0, 7437.0, 6919.0, 6977.0, 9259.0, 17374.0, 14190.0, 16338.0, 14618.0, 11229.0, 13392.0, 58817.0, 33351.0,

…　…　…　…　…　…　…　…　…　…　…

18254.0, 23442.0, 27876.0, 32164.0, 20113.0, 12216.0, 9534.0, 11079.0, 16740.0, 34652.0, 54420.0, 49155.0, 38577.0, 56182.0, 68312.0, 16366.0]。

2–1 月病例数预测值：[10403. 14152. 16889. 18888. 20348. 21413.]。

2–2 预测值数据长度：6。

3–1 时间数据长度：样本值时间数据长度 120；拟合值时间数据长度 120；预测值时间数据长度 6。

3–2 手足口病月病例数样本值动态因子模型拟合值及预测值趋势图见图 6–26。

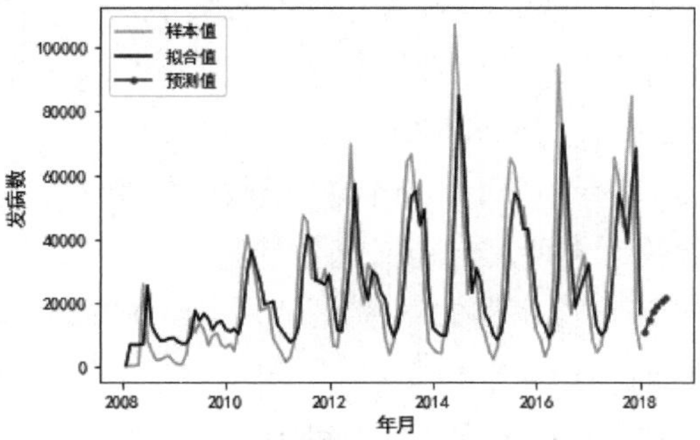

图 6–26　手足口病月病例数样本值动态因子模型拟合值及预测值趋势图

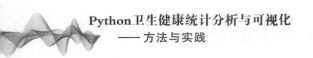

第十五节　传染病动力学模型分析

一、基本再生数 R_0 和有效再生数 R_t

（一）基本再生数 R_0 的计算

基于 SEIR（susceptible-exposed-infected-removed model）模型计算：

$$R_0=1+\lambda T_g+p(1-p)(\lambda T_g)^2$$

其中，$\lambda=\ln Y(t)/t$ 是早期有症状感染者指数增长时的增长率，Y(t) 是截止到 t 时刻的有症状感染者人数；T_g 为生成时间（generation period 或 serial interval），其计算可近似于序列间隔，即 $T_g=T_L+T_I$，其中，T_L、T_I 分别为潜伏期和感染期；p 为疑似病例转化为确诊病例的概率，可按潜伏期占生成时间的比例估计，即 $p=T_L/T_g$。

1．实践数据

截至 2020 年 1 月 23 日 24 时，某地累计报告某新发传染病确诊病例 830 例，累计报告疑似病例 1072 例。2019 年 12 月 27 日为首发报告病例时间，截至 1 月 23 日，共 27 天。初步判断该病平均潜伏期为 3 天，感染期为 6 天。

自然暴发时间 t 为：t= 潜伏期 + 报告病例持续时间 =3+27=30。

生成时间（generation period，GP）T_g 为：T_g= 潜伏期 + 感染期 =3+6=9。

疑似病例转化为确诊病例的概率 p 为：按潜伏期占生成时间的比例估算，p=3/9（0.3333）。

2．实践任务

试计算该新发传染病的 R_0。

3．实践程序及说明

```
    # Model6-- 基本再生数 R0 的计算
import math  # 导入 math 包
def R0func(caseN,susN,t,p,Tg):  # 自定义计算 R0 的函数
    # caseN 是确诊病例数，susN 是疑似病例数，t 是疾病已暴发时间（天）
    # p 为疑似病例转化为确诊病例的概率，Tg 为生成时间
    Pr_CaseN=caseN+susN*p  # Pr_CaseN 为预估感染总人数
    λ=math.log(Pr_CaseN)/t  # λ 为预估早期病例数按指数增长的增长率
    R0=1+λ*Tg+p*(1-p)*pow(λ*Tg,2)  # 按公式计算 R0
    return R0
caseN=830; susN=1072; t=30; p=3/9; Tg=9  # 设置相应的参数值
R0=R0func(caseN,susN,t,p,Tg)  # 调用自定义函数计算 R0
print('（1）基本再生指数 R\u2080 为：',round(R0,3))
  # 使用 Unicode 字符代码 u2080 表示 0 下标（print( ) 函数中使用）
    # 按提示逐项输入相应的参数，再调用自定义函数计算 R0
p=float(input(' 请输入疑似病例转为确诊病例的概率 p：'))  # p=0.3333
Tg=float(input(' 请输入生成时间 Tg：'))  # Tg=9
caseN=int(input(' 请输入确诊病例数 caseN：'))  # caseN=830
```

```
susN=int(input(' 请输入疑似病例数 susN：'))  # susN=1072
t=int(input(' 请输入自然暴发时间（天）t：'))  # t=30
R0=R0func(caseN,susN,t,p,Tg)  # 调用自定义函数计算 R0
print("（2）基本再生指数 R\u2080 为：",round(R0,3))
```

4. 实践结果

（1）基本再生指数 R_0 为：4.126。

请输入疑似病例转为确诊病例的概率 p：0.3333

请输入生成时间 Tg：9

请输入确诊病例数 caseN：830

请输入疑似病例数 susN：1072

请输入自然暴发时间（天）t：30

（2）基本再生指数 R_0 为：4.126。

（二）有效再生数 R_t 的计算

1. 实践数据

据监测，2023 年 8 月某周某地某新发传染病的每日报告病例数依次为 1140、1243、1161、1170、1131、909、921 例。

2. 实践任务

假设该病平均传染期为 5 天，试通过每日新增确诊病例数计算疫情的有效再生数，并绘制 R_t 的变化分布图。

3. 实践程序及说明

```
# Model6--Rt 计算及可视化
# 根据泊松分布拟合感染过程，根据贝叶斯原理计算先验概率和拟合 Rt 概率分布
import pandas as pd; import numpy as np; from scipy import stats as sps
from matplotlib import pyplot as plt
plt.rcParams['font.sans-serif']=['SimHei']; plt.rcParams['axes.unicode_minus']=False
CaseN=np.array([1140,1243,1161,1170,1131,909,921])
  # 建立某周每日的确诊病例数数组 CaseN
Rt_MAX=5  # 设置 Rt 的上限值
Rt_range=np.linspace(0, Rt_MAX, Rt_MAX *100+1)
  # 建立 Rt 的可能取值范围和数据个数（要达到一定的数量以保证连续分布）
#print('(1) Rt_range：',Rt_range)  # 为减少结果篇幅，临时禁止执行
γ=1/5  # γ 为平均传染期的倒数，假设平均传染期为 5 天
λ=CaseN[:-1]*np.exp(γ*(Rt_range[:,None]-1))  # λ 为每天的平均感染率
  # 按 λ、Rt 与 γ 的关系式计算每个 Rt 可能取值分别对应的 λ 值
#print('(2) λ：\n',λ)  # 为减少结果篇幅，临时禁止执行
Likelihood_Rt=sps.poisson.pmf(CaseN[1:],λ)
#print('(3) Likelihood_Rt(1)：\n',Likelihood_Rt)  # 为减少结果篇幅，临时禁止执行
  # 根据 λ 所有的取值反过来计算 Rt 概率分布似然函数
Likelihood_Rt=Likelihood_Rt/np.sum(Likelihood_Rt,axis=0)
#print('(4) Likelihood_Rt(2)：\n',Likelihood_Rt)  # 为减少结果篇幅，临时禁止执行
```

```
  # 将 Rt 概率分布似然函数标准化
Prior_probs=Likelihood_Rt.cumprod(axis=1)  # 计算先验概率
#print('(5) Prior_probs (1): \n', Prior_probs)  # 为减少结果篇幅，临时禁止执行
Prior_probs=Prior_probs/np.sum(Prior_probs, axis=0)  # 将先验概率标准化
#print('(6) Prior_probs (2): \n', Prior_probs)  # 为减少结果篇幅，临时禁止执行
    # 绘制 Rt 概率分布图
columns=pd.Index(range(1,Prior_probs.shape[1]+1), name='Day')  # 通过索引设置列名
#print('(7) columns: \n',columns)  # 为减少结果篇幅，临时禁止执行
Prior_probs=pd.DataFrame(data=Prior_probs,index=Rt_range,columns=columns)
#print('(8) Prior_probs: \n', Prior_probs)  # 为减少结果篇幅，临时禁止执行
plt.figure(figsize=(6,4)); plt.plot(Prior_probs.iloc[:,0:6])
plt.xlim(0,2.5); plt.ylim(0,0.08)
plt.legend(['Day 1','Day 2','Day 3','Day 4','Day 5','Day 6'])
plt.xlabel('$R_t$',fontsize=12); plt.ylabel('Prob',fontsize=12)
plt.title(' 图 6-27 有效再生数 $R_t$ 值的概率分布 $P(R_t|k)$',y=-0.28,fontsize=15)
  # 设置带字母下标的标题，设置标题垂直位置和字体大小
plt.show( )
    # 获取 Rt 值然后绘图
Rt=most_likely_values=Prior_probs.idxmax(axis=0)
  # Rt 概率分布的最高点对应的 Rt 值就是当日 Rt 最有可能的取值（均值）
print('R\u209C 值: \n',Rt); x=np.linspace(1,6,6); y=round(Rt,2)
  # 使用 Unicode 字符代码 u209C 表示 t 下标（print( ) 函数中使用）
plt.plot(x,y); plt.xlabel(' 时间（第几天）',fontsize=12); plt.ylabel('Rt',fontsize=12)
plt.title(' 图 6-28 R$_{t}$ 随时间的变化图 ',y=-0.28,fontsize=15)
  # 设置带字母下标（另一种方法）的标题，设置标题垂直位置和字体大小
for a,b in zip(x,y):
    plt.text(a,b,str(b))  # 图中线上标注点值
plt.show( )
```

4．实践结果

R_t 值：

```
Day
1    1.43
2    1.04
3    1.04
4    0.99
5    0.80
6    0.84
dtype: float64
```

绘图结果见图 6–27、图 6–28。

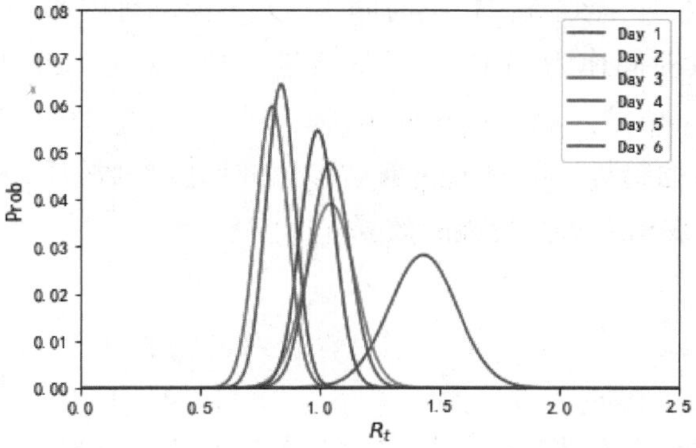

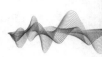

图 6-27　有效再生数 R_t 值的概率分布 $P(R_t/K)$

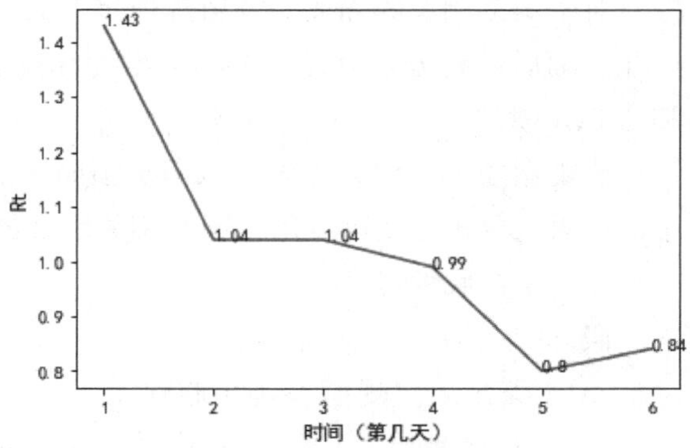

图 6-28　R_t 随时间的变化图

二、SEIR 模型

（一）SEIR 模型概述

SEIR 模型的仓室结构示意图如下：

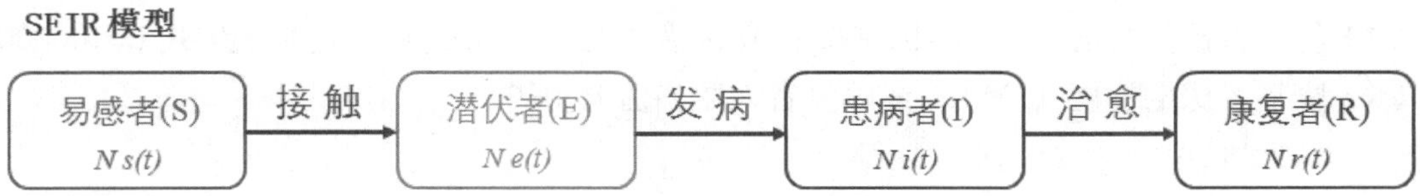

SEIR 模型的微分方程：

由

$$\begin{cases} N\dfrac{ds}{dt} = -N\lambda si \\ N\dfrac{de}{dt} = N\lambda si - N\delta e \\ N\dfrac{di}{dt} = N\delta e - N\mu i \\ N\dfrac{dr}{dt} = N\mu i \end{cases}$$

得：

$$\begin{cases} \dfrac{ds}{dt} = -\lambda si, & s(0) = s_0 \\ \dfrac{de}{dt} = \lambda si - \delta e, & e(0) = e_0 \\ \dfrac{di}{dt} = \delta e - \mu i, & i(0) = i_0 \end{cases}$$

SEIR 模型不能求出解析解，其可以使用 Scipy 工具包的 scipy.integrate.odeint( ) 函数通过数值计算方法求数值解。scipy.integrate.odeint(func,y0,t,args=( )) 是求解微分方程的具体方法，该方法通过数值积分来求解常微分方程组。odeint( ) 的主要参数如下：

func：导数函数 f(y,t)，即 y 在 t 处的导数，以函数的形式表示。

y0：数组，初始条件 y0。

t：数组，求解函数值对应的时间点的序列。

args：向导数函数 func 传递参数。当导数函数 f(y,t,p1,p2,...) 包括可变参数 p1，p2，…时，通过 args=(p1,p2,...) 可以将参数 p1，p2… 传递给导数函数 func。

odeint( ) 的返回值 y：数组，形状为 (len(t),len(y0))，给出时间序列 t 中每个时刻的 y 值。

SEIR 模型中，对日接触数 λ、日发病率 δ、日治愈率 μ 设定为常数，考虑疫情的具体情况，这些参数可以是分段的（不同人群、不同阶段），或时变的，也可以是某种函数。

同时，针对 SEIR 模型的改进也非常重要，往往对结果产生重大影响。例如，潜伏期的传染性、对密切接触者的隔离、疫苗接种效果的免疫期限（有效抗体持续时间）、人员流动等的影响。因此，随后还将分别以潜伏期的传染性和抗体持续时间作为SEIR模型的改进参数，建立SEEIR和SSEIR模型。

传染病动力学模型不仅可以用于预测评估疫情的趋势，而且通过新增参数或调整参数值的大小进行对比分析，还可以用于评估相关因素的作用或相应防控措施的效果。

（二）实践数据

假设：

（1）某地人口规模N为100000。

（2）日接触数λ，或传染率系数β，即患病者每天有效接触的易感者的平均人数，设为0.5，可以通过调查获得。

（3）日发病率δ，即每天发病成为患病者的潜伏者占潜伏者（暴露者）总数的比例。日发病率=1/潜伏期（天），假设潜伏期IncP为5天，则δ=1/5=0.2。

（4）日治愈率μ，或恢复率系数γ，每天治愈的患病者人数占患病者总数的比例，设为0.125。平均治愈所需天数（病程）=1/μ=1/γ。假设病程为8天，则μ=γ=1/8=0.125。

（5）患病者比例初值i0为1/10000，或患病者人数初值I_0=10。

（6）潜伏者比例初值e0为1/10000，或潜伏者人数初值E_0=10。

（7）易感者比例初值s0为1–2/10000，或易感者人数初值S_0=N–I_0–E_0–R_0=100000–20。

（8）康复者比例初值r0为0，或康复者人数初值R_0=0。

（三）实践任务

根据以上假设，拟合SEIR模型，预测病例数峰值及其时间。

（四）实践程序及说明

1. SEIR模型分析方法一

```
    # Model6--SEIR 模型分析方法一
import numpy as np;  import pandas as pd;  from scipy.integrate import odeint
  # 导入 scipy.integrate 模块中的 odeint 数值积分函数，用于求解常微分方程组
import matplotlib.pyplot as plt;  plt.rcParams['font.sans-serif']=['SimHei']
plt.rcParams['axes.unicode_minus']=False
    # 创建 SEIR 模型导数函数
def dySEIR(y,t,lamda,delta,mu):
    s,e,i=y
    ds_dt=-λ*s*i   # ds/dt=-λ*s*i
    de_dt=λ*s*i-δ*e   # de/dt=λ*s*i-δ*e
    di_dt=δ*e-μ*i   # di/dt=δ*e-μ*i
    return np.array([ds_dt,de_dt,di_dt])
    #return [ds_dt,de_dt,di_dt]   # 可选用语法
    # 设置模型参数
N=1e5   # 假设人口规模为 100000
λ=0.5   # 日接触数，患病者每天有效接触的易感者的平均人数
δ=0.2   # 日发病率，每天发病成为患病者的潜伏者占潜伏者总数的比例
        # 与潜伏期互为倒数，即潜伏期（天）=1/ 日发病率，假设潜伏期为 5 天
```

```
μ=0.125  # 日治愈率，每天治愈的患病者人数占患病者总数的比例
             # 平均治愈所需天数（病程）为 1/μ，假设病程为 8 天
sigma=λ/μ  # 传染期接触人数 (λ*1/μ)
tEnd=150  # 预测日期长度
t=np.arange(0.0,tEnd,1)  # 设置预测起止时间及间隔
i0=1e-4  # 患病者比例的初值 1/10000
e0=1e-4  # 潜伏者比例的初值 1/10000
s0=1-i0-e0  # 易感者比例的初值 1-2/10000
Y0=(s0, e0, i0)  # 设微分方程组的初值
print("（1）参数：N={}, λ={}, δ={}, μ={}, sigma={}".
      format(N,λ,δ,μ,sigma))
    # 拟合 SEIR 模型，odeint 数值解求解微分方程
ySEIR=odeint(dySEIR,Y0,t,args=(λ,δ,μ))  # 利用数值积分函数对 SEIR 模型计算
print('（2）s,e,i 的拟合结果（数组）：\n', ySEIR)
Yt_DF=pd.DataFrame(ySEIR,columns=['S_t','E_t','I_t'])
print('（3）s,e,i 的拟合结果转化为 DataFrame 并赋予列名（前 5 行）：\n', Yt_DF.head( ))
Yt_DF['T']=t
print('（4）将时间 t 以列名 T 添加到 S_t,E_t,I_t 的 DataFrame 中（前 5 行）：\n', Yt_DF.head( ))
    # 绘图四类人数占比随时间变化曲线
plt.title(" 图 6-29 SEIR 模型拟合的四类人数占比随时间变化曲线 ",y=-0.28,fontsize=16)
plt.xlabel(' 时间（天）',fontsize=14); plt.ylabel(' 人数构成比 ',fontsize=14)
plt.axis([0, tEnd, 0,1.1])  # 设置 x 轴和 y 轴的范围
plt.plot(t, ySEIR[:,0], '--', color='darkviolet', label='s(t)-SEIR')
plt.plot(t, ySEIR[:,1], '-.', color='orchid', label='e(t)-SEIR')
plt.plot(t, ySEIR[:,2], '-', color='m', label='i(t)-SEIR')
plt.plot(t, 1-ySEIR[:,0]-ySEIR[:,1]-ySEIR[:,2], ':', color='palevioletred', label='r(t)-SEIR')
plt.legend(loc='right',fontsize=12); plt.show( )
    # 获取病例数占比 i(t) 的最高值及其时间
print("（5）病例数占比 i(t) 达峰值及其时间。")
print(' 病例数占比 i(t) 达峰值（方法 1）：',round(max(ySEIR[:,2]),4))
  # 输出达峰值，保留 4 位小数
I_tMax=max(Yt_DF['I_t'])  # 提取达峰值
print(' 病例数占比 i(t) 达峰值（方法 2）：',round(I_tMax,4))
  # 输出达峰值，保留 4 位小数
I_tMaxT=Yt_DF['T'].loc[Yt_DF['I_t']==I_tMax]  # 达峰时间
print(' 病例数占比 i(t) 达峰时间：',I_tMaxT)
    # 绘图四类人数随时间变化曲线
plt.title(" 图 6-30 SEIR 模型拟合的四类人数随时间变化曲线 ",y=-0.28,fontsize=16)
plt.xlabel(' 时间（天）',fontsize=14); plt.ylabel(' 人数 ',fontsize=14)
plt.axis([0, tEnd, 0,110000 ])
```

```
plt.plot(t, N*ySEIR[:,0], '--', color='darkviolet', label='Ns(t)-SEIR')
plt.plot(t, N*ySEIR[:,1], '-.', color='orchid', label='Ne(t)-SEIR')
plt.plot(t, N*ySEIR[:,2], '-', color='m', label='Ni(t)-SEIR')
plt.plot(t, N*(1-ySEIR[:,0]-ySEIR[:,1]-ySEIR[:,2]), ':', color='palevioletred', label='Nr(t)-SEIR')
plt.legend(loc='right',fontsize=12);  plt.show( )
    # 获取病例数 Ni(t) 的最高值及其时间
print("（6）病例数 Ni(t) 达峰值及其时间。")
print(' 病例数 Ni(t) 达峰值（方法 1）：',round(max(N*ySEIR[:,2]),0))   # 达峰值，保留整数
NI_tMax=N*max(Yt_DF['I_t'])   # 病例数达峰值
print(' 病例数 Ni(t) 达峰值（方法 2）：',round(NI_tMax,0))
NI_tMaxT=Yt_DF['T'].loc[Yt_DF['I_t']==I_tMax]   # 病例数达峰时间
print(' 病例数 Ni(t) 达峰时间：',NI_tMaxT)
```

2. SEIR 模型分析方法二

```
    # Model6--SEIR 模型分析方法二
import numpy as np;  import pandas as pd;  import scipy.integrate as spyi
  # 导入 scipy.integrate 模块取别名为 spyi
import matplotlib.pyplot as plt
plt.rcParams['font.sans-serif']=['SimHei'];  plt.rcParams['axes.unicode_minus']=False
    # 设置参数
N=100000   # N 为人群总数
β=0.5   # β 为传染率系数，即日接触数，患者每天有效接触易感者平均人数
γ=0.125   # γ 为恢复率系数，即日治愈率 , 每天治愈患者数占患者总数比例
            # 平均治愈所需天数（病程）为 1/γ，假设病程为 8 天，则 γ=0.125。
IncP=5   # IncP 为疾病潜伏期，其倒数即为日发病率 1/5=0.2。
I_0=10   # I_0 为感染者的初始人数
E_0=10   # E_0 为潜伏者的初始人数
R_0=0   # R_0 为治愈者的初始人数
S_0=N-I_0-E_0-R_0   # S_0 为易感者的初始人数
T=160   # T 为传播时间
Iniv=(S_0,E_0,I_0,R_0)   # 为初始状态下的数组
    # 创建 SEIR 模型函数
def funcSEIR(inivalue,_):
    Y=np.zeros(4)
    X=inivalue
    Y[0]=-(β*X[0]*X[2])/N   # 易感者变化
    Y[1]=(β*X[0]*X[2])/N-X[1]/IncP   # 潜伏者变化
    Y[2]=X[1]/IncP-γ*X[2]   # 感染者变化
    Y[3]=γ*X[2]   # 治愈者变化
    return Y
T_range=np.arange(0,T+1)   # 设置时间点
```

```
# SEIR 模型拟合及结果可视化
y_SEIR=spyi.odeint(funcSEIR,Iniv,T_range)  # 利用数值积分函数对 SEIR 模型计算
plt.plot(y_SEIR[:,0],color='darkblue',label='S',marker='.')
plt.plot(y_SEIR[:,1],color='orange',label='E',marker='.')
plt.plot(y_SEIR[:,2],color='red',label='I',marker='.')
plt.plot(y_SEIR[:,3],color='green',label='R',marker='.')
plt.title(" 图 6-31 SEIR 模型拟合的四类人数随时间变化曲线 ",y=-0.28,fontsize=16)
plt.xlabel(' 时间（天）',fontsize=14); plt.ylabel(' 人数 ',fontsize=14)
plt.legend( ); plt.show( )
# 将拟合结果转化为 DataFrame，便于筛选峰值及其时间
y_SEIR_DF=pd.DataFrame(y_SEIR,columns=['S_t','E_t','I_t','R_t'])
y_SEIR_DF['T']=T_range
print('（1）将 T_range 以列名 T 添加到 S_t,E_t,I_t,R_t 的 DataFrame 中（前 5 行）：\n', y_SEIR_DF.head( ))
I_tMax=max(y_SEIR_DF['I_t'])  # 计算病例数达峰值
print('（2）病例数达峰值 I_tMax：',round(I_tMax,0))
I_tMaxT=y_SEIR_DF['T'].loc[y_SEIR_DF['I_t']==I_tMax]  # 计算病例数达峰时间
print('（3）病例数达峰时间 I_tMaxT：',I_tMaxT)
```

（五）实践结果

1．SEIR 模型分析方法一结果

（1）参数：N=100000.0, λ=0.5, δ=0.2, μ=0.125, sigma=4.0。

（2）s,e,i 的拟合结果（数组）：

```
[[9.99800000e-01 1.00000000e-04 1.00000000e-04]
 [9.99747725e-01 1.29326706e-04 1.09876287e-04]
 [9.99689428e-01 1.58826121e-04 1.24095783e-04]
        ...            ...            ...
 [1.98349820e-02 1.29633647e-05 1.24792511e-04]
 [1.98338067e-02 1.16772219e-05 1.12439770e-04]
 [1.98327478e-02 1.05180367e-05 1.01311086e-04]]
```

（3）s,e,i的拟合结果转化为DataFrame并赋予列名（前5行）：

	S_t	E_t	I_t
0	0.999800	0.000100	0.000100
1	0.999748	0.000129	0.000110
2	0.999689	0.000159	0.000124
3	0.999623	0.000190	0.000142
4	0.999546	0.000225	0.000165

（4）将时间t以列名T添加到S_t,E_t,I_t的DataFrame中（前5行）：

	S_t	E_t	I_t	T
0	0.999800	0.000100	0.000100	0.0
1	0.999748	0.000129	0.000110	1.0
2	0.999689	0.000159	0.000124	2.0
3	0.999623	0.000190	0.000142	3.0
4	0.999546	0.000225	0.000165	4.0

（5）病例数占比i(t)达峰值及其时间。

病例数占比i(t)达峰值（方法1）：0.2397

病例数占比i(t)达峰值（方法2）：0.2397

病例数占比i(t)达峰时间：62　62.0

（6）病例数Ni(t)达峰值及其时间。

病例数Ni(t)达峰值（方法1）：23966.0

病例数Ni(t)达峰值（方法2）：23966.0

病例数Ni(t)达峰时间：62　62.0

（7）绘图结果见图 6-29、图 6-30。

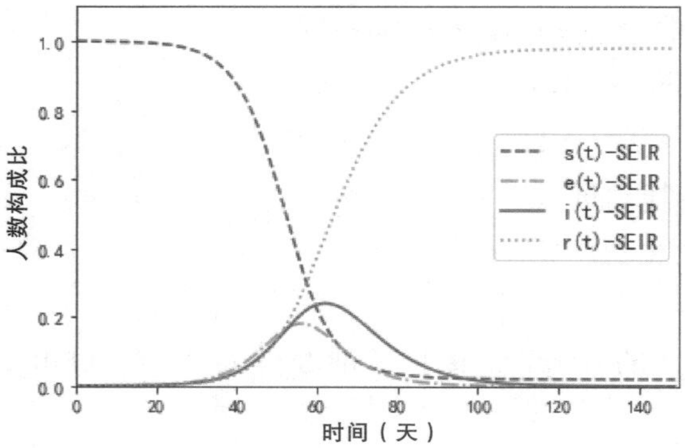

图 6-29　SEIR 模型拟合的四类人数占比随时间变化曲线

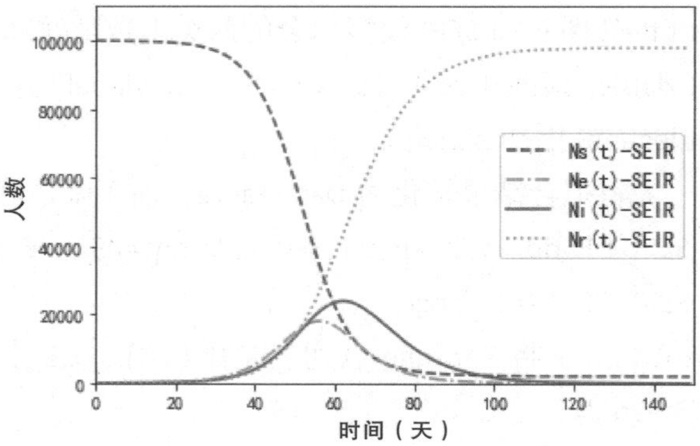

图 6-30　SEIR 模型拟合的四类人数随时间变化曲线

2．SEIR 模型分析方法二结果

SEIR 模型拟合的四类人数随时间变化曲线见图 6-31。

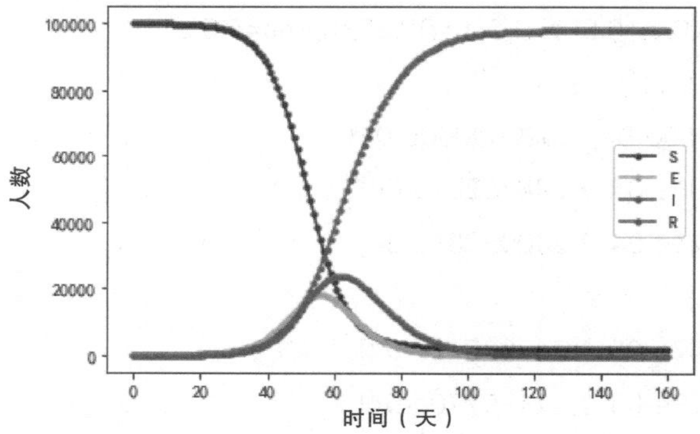

图 6-31　SEIR 模型拟合的四类人数随时间变化曲线

（1）将 T_range 以列名 T 添加到 S_t,E_t,I_t,R_t 的 DataFrame 中（前 5 行）：

	S_t	E_t	I_t	R_t	T
0	99980.000000	10.000000	10.000000	0.000000	0
1	99974.775483	12.931812	10.987780	1.306925	1
2	99968.943038	15.882808	12.409207	2.764946	2
3	99962.300918	19.037587	14.235448	4.426048	3
4	99954.644854	22.542573	16.471715	6.340859	4

（2）病例数达峰值 I_tMax：23966.0。

（3）病例数达峰时间 I_tMaxT：62　62。

三、SEEIR 模型

（一）概述

在 SEIR 模型的基础上，考虑疾病在潜伏期即具有一定的传染性，易感者（S）除了与患病者（I）有效接触而被感染成为潜伏者（E），与潜伏者（E）有效接触也有可能被感染而成为潜伏者（E）。此称之为潜伏期具有传染性的 SEIR 改进模型，简称 SEEIR 模型。

病例日接触数为 λ，潜伏者日接触数为 λ_2，可以建立如下微分方程：

由

$$\begin{cases} N\dfrac{ds}{dt} = -N\lambda si - N\lambda_2 se \\ N\dfrac{de}{dt} = N\lambda si + N\lambda_2 se - N\delta e \\ N\dfrac{di}{dt} = N\delta e - N\mu i \\ N\dfrac{dr}{dt} = N\mu i \end{cases}$$

得：

$$\begin{cases} \dfrac{ds}{dt} = -\lambda si - \lambda_2 se, & s(0) = s_0 \\ \dfrac{de}{dt} = \lambda si + \lambda_2 se - \delta e, & e(0) = e_0 \\ \dfrac{di}{dt} = \delta e - \mu i, & i(0) = i_0 \end{cases}$$

（二）实践数据

假设数据基本同 SEIR 模型，假设病例日接触数 λ 为 λ_I=0.5，暴露者日接触数 λ2 为 λ_E=0.2。

（三）实践任务

拟合 SEEIR 模型，预测病例数峰值及其时间。

（四）实践程序及说明

```
    # Model6--SEEIR 模型分析
import numpy as np;  import pandas as pd;  from scipy.integrate import odeint
  # 导入 scipy.integrate 模块中的 odeint 数值积分函数，用于求解常微分方程组
import matplotlib.pyplot as plt
plt.rcParams['font.sans-serif']=['SimHei'];  plt.rcParams['axes.unicode_minus']=False
    # 创建 SEEIR 模型导数函数
def dySEEIR(y,t,λ_I,λ_E,δ,μ):
    s,e,i=y   # 赋值
    ds_dt=-λ_I*s*i-λ_E*s*e   # ds/dt=-λ_I*s*i-λ_E*s*e
    de_dt=λ_I*s*i+λ_E*s*e-δ*e   # de/dt=λ_I*s*i+λ_E*s*e-δ*e
    di_dt=δ*e-μ*i   # di/dt=δ*e-μ*i
    return np.array([ds_dt,de_dt,di_dt])
    # 设置模型参数
N=1e5   # 假设人口规模为 100000
λ_I=0.5   # 病例日接触数，患病者每天有效接触的易感者的平均人数
λ_E=0.2   # 暴露者日接触数，暴露者每天有效接触的易感者的平均人数
δ=0.2   # 日发病率，每天发病成为患者的潜伏者占潜伏者总数的比例
          # 与潜伏期互为倒数，即潜伏期（天）=1/ 日发病率，假设潜伏期为 5 天
μ=0.125   # 日治愈率，每天治愈的患病者人数占患病者总数的比例
```

```
        # 平均治愈所需天数（病程）为 1/mu，假设病程为 8 天
tEnd=150  # 预测日期长度
t=np.arange(0.0,tEnd,1)  # 设置预测起止时间及间隔
i0=1e-4  # 患病者比例的初值 1/10000
e0=1e-4  # 潜伏者比例的初值 1/10000
s0=1-i0-e0  # 易感者比例的初值 1-2/10000
Y0=(s0,e0,i0)  # 微分方程组的初值
    # odeint 数值解求解 SEEIR 模型微分方程
ySEEIR=odeint(dySEEIR,Y0,t,args=(λ_I,λ_E,δ,μ))
  # 利用数值积分函数对 SEEIR 模型计算
print("（1）参数：N={}, λ_I={}, λ_E={}, δ={}, μ={}".
    format(N,λ_I,λ_E,δ,μ))
Yt_DF=pd.DataFrame(ySEEIR,columns=['S_t','E_t','I_t'])
  # s、e、i 的拟合结果（数组）转化为 DataFrame 并赋予列名
Yt_DF['T']=t
print('（2）将时间 t 以列名 T 添加到 S_t,E_t,I_t 的 DataFrame 中（前 5 行）：\n', Yt_DF.head( ))
    # 绘图四类人数占比随时间变化曲线
plt.title(" 图 6-32 SEEIR 模型拟合的四类人数占比随时间变化曲线 ",y=-0.28,fontsize=16)
plt.xlabel(' 时间（天）',fontsize=14);  plt.ylabel(' 人数占比 ',fontsize=14)
plt.axis([0, tEnd, 0,1.1])  # 设置 x 轴和 y 轴的范围
plt.plot(t, ySEEIR[:,0], '--', color='darkviolet', label='s(t)-SEEIR')
plt.plot(t, ySEEIR[:,1], '-.', color='orchid', label='e(t)-SEEIR')
plt.plot(t, ySEEIR[:,2], '-', color='m', label='i(t)-SEEIR')
plt.plot(t, 1-ySEEIR[:,0]-ySEEIR[:,1]-ySEEIR[:,2], ':', color='palevioletred', label='r(t)-SEEIR')
plt.legend(loc='right',fontsize=12);  plt.show( )
    # 获取病例数占比 i(t) 的最高值及其时间
print("（3）病例数占比 i(t) 达峰值及其时间。")
print(' 病例数占比 i(t) 达峰值（方法 1）：',round(max(ySEEIR[:,2]),4))
I_tMax=max(Yt_DF['I_t'])  # 病例数占比达峰值
print(' 病例数占比 i(t) 达峰值（方法 2）：',round(I_tMax,4))
I_tMaxT=Yt_DF['T'].loc[Yt_DF['I_t']==I_tMax]  # 病例数占比达峰时间
print(' 病例数占比 i(t) 达峰时间：',I_tMaxT)
    # 绘图四类人数随时间变化曲线
plt.title(" 图 6-33 SEEIR 模型拟合的四类人数随时间变化曲线 ",y=-0.28,fontsize=16)
plt.xlabel(' 时间（天）',fontsize=14);  plt.ylabel(' 人数 ',fontsize=14)
plt.axis([0, tEnd, 0,110000 ])
plt.plot(t, N*ySEEIR[:,0], '--', color='darkviolet', label='Ns(t)-SEEIR')
plt.plot(t, N*ySEEIR[:,1], '-.', color='orchid', label='Ne(t)-SEEIR')
plt.plot(t, N*ySEEIR[:,2], '-', color='m', label='Ni(t)-SEEIR')
plt.plot(t, N*(1-ySEEIR[:,0]-ySEEIR[:,1]-ySEEIR[:,2]), ':', color='palevioletred', label='Nr(t)-SEEIR')
```

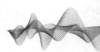

```
plt.legend(loc='right',fontsize=12); plt.show( )
    # 获取病例数 Ni(t) 的最高值及其时间
print("（4）病例数 Ni(t) 达峰值及其时间。")
print(' 病例数 Ni(t) 达峰值（方法 1）：',round(max(N*ySEEIR[:,2]),0))
NI_tMax=N*max(Yt_DF['I_t'])  # 病例数达峰值
print(' 病例数 Ni(t) 达峰值（方法 2）：',round(NI_tMax,0))
NI_tMaxT=Yt_DF['T'].loc[Yt_DF['I_t']==I_tMax]  # 病例数达峰时间
print(' 病例数 Ni(t) 达峰时间：',NI_tMaxT)
```

（五）实践结果

（1）参数：N=100000.0, λ_I=0.5, λ_E=0.2, δ=0.2, μ=0.125。

（2）将时间 t 以列名 T 添加到 S_t,E_t,I_t 的 DataFrame 中（前 5 行）：

	S_t	E_t	I_t	T
0	0.999800	0.000100	0.000100	0.0
1	0.999722	0.000153	0.000112	1.0
2	0.999625	0.000213	0.000133	2.0
3	0.999501	0.000287	0.000165	3.0
4	0.999342	0.000380	0.000208	4.0

（3）病例数占比 i(t) 达峰值及其时间。

病例数占比 i(t) 达峰值（方法 1）：0.31

病例数占比 i(t) 达峰值（方法 2）：0.31

病例数占比 i(t) 达峰时间：41　41.0

（4）病例数 Ni(t) 达峰值及其时间。

病例数 Ni(t) 达峰值（方法 1）：31003.0

病例数 Ni(t) 达峰值（方法 2）：31003.0

病例数 Ni(t) 达峰时间：41　41.0

（5）绘图结果见图 6-32、图 6-33。

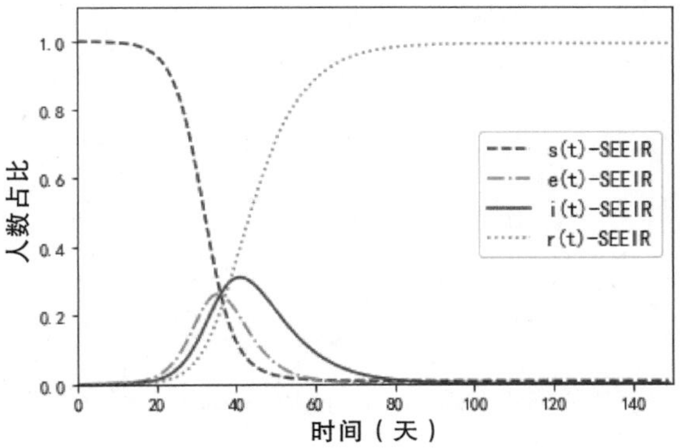

图 6-32　SEEIR 模型拟合的四类人数占比随时间变化曲线

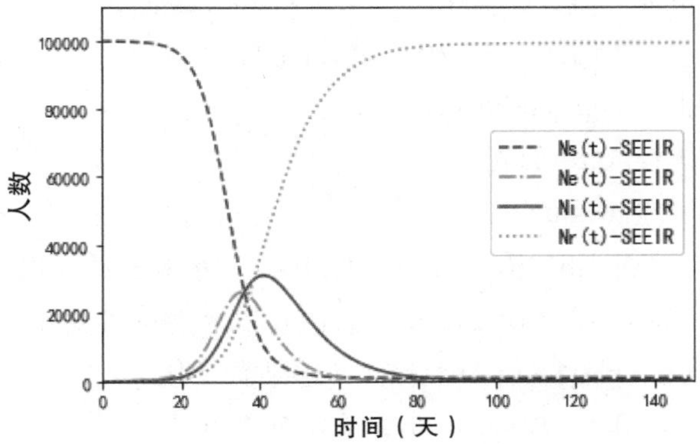

图 6-33　SEEIR 模型拟合的四类人数随时间变化曲线

四、SSEIR 模型

在 SEIR 模型的基础上，考虑病例感染后产生抗体的持续时间，并假设抗体持续时间结束后，再次成为易感者 S，存在二次感染的风险，在此称之为存在二次感染的 SEIR 改进模型，简称 SSEIR 模型。

（一）实践数据

假设数据基本同 SEIR 模型，增加抗体持续时间 AbT，假设 AbT=90。

（二）实践任务

拟合 SSEIR 模型，预测病例数峰值及其时间。

（三）实践程序及说明

```
    # Model6--SSEIR 模型分析
import numpy as np ; import pandas as pd
import scipy.integrate as spyi   # 导入 scipy.integrate 模块取别名为 spyi
import matplotlib.pyplot as plt
plt.rcParams['font.sans-serif']=['SimHei']; plt.rcParams['axes.unicode_minus']=False
    # 设置参数
N=100000   # N 为人群总数
β=0.5   # β 为传染率系数，即日接触数，患者每天有效接触易感者平均人数
γ=0.125   # γ 为恢复率系数，即日治愈率，每天治愈患者数占患者总数的比例
          # 平均治愈所需天数（病程）为 1/γ，假设病程为 8 天，则 γ=0.125
IncP=5   # IncP 为疾病潜伏期，其倒数即为日发病率 1/5=0.2
AbT=90   # AbT 为抗体持续时间
I_0=10   # I_0 为感染者的初始人数
E_0=10   # E_0 为潜伏者的初始人数
R_0=0   # R_0 为治愈者的初始人数
S_0=N-I_0-E_0-R_0   # S_0 为易感者的初始人数
T=365   # T 为传播时间
Iniv=(S_0,E_0,I_0,R_0)   # 为初始状态数组
    # 创建 SSEIR 模型导数函数
def funcSSEIR(inivalue,_):
  Y=np.zeros(4)
  X=inivalue
  Y[0]=-(β*X[0]*X[2])/N+X[3]/AbT   # 易感者变化
  Y[1]=(β*X[0]*X[2])/N-X[1]/IncP   # 潜伏者变化
  Y[2]=X[1]/IncP-γ*X[2]   # 感染者变化
  Y[3]=γ*X[2]-X[3]/AbT   # 治愈者变化
  return Y
T_range=np.arange(0,T+1,1)   # 设置时间取值
    # SSEIR 模型拟合及结果可视化
y_SSEIR=spyi.odeint(funcSSEIR,Iniv,T_range)
  # 利用数值积分函数对 SSEIR 模型进行计算
plt.plot(y_SSEIR[:,0],color='darkblue',label='S',marker='.')
plt.plot(y_SSEIR[:,1],color='orange',label='E',marker='.')
plt.plot(y_SSEIR[:,2],color='red',label='I',marker='.')
plt.plot(y_SSEIR[:,3],color='green',label='R',marker='.')
```

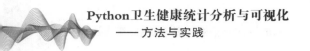

```
plt.title(" 图 6-34 SSEIR 模型拟合的四类人数随时间变化曲线 ",y=-0.28,fontsize=16)
plt.xlabel(' 时间（天数）',fontsize=14); plt.ylabel(' 人数 ',fontsize=14)
plt.legend( ); plt.show( )
    # 将拟合结果转化为数据帧，便于筛选峰值及其时间
y_SSEIR_DF=pd.DataFrame(y_SSEIR,columns=['S_t','E_t','I_t','R_t'])
  # s、e、i、r 的拟合结果转化为数据帧并赋列名
y_SSEIR_DF['T']=T_range
print('（1）将时间 T_range 以列名 T 添加到 S_t,E_t,I_t,R_t 的数据帧中（前 5 行）：\n', y_SSEIR_
DF.head( ))
I_tMax=max(y_SSEIR_DF['I_t'])  # 计算病例数达峰值
print('（2）病例数 I_t 达峰值：',round(I_tMax,0))  # 输出达峰值，保留整数
I_tMaxT=y_SSEIR_DF['T'].loc[y_SSEIR_DF['I_t']==I_tMax]  # 计算病例数达峰时间
print('（3）病例数 I_t 达峰时间：',I_tMaxT)
```

（四）实践结果

绘图结果见图 6–34。

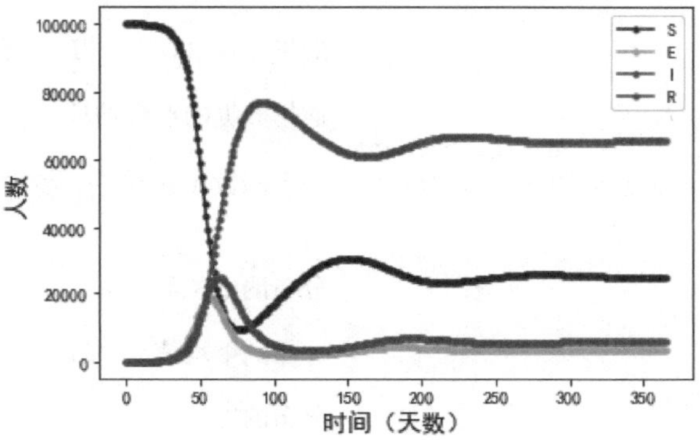

图 6–34　SSEIR 模型拟合的四类人数随时间变化曲线

（1）将时间 T_range 以列名 T 添加到 S_t,E_t,I_t,R_t 的数据帧中（前 5 行）：

	S_t	E_t	I_t	R_t	T
0	99980.000000	10.000000	10.000000	0.000000	0
1	99974.780603	12.931812	10.987780	1.299805	1
2	99968.972426	15.882809	12.409207	2.735557	2
3	99962.369513	19.037591	14.235448	4.357448	3
4	99954.771930	22.542583	16.471717	6.213770	4

（2）病例数 I_t 达峰值：24825.0。

（3）病例数 I_t 达峰时间：63　63。

第十六节　拟合与极值分析

本节介绍的各种分布拟合中涉及多种计算方法，相关方法及其说明见表 6–2。

表 6-2 几种分布拟合相关方法及其说明

方法	说明
rvs(*,loc=0,scale=1,size=1,random_state=None)	随机变量
pdf(x,*,loc=0,scale=1)	概率密度函数
logpdf(x,*,loc=0,scale=1)	概率密度函数的对数
cdf(x,*,loc=0,scale=1)	累积密度函数
logcdf(x,*,loc=0,scale=1)	累积密度函数的对数
sf(x,*,loc=0,scale=1)	生存函数（即 1-cdf，有时更准确）
logsf(x,*,loc=0,scale=1)	生存函数的对数
ppf(q,*,loc=0,scale=1)	百分位数函数（cdf 的逆函数）
isf(q,*,loc=0,scale=1)	逆生存函数
moment(order,*,loc=0,scale=1)	order 阶非中心矩
stats(*,loc=0,scale=1,moments='mvsk')	均值（m）、方差（v）、偏度（s）、峰度（k）
entropy(*,loc=0,scale=1)	随机变量 RV 的（微分）熵
fit(data,*,loc=0,scale=1)	通用数据的参数估计
expect(func,args=(*,),loc=0, scale=1, lb=None, ub=None, conditional=False, **kwds)	分布函数（具有一个参数）的期望值
median(*,loc=0,scale=1)	分布的中位数
mean(*,loc=0,scale=1)	分布的平均值
var(*,loc=0,scale=1)	分布的方差
std(*,loc=0,scale=1)	分布的标准差
interval(confidence,*,loc=0,scale=1)	可信度为 confidence 的中位数的置信区间

注:（1）正态分布和 Logistic 分布，* 处无参数;（2）对数正态分布，* 处为形状参数（shape parameter），用 s 表示;（3）广义 Logistic 分布和广义极值分布，* 处为形状参数均用 c 表示。

一、样条函数拟合

假设年度最大测量值（或其对数）符合正态概率密度函数。年 i 累积概率 pi 被定义为 pi = i/(N+1)，其中 N 为有最大测量值的年数。可以通过 scipy.interpolate 模块中 UnivariateSpline 类一维平滑样条函数拟合分位数函数，描述年度最大测量值的概率分布和累积概率。每 n 年出现一次的最大测量值即由上（1/n）% 分位数的累积概率函数求得。例如，50 年一遇、20 年一遇的最大值分别可根据上 2% 分位数、上 5% 分位数的累积概率函数求得。

（一）实践数据

现有某地 1990—2020 年各年登革热月监测病例数最大值，见表 6-3。

表 6–3 某地 1990—2020 年各年登革热月监测病例数最大值

年度	月最大值	年度	月最大值	年度	月最大值	年度	月最大值
1990	172	1998	368	2006	425	2014	22755
1991	215	1999	150	2007	237	2015	1141
1992	1	2000	182	2008	44	2016	224
1993	218	2001	124	2009	5	2017	758
1994	4	2002	629	2010	66	2018	1262
1995	3679	2003	13	2011	26	2019	1786
1996	0	2004	37	2012	227	2020	14
1997	379	2005	3	2013	1449		

（二）实践任务

采用一维平滑样条函数拟合，分析该地登革热疫情 5 年、10 年、20 年、30 年、40 年和 50 年一遇的月最高病例数分别是多少？绘制概率分布图。

（三）实践程序及说明

```
    # Model6-- 一维平滑样条函数分析
import numpy as np
from scipy.interpolate import UnivariateSpline   # 导入 UnivariateSpline 函数
import pylab as pl   # 导入 pylab 取别名 pl
pl.rcParams['font.sans-serif']=['SimHei']
pl.rcParams['axes.unicode_minus']=False;  pl.rcParams['font.size']=16
caseN=[172,215,1,218,4,3679,1,379,368,150,182,124,629,13,37,3,425,237,44,5,66,26,227,1449,22755,
      1141,224, 758,1262,1786,14 ]
  # 创建 1990-2020 年各年的月病例数最大值列表，其中 0 用 1 代替，以便对数转化
    # 拟合样条函数
logcaseN=np.log10(caseN)   # 将列表数据进行对数转化
years_n=logcaseN.shape[0]   # 计算数据个数
print('（1）数据个数：',years_n)
cprob=(np.arange(years_n, dtype=np.float32)+1)/(years_n+1)
  # 计算原始数据个数的累积概率
print('（2）分位数（累积概率）。\n',cprob)
sorted_logcaseN=np.sort(logcaseN)   # 将数据从小到大排序
print('（3）按升序排序后的对数值。\n',sorted_logcaseN)
quantile_func=UnivariateSpline(cprob,sorted_logcaseN,k=3)
  # 构建分位数值计算样条函数，设为 3 次样条
nprob=np.linspace(0,1,20)；print('（4）新设分位数。\n',nprob)   # 设置各分位数
fitted_logcaseN=quantile_func(nprob)   # 计算各分位数对应的值
print('（5）各分位数对应的值（对数值）。\n',fitted_logcaseN)
    # 计算 N 年一遇的病例数
```

```
print('（6）N 年一遇的月最高病例数分析结果。')
fit_prob=1.0-1/50  # 设置 98% 分位数（50 年一遇）
fit_logcaseN=quantile_func(fit_prob)  # 计算分位数的对应值
fit_caseN=pow(10,fit_logcaseN)  # 将计算结果还原为原始值
print(' 分位数：',fit_prob,'；','50 年一遇月最高病例数对数值：','%.3f'%fit_logcaseN,
    '；','50 年一遇月最高病例数：',round(fit_caseN,0))
fit_prob=1.0-1/40  # 设置 97.5% 分位数（40 年一遇）
fit_logcaseN=quantile_func(fit_prob); fit_caseN=pow(10,fit_logcaseN)
print(' 分位数：',fit_prob,'；','40 年一遇月最高病例数对数值：','%.3f'%fit_logcaseN,
    '；','40 年一遇月最高病例数：',round(fit_caseN,0))
fit_prob=1.0-1/30  # 设置 96.7% 分位数（30 年一遇）
fit_logcaseN=quantile_func(fit_prob); fit_caseN=pow(10,fit_logcaseN)
print(' 分位数：','%.3f'%fit_prob,'；','30 年一遇月最高病例数对数值：','%.3f'%fit_logcaseN,
    '；','30 年一遇月最高病例数：',round(fit_caseN,0))
fit_prob=1.0-1/20  # 设置 95% 分位数（20 年一遇）
fit_logcaseN=quantile_func(fit_prob); fit_caseN=pow(10,fit_logcaseN)
print(' 分位数：',fit_prob,'；','20 年一遇月最高病例数对数值：','%.3f'%fit_logcaseN,
    '；','20 年一遇月最高病例数：',round(fit_caseN,0))
fit_prob=1.0-1/10  # 设置 90% 分位数（10 年一遇）
fit_logcaseN=quantile_func(fit_prob); fit_caseN=pow(10,fit_logcaseN)
print(' 分位数：',fit_prob,'；','10 年一遇月最高病例数对数值：','%.3f'%fit_logcaseN,
    '；','10 年一遇月最高病例数：',round(fit_caseN,0))
fit_prob=1.0-1/5  # 设置 80% 分位数（5 年一遇）
fit_logcaseN=quantile_func(fit_prob); fit_caseN=pow(10,fit_logcaseN)
print(' 分位数：',fit_prob,'；','5 年一遇月最高病例数对数值：','%.3f'%fit_logcaseN,
    '；','5 年一遇月最高病例数：',round(fit_caseN,0))
    # 通过绘图显示数据（对数）概率分布和插值结果
pl.figure(figsize=(10,6))
pl.plot(fitted_logcaseN, nprob,color="g", marker='o',label = "Interpolation")
pl.plot(sorted_logcaseN, cprob, color="r", marker='D',label ="Original")
pl.xlabel(' 病例数（对数）',fontsize=19); pl.ylabel(' 累积概率 ',fontsize=19)
pl.title(' 图 6-35 某地 1990—2020 年各年登革热月最高病例数（对数）概率分布 ',y=-0.25, fontsize=22)
pl.legend(loc="best",fontsize=17); pl.show( )
    # 通过绘图显示原始数据概率分布和插值结果
pl.figure(figsize=(10,6))
pl.plot(pow(10,fitted_logcaseN), nprob,color="g", marker='o',label ="Interpolation")
pl.plot(pow(10,sorted_logcaseN), cprob, color="r", marker='D',label ="Original")
pl.xlabel(' 病例数 ',fontsize=19); pl.ylabel(' 累积概率 ',fontsize=19)
pl.title(' 图 6-36 某地 1990—2020 年各年登革热月最高病例数概率分布 ',y=-0.25,fontsize=22)
pl.legend(loc="best",fontsize=17); pl.show( )
```

（四）实践结果

（1）数据个数：31。

（2）分位数（累积概率）。

[0.03125 0.0625 0.09375 0.125 0.15625 0.1875 0.21875 0.25 0.28125
0.3125 0.34375 0.375 0.40625 0.4375 0.46875 0.5 0.53125 0.5625
0.59375 0.625 0.65625 0.6875 0.71875 0.75 0.78125 0.8125 0.84375
0.875 0.90625 0.9375 0.96875]。

（3）按升序排序后的对数值。

[0. 0. 0.47712125 0.60205999 0.69897 1.11394335
1.14612804 1.41497335 1.56820172 1.64345268 1.81954394 2.09342169
2.17609126 2.23552845 2.26007139 2.33243846 2.33845649 2.35024802
2.35602586 2.37474835 2.56584782 2.57863921 2.62838893 2.79865065
2.87966921 3.05728564 3.10105935 3.16106839 3.25188145 3.56572979
4.35707684]。

（4）新设分位数。

[0. 0.05263158 0.10526316 0.15789474 0.21052632 0.26315789
0.31578947 0.36842105 0.42105263 0.47368421 0.52631579 0.57894737
0.63157895 0.68421053 0.73684211 0.78947368 0.84210526 0.89473684
0.94736842 1.]。

（5）各分位数对应的值（对数值）。

[-0.61659213 -0.01163369 0.49561661 0.91551807 1.25843003 1.53471181
1.75472272 1.9288221 2.06736927 2.18072356 2.27924427 2.37329075
2.47322231 2.58939827 2.73217796 2.91192071 3.13898583 3.42373265
3.77652049 4.20770868]。

（6）N 年一遇的月最高病例数分析结果。

分位数：0.98；50 年一遇月最高病例数对数值：4.034；50 年一遇月最高病例数：10813.0。

分位数：0.975；40 年一遇月最高病例数对数值：3.992；40 年一遇月最高病例数：9828.0。

分位数：0.967；30 年一遇月最高病例数对数值：3.925；30 年一遇月最高病例数：8413.0。

分位数：0.95；20 年一遇月最高病例数对数值：3.796；20 年一遇月最高病例数：6254.0。

分位数：0.9；10 年一遇月最高病例数对数值：3.456；10 年一遇月最高病例数：2856.0。

分位数：0.8；5 年一遇月最高病例数对数值：2.953；5 年一遇月最高病例数：898.0。

（7）绘图结果见图 6-35、图 6-36。

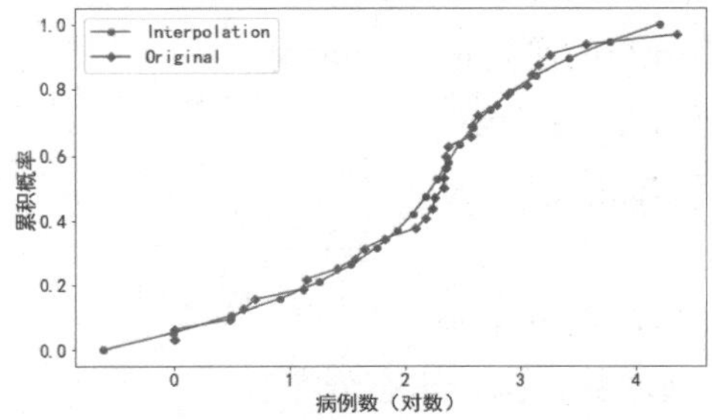

图 6–35　某地 1990—2020 年各年登革热月最高病例数（对数）概率分布

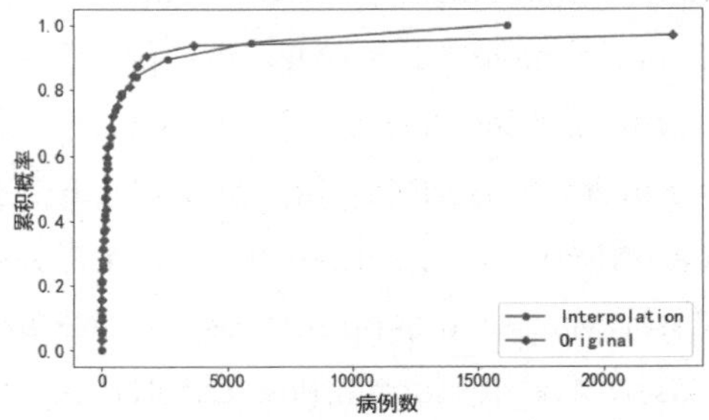

图 6–36　某地 1990—2020 年各年登革热月最高病例数概率分布

二、正态分布拟合

（一）实践数据

某地 1990—2020 年各年登革热月监测病例数最大值，见表 6-3。

（二）实践任务

（1）描述月监测病例数最大值拟合正态分布的分布特征和经对数转化后拟合正态分布的分布特征，包括中位数的 95% 可信区间、均值、中位数、偏度、峰度、方差和标准差。

（2）拟合月监测病例数最大值的概率密度、累积概率密度、生存概率和百分位数，并绘制对应的图形。

（3）生成概率密度、累积概率密度、生存概率和百分位数分析结果的 DataFrame，并将前三者结果合并生存 Excel 文件保存。

（4）分析该地登革热疫情 5 年、10 年、20 年、30 年、40 年和 50 年一遇的月最高病例数。

（5）绘制 N 年一遇月最大病例数的柱状图。

（三）实践程序及说明

```
    # Model6-- 正态分布拟合
import numpy as np;  import pandas as pd
import matplotlib.pyplot as plt;  plt.rcParams['font.sans-serif']=['SimHei']
plt.rcParams['axes.unicode_minus']=False
from scipy.stats import norm   # 导入正态分布函数 norm
CaseNMax=np.array([172,215,1,218,4,3679,1,379,368,150,182,124,629,13,37,3,425,237,
         44,5,66,26,227,1449,22755,1141,224, 758,1262,1786,14])
#CaseNMax=[172,215,1,218,4,3679,1,379,368,150,182,124,629,13,37,3,425,237,
        # 44,5,66,26,227,1449,22755,1141,224, 758,1262,1786,14]
  # 创建 1990-2020 年某地各年登革热月监测病例数最大值数组或列表
    # 1. 描述数据拟合正态分布的分布特征和经对数转化后拟合正态分布的分布特征
CaseNMax_sorted=np.sort(CaseNMax)   # 将数据排序
CaseNMax_fit=norm.fit(CaseNMax_sorted)   # 拟合正态分布
interval=norm.interval(0.95,*CaseNMax_fit)   # 分布的中位数的 95% 可信区间
print('1-1.1 数据拟合正态分布的中位数的 95% 可信区间：',interval)
stats=norm.stats(*CaseNMax_fit,moments='mvsk')
print('1-1.2 数据拟合正态分布的均值（m）、方差（v）、偏度（s）、峰度（k）：',stats)
median=norm.median(*CaseNMax_fit); print('1-1.3 数据拟合正态分布的中位数：',median)
mean=norm.mean(*CaseNMax_fit); print('1-1.4 数据拟合正态分布的平均值：',mean)
var=norm.var(*CaseNMax_fit); print('1-1.5 数据拟合正态分布的方差：',var)
std=norm.std(*CaseNMax_fit); print('1-1.6 数据拟合正态分布的标准差：',std)
log_CaseNMax=np.log10(CaseNMax)   # 将数据进行对数转化
log_CaseNMax_sorted=np.sort(log_CaseNMax)   # 将对数转化后的数据排序
log_CaseNMax_fit=norm.fit(log_CaseNMax_sorted)   # 将转化后的数据拟合正态分布
interval=norm.interval(0.95,*log_CaseNMax_fit)   # 分布的中位数的 95% 可信区间
```

```
print('1-2.1 对数转化后拟合正态分布的中位数的 95% 可信区间：',interval)
stats=norm.stats(*log_CaseNMax_fit,moments='mvsk')
print('1-2.2 对数转化后拟合正态分布的均值（m）、方差（v）、偏度（s）、峰度（k）：', stats)
median=norm.median(*log_CaseNMax_fit)
print('1-2.3 对数转化后拟合正态分布的中位数：',median)
mean=norm.mean(*log_CaseNMax_fit)
print('1-2.4 对数转化后拟合正态分布的平均值：',mean)
var=norm.var(*log_CaseNMax_fit); print('1-2.5 对数转化后拟合正态分布的方差：',var)
std=norm.std(*log_CaseNMax_fit); print('1-2.6 对数转化后拟合正态分布的标准差：',std)
    # 2. 对数转化拟合正态分布，绘制概率图
log_CaseNMax_fit=norm.fit(log_CaseNMax_sorted)  # 将转化后的数据拟合正态分布
print('2-1 对数转化值拟合正态分布的位置参数 loc 和比例参数 scale：', log_CaseNMax_fit)
    # 绘制月病例数最大值（对数）拟合正态分布的概率密度图
fig,ax=plt.subplots(1,1)  # 设置画布
x=np.linspace(0,4.5,100)  # 根据对数转化后值的大小设定 x 轴取值范围和取值个数
pdf=norm.pdf(x,*log_CaseNMax_fit)  # 根据拟合的正态分布函数计算 x 的概率密度 pdf
print('2-2 x 的概率密度之和 pdf_sum：',pdf.sum( ))
ax.hist(log_CaseNMax_sorted, density=True, histtype='stepfilled', alpha=0.2); ax.plot(x, pdf)
ax.set_xlabel(' 月病例数最大值（对数）',fontsize=13); ax.set_ylabel(' 概率密度 ',fontsize=13)
ax.set_title(' 图 6-37 月最大病例数（对数）拟合正态分布概率密度图 ',y=-0.30, fontsize=17)
plt.show( )
    # 绘制月病例数最大值（对数）拟合正态分布的累积概率分布图
cdf=norm.cdf(x,*log_CaseNMax_fit)  # 计算累积概率密度 cdf
print('2-3 x 的累积概率密度之和 cdf_sum：',cdf.sum( ))
plt.plot(x, cdf)
plt.xlabel(' 月病例数最大值（对数）',fontsize=13); plt.ylabel(' 累积概率密度 ',fontsize=13)
plt.title(' 图 6-38 月最大病例数（对数）拟合正态分布累积概率密度图 ',y=-0.30, fontsize=17)
plt.show( )
    # 绘制月病例数最大值（对数）拟合正态分布的生存概率分布图
sf=norm.sf(x,*log_CaseNMax_fit)  # 计算生存概率 sf
print('2-4 x 的生存概率之和 sf_sum：',sf.sum( ))
plt.plot(x, sf)
plt.xlabel(' 月病例数最大值（对数）',fontsize=14); plt.ylabel(' 生存概率 ',fontsize=14)
plt.title(' 图 6-39 月最大病例数（对数）拟合正态分布生存概率图 ',y=-0.30, fontsize=17)
plt.show( )
    # 计算百分位数值（对数值）并绘图
q=np.linspace(0,1,101)  # 设置百分位数
log_ppf=norm.ppf(q,*log_CaseNMax_fit)  # 计算百分位数对应值
print('2-5 百分位数对应值（对数值）log_ppf。\n',log_ppf)
plt.plot(q,log_ppf)
```

```
plt.xlabel(' 百分位 ',fontsize=13); plt.ylabel(' 百分位数（对数值）',fontsize=13)
plt.title(' 图 6-40 月最大病例数（对数）拟合正态分布百分位数分布图 ',y=-0.30, fontsize=17)
plt.show( )
    # 将百分位数对应对数值还原为原始值并绘图
ppf=pow(10,log_ppf); print('2-6 百分位数值 ppf。\n',ppf)  # 将 log_ppf 还原为原始值
plt.plot(q,ppf); plt.xlabel(' 百分位 ',fontsize=14); plt.ylabel(' 百分位数 ',fontsize=14)
plt.title(' 图 6-41 正态分布拟合的月最大病例数百分位数分布图 ',y=-0.30, fontsize=17)
plt.show( )
    # 3. 创建分析结果的 DataFrame，将结果合并生成 Excel 文件
log_ppf_DF=pd.DataFrame(log_ppf,columns=['log_ppf'],index=q)
log_ppf_DF.to_excel('F:/PyData2403/ppf_log_norm.xlsx')
  # 将对数 ppf 值转化为 DataFrame 再转化为 excel 输出保存
ppf_DF=pd.DataFrame(ppf,columns=['ppf'],index=q)
ppf_DF.to_excel('F:/PyData2403/ppf_norm.xlsx')
  # 将 ppf 值转化为 DataFrame 再转化为 excel 输出保存
    # 将 pdf/cdf/sf 的分布值合并并导出到 excel 文件
pdf_DF=pd.DataFrame(pdf,columns=['pdf'],index=x)
cdf_DF=pd.DataFrame(cdf,columns=['cdf'],index=x)
sf_DF=pd.DataFrame(sf,columns=['sf'],index=x)
pdf_cdf_DF=pd.merge(pdf_DF,cdf_DF,on=x)  # 合并 pdf、cdf
pdf_cdf_DF['sf']=sf_DF['sf']  # 添加 sf
pdf_cdf_sf_DF=pdf_cdf_DF  # 给 DataFrame 重新命名
pdf_cdf_sf_DF.rename(columns={'key_0':' 拟合病例数对数 '}, inplace=True)  # 重命列名
print('3-1 pdf_cdf_sf 数据前 5 个记录。\n',pdf_cdf_sf_DF.head( ))
pdf_cdf_sf_DF.to_excel('F:/PyData2403/x( 病例数对数 )_pdf_cdf_sf_log_norm.xlsx')
    # 4. 分别计算 50 年、40 年、30 年、20 年、10 年、5 年一遇的 ppf
print('4-1 正态分布拟合的 N 年一遇登革热月最大病例数。')
q_50=1-1/50; log_ppf_50=norm.ppf(q_50,*log_CaseNMax_fit)  # 计算 ppf 对数值
ppf_50=pow(10,log_ppf_50); print('50 年一遇百分位数值（月病例数）：','%.f'%ppf_50)
  # 还原为原始值，取整数
q_40=1-1/40; log_ppf_40=norm.ppf(q_40,*log_CaseNMax_fit)
ppf_40=pow(10,log_ppf_40); print('40 年一遇百分位数值（月病例数）：','%.f'%ppf_40)
q_30=1-1/30; log_ppf_30=norm.ppf(q_30,*log_CaseNMax_fit)
ppf_30=pow(10,log_ppf_30); print('30 年一遇百分位数值（月病例数）：','%.f'%ppf_30)
q_20=1-1/20; log_ppf_20=norm.ppf(q_20,*log_CaseNMax_fit)
ppf_20=pow(10,log_ppf_20); print('20 年一遇百分位数值（月病例数）：','%.f'%ppf_20)
q_10=1-1/10; log_ppf_10=norm.ppf(q_10,*log_CaseNMax_fit)
ppf_10=pow(10,log_ppf_10); print('10 年一遇百分位数值（月病例数）：','%.f'%ppf_10)
q_5=1-1/5; log_ppf_5=norm.ppf(q_5,*log_CaseNMax_fit)
ppf_5=pow(10,log_ppf_5); print('5 年一遇百分位数值（月病例数）：','%.f'%ppf_5)
```

```
    # 5. 绘制 N 年一遇月最大病例数的柱状图
X=['5','10','20','30','40','50']; Y=[ppf_5,ppf_10,ppf_20,ppf_30,ppf_40,ppf_50]
plt.bar(X,Y)
for a,b in zip(X,Y):  # 在柱形条上添加数字，设置位置、字体大小和颜色
    plt.text(a,b+300,'%.0f'%b,ha='center',va='bottom',fontsize=11,c='r')
plt.ylim(0,18000); plt.xlabel("N 年一遇 ",fontsize=14); plt.ylabel(' 月最大病例数 ',fontsize=14)
plt.title(' 图 6-42 正态分布拟合的 N 年一遇月最大病例数条图 ',y=-0.30, fontsize=17)
plt.show( )
```

（四）实践结果

1-1.1 数据拟合正态分布中位数的 95% 可信区间：(-6676.00217377148, 9036.905399577932)。

1-1.2 数据拟合正态分布的均值（m）、方差（v）、偏度（s）、峰度（k）：(1180.4516129032259, 16067819.279916752, 0.0, 0.0)。

1-1.3 数据拟合正态分布的中位数：1180.4516129032259。

1-1.4 数据拟合正态分布的平均值：1180.4516129032259。

1-1.5 数据拟合正态分布的方差：16067819.279916752。

1-1.6 数据拟合正态分布的标准差：4008.4684456680898。

1-2.1 对数转化后拟合正态分布中位数的 95% 可信区间：(0.09192065548796347, 4.098190412473038)。

1-2.2 对数转化后拟合正态分布的均值（m）、方差（v）、偏度（s）、峰度（k）：(2.0950555339805006, 1.044537903105329, 0.0, 0.0)。

1-2.3 对数转化后拟合正态分布的中位数：2.0950555339805006。

1-2.4 对数转化后拟合正态分布的平均值：2.0950555339805006。

1-2.5 对数转化后拟合正态分布的方差：1.044537903105329。

1-2.6 对数转化后拟合正态分布的标准差：1.022026371042024。

2-1 对数转化值拟合正态分布的位置参数 loc 和比例参数 scale：(2.0950555339805006, 1.022026371042024)。

2-2 x 的概率密度之和 pdf_sum：21.38664747263991。

2-3 x 的累积概率密度之和 cdf_sum：53.317669012390205。

2-4 x 的生存概率之和 sf_sum：46.682330987609795。

2-5 百分位数对应值（对数值）log_ppf。

```
[            -inf -2.82533342e-01 -3.93001218e-03  1.72834868e-01
  3.05808202e-01  4.13971751e-01  5.06035919e-01  5.86758185e-01
  6.59035346e-01  7.24768532e-01  7.85276038e-01  8.41511450e-01
       ...              ...              ...              ...
  3.29592302e+00  3.34859962e+00  3.40483503e+00  3.46534254e+00
  3.53107572e+00  3.60335288e+00  3.68407515e+00  3.77613932e+00
  3.88430287e+00  4.01727620e+00  4.19404108e+00  4.47264441e+00  inf]。
```

2-6 百分位数值 ppf。

```
[0.00000000e+00  5.21755047e-01  9.90991633e-01  1.48879488e+00
 2.02212595e+00  2.59401063e+00  3.20653452e+00  3.86151908e+00
```

4.56074033e+00 5.30601572e+00 6.09924443e+00 6.94242906e+00
... ...
1.97661925e+03 2.23151401e+03 2.54000768e+03 2.91972895e+03
3.39684493e+03 4.01192571e+03 4.83142396e+03 5.97226840e+03
7.66130701e+03 1.04058174e+04 1.56329551e+04 2.96923389e+04 inf]。

绘图结果见图 6–37 至图 6–42。

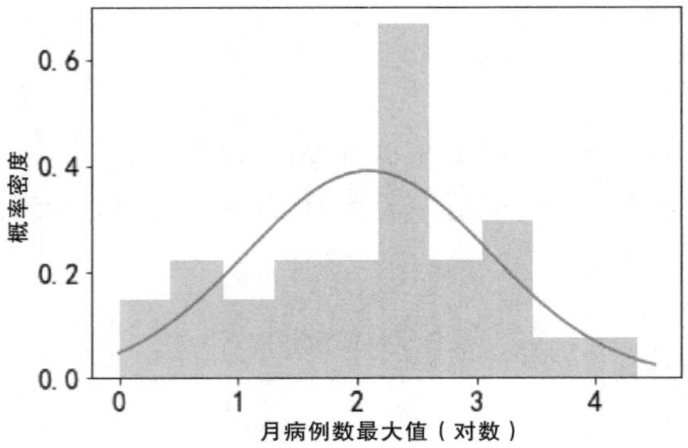

图 6–37　月最大病例数（对数）拟合正态分布概率密度图

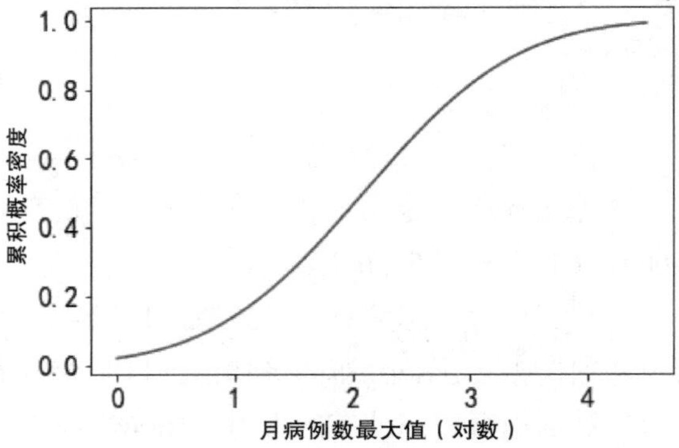

图 6–38　月最大病例数（对数）拟合正态分布累积概率密度图

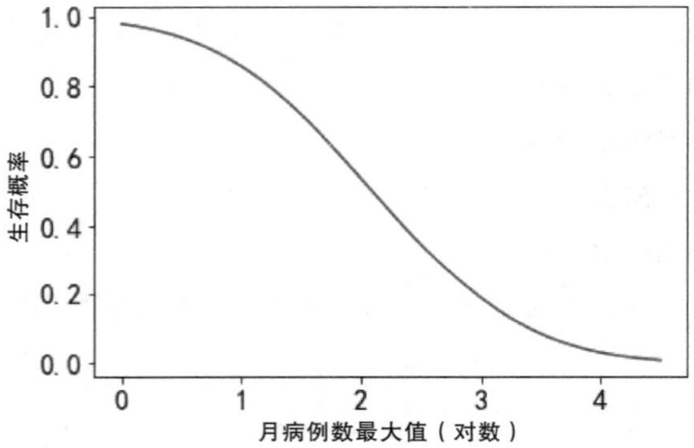

图 6–39　月最大病例数（对数）拟合正态分布生存概率图

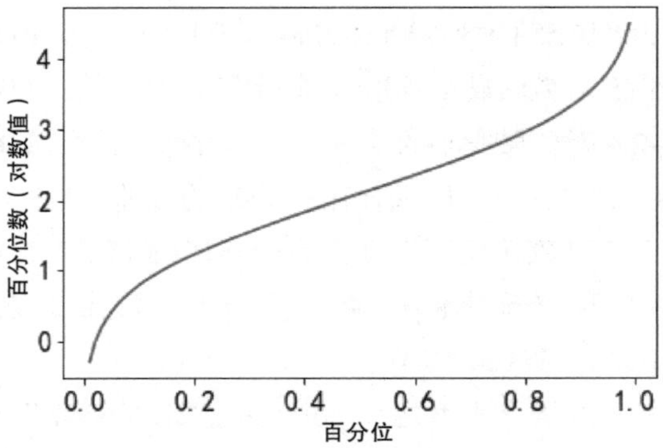

图 6–40　月最大病例数（对数）拟合正态分布百分位数分布图

3–1 pdf_cdf_sf 数据前 5 个记录。

	拟合病例数对数	pdf	cdf	sf
0	0.000000	0.047750	0.020187	0.979813
1	0.045455	0.052256	0.022459	0.858018
2	0.090909	0.057075	0.024942	0.537051
3	0.136364	0.062214	0.027652	0.187959
4	0.181818	0.067683	0.030603	0.031169

4–1 正态分布拟合的 N 年一遇登革热月最大病例数。

50 年一遇百分位数值（月病例数）：15633。

40 年一遇百分位数值（月病例数）：12537。

30 年一遇百分位数值（月病例数）：9319。

20 年一遇百分位数值（月病例数）：5972。
10 年一遇百分位数值（月病例数）：2540。
5 年一遇百分位数值（月病例数）：902。

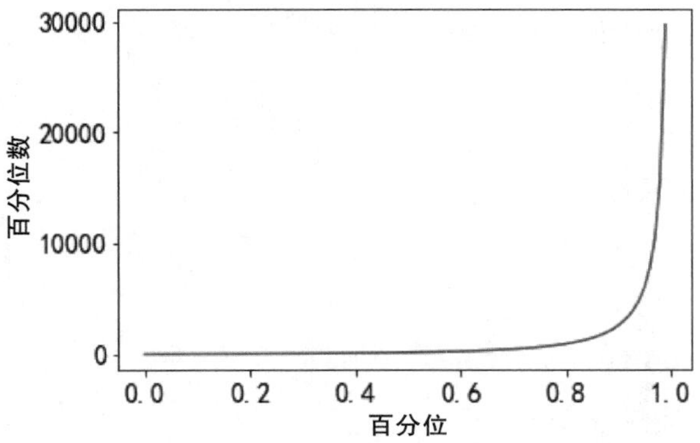

图 6-41 正态分布拟合的月最大病例数百分位数分布图

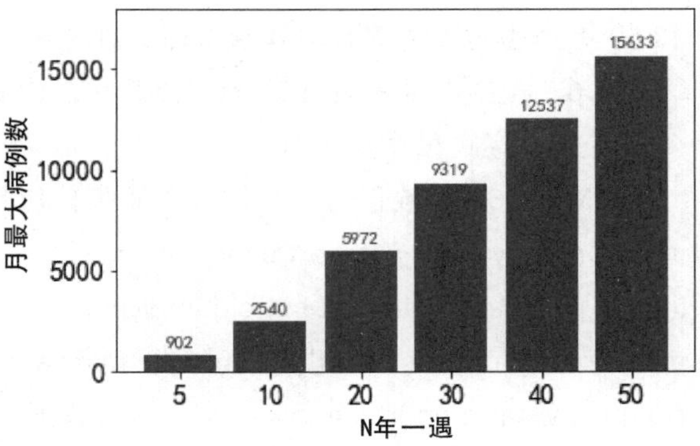

图 6-42 正态分布拟合的 N 年一遇月最大病例数条图

三、对数正态分布拟合

（一）实践数据

某地 1978—2021 年各年登革热监测本地病例数见表 6-4。考虑到数据对模型的适用性问题，在此先选择其中年度病例数在 3 例及以上的数据进行分析，然后通过校正分位数来计算 N 年一遇病例数及其 95%CI。

表 6-4 1978—2021 年某地登革热年报告病例数

年度	病例数	年度	病例数	年度	病例数	年度	病例数
1978	22122	1989	0	2000	384	2011	49
1979	635	1990	374	2001	342	2012	441
1980	15205	1991	371	2002	1342	2013	2811
1981	16999	1992	2	2003	37	2014	45130
1982	0	1993	359	2004	42	2015	1529
1983	0	1994	4	2005	0	2016	418
1984	0	1995	6812	2006	1008	2017	1470
1985	3335	1996	0	2007	377	2018	2990
1986	5292	1997	632	2008	66	2019	4884
1987	2601	1998	480	2009	7	2020	11
1988	1	1999	290	2010	111	2021	1

（二）实践任务

（1）拟合年病例数的概率分布和百分位数，进行描述性分析，绘制概率密度分布图。

（2）拟合对数正态分布的中位数 95% 可信区间，采用 RMSE、MAPE、R^2、AIC 和 BIC 等评价模型的拟合效果。

（3）计算拟合值的 95% 可信限。

（4）绘制样本值与拟合值及其 95%CI 的百分位数对比图。

（5）分析该省登革热疫情 5 年、10 年、15 年、20 年、25 年、30 年、35 年、40 年、45 年和 50 年一遇的年病例数及其 95%CI，并导出为 Excel 文件。

（6）绘制 N 年一遇年病例数及其 95%CI 的柱状图。

（三）实践程序及说明

```
    # Model6-- 对数正态分布拟合（校正分位数）
import numpy as np ; import pandas as pd
import pylab as pl ; import matplotlib.pyplot as plt
pl.rcParams['font.sans-serif']=['SimHei']; pl.rcParams['axes.unicode_minus']=False
from scipy.stats import lognorm   # 导入对数正态分布函数 lognorm
YearCaseN0=[22122,635,15205,16999,0,0,0,3335,5292,2601,1,0,374,371,2,359,4,6812,
            0,632,480,290,384,342,1342,37,42,0,1008,377,66,7,111,49,441,2811,
            45130,1529,418,1470,2990,4884,11,1]
  # 创建 1978-2021 年某地各年登革热监测本地病例数列表
YearCaseN0DF=pd.DataFrame(YearCaseN0,columns=['YearCaseN'])  # 创建数据帧，指定列名
YearCaseN=YearCaseN0DF[YearCaseN0DF['YearCaseN']>=3]['YearCaseN']
  # 筛选 3 例以上的数据
CaseN=YearCaseN0DF['YearCaseN']; years_N=CaseN.shape[0]  # 计算年度数据总个数
years_n=YearCaseN.shape[0]  # 计算直接分析数据个数
    # 1. 拟合对数正态概率分布，计算分位数，绘制概率密度分布图
    # 计算分位数
sorted_YearCaseN=np.sort(YearCaseN)  # 数据排序
cprob=(np.arange(years_n, dtype=np.float32)+1)/(years_n+1)
  # 计算数据的经验分位数概率
YearCaseN_fit=lognorm.fit(sorted_YearCaseN)  # 对数据拟合对数正态分布
print('1-1 拟合 logN 分布参数（位置参数、尺度参数和形状参数）：',YearCaseN_fit)
ppf_N=lognorm.ppf(cprob,*YearCaseN_fit)  # 计算分位数的拟合值
YearCaseN=pd.Series(YearCaseN); print('1-2 原始数据统计描述：\n',YearCaseN.describe( ))
ppf_N=pd.Series(ppf_N); print('1-3 分位数拟合值统计描述：\n',ppf_N.describe( ))
    # 绘制概率密度分布图。
plt.Figure(figsize=(8,6))
x=np.linspace(0, max(YearCaseN),100)  # 根据数据值大小设定 x 轴取值范围和个数
pdf=lognorm.pdf(x,*YearCaseN_fit)  # 根据拟合 logN 分布函数计算 x 的概率密度 pdf
plt.hist(sorted_YearCaseN, density=True, histtype='stepfilled', alpha=0.2)
plt.plot(x, pdf)
plt.xlabel(' 年病例数 ',fontsize=11); plt.ylabel(' 概率密度 ',fontsize=11)
plt.title(' 图 6-43 LogN 分布拟合的年登革热病例数概率密度图 ',y=-0.26,fontsize=15)
plt.show( )
```

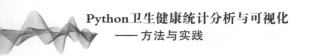

```
    # 2. lognorm 分布拟合效果评价
YearCaseN=list(YearCaseN)  # 为了调整数据输出格式，转化为列表
ppf_N=lognorm.ppf(cprob,*YearCaseN_fit)  # 计算分位数的拟合值（数组）
interval=lognorm.interval(0.95,*YearCaseN_fit)
print('2-1 拟合 logN 分布的中位数的 95% 可信区间：',interval)
Error=sorted_YearCaseN-ppf_N  # 计算误差（注意二者均是从小到大排序，对应分位数）
print('2-2 拟合 logN 分布的百分位数误差：\n',np.round(Error,2))
RMSE=(np.sum(Error**2)/years_n)**0.5  # 计算 RMSE
print('2-3 拟合 logN 分布的 RMSE：',np.round(RMSE,2))
MAPE=(np.sum(np.abs(Error/sorted_YearCaseN))/years_n)*100  # 计算 MAPE
print('2-4 拟合 logN 分布的 MAPE（%）：',np.round(MAPE,2))
StdE=RMSE/(years_n**0.5); print('2-5 StdE：',np.round(StdE,2))
Mean_YearCaseN=np.mean(YearCaseN)
R2=1-np.sum(Error**2)/np.sum((sorted_YearCaseN-Mean_YearCaseN)**2)
print('2-6 拟合 logN 分布的决定系数：',R2)
SSE=np.sum(Error**2)
k=1  # 自变量个数（时间）为 1
AIC=years_n*np.log(SSE/years_n)+2*k
BIC=years_n*np.log(SSE/years_n)+k*np.log(years_n)
print('2-7 拟合 logN 分布的 SSE、AIC、BIC：',SSE,'',AIC,'、',BIC)
    # 3. 计算拟合值的 95% 可信限
ppf_Nlower=ppf_N-1.96*StdE  # 计算 95%CI 下限
print('3-1 拟合值的 95%CI 下限：\n',np.round(ppf_Nlower,0))
ppf_Nupper=ppf_N+1.96*StdE  # 计算 95%CI 上限
print('3-2 拟合值的 95%CI 上限：\n',np.round(ppf_Nupper,0))
    # 4. 绘制样本值与拟合值百分位数及其 95%CI 对比图
plt.plot(cprob*100, sorted_YearCaseN,'g'); plt.plot(cprob*100, ppf_N,'r')
plt.plot(cprob*100, ppf_Nlower,'pink'); plt.plot(cprob*100, ppf_Nupper,'orange')
plt.xlabel(' 百分位（%）',fontsize=12); plt.ylabel(' 百分位数 ',fontsize=12)
plt.title(' 图 6-44 样本值与对数正态分布拟合百分位数对比图 ',y=-0.27,fontsize=15)
plt.legend([' 样本值 ',' 拟合值 ','95%CI 下限 ','95%CI 上限 '],loc='best',fontsize=11)
plt.show( )  # 依次设置线的图例及其位置，输出图形
    # 5. 计算 N 年一遇的最大病例数及其 95%CI
N=np.linspace(5,50,10)  # 设置 5 到 50 之间的 10 个等差数列
q=1-1/(N*years_n/years_N)
  # 根据数据总个数和直接纳入分析数据个数对分位数进行校正
ppf_q_N=lognorm.ppf(q,*YearCaseN_fit)
print('5-1 N 年一遇病例数。\n', 'N 年：',N,'\n 病例数：',np.round(ppf_q_N,0))
ppf_q_Nlower=ppf_q_N-1.96*StdE
print('5-2 N 年一遇病例数 95%CI 下限：',np.round(ppf_q_Nlower,0))
```

```
ppf_q_Nupper=ppf_q_N+1.96*StdE
print('5-3 N 年一遇病例数 95%CI 上限：',np.round(ppf_q_Nupper,0))
    # 合并 N 年一遇的病例数及其 95%CI 建立 DF 及 Excel 文件
N_q_DF=pd.DataFrame(N,columns=['N'])
ppf_q_N_DF=pd.DataFrame(ppf_q_N,columns=['ppf_q_N'],index=N)
N_q_ppf_q_N_DF=pd.merge(N_q_DF,ppf_q_N_DF,on=N)
N_q_ppf_q_N_DF.rename(columns={'ppf_q_N':'logN 拟合病例数 '}, inplace=True)
ppf_q_Nlower_DF=pd.DataFrame(ppf_q_Nlower,columns=['95%CI 下限 '],index=N)
N_q_ppf_q_Nlower_DF=pd.merge(N_q_DF,ppf_q_Nlower_DF,on=N)
ppf_q_Nupper_DF=pd.DataFrame(ppf_q_Nupper,columns=['95%CI 上限 '],index=N)
N_q_ppf_q_Nupper_DF=pd.merge(N_q_DF,ppf_q_Nupper_DF,on=N)
N_q_ppf_q_Nlower_DF=pd.merge(N_q_ppf_q_N_DF,N_q_ppf_q_Nlower_DF,on="N")
N_q_ppf_q_N_CI_DF=pd.merge(N_q_ppf_q_Nlower_DF,N_q_ppf_q_Nupper_DF,on='N')
print('5-4 N 年一遇病例数及 95%CI（合并后数据前 3 行）：\n',N_q_ppf_q_N_CI_DF.head(3))
Fit_N_95CI_lognorm_DF=N_q_ppf_q_N_CI_DF.iloc[:,[1,2,4,6]]
Fit_N_95CI_lognorm_DF=np.round(Fit_N_95CI_lognorm_DF,0)  # 数据取整
print('5-5 LogN 拟合的 N 年一遇病例数及其 95%CI：\n',Fit_N_95CI_lognorm_DF)
N_q_ppf_q_N_CI_DF.to_excel('D:/PyData2403/N_q_ppf_q_N_CI_lognorm.xlsx')
    # 6. 绘制 N 年一遇的月最大病例数及其 95%CI 分布图
plt.figure(figsize=(12,6)); X=N_q_ppf_q_N_CI_DF['N']
Y=N_q_ppf_q_N_CI_DF['logN 拟合病例数 ']
Y_lower=N_q_ppf_q_N_CI_DF['95%CI 下限 ']; Y_upper=N_q_ppf_q_N_CI_DF['95%CI 上限 ']
width=0.7; plt.bar(X,Y,color='b')
for i,j in zip(X, Y):  # 在柱条上添加数据文本，设置内容、位置、颜色和字体大小
    plt.text(i,j+2800,str('%.f'%j), ha='center', va='bottom',color='b',fontsize=11)
plt.bar(X-2*width,Y_lower,color='g')
for i,j in zip(X, Y_lower):
    plt.text(i-2*width,j+1000,str('%.f'%j), ha='center', va='bottom',color='g',fontsize=11)
plt.bar(X+2*width,Y_upper,color='orange')
for i, j in zip(X, Y_upper):
    plt.text(i+2*width, j+4800,str('%.f'%j), ha='center', va='bottom',color='r',fontsize=11)
plt.xlabel(' 年限（年）',fontsize=17); plt.ylabel(' 年病例数 ',fontsize=17)
plt.legend([' 拟合值 ','95%CI 下限 ','95%CI 上限 '],loc='upper left',fontsize=12)
plt.ylim(0,80000); plt.xticks(X)
plt.title(" 图 6-45 N 年一遇的年登革热病例数及其 95%CI 柱状图 ",fontsize=23,y=-0.22)
plt.show
```

（四）实践结果

绘图结果见图 6–43 至图 6–45。

1–1 拟合 logN 分布参数（位置参数、尺度参数和形状参数）：(2.3967244946491615, 3.1567610268960182, 567.0276553502545)。

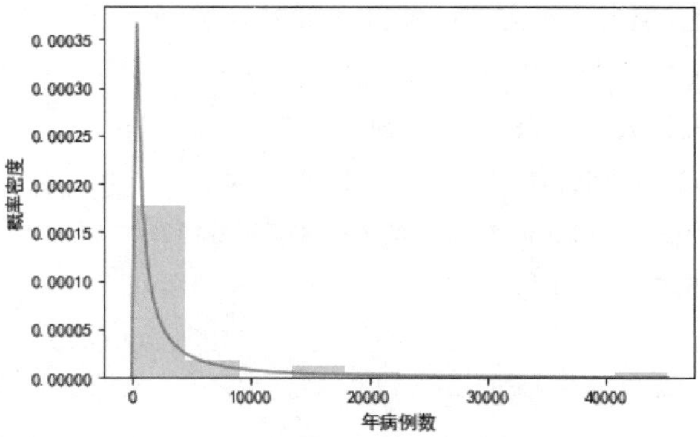

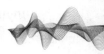

图 6–43　LogN 分布拟合的年登革热病例数概率密度图

1–2 原始数据统计描述：

```
count        35.000000
mean       3970.285714
std        8807.042111
min           4.000000
25%         316.000000
50%         480.000000
75%        2900.500000
max       45130.000000
Name: YearCaseN, dtype: float64
```

1–3 分位数拟合值统计描述：

```
count        35.000000
mean       4174.531446
std       10393.573461
min           8.922106
25%         128.483781
50%         570.184416
75%        2595.339785
max       55770.880104
dtype: float64
```

2–1 拟合 logN 分布的中位数 95% 可信区间：(8.326976612681364, 62190.18873237721)。

2–2 拟合 logN 分布的百分位数误差：

```
[-4.920000e+00-8.610000e+00-1.277000e+01 3.430000e+00-3.220000e+00
-9.960000e+00-9.060000e+00 1.714000e+01 1.742400e+02 2.007900e+02
 1.882200e+02 1.658800e+02 1.289700e+02 8.554000e+01 3.841000e+01
 9.160000e+00-4.197000e+01-9.018000e+01-4.125000e+01-1.607100e+02
 6.591000e+01 2.236300e+02 1.375300e+02-6.615000e+01 6.797000e+02
 4.789000e+02 1.314200e+02-2.128500e+02 4.092200e+02-4.732200e+02
-8.348200e+02 4.630030e+03 1.395250e+03-3.701400e+03-1.064088e+04]。
```

2–3 拟合 logN 分布的 RMSE：2086.9。

2–4 拟合 logN 分布的 MAPE（%）：27.81。

2–5 StdE：352.75。

2–6 拟合 logN 分布的决定系数：0.942199625759072。

2–7 拟合 logN 分布的 SSE、AIC、BIC：152429741.5403328 , 537.0403196302982 、538.5956676917876。

3–1 拟合值的 95%CI 下限：

```
[-6.8200e+02-6.7600e+02-6.6800e+02-6.5800e+02-6.4600e+02-6.3200e+02
-6.1600e+02-5.9800e+02-5.7600e+02-5.5000e+02-5.2100e+02-4.8600e+02
-4.4600e+02-4.0000e+02-3.4600e+02-2.8300e+02-2.0800e+02-1.2100e+02
-1.8000e+01 1.0400e+02 2.5100e+02 4.2700e+02 6.4100e+02 9.0400e+02
 1.2300e+03 1.6410e+03 2.1670e+03 2.8560e+03 3.7830e+03 5.0740e+03
```

6.9550e+03 9.8840e+03 1.4912e+04 2.5132e+04 5.5079e+04]。

3–2 拟合值的 95%CI 上限：

[700. 707. 715. 725. 737. 750. 766. 785. 807. 833.
862. 897. 936. 983. 1037. 1100. 1174. 1262. 1365. 1487.
1633. 1810. 2024. 2287. 2613. 3023. 3550. 4239. 5166. 6457.
8338. 11266. 16295. 26515. 56462.]。

5–1 N 年一遇病例数。

N 年：[5. 10. 15. 20. 25. 30. 35. 40. 45. 50.]。

病例数：[2828. 8862. 15488. 22258. 29032. 35754. 42402. 48965. 55440. 61828.]。

5–2 N 年一遇病例数 95%CI 下限：[2137. 8171. 14797. 21567. 28341. 35063. 41711. 48274. 54749. 61136.]。

5–3 N 年一遇病例数 95%CI 上限：[3519. 9553. 16180. 22950. 29723. 36446. 43093. 49656. 56132. 62519.]。

5–4 N 年一遇病例数及 95%CI（合并后数据前 3 行）：

	key_0_x	N	logN 拟合病例数	key_0_y	95%CI 下限	key_0	95%CI 上限
0	5.0	5.0	2828.021953	5.0	2136.632287	5.0	3519.411618
1	10.0	10.0	8862.065075	10.0	8170.675410	10.0	9553.454740
2	15.0	15.0	15488.289570	15.0	14796.899904	15.0	16179.679235

5–5 LogN 拟合的 N 年一遇病例数及其 95%CI：

	N	logN 拟合病例数	95%CI 下限	95%CI 上限
0	5.0	2828.0	2137.0	3519.0
1	10.0	8862.0	8171.0	9553.0
2	15.0	15488.0	14797.0	16180.0
3	20.0	22258.0	21567.0	22950.0
4	25.0	29032.0	28341.0	29723.0
5	30.0	35754.0	35063.0	36446.0
6	35.0	42402.0	41711.0	43093.0
7	40.0	48965.0	48274.0	49656.0
8	45.0	55440.0	54749.0	56132.0
9	50.0	61828.0	61136.0	62519.0

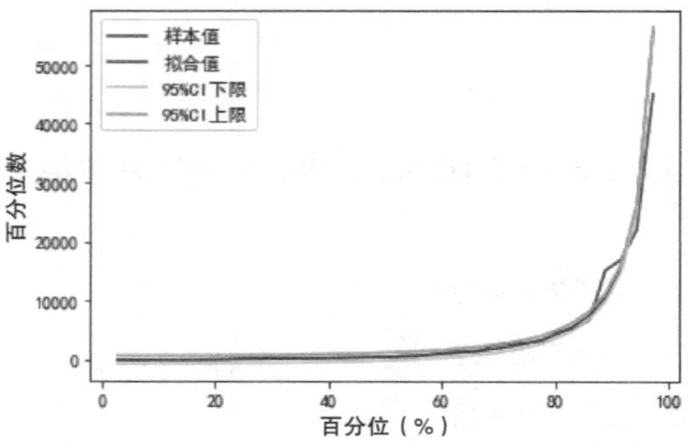

图 6–44　样本值与对数正态分布拟合百分位数对比图

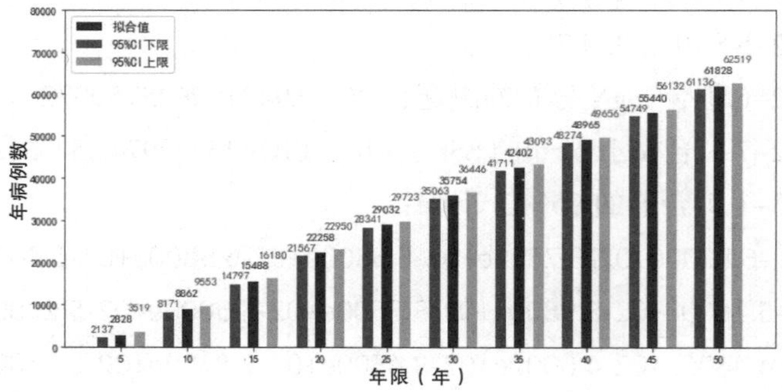

图 6–45　N 年一遇的年登革热病例数及其 95%CI 柱状图

四、广义 Logistic 分布拟合

（一）实践数据

某地 1990—2020 年各年登革热月监测病例数最大值，见表 6–3。

特别说明：为了能够进行对数转化计算，以下使用表 6–3 数据进行分布拟合分析的多种方法实践中，将 1996 年的 0 值用 1 替换，但由于 1 的对数值为 0，0 不能作为除数计算 MAPE。因此，在本方法的实践结果中，保留对数据拟合时未能计算 MAPE 的问题说明，但在其余分布拟合结果中省略该说明。同时，为了能计算对数转化值分析时的 MAPE，在本节之“五、Logistic 分布拟合”分析中，将 1992 年和 1996 年的数据均用 2 替换。但并不分析替换数据对结果的影响。

（二）实践任务

（1）拟合月监测病例数最大值的概率分布并绘制概率密度分布图。

（2）评估拟合效果，计算拟合值的 95%CI。

（3）计算拟合值并绘制样本值与拟合值对比图。

（4）分析该省登革热疫情 5 年、15 年、25 年、35 年和 45 年一遇的月病例数最大值及其 95%CI，生成数据帧。

（5）绘制 N 年一遇月病例数最大值及其 95%CI 的柱状图。

（三）实践程序及说明

```
    # Model6--Genlogistic 分布拟合
import numpy as np;  import pandas as pd;  import matplotlib.pyplot as plt
plt.rcParams['font.sans-serif']=['SimHei'];  plt.rcParams['axes.unicode_minus']=False
from scipy.stats import genlogistic   # 导入 genlogistic 分布函数
CaseNMax=[172,215,1,218,4,3679,1,379,368,150,182,124,629,13,37,3,425,237,
          44,5,66,26,227,1449,22755,1141,224, 758,1262,1786,14]
  # 创建 1990-2020 年某省各年登革热月监测病例数最大值列表
    # 1. 拟合 genlogistic 分布，绘制概率密度分布图
    # 拟合 genlogistic 分布
sorted_CaseNMax=np.sort(CaseNMax)   # 将数据排序
log_CaseNMax=np.log10(CaseNMax)   # 将数据进行对数转化
years_n=log_CaseNMax.shape[0]   # 计算数据个数
sorted_log_CaseNMax=np.sort(log_CaseNMax)   # 将对数转化后的数据排序
log_CaseNMax_fit=genlogistic.fit(sorted_log_CaseNMax)
  # 将转化后的数据拟合 genlogistic 分布
print('1-1 对数值拟合 Genlogi 分布参数（位置参数、尺度参数和形状参数）：', log_CaseNMax_fit)
    # 绘制月病例数最大值（对数）拟合 genlogistic 分布的概率分布图
plt.Figure(figsize=(8,6));  x=np.linspace(0, max(log_CaseNMax+1),100)
  # 根据对数转化后值的大小设定 x 轴取值范围和个数
pdf=genlogistic.pdf(x,*log_CaseNMax_fit)
  # 根据拟合 Genlogi 分布函数计算 x 的概率密度 pdf
plt.hist(sorted_log_CaseNMax, density=True, histtype='stepfilled', alpha=0.2);  plt.plot(x, pdf)
```

```
plt.xlabel('月病例数最大值（对数）',fontsize=13); plt.ylabel('概率密度',fontsize=13)
plt.title('图 6-46 Genlogi 分布拟合月最大病例数（对数）概率密度图',y=-0.29, fontsize=16)
plt.show( )
    # 2. 评估拟合效果，计算拟合值的 95%CI
cprob=(np.arange(years_n, dtype=np.float32)+1)/(years_n+1)
 # 计算原始数据的经验分位数概率
log_ppf=genlogistic.ppf(cprob,*log_CaseNMax_fit)  # 计算原始分位数对数拟合值
ppf_N=pow(10,log_ppf)  # 计算原始分位数的拟合值
    # 计算 Error、RMSE、MAPE 和决定系数
log_Error=sorted_log_CaseNMax-log_ppf  # 计算对数值拟合误差（注意数据排序一致）
Error=sorted_CaseNMax-ppf_N  # 计算原始值误差
log_RMSE=(np.sum(log_Error**2)/years_n)**0.5  # 计算对数值 RMSE
print('2-1 对数值 Genlogi 分布拟合的 log_RMSE：',log_RMSE)
RMSE=(np.sum(Error**2)/years_n)**0.5  # 计算 RMSE
print('2-2 拟合 Genlogi 分布的还原值 RMSE：',RMSE)
log_MAPE=(np.sum(np.abs(log_Error/sorted_log_CaseNMax))/years_n)*100
print('2-3 对数值拟合 Genlogi 分布的 MAPE（%）：',log_MAPE)
MAPE=(np.sum(np.abs(Error/sorted_CaseNMax))/years_n)*100
print('2-4 拟合 Genlogi 分布的还原值 MAPE（%）：',MAPE)
Mean_CaseNMax=np.mean(CaseNMax); Mean_log_CaseNMax=np.mean(log_CaseNMax)
log_R2=1-np.sum(log_Error**2)/np.sum((sorted_log_CaseNMax-Mean_log_CaseNMax)**2)
print('2-5 对数值拟合 Genlogi 分布的决定系数：',log_R2)
R2=1-np.sum(Error**2)/np.sum((sorted_CaseNMax-Mean_CaseNMax)**2)
print('2-6 拟合 Genlogi 分布的还原值决定系数：',R2)
    # 计算 AIC、BIC
log_SSE=np.sum(log_Error**2)
k=1  # 自变量（时间）个数为 1
log_AIC=years_n*np.log(log_SSE/years_n)+2*k
log_BIC=years_n*np.log(log_SSE/years_n)+k*np.log(years_n)
print('2-7 log_AIC、log_BIC：',log_AIC,'、',log_BIC)
SSE=np.sum(Error**2)
AIC=years_n*np.log(SSE/years_n)+2*k; BIC=years_n*np.log(SSE/years_n)+k*np.log(years_n)
print('2-8 AIC、BIC：',AIC,'、',BIC)
    # 计算 StdE
log_StdE=log_RMSE/(years_n**0.5); print('2-9 log_StdE：',log_StdE)
log_StdE_power=pow(10,log_StdE); print('2-10 log_StdE_power：',log_StdE_power)
StdE=RMSE/(years_n**0.5); print('2-11 StdE：',StdE)
    # 计算 95%CI
log_ppf_lower=log_ppf-1.96*log_StdE  # 计算 log_ppf 的 95%CI
log_ppf_upper=log_ppf+1.96*log_StdE
```

```
ppf_N_lower=pow(10,log_ppf_lower)  # 计算 ppf_N 的 95%CI
print('2-12 ppf_N_95%lower。\n',ppf_N_lower)
ppf_N_upper=pow(10,log_ppf_upper); print('2-13 ppf_N_95%upper。\n',ppf_N_upper)
    # 3. 绘制样本值与拟合值对比图
    # 绘制 genlogistic 分布拟合样本值与拟合值百分位数对数值对比图
plt.plot(cprob*100, sorted_log_CaseNMax,'g'); plt.plot(cprob*100, log_ppf,'r')
plt.plot(cprob*100, log_ppf_lower,'pink'); plt.plot(cprob*100, log_ppf_upper,'orange')
plt.xlabel(' 百分位（%）',fontsize=13); plt.ylabel(' 百分位数（对数值）',fontsize=13)
plt.title(' 图 6-47 样本值与 Genlogi 分布拟合值百分位数（对数值）对比图 ',y=-0.28, fontsize=16)
plt.legend([' 样本值（对数）',' 拟合值（对数）',' 拟合值（对数）95%CI 下限 ',
          ' 拟合值（对数）95%CI 上限 '],loc='best', fontsize=11); plt.show( )
  # 依次设置线的图例及其位置，输出图形
    # 绘制 genlogistic 分布拟合样本值与拟合值百分位数对比图
plt.plot(cprob*100,sorted_CaseNMax,'g',cprob*100,ppf_N,'r')
plt.plot(cprob*100, ppf_N_lower,'pink'); plt.plot(cprob*100, ppf_N_upper,'orange')
plt.xlabel(' 百分位（%）',fontsize=13); plt.ylabel(' 百分位数 ',fontsize=13)
plt.title(' 图 6-48 样本值与 Genlogi 分布拟合值百分位数对比图 ',y=-0.28,fontsize=16)
plt.legend([' 样本值 ',' 拟合值 ',' 拟合值 95%CI 下限 ',' 拟合值 95%CI 上限 '],loc='best',fontsize=12)
plt.show( )
    # 4. 计算 N 年一遇的月最大病例数及其 95%CI，生成数据帧
N=np.arange(5,50,10)  # 设置年限的起止值及步长
q=1-1/N; log_ppf_q=genlogistic.ppf(q,*log_CaseNMax_fit)
ppf_q_N=pow(10,log_ppf_q); ppf_q_N=np.round(ppf_q_N,0)  # 拟合病例数，取整数
log_ppf_q_lower=log_ppf_q-1.96*log_StdE; log_ppf_q_upper=log_ppf_q+1.96*log_StdE
  # 计算 N 年一遇的病例数（对数值）95%CI
ppf_q_N_lower=pow(10,log_ppf_q_lower); ppf_q_N_upper=pow(10,log_ppf_q_upper)
ppf_q_N_lower=np.round(ppf_q_N_lower,0); ppf_q_N_upper=np.round(ppf_q_N_upper,0)
  # 计算 N 年一遇的病例数 95%CI，取整数
    # 合并 N 年一遇的病例数及其 95%CI 建立数据帧
N_q_DF=pd.DataFrame(N,columns=['N'])
ppf_q_N_DF=pd.DataFrame(ppf_q_N,columns=['ppf_q_N'],index=N)
N_q_ppf_q_N_DF=pd.merge(N_q_DF,ppf_q_N_DF,on=N)
N_q_ppf_q_N_DF.rename(columns={'ppf_q_N':'Genlogi 拟合病例数 '}, inplace=True)
ppf_q_N_lower_DF=pd.DataFrame(ppf_q_N_lower,columns=['95%CI 下限 '],index=N)
N_q_ppf_q_N_lower_DF=pd.merge(N_q_DF,ppf_q_N_lower_DF,on=N)
ppf_q_N_upper_DF=pd.DataFrame(ppf_q_N_upper,columns=['95%CI 上限 '],index=N)
N_q_ppf_q_N_upper_DF=pd.merge(N_q_DF,ppf_q_N_upper_DF,on=N)
N_q_ppf_q_N_lower_DF=pd.merge(N_q_ppf_q_N_DF,N_q_ppf_q_N_lower_DF,on="N")
N_q_ppf_q_N_CI_DF=pd.merge(N_q_ppf_q_N_lower_DF,N_q_ppf_q_N_upper_DF,on='N')
Fit_N_95CI_genlogistic_DF=N_q_ppf_q_N_CI_DF.iloc[:,[1,2,4,6]]
```

```
print('4-1 GenlogiFit_N_95%CI。\n',Fit_N_95CI_genlogistic_DF)
    #5. 绘制 N 年一遇的月最大病例数及其 95%CI 分布图
plt.figure(figsize=(12,6))
X=N_q_ppf_q_N_CI_DF['N']; Y=N_q_ppf_q_N_CI_DF['Genlogi 拟合病例数 ']
Y_lower=N_q_ppf_q_N_CI_DF['95%CI 下限 ']; Y_upper=N_q_ppf_q_N_CI_DF['95%CI 上限 ']
width=0.8
plt.bar(X,Y,color='b')
for i,j in zip(X, Y):  # 在柱条上添加数据文本，设置位置、内容、颜色和字体大小等
    plt.text(i,j+500,str('%.f'%j), ha='center', va='bottom',color='b',fontsize=13)
plt.bar(X-2*width,Y_lower,color='g')
for i,j in zip(X, Y_lower):
    plt.text(i-2*width,j+200,str('%.f'%j), ha='center', va='bottom',color='g',fontsize=13)
plt.bar(X+2*width,Y_upper,color='orange')
for i, j in zip(X, Y_upper):
    plt.text(i+2*width, j+700,str('%.f'%j), ha='center',va='bottom',color='r',fontsize=13)
plt.xlabel('N 年一遇 ',fontsize=17); plt.ylabel(' 月最大病例数 ',fontsize=17)
plt.legend([' 拟合值 ',' 拟合值 95%CI 下限 ',' 拟合值 95%CI 上限 '],loc='upper left',fontsize=14)
plt.ylim(0,15000); plt.xticks(X)
plt.title(" 图 6-49 Genlogi 拟合 N 年一遇的登革热月最大病例数及其 95%CI",fontsize=24, y=-0.23)
plt.show
```

（四）实践结果

1-1 对数值拟合 Genlogi 分布参数（位置参数、尺度参数和形状参数）：(0.47364976952106913, 2.7065796110541216, 0.40248034232610796)。

2-1 对数值 Genlogi 分布拟合的 log_RMSE：0.1953598727714621。

2-2 拟合 Genlogi 分布的还原值 RMSE：3005.895447784477。

2-3 对数值拟合 Genlogi 分布的 MAPE（%）：inf。

2-4 拟合 Genlogi 分布的还原值 MAPE（%）：36.943060322121276。

2-5 对数值拟合 Genlogi 分布的决定系数：0.9634618525801516。

2-6 拟合 Genlogi 分布的还原值决定系数：0.4376705833189921。

2-7 log_AIC、log_BIC：−99.24053903204442、−97.80655182755928。

2-8 AIC、BIC：498.51650888897694、499.9504960934621。

2-9 log_StdE：0.035087668953030775。

2-10 log_StdE_power：1.0841457432571633。

2-11 StdE：539.8747597602388。

2-12 ppf_N_95%lower。

```
[4.93278335e-01 1.91857070e+00 4.25686414e+00 7.51344128e+00 1.17086129e+01 1.68763594e+01
2.30647059e+01 3.03370154e+01 3.87740521e+01 4.84768742e+01 5.95707374e+01 7.22102976e+01
8.65865500e+01 1.02936143e+02 1.21554011e+02 1.42810735e+02 1.67176807e+02 1.95257169e+02
2.27841485e+02 2.65979163e+02 3.11094660e+02 3.65170801e+02 4.31052219e+02 5.12972363e+02
6.17524022e+02 7.55582187e+02 9.46489177e+02 1.22838701e+03 1.68874493e+03 2.58405707e+03
```

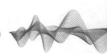

5.15220714e+03]。

2–13 ppf_N_95%upper。

[6.77073324e-01 2.63342813e+00 5.84296725e+00 1.03129416e+01 1.60712298e+01 2.31644732e+01 3.16585910e+01 4.16405555e+01 5.32212231e+01 6.65393066e+01 8.17667316e+01 9.91157786e+01 1.18848608e+02 1.41290042e+02 1.66844907e+02 1.96021864e+02 2.29466710e+02 2.68009785e+02 3.12734982e+02 3.65082720e+02 4.27008204e+02 5.01233058e+02 5.91661824e+02 7.04105327e+02 8.47612824e+02 1.03711132e+03 1.29915005e+03 1.68608272e+03 2.31796952e+03 3.54687401e+03 7.07191411e+03]。

f:\pymoduel6program2403\model6--genlogistic 分布拟合 .py:45: RuntimeWarning: divide by zero encountered in divide

log_MAPE=(np.sum(np.abs(log_Error/sorted_log_CaseNMax))/years_n)*100

4–1 GenlogiFit_N_95%CI。

	N	Genlogi 拟合病例数	95%CI 下限	95%CI 上限
0	5	815.0	695.0	954.0
1	15	2833.0	2418.0	3319.0
2	25	4739.0	4045.0	5552.0
3	35	6585.0	5621.0	7715.0
4	45	8391.0	7162.0	9831.0

绘图结果见图 6–46 至图 6–49。

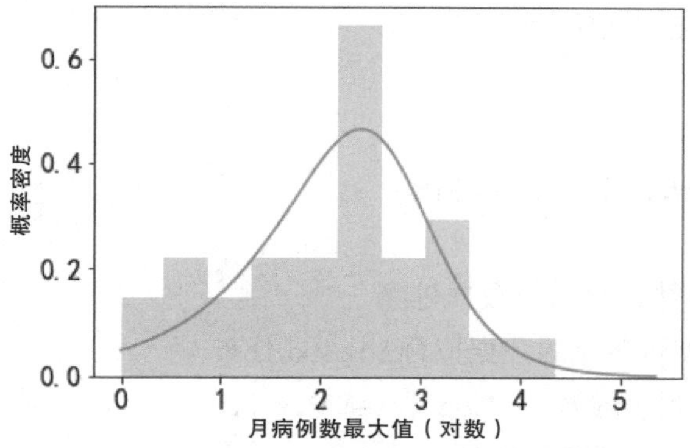

图 6–46　Genlogi 分布拟合月最大病例数（对数）概率密度图

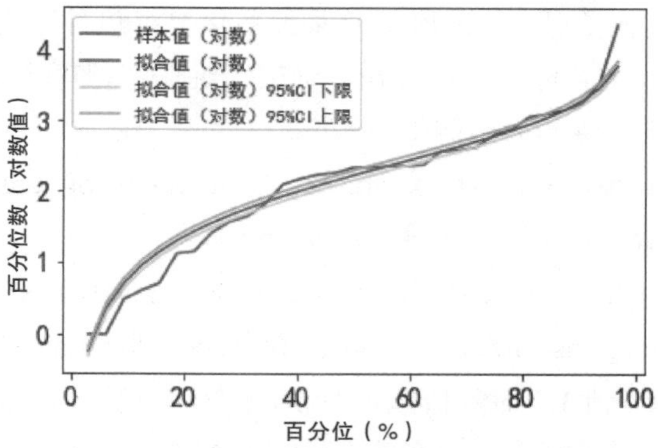

图 6–47　样本值与 Genlogi 分布拟合值百分位数（对数值）对比图

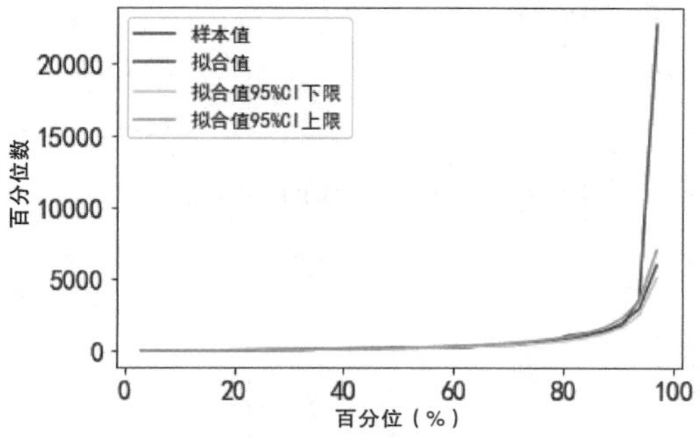

图 6–48　样本值与 Genlogi 分布拟合值百分位数对比图

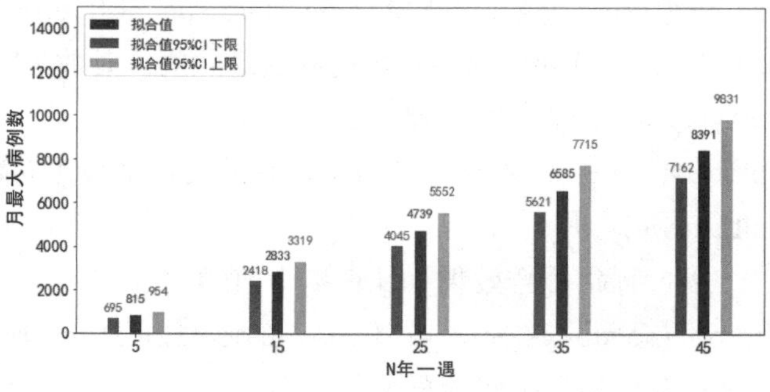

图 6–49　Genlogi 拟合 N 年一遇的登革热月最大病例数及其 95%CI

五、Logistic 分布拟合

（一）实践数据

某地 1990—2020 年各年登革热月监测病例数最大值，见表 6-3。为了能计算对数值拟合的 MAPE，该方法中将 1992 年和 1996 年数值均用 2 替换，但并不分析其对结果的影响。

（二）实践任务

（1）采用 Logistic 分布拟合月病例数最大值的概率分布并绘制概率密度分布图。

（2）评估拟合效果，计算拟合值的 95%CI。

（3）计算拟合值并绘制样本值与拟合值对比图。

（4）分析该地登革热疫情 5 年、15 年、25 年、35 年和 45 年一遇的月病例数最大值及其 95%CI，生成数据帧。

（5）绘制 N 年一遇月病例数最大值及其 95%CI 的柱状图。

（三）实践程序及说明

```
    # Model6--Logistic 分布拟合
import numpy as np; import pandas as pd; import matplotlib.pyplot as plt
plt.rcParams['font.sans-serif']=['SimHei']; plt.rcParams['axes.unicode_minus']=False
from scipy.stats import logistic   # 导入 Logistic 分布函数
CaseNMax=[172,215,2,218,4,3679,2,379,368,150,182,124,629,13,37,3,425,237,
          44,5,66,26,227,1449,22755,1141,224, 758,1262,1786,14]
  # 创建 1990-2020 年某地各年登革热月监测病例数最大值列表
    # 1. 拟合 Logistic 分布，绘制概率密度分布图
    # 拟合 Logistic 分布
sorted_CaseNMax=np.sort(CaseNMax); log_CaseNMax=np.log10(CaseNMax)
years_n=log_CaseNMax.shape[0]
sorted_log_CaseNMax=np.sort(log_CaseNMax)   # 将对数转化后的数据排序
log_CaseNMax_fit=logistic.fit(sorted_log_CaseNMax)   # 将转化的数据拟合 Logistic 分布
print('1-1 对数值拟合 Logistic 分布参数（位置参数和尺度参数）：',log_CaseNMax_fit)
    # 绘制月病例数最大值（对数）拟合 Logistic 分布的概率分布图
plt.Figure(figsize=(8,6)); x=np.linspace(0, max(log_CaseNMax+1),100)
pdf=logistic.pdf(x,*log_CaseNMax_fit)   # 根据拟合 Logistic 分布函数计算 x 的概率密度 pdf
plt.hist(sorted_log_CaseNMax, density=True, histtype='stepfilled', alpha=0.2)
plt.plot(x, pdf); plt.xlabel(' 月病例数最大值（对数）',fontsize=13)
plt.ylabel(' 概率密度 ',fontsize=13)
plt.title(' 图 6-50 Logistic 分布拟合月最大病例数（对数）概率密度图 ',y=-0.27, fontsize=16)
plt.show( )
    # 2. 评估拟合效果，计算拟合值的 95%CI
cprob=(np.arange(years_n, dtype=np.float32)+1)/(years_n+1)
  # 计算原始数据经验分位数概率
log_ppf=logistic.ppf(cprob,*log_CaseNMax_fit)   # 计算原始分位数的对数拟合值
```

```
ppf_N=pow(10,log_ppf)  # 计算原始分位数的拟合值
    # 计算 Error、RMSE、MAPE 和决定系数
log_Error=sorted_log_CaseNMax-log_ppf  # 计算对数值拟合误差（注意数据排序一致）
Error=sorted_CaseNMax-ppf_N  # 计算原始值误差（注意数据排序一致）
log_RMSE=(np.sum(log_Error**2)/years_n)**0.5  # 计算对数值 RMSE
print('2-1 对数值 Logistic 分布拟合的 log_RMSE：',log_RMSE)
RMSE=(np.sum(Error**2)/years_n)**0.5; print('2-2 拟合 Logistic 分布的还原值 RMSE：', RMSE)
log_MAPE=(np.sum(np.abs(log_Error/sorted_log_CaseNMax))/years_n)*100
print('2-3 对数值拟合 Logistic 分布的 MAPE（%）：',log_MAPE)
MAPE=(np.sum(np.abs(Error/sorted_CaseNMax))/years_n)*100
print('2-4 拟合 Logistic 分布还原值 MAPE（%）：',MAPE)
Mean_CaseNMax=np.mean(CaseNMax); Mean_log_CaseNMax=np.mean(log_CaseNMax)
log_R2=1-np.sum(log_Error**2)/np.sum((sorted_log_CaseNMax-Mean_log_CaseNMax)**2)
print('2-5 对数值拟合 Logistic 分布决定系数：',log_R2)
R2=1-np.sum(Error**2)/np.sum((sorted_CaseNMax-Mean_CaseNMax)**2)
print('2-6 拟合 Logistic 分布还原值决定系数：',R2)
    # 计算 AIC、BIC
log_SSE=np.sum(log_Error**2); k=1
log_AIC=years_n*np.log(log_SSE/years_n)+2*k
log_BIC=years_n*np.log(log_SSE/years_n)+k*np.log(years_n)
print('2-7 log_AIC、log_BIC：',log_AIC,'、',log_BIC)
SSE=np.sum(Error**2); k=1; AIC=years_n*np.log(SSE/years_n)+2*k
BIC=years_n*np.log(SSE/years_n)+k*np.log(years_n); print('2-8 AIC、BIC：',AIC,'、',BIC)
    # 计算 StdE
log_StdE=log_RMSE/(years_n**0.5); print('2-9 log_StdE：',log_StdE)
log_StdE_power=pow(10,log_StdE); print('2-10 log_StdE_power：',log_StdE_power)
StdE=RMSE/(years_n**0.5); print('2-11 StdE：',StdE)
    # 计算 95%CI
log_ppf_lower=log_ppf-1.96*log_StdE; log_ppf_upper=log_ppf+1.96*log_StdE
ppf_N_lower=pow(10,log_ppf_lower)  # 计算 ppf_N 的 95%CI
print('2-12 ppf_N_95%lower。\n',ppf_N_lower)
ppf_N_upper=pow(10,log_ppf_upper); print('2-13 ppf_N_95%upper。\n',ppf_N_upper)
    # 3. 绘制样本值与拟合值对比图
    # 绘制 Logistic 分布拟合样本值与拟合值分位数对数值对比图
plt.plot(cprob*100, sorted_log_CaseNMax,'g'); plt.plot(cprob*100, log_ppf,'r')
plt.plot(cprob*100, log_ppf_lower,'pink'); plt.plot(cprob*100, log_ppf_upper,'orange')
plt.xlabel(' 百分位（%）',fontsize=13); plt.ylabel(' 百分位数值（对数值）',fontsize=13)
plt.title(' 图 6-51 样本值与 Logistic 分布拟合百分位数值（对数值）对比图 ',y=-0.27,fontsize=16)
plt.legend([' 样本值（对数）',' 拟合值（对数）',' 拟合值（对数）95%CI 下限 ',
        ' 拟合值（对数）95%CI 上限 '],loc='best',fontsize=10); plt.show( )
```

```
 #依次设置线的图例及其位置，输出图形
    #绘制 Logistic 分布拟合样本值与拟合值分位数对比图
plt.plot(cprob*100,sorted_CaseNMax,'g',cprob*100,ppf_N,'r')
plt.plot(cprob*100, ppf_N_lower,'pink'); plt.plot(cprob*100, ppf_N_upper,'orange')
plt.xlabel(' 百分位（%）',fontsize=13); plt.ylabel(' 百分位数 ',fontsize=13)
plt.title(' 图 6-52 样本值与 Logistic 分布拟合值百分位数对比图 ',y=-0.27,fontsize=16)
plt.legend([' 样本值 ',' 拟合值 ',' 拟合值 95%CI 下限 ',' 拟合值 95%CI 上限 '],loc='best',fontsize=10)
plt.show( )
    #4. 计算 N 年一遇的月最大病例数及其 95%CI，生成数据帧和 Excel 文件
N=np.arange(5,50,10); q=1-1/N
log_ppf_q=logistic.ppf(q,*log_CaseNMax_fit)
ppf_q_N=pow(10,log_ppf_q); ppf_q_N=np.round(ppf_q_N,0)
log_ppf_q_lower=log_ppf_q-1.96*log_StdE; log_ppf_q_upper=log_ppf_q+1.96*log_StdE
 #计算 N 年一遇的病例数（对数值）95%CI
ppf_q_N_lower=pow(10,log_ppf_q_lower); ppf_q_N_upper=pow(10,log_ppf_q_upper)
 #计算 N 年一遇的病例数 95%CI
ppf_q_N_lower=np.round(ppf_q_N_lower,0)  #拟合病例数 95%CI 下限取整数
ppf_q_N_upper=np.round(ppf_q_N_upper,0)  #拟合病例数 95%CI 上限取整数
    #合并 N 年一遇的病例数及其 95%CI 建立 DF 及 Excel 文件
N_q_DF=pd.DataFrame(N,columns=['N'])
ppf_q_N_DF=pd.DataFrame(ppf_q_N,columns=['ppf_q_N'],index=N)
N_q_ppf_q_N_DF=pd.merge(N_q_DF,ppf_q_N_DF,on=N)
N_q_ppf_q_N_DF.rename(columns={'ppf_q_N':'logi 拟合病例数 '}, inplace=True)
ppf_q_N_lower_DF=pd.DataFrame(ppf_q_N_lower,columns=['95%CI 下限 '],index=N)
N_q_ppf_q_N_lower_DF=pd.merge(N_q_DF,ppf_q_N_lower_DF,on=N)
ppf_q_N_upper_DF=pd.DataFrame(ppf_q_N_upper,columns=['95%CI 上限 '],index=N)
N_q_ppf_q_N_upper_DF=pd.merge(N_q_DF,ppf_q_N_upper_DF,on=N)
N_q_ppf_q_N_lower_DF=pd.merge(N_q_ppf_q_N_DF,N_q_ppf_q_N_lower_DF,on="N")
N_q_ppf_q_N_CI_DF=pd.merge(N_q_ppf_q_N_lower_DF,N_q_ppf_q_N_upper_DF,on='N')
Fit_N_95CI_logistic_DF=N_q_ppf_q_N_CI_DF.iloc[:,[1,2,4,6]]
print('4-1 LogisticFit_N_95%CI。\n',Fit_N_95CI_logistic_DF)
    #5. 绘制 N 年一遇的月最大病例数及其 95%CI 分布图
plt.figure(figsize=(12,6)); X=N_q_ppf_q_N_CI_DF['N']
Y=N_q_ppf_q_N_CI_DF['logi 拟合病例数 ']; Y_lower=N_q_ppf_q_N_CI_DF['95%CI 下限 ']
Y_upper=N_q_ppf_q_N_CI_DF['95%CI 上限 ']; width=0.8
plt.bar(X,Y,color='b')
for i,j in zip(X, Y):  # 在柱条上添加数据文本，设置位置、内容、颜色和字体大小
    plt.text(i,j+500,str('%.f'%j), ha='center', va='bottom',color='b',fontsize=12)
plt.bar(X-2*width,Y_lower,color='g')
for i,j in zip(X, Y_lower):
```

```
    plt.text(i-2*width,j+200,str('%.f'%j), ha='center', va='bottom',color='g',fontsize=12)
plt.bar(X+2*width,Y_upper,color='orange')
for i, j in zip(X, Y_upper):
    plt.text(i+2*width, j+700,str('%.f'%j), ha='center', va='bottom',color='r',fontsize=12)
plt.xlabel('N 年一遇 ',fontsize=17); plt.ylabel(' 月最大病例数 ',fontsize=17)
plt.legend([' 拟合值 ',' 拟合值 95%CI 下限 ',' 拟合值 95%CI 上限 '],loc='upper left',fontsize=13)
plt.ylim(0,32000); plt.xticks(X)
plt.title(" 图 6-53 Logistic 拟合 N 年一遇的月最大病例数及其 95%CI",fontsize=24,y=-0.22)
plt.show
```

（四）实践结果

1-1 对数值拟合 Logistic 分布参数（位置参数和尺度参数）：（2.159517885624038, 0.5660814094416137）。

2-1 对数值 Logistic 分布拟合的 log_RMSE：0.20164861564960745。

2-2 拟合 Logistic 分布的还原值 RMSE：1832.1582450616058。

2-3 对数值拟合 Logistic 分布的 MAPE（%）：16.595616420979955。

2-4 拟合 Logistic 分布还原值 MAPE（%）：44.2180843382721。

2-5 对数值拟合 Logistic 分布决定系数：0.9580209420582163。

2-6 拟合 Logistic 分布还原值决定系数：0.7910833101663021。

2-7 log_AIC、log_BIC：-97.27617461366764、-95.84218740918249。

2-8 AIC、BIC：467.8214950283701、469.2554822328553。

2-9 log_StdE：0.0362171605170288。

2-10 log_StdE_power：1.086969005482592。

2-11 StdE：329.0653349651356。

2-12 ppf_N_95%lower。

[1.39513415e+00 3.59381195e+00 6.37195552e+00 9.70484763e+00 1.36110973e+01 1.81328508e+01 2.33308226e+01 2.92838549e+01 3.60906938e+01 4.38733920e+01 5.27823418e+01 6.30033134e+01 7.47670496e+01 8.83624686e+01 1.04154905e+02 1.22611795e+02 1.44339360e+02 1.70136174e+02 2.01073232e+02 2.38616852e+02 2.84823518e+02 3.42659931e+02 4.16552045e+02 5.13376819e+02 6.44368722e+02 8.29083772e+02 1.10451435e+03 1.54908690e+03 2.35934745e+03 4.18320506e+03 1.07757754e+04]。

2-13 ppf_N_95%upper。

[1.93458243e+00 4.98340998e+00 8.83576191e+00 1.34573637e+01 1.88740198e+01 2.51441730e+01 3.23520138e+01 4.06068701e+01 5.00456691e+01 6.08376572e+01 7.31913781e+01 8.73644323e+01 1.03676783e+02 1.22529062e+02 1.44427866e+02 1.70021373e+02 2.00150208e+02 2.35921723e+02 2.78821031e+02 3.30881420e+02 3.94954545e+02 4.75154222e+02 5.77617763e+02 7.11881201e+02 8.93522968e+02 1.14966070e+03 1.53159039e+03 2.14806318e+03 3.27162238e+03 5.80070024e+03 1.49423808e+04]。

4-1 LogisticFit_N_95%CI。

	N	logi 拟合病例数	95%CI 下限	95%CI 上限
0	5	880.0	747.0	1036.0
1	15	4502.0	3823.0	5302.0

2	25	9090.0	7719.0	10704.0
3	35	14313.0	12155.0	16854.0
4	45	20030.0	17010.0	23586.0

绘图结果见图 6–50 至图 6–53。

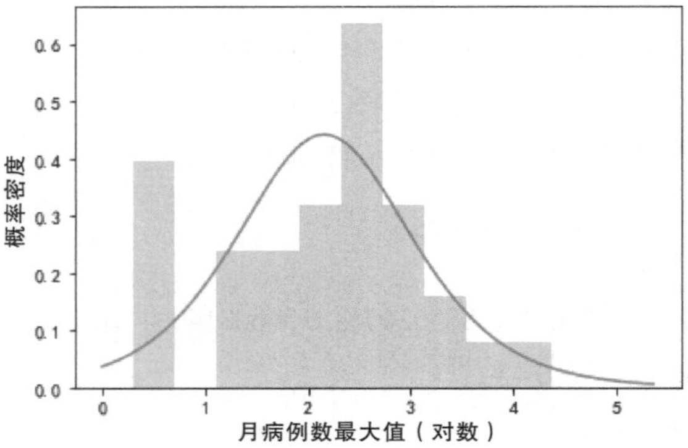

图 6–50　Logistic 分布拟合月最大病例数（对数）概率密度图

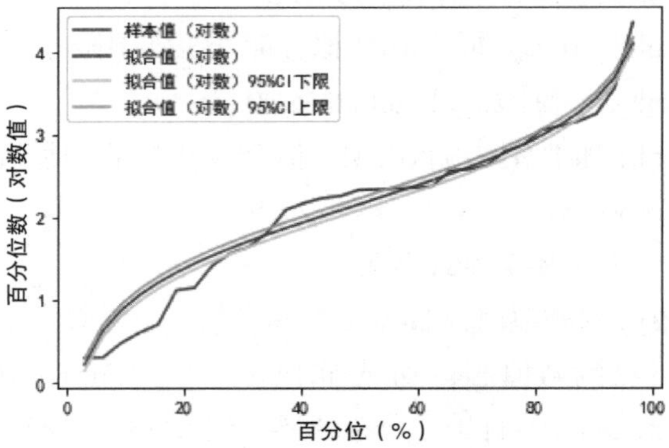

图 6–51　样本值与 Logistic 分布拟合值百分位数（对数值）对比图

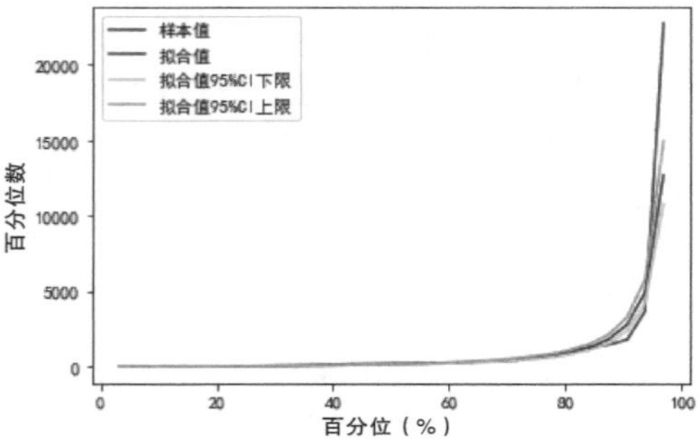

图 6–52　样本值与 Logistic 分布拟合值百分位数对比图

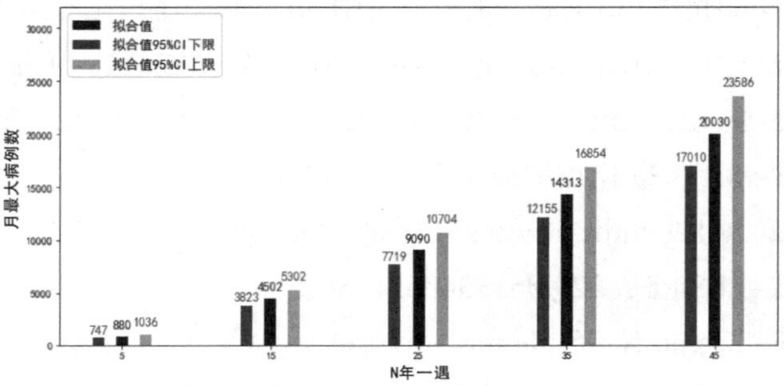

图 6–53　Logistic 拟合 N 年一遇的月最大病例数及其 95%CI

六、广义极值分布拟合

（一）实践数据

某地 1990—2020 年各年登革热月监测病例数最大值，见表 6–3。

（二）实践任务

（1）采用广义极值分布拟合月病例数最大值的概率分布，评估拟合效果。

（2）分析该地登革热疫情 5 年、10 年、15 年、20 年、25 年、30 年、35 年、40 年、45 年和 50 年一遇的月病例数最大值及其 95%CI，生成数据帧。

（三）实践程序及说明

```
# Model6--Genextreme 分布拟合
import numpy as np; import pandas as pd; import matplotlib.pyplot as plt
plt.rcParams['font.sans-serif']=['SimHei']; plt.rcParams['axes.unicode_minus']=False
from scipy.stats import genextreme   # 导入 genextreme 分布函数
```

```
CaseNMax=[172,215,1,218,4,3679,1,379,368,150,182,124,629,13,37,3,425,237,
          44,5,66,26,227,1449,22755,1141,224, 758,1262,1786,14]
    # 1. 拟合 genextreme 分布，评估拟合效果
    # 拟合 genextreme 分布
sorted_CaseNMax=np.sort(CaseNMax); log_CaseNMax=np.log10(CaseNMax)
years_n=log_CaseNMax.shape[0]; sorted_log_CaseNMax=np.sort(log_CaseNMax)
log_CaseNMax_fit=genextreme.fit(sorted_log_CaseNMax)  # 转化后数据拟合 Genextr 分布
print('1-1 对数值拟合 Genextr 分布参数（位置参数、尺度参数和形状参数）：', log_CaseNMax_fit)
cprob=(np.arange(years_n, dtype=np.float32)+1)/(years_n+1)
  # 计算原始数据的经验分位数概率
log_ppf=genextreme.ppf(cprob,*log_CaseNMax_fit)
  # 计算原始分位数的对数拟合值
ppf_N=pow(10,log_ppf)  # 计算原始分位数的拟合值
    # 计算 Error、RMSE、MAPE 和决定系数
log_Error=sorted_log_CaseNMax-log_ppf  # 计算对数值拟合误差
Error=sorted_CaseNMax-ppf_N  # 计算原始值误差
log_RMSE=(np.sum(log_Error**2)/years_n)**0.5  # 计算对数值 RMSE
print('1-2 对数值 Genextr 分布拟合的 log_RMSE：',log_RMSE)
RMSE=(np.sum(Error**2)/years_n)**0.5  # 计算 RMSE
print('1-3 拟合 Genextr 分布的还原值 RMSE：',RMSE)
log_MAPE=(np.sum(np.abs(log_Error/sorted_log_CaseNMax))/years_n)*100
print('1-4 对数值拟合 Genextr 分布的 MAPE（%）：',log_MAPE)
MAPE=(np.sum(np.abs(Error/sorted_CaseNMax))/years_n)*100
print('1-5 拟合 Genextr 分布的还原值 MAPE（%）：',MAPE)
Mean_CaseNMax=np.mean(CaseNMax); Mean_log_CaseNMax=np.mean(log_CaseNMax)
log_R2=1-np.sum(log_Error**2)/np.sum((sorted_log_CaseNMax-Mean_log_CaseNMax)**2)
print('1-6 对数值拟合 Genextr 分布的决定系数：',log_R2)
R2=1-np.sum(Error**2)/np.sum((sorted_CaseNMax-Mean_CaseNMax)**2)
print('1-7 拟合 Genextr 分布的还原值决定系数：',R2)
      # 计算 AIC、BIC
log_SSE=np.sum(log_Error**2); k=1
log_AIC=years_n*np.log(log_SSE/years_n)+2*k
log_BIC=years_n*np.log(log_SSE/years_n)+k*np.log(years_n)
print('1-8 log_AIC、log_BIC：',log_AIC,'、',log_BIC)
SSE=np.sum(Error**2)
AIC=years_n*np.log(SSE/years_n)+2*k; BIC=years_n*np.log(SSE/years_n)+k*np.log(years_n)
print('1-9 AIC、BIC：',AIC,'、',BIC)
    # 2. 计算 N 年一遇的月最大病例数及其 95%CI，生成数据帧
N=np.linspace(5,50,10); q=1-1/N
log_ppf_q=genextreme.ppf(q,*log_CaseNMax_fit)
```

```
ppf_q_N=pow(10,log_ppf_q); ppf_q_N=np.round(ppf_q_N,0)
log_StdE=log_RMSE/(years_n**0.5)
log_ppf_q_lower=log_ppf_q-1.96*log_StdE; log_ppf_q_upper=log_ppf_q+1.96*log_StdE
  # 计算 N 年一遇的病例数（对数值）95%CI
ppf_q_N_lower=pow(10,log_ppf_q_lower); ppf_q_N_upper=pow(10,log_ppf_q_upper)
  # 计算 N 年一遇的病例数 95%CI
ppf_q_N_lower=np.round(ppf_q_N_lower,0)  # 拟合病例数 95%CI 下限，取整数
ppf_q_N_upper=np.round(ppf_q_N_upper,0)  # 拟合病例数 95%CI 上限，取整数
    # 合并 N 年一遇的病例数及其 95%CI 建立 DF
N_q_DF=pd.DataFrame(N,columns=['N'])
ppf_q_N_DF=pd.DataFrame(ppf_q_N,columns=['ppf_q_N'],index=N)
N_q_ppf_q_N_DF=pd.merge(N_q_DF,ppf_q_N_DF,on=N)
N_q_ppf_q_N_DF.rename(columns={'ppf_q_N':'Genextr 拟合病例数 '}, inplace=True)
ppf_q_N_lower_DF=pd.DataFrame(ppf_q_N_lower,columns=['95%CI 下限 '],index=N)
N_q_ppf_q_N_lower_DF=pd.merge(N_q_DF,ppf_q_N_lower_DF,on=N)
ppf_q_N_upper_DF=pd.DataFrame(ppf_q_N_upper,columns=['95%CI 上限 '],index=N)
N_q_ppf_q_N_upper_DF=pd.merge(N_q_DF,ppf_q_N_upper_DF,on=N)
N_q_ppf_q_N_lower_DF=pd.merge(N_q_ppf_q_N_DF,N_q_ppf_q_N_lower_DF,on="N")
N_q_ppf_q_N_CI_DF=pd.merge(N_q_ppf_q_N_lower_DF,N_q_ppf_q_N_upper_DF,on='N')
Fit_N_95CI_genextreme_DF=N_q_ppf_q_N_CI_DF.iloc[:,[1,2,4,6]]
print('2-1 GenextrFit_N_95%CI。\n',Fit_N_95CI_genextreme_DF)
```

（四）实践结果

1-1 对数值拟合 Genextr 分布参数（位置参数、尺度参数和形状参数）：(0.3396918042260674, 1.7600462113767361, 1.0637737993820733)。

1-2 对数值 Genextr 分布拟合的 log_RMSE：0.19586840477605183。

1-3 拟合 Genextr 分布的还原值 RMSE：2603.5295715434117。

1-4 对数值拟合 Genextr 分布的 MAPE（%）：inf。

1-5 拟合 Genextr 分布的还原值 MAPE（%）：37.844716269999964。

1-6 对数值拟合 Genextr 分布的决定系数：0.9632713835702268。

1-7 拟合 Genextr 分布的还原值决定系数：0.5781402496620474。

1-8 log_AIC、log_BIC：-99.07935946578694、-97.64537226130179。

1-9 AIC、BIC：489.60664651696953、491.0406337214547。

2-1 GenextrFit_N_95%CI。

	N	Genextr 拟合病例数	95%CI 下限	95%CI 上限
0	5.0	1024.0	874.0	1200.0
1	10.0	2714.0	2315.0	3181.0
2	15.0	4255.0	3630.0	4987.0
3	20.0	5621.0	4796.0	6589.0
4	25.0	6840.0	5836.0	8017.0
5	30.0	7937.0	6772.0	9303.0

```
6    35.0      8934.0     7623.0    10472.0
7    40.0      9848.0     8402.0    11542.0
8    45.0     10690.0     9121.0    12529.0
9    50.0     11472.0     9788.0    13446.0
```

七、耿贝尔分布拟合

（一）实践数据

某地 1990—2020 年各年登革热月监测病例数最大值，见表 6–3。

（二）实践任务

（1）采用耿贝尔分布拟合月监测病例数最大值的概率分布，评估拟合效果。

（2）分析该地登革热疫情 5 年、15 年、25 年、35 年和 45 年一遇的月病例数最大值及其 95%CI，生成数据帧及 Excel 文件。

（3）绘制 N 年一遇月病例数最大值及其 95%CI 的柱状图，显示误差条。

（三）实践程序及说明

```
    # Model6--Gumbel_l 分布拟合
import numpy as np;  import pandas as pd;  import matplotlib.pyplot as plt
plt.rcParams['font.sans-serif']=['SimHei'];  plt.rcParams['axes.unicode_minus']=False
from scipy.stats import gumbel_l   # 导入 gumbel_l 分布函数
CaseNMax=[172,215,1,218,4,3679,1,379,368,150,182,124,629,13,37,3,425,237,
          44,5,66,26,227,1449,22755,1141,224, 758,1262,1786,14]
    # 1. 拟合 Gumb_l 分布，评估拟合效果
    # 拟合 Gumb_l 分布
sorted_CaseNMax=np.sort(CaseNMax);  log_CaseNMax=np.log10(CaseNMax)
years_n=log_CaseNMax.shape[0];  sorted_log_CaseNMax=np.sort(log_CaseNMax)
log_CaseNMax_fit=gumbel_l.fit(sorted_log_CaseNMax)
  # 将转化后的数据拟合 Gumb_l 分布
print('1-1 对数值拟合 Gumb_l 分布参数（位置参数和尺度参数）：',log_CaseNMax_fit)
    # 计算 Error、RMSE、MAPE 和决定系数
cprob=(np.arange(years_n, dtype=np.float32)+1)/(years_n+1)
  # 计算原始数据的经验分位数概率
log_ppf=gumbel_l.ppf(cprob,*log_CaseNMax_fit)  # 计算原始分位数的对数拟合值
ppf_N=pow(10,log_ppf)   # 计算原始分位数的拟合值
log_Error=sorted_log_CaseNMax-log_ppf  # 计算对数值拟合误差
Error=sorted_CaseNMax-ppf_N  # 计算原始值误差
log_RMSE=(np.sum(log_Error**2)/years_n)**0.5  # 计算对数值 RMSE
print('1-2 对数值 Gumb_l 分布拟合的 log_RMSE：',log_RMSE)
RMSE=(np.sum(Error**2)/years_n)**0.5  # 计算 RMSE
print('1-3 拟合 Gumb_l 分布的还原值 RMSE：',RMSE)
log_MAPE=(np.sum(np.abs(log_Error/sorted_log_CaseNMax))/years_n)*100
```

```
print('1-4 对数值拟合 Gumb_l 分布的 MAPE（%）：',log_MAPE)
MAPE=(np.sum(np.abs(Error/sorted_CaseNMax))/years_n)*100
print('1-5 拟合 Gumb_l 分布的还原值 MAPE（%）：',MAPE)
Mean_CaseNMax=np.mean(CaseNMax); Mean_log_CaseNMax=np.mean(log_CaseNMax)
log_R2=1-np.sum(log_Error**2)/np.sum((sorted_log_CaseNMax-Mean_log_CaseNMax)**2)
print('1-6 对数值拟合 Gumb_l 分布的决定系数：',log_R2)
R2=1-np.sum(Error**2)/np.sum((sorted_CaseNMax-Mean_CaseNMax)**2)
print('1-7 拟合 Gumb_l 分布的还原值决定系数：',R2)
    # 计算 AIC、BIC
log_SSE=np.sum(log_Error**2); k=1
log_AIC=years_n*np.log(log_SSE/years_n)+2*k
log_BIC=years_n*np.log(log_SSE/years_n)+k*np.log(years_n)
print('1-8 log_AIC、log_BIC：',log_AIC,'、',log_BIC)
SSE=np.sum(Error**2)
AIC=years_n*np.log(SSE/years_n)+2*k; BIC=years_n*np.log(SSE/years_n)+k*np.log(years_n)
print('1-9 AIC、BIC：',AIC,'、',BIC)
    # 2. 计算 N 年一遇的月最大病例数及其 95%CI，生成数据帧及 Excel 文件
N=np.arange(5,50,10); q=1-1/N   # 设置年限，计算累计概率
log_StdE=log_RMSE/(years_n**0.5); log_ppf_q=gumbel_l.ppf(q,*log_CaseNMax_fit)
ppf_q_N=pow(10,log_ppf_q); ppf_q_N=np.round(ppf_q_N,0)   # 拟合病例数，取整数
log_ppf_q_lower=log_ppf_q-1.96*log_StdE; log_ppf_q_upper=log_ppf_q+1.96*log_StdE
  # 计算 N 年一遇的病例数（对数值）95%CI
ppf_q_N_lower=pow(10,log_ppf_q_lower); ppf_q_N_upper=pow(10,log_ppf_q_upper)
ppf_q_N_lower=np.round(ppf_q_N_lower,0); ppf_q_N_upper=np.round(ppf_q_N_upper,0)
  # 计算 N 年一遇的病例数 95%CI，取整数
    # 合并 N 年一遇的病例数及其 95%CI 建立 DF 及 Excel 文件
N_q_DF=pd.DataFrame(N,columns=['N'])
ppf_q_N_DF=pd.DataFrame(ppf_q_N,columns=['ppf_q_N'],index=N)
N_q_ppf_q_N_DF=pd.merge(N_q_DF,ppf_q_N_DF,on=N)
N_q_ppf_q_N_DF.rename(columns={'ppf_q_N':'Gumb 拟合病例数 '}, inplace=True)
ppf_q_N_lower_DF=pd.DataFrame(ppf_q_N_lower,columns=['95%CI 下限 '],index=N)
N_q_ppf_q_N_lower_DF=pd.merge(N_q_DF,ppf_q_N_lower_DF,on=N)
ppf_q_N_upper_DF=pd.DataFrame(ppf_q_N_upper,columns=['95%CI 上限 '],index=N)
N_q_ppf_q_N_upper_DF=pd.merge(N_q_DF,ppf_q_N_upper_DF,on=N)
N_q_ppf_q_N_lower_DF=pd.merge(N_q_ppf_q_N_DF,N_q_ppf_q_N_lower_DF,on="N")
N_q_ppf_q_N_CI_DF=pd.merge(N_q_ppf_q_N_lower_DF,N_q_ppf_q_N_upper_DF,on='N')
Fit_N_95CI_Gumb_l_DF=N_q_ppf_q_N_CI_DF.iloc[:,[1,2,4,6]]
print('2-1 Gumb_lFit_N_95%CI。\n',Fit_N_95CI_Gumb_l_DF)
Fit_N_95CI_Gumb_l_DF.to_excel('F:/PyData2403/Fit_N_95CI_Gumb_l.xlsx')
    # 3. 绘制 N 年一遇的月最大病例数及其 95%CI 柱状图，显示误差条
```

```
Fit_N_95CI_Gumb_l_DF=pd.read_excel('F:/PyData2403/Fit_N_95CI_Gumb_l.xlsx')
  # 读取 Gumb_l 分布拟合的均值及 95%CI
index=['5','15','25','35','45']  # 创建年限列表
y=Fit_N_95CI_Gumb_l_DF['Gumb 拟合病例数 ']  # 获取均值
y_Error=Fit_N_95CI_Gumb_l_DF['95%CI 上限 ']-Fit_N_95CI_Gumb_l_DF['Gumb 拟合病例数 ']
  # 计算上限与均值之差，即标准差的 1.96 倍
CI_values_low=Fit_N_95CI_Gumb_l_DF['95%CI 下限 ']  # 获取 95%CI 下限值
CI_values_up=Fit_N_95CI_Gumb_l_DF['95%CI 上限 ']  # 获取 95%CI 上限值
X_value=np.arange(len(index))  # 创建年限指标索引的数组
width=0.8  # 设置条的宽度
bar=plt.bar(X_value,y,width,yerr=y_Error,color='b')
  # 绘制均值条图和误差条，设置颜色
plt.xlabel(' 年限 ',fontsize=12); plt.ylabel(' 病例数均值及 95%CI',fontsize=12)
plt.ylim(0,11000)  # 设置 y 轴范围
plt.xticks(X_value,index,fontsize=10); plt.yticks(fontsize=13)
def add_text(bars,CI_values_low,CI_values_up):  # 自定义添加数据文本函数
    for i,bar in enumerate(bars):  # 返回可迭代对象的元素及索引
        x=bar.get_x( )+width/2  # 设置文本添加的 x 轴坐标
        plt.text(x,CI_values_up[i]+300,str(CI_values_up[i]),color='r',ha='center',fontsize=11)
          # 设置添加 95%CI 上限文本的坐标位置、内容、颜色和水平位置、字体大小
        plt.text(x,CI_values_low[i]-900,str(CI_values_low[i]),color='w',ha='center',va='bottom',fontsize=11)
          # 设置添加 95%CI 下限文本的坐标位置、内容、颜色、水平和垂直位置、字体大小
add_text(bar,CI_values_low,CI_values_up)  # 通过自定义函数添加 95%CI 的数据
plt.title(" 图 6-54 Gumb_l 分布拟合 N 年一遇月最大病例数及其 95%CI 柱状图 ", fontsize=14,y=-0.27)
plt.show( )
```

（四）实践结果

1–1 对数值拟合 Gumb_l 分布参数（位置参数和尺度参数）：(2.589839031592951, 0.9437021006263856)。
1–2 对数值 Gumb_l 分布拟合的 log_RMSE：0.19670517213486563。
1–3 拟合 Gumb_l 分布的还原值 RMSE：3052.148301363098。
1–4 对数值拟合 Gumb_l 分布的 MAPE（%）：inf。
1–5 拟合 Gumb_l 分布的还原值 MAPE（%）：27.124150281259375。
1–6 对数值拟合 Gumb_l 分布的决定系数：0.9629568973710039。
1–7 拟合 Gumb_l 分布的还原值决定系数：0.4202318876490432。
1–8 log_AIC、log_BIC：−98.81505408271799、−97.38106687823284。
1–9 AIC、BIC：499.46326093101175、500.8972481354969。
2–1 Gumb_lFit_N_95%CI。

	N	Gumb 拟合病例数	95%CI 下限	95%CI 上限
0	5	1094.0	933.0	1283.0
1	15	3388.0	2889.0	3974.0
2	25	4932.0	4205.0	5785.0

3	35	6122.0	5220.0	7180.0
4	45	7101.0	6055.0	8329.0

3-1 绘图结果见图 6-54。

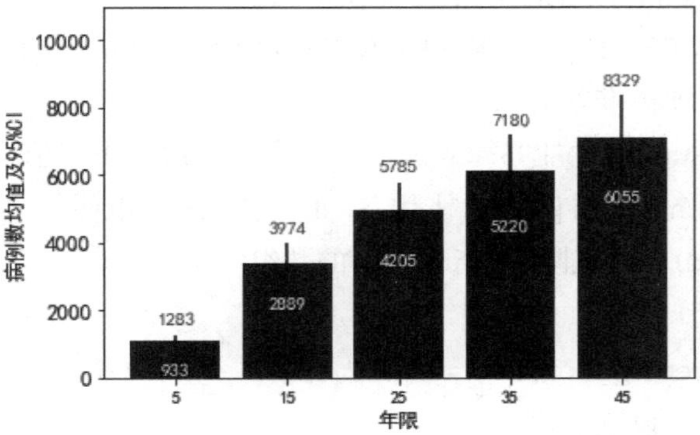

图 6-54 Gumb_l 分布拟合 N 年一遇月最大病例数及其 95%CI 柱状图

八、威布尔分布拟合

（一）实践数据

某地 1990—2020 年各年登革热月监测病例数最大值，见表 6-3。

（二）实践任务

（1）采用威布尔分布拟合月监测病例数最大值的概率分布，评估拟合效果。

（2）分析该地登革热疫情 5 年、10 年、15 年、20 年、25 年和 30 年一遇的月病例数最大值及其 95%CI，生成数据帧及 Excel 文件。

（3）绘制 N 年一遇月病例数最大值及其 95%CI 的柱状图，显示误差条。

（三）实践程序及说明

```
    # Model6--Weibull_min 分布拟合
import numpy as np;  import pandas as pd;  import matplotlib.pyplot as plt
plt.rcParams['font.sans-serif']=['SimHei'];  plt.rcParams['axes.unicode_minus']=False
from scipy.stats import weibull_min   # 导入 Weibull_min 分布函数
CaseNMax=[172,215,1,218,4,3679,1,379,368,150,182,124,629,13,37,3,425,237,
          44,5,66,26,227,1449,22755,1141,224, 758,1262,1786,14]
    # 1. 拟合 Weib_min 分布，评估拟合效果
    # 拟合 Weib_min 分布
sorted_CaseNMax=np.sort(CaseNMax);  log_CaseNMax=np.log10(CaseNMax)
years_n=log_CaseNMax.shape[0];  sorted_log_CaseNMax=np.sort(log_CaseNMax)
log_CaseNMax_fit=weibull_min.fit(sorted_log_CaseNMax)
  # 将转化后的数据拟合 Weib_min 分布
print('1-1 对数值拟合 Weib_min 分布参数（位置参数、尺度参数和形状参数）：', log_CaseNMax_
fit)
cprob=(np.arange(years_n, dtype=np.float32)+1)/(years_n+1)
  # 计算原始数据的经验分位数概率
```

```
log_ppf=weibull_min.ppf(cprob,*log_CaseNMax_fit)
  # 计算原始分位数的对数拟合值
ppf_N=pow(10,log_ppf)  # 计算原始分位数的拟合值
     # 计算 Error、RMSE、MAPE 和决定系数
log_Error=sorted_log_CaseNMax-log_ppf  # 计算对数值拟合误差
Error=sorted_CaseNMax-ppf_N  # 计算原始值误差
log_RMSE=(np.sum(log_Error**2)/years_n)**0.5  # 计算对数值 RMSE
print('1-2 对数值 Weib_min 分布拟合的 log_RMSE：',log_RMSE)
RMSE=(np.sum(Error**2)/years_n)**0.5  # 计算 RMSE
print('1-3 拟合 Weib_min 分布的还原值 RMSE：',RMSE)
log_MAPE=(np.sum(np.abs(log_Error/sorted_log_CaseNMax))/years_n)*100
print('1-4 对数值拟合 Weib_min 分布的 MAPE（%）：',log_MAPE)
MAPE=(np.sum(np.abs(Error/sorted_CaseNMax))/years_n)*100
print('1-5 拟合 Weib_min 分布的还原值 MAPE（%）：',MAPE)
Mean_CaseNMax=np.mean(CaseNMax); Mean_log_CaseNMax=np.mean(log_CaseNMax)
log_R2=1-np.sum(log_Error**2)/np.sum((sorted_log_CaseNMax-Mean_log_CaseNMax)**2)
print('1-6 对数值拟合 Weib_min 分布的决定系数：',log_R2)
R2=1-np.sum(Error**2)/np.sum((sorted_CaseNMax-Mean_CaseNMax)**2)
print('1-7 拟合 Weib_min 分布的还原值决定系数：',R2)
     # 计算 AIC、BIC
log_SSE=np.sum(log_Error**2); k=1
log_AIC=years_n*np.log(log_SSE/years_n)+2*k
log_BIC=years_n*np.log(log_SSE/years_n)+k*np.log(years_n)
print('1-8 log_AIC、log_BIC：',log_AIC,'、',log_BIC)
SSE=np.sum(Error**2)
AIC=years_n*np.log(SSE/years_n)+2*k; BIC=years_n*np.log(SSE/years_n)+k*np.log(years_n)
print('1-9 AIC、BIC：',AIC,'、',BIC)
     # 2. 计算 N 年一遇的月最大病例数及其 95%CI，生成数据帧及 Excel 文件
N=np.arange(5,35,5); q=1-1/N
log_StdE=log_RMSE/(years_n**0.5); log_ppf_q=weibull_min.ppf(q,*log_CaseNMax_fit)
ppf_q_N=pow(10,log_ppf_q); ppf_q_N=np.round(ppf_q_N,0)  # 计算 N 年一遇的病例数
log_ppf_q_lower=log_ppf_q-1.96*log_StdE; log_ppf_q_upper=log_ppf_q+1.96*log_StdE
  # 计算 N 年一遇的病例数（对数值）95%CI
ppf_q_N_lower=pow(10,log_ppf_q_lower); ppf_q_N_upper=pow(10,log_ppf_q_upper)
ppf_q_N_lower=np.round(ppf_q_N_lower,0); ppf_q_N_upper=np.round(ppf_q_N_upper,0)
  # 计算 N 年一遇的病例数 95%CI，取整数
     # 合并 N 年一遇的病例数及其 95%CI 建立 DF 及 Excel 文件
N_q_DF=pd.DataFrame(N,columns=['N'])
ppf_q_N_DF=pd.DataFrame(ppf_q_N,columns=['ppf_q_N'],index=N)
N_q_ppf_q_N_DF=pd.merge(N_q_DF,ppf_q_N_DF,on=N)
```

```
N_q_ppf_q_N_DF.rename(columns={'ppf_q_N':'Weib 拟合病例数 '}, inplace=True)
ppf_q_N_lower_DF=pd.DataFrame(ppf_q_N_lower,columns=['95%CI 下限 '],index=N)
N_q_ppf_q_N_lower_DF=pd.merge(N_q_DF,ppf_q_N_lower_DF,on=N)
ppf_q_N_upper_DF=pd.DataFrame(ppf_q_N_upper,columns=['95%CI 上限 '],index=N)
N_q_ppf_q_N_upper_DF=pd.merge(N_q_DF,ppf_q_N_upper_DF,on=N)
N_q_ppf_q_N_lower_DF=pd.merge(N_q_ppf_q_N_DF,N_q_ppf_q_N_lower_DF,on="N")
N_q_ppf_q_N_CI_DF=pd.merge(N_q_ppf_q_N_lower_DF,N_q_ppf_q_N_upper_DF,on='N')
Fit_N_95CI_Weib_min_DF=N_q_ppf_q_N_CI_DF.iloc[:,[1,2,4,6]]
print('2-1 Weib_minFit_N_95%CI。\n',Fit_N_95CI_Weib_min_DF)
Fit_N_95CI_Weib_min_DF.to_excel('F:/PyData2403/Fit_N_95CI_Weib_min.xlsx')
    # 3. 绘制 N 年一遇的月最大病例数及其 95%CI 柱状图，显示误差条
Fit_N_95CI_Weib_min_DF=pd.read_excel('F:/PyData2403/Fit_N_95CI_Weib_min.xlsx')
  # 读取 Weib_min 分布拟合的均值及 95%CI
index=['5','10','15','20','25','30']  # 创建年限列表
y=Fit_N_95CI_Weib_min_DF['Weib 拟合病例数 ']  # 获取均值
y_Error=Fit_N_95CI_Weib_min_DF['95%CI 上限 ']-Fit_N_95CI_Weib_min_DF['Weib 拟合病例数 ']
  # 计算上限与均值之差，即标准差的 1.96 倍
CI_values_low=Fit_N_95CI_Weib_min_DF['95%CI 下限 ']  # 获取 95%CI 下限值
CI_values_up=Fit_N_95CI_Weib_min_DF['95%CI 上限 ']  # 获取 95%CI 上限值
X_value=np.arange(len(index))  # 创建年限指标索引的数组
width=0.8  # 设置条的宽度
bar=plt.bar(X_value,y,width,yerr=y_Error,color='b')
  # 绘制均值条图和误差条，设置颜色
plt.xlabel(' 年限 ',fontsize=13); plt.ylabel(' 病例数均值及 95%CI',fontsize=13)
plt.ylim(0,10000)  # 设置 y 轴范围
plt.xticks(X_value,index,fontsize=12); plt.yticks(fontsize=12)
def add_text(bars,CI_values_low,CI_values_up):  # 自定义添加数据文本函数
    for i,bar in enumerate(bars):  # 返回可迭代对象的元素及索引
        x=bar.get_x( )+width/2  # 设置文本添加的 x 轴坐标
        plt.text(x,CI_values_up[i]+300,str(CI_values_up[i]),color='r',ha='center',fontsize=11)
          # 设置添加 95%CI 上限文本的坐标位置、文本内容、颜色和水平位置、字体大小
        plt.text(x,CI_values_low[i]-900,str(CI_values_low[i]),color='w',ha='center',va='bottom',fontsize=11)
          # 设置添加 95%CI 下限文本的坐标位置、内容、颜色、水平和垂直位置、字体大小
add_text(bar,CI_values_low,CI_values_up)  # 通过自定义函数添加 95%CI 的数据
plt.title(" 图 6-55 Weib 分布拟合 N 年一遇月最大病例数及其 95%CI 柱状图 ", fontsize=16,y=-0.28)
plt.show( )
```

（四）实践结果

1-1 对数值拟合 Weib_min 分布参数（位置参数、尺度参数和形状参数）：(4.739869235314998, –2.0900376696507514, 4.575196654133238)。

1-2 对数值 Weib_min 分布拟合的 log_RMSE：0.19485901965187435。

1-3 拟合 Weib_min 分布的还原值 RMSE：2799.0627446839367。
1-4 对数值拟合 Weib_min 分布的 MAPE（%）：inf。
1-5 拟合 Weib_min 分布的还原值 MAPE（%）：35.78471928667729。
1-6 对数值拟合 Weib_min 分布的决定系数：0.9636489614911937。
1-7 拟合 Weib_min 分布的还原值决定系数：0.512394799058372。
1-8 log_AIC、log_BIC：-99.39969539822644、-97.96570819374129。
1-9 AIC、BIC：494.09647417732583、495.530461381811。
2-1 Weib_minFit_N_95%CI。

	N	Weib 拟合病例数	95%CI 下限	95%CI 上限
0	5	930.0	794.0	1089.0
1	10	2319.0	1981.0	2716.0
2	15	3592.0	3067.0	4206.0
3	20	4752.0	4057.0	5565.0
4	25	5820.0	4970.0	6816.0
5	30	6813.0	5818.0	7979.0

3-1 绘图结果见图 6-55。

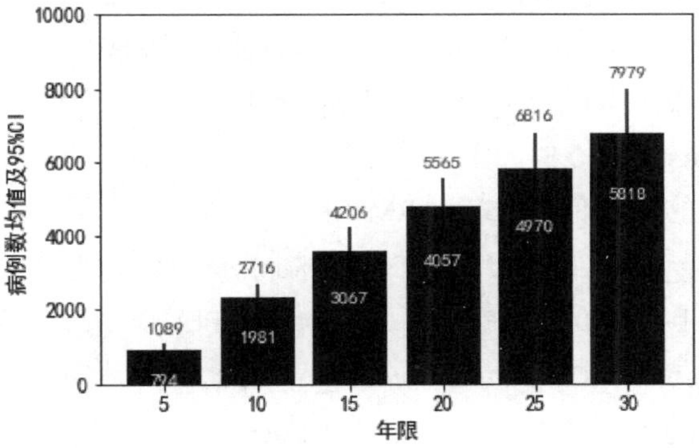

图 6-55　Weib 分布拟合 N 年一遇月最大病例数及其 95%CI 柱状图

九、指数威布尔分布拟合

（一）实践数据

某地 1990—2020 年各年登革热月监测病例数最大值，见表 6-3。

（二）实践任务

（1）采用指数威布尔分布拟合月监测病例数最大值的概率分布，并评估拟合效果。

（2）分析该地登革热疫情 5 年、10 年、15 年、20 年、25 年、30 年一遇的月病例数最大值及其 95%CI，生成数据帧和 Excel 文件。

（3）绘制 N 年一遇月病例数最大值及其 95%CI 的线图。

（三）实践程序及说明

```
# Model6--Exponweib 分布拟合
import numpy as np; import pandas as pd; import matplotlib.pyplot as plt
plt.rcParams['font.sans-serif']=['SimHei']; plt.rcParams['axes.unicode_minus']=False
```

```
from scipy.stats import exponweib    # 导入 Exponweib 分布函数
CaseNMax=[172,215,1,218,4,3679,1,379,368,150,182,124,629,13,37,3,425,237,
          44,5,66,26,227,1449,22755,1141,224, 758,1262,1786,14]
    # 1. 拟合 Expweib 分布，评估拟合效果
    # 拟合 Expweib 分布
sorted_CaseNMax=np.sort(CaseNMax); log_CaseNMax=np.log10(CaseNMax)
years_n=log_CaseNMax.shape[0]; sorted_log_CaseNMax=np.sort(log_CaseNMax)
log_CaseNMax_fit=exponweib.fit(sorted_log_CaseNMax)
  # 将转化后的数据拟合 Expweib 分布
print('1-1 对数值拟合 Expweib 分布参数（位置参数、尺度参数和形状参数（2 个））：',log_CaseNMax_fit)
cprob=(np.arange(years_n, dtype=np.float32)+1)/(years_n+1)
  # 计算原始数据的经验分位数概率
log_ppf=exponweib.ppf(cprob,*log_CaseNMax_fit)  # 计算原始分位数的对数拟合值
ppf_N=pow(10,log_ppf)  # 计算原始分位数的拟合值
    # 计算 Error、RMSE、MAPE 和决定系数
log_Error=sorted_log_CaseNMax-log_ppf  # 计算对数值拟合误差
Error=sorted_CaseNMax-ppf_N  # 计算原始值误差
log_RMSE=(np.sum(log_Error**2)/years_n)**0.5  # 计算对数值 RMSE
print('1-2 对数值 Expweib 分布拟合的 log_RMSE：',log_RMSE)
RMSE=(np.sum(Error**2)/years_n)**0.5  # 计算 RMSE
print('1-3 拟合 Expweib 分布的还原值 RMSE：',RMSE)
log_MAPE=(np.sum(np.abs(log_Error/sorted_log_CaseNMax))/years_n)*100
print('1-4 对数值拟合 Expweib 分布的 MAPE（%）：',log_MAPE)
MAPE=(np.sum(np.abs(Error/sorted_CaseNMax))/years_n)*100
print('1-5 拟合 Expweib 分布的还原值 MAPE（%）：',MAPE)
Mean_CaseNMax=np.mean(CaseNMax); Mean_log_CaseNMax=np.mean(log_CaseNMax)
log_R2=1-np.sum(log_Error**2)/np.sum((sorted_log_CaseNMax-Mean_log_CaseNMax)**2)
print('1-6 对数值拟合 Expweib 分布的决定系数：',log_R2)
R2=1-np.sum(Error**2)/np.sum((sorted_CaseNMax-Mean_CaseNMax)**2)
print('1-7 拟合 Expweib 分布的还原值决定系数：',R2)
    # 计算 AIC、BIC
log_SSE=np.sum(log_Error**2); k=1
log_AIC=years_n*np.log(log_SSE/years_n)+2*k
log_BIC=years_n*np.log(log_SSE/years_n)+k*np.log(years_n)
print('1-8 log_AIC、log_BIC：',log_AIC,'、',log_BIC)
SSE=np.sum(Error**2); AIC=years_n*np.log(SSE/years_n)+2*k
BIC=years_n*np.log(SSE/years_n)+k*np.log(years_n); print('1-9 AIC、BIC：',AIC,'、',BIC)
    # 2. 计算 N 年一遇的月最大病例数及其 95%CI，生成数据帧和 Excel 文件
N=np.arange(5,35,5); q=1-1/N
log_StdE=log_RMSE/(years_n**0.5); log_ppf_q=exponweib.ppf(q,*log_CaseNMax_fit)
```

```
ppf_q_N=pow(10,log_ppf_q); ppf_q_N=np.round(ppf_q_N,0)
  # 拟合 N 年一遇病例数，取整
log_ppf_q_lower=log_ppf_q-1.96*log_StdE; log_ppf_q_upper=log_ppf_q+1.96*log_StdE
  # 计算 N 年一遇的病例数（对数值）95%CI
ppf_q_N_lower=pow(10,log_ppf_q_lower); ppf_q_N_upper=pow(10,log_ppf_q_upper)
ppf_q_N_lower=np.round(ppf_q_N_lower,0); ppf_q_N_upper=np.round(ppf_q_N_upper,0)
  # 计算 N 年一遇的病例数 95%CI，取整
    # 合并 N 年一遇的病例数及其 95%CI 建立 DF 及 Excel 文件
N_q_DF=pd.DataFrame(N,columns=['N'])
ppf_q_N_DF=pd.DataFrame(ppf_q_N,columns=['ppf_q_N'],index=N)
N_q_ppf_q_N_DF=pd.merge(N_q_DF,ppf_q_N_DF,on=N)
N_q_ppf_q_N_DF.rename(columns={'ppf_q_N':'Expweib 拟合病例数 '}, inplace=True)
ppf_q_N_lower_DF=pd.DataFrame(ppf_q_N_lower,columns=['95%CI 下限 '],index=N)
N_q_ppf_q_N_lower_DF=pd.merge(N_q_DF,ppf_q_N_lower_DF,on=N)
ppf_q_N_upper_DF=pd.DataFrame(ppf_q_N_upper,columns=['95%CI 上限 '],index=N)
N_q_ppf_q_N_upper_DF=pd.merge(N_q_DF,ppf_q_N_upper_DF,on=N)
N_q_ppf_q_N_lower_DF=pd.merge(N_q_ppf_q_N_DF,N_q_ppf_q_N_lower_DF,on="N")
N_q_ppf_q_N_CI_DF=pd.merge(N_q_ppf_q_N_lower_DF,N_q_ppf_q_N_upper_DF,on='N')
Fit_N_95CI_Expweib_DF=N_q_ppf_q_N_CI_DF.iloc[:,[1,2,4,6]]
print('2-1 ExpweibFit_N_95%CI。\n',Fit_N_95CI_Expweib_DF)
Fit_N_95CI_Expweib_DF.to_excel('F:/PyData2403/Fit_N_95CI_Expweib.xlsx')
    # 3. 绘制 N 年一遇的月最大病例数及其 95%CI 线图
Fit_N_95CI_Expweib_DF=pd.read_excel('F:/PyData2403/Fit_N_95CI_Expweib.xlsx')
  # 读取 Expweib 分布拟合的均值及 95%CI
x=np.array([i for i in range(5,35,5)])
  # 创建 x 轴数组，年限起始值为 5，截止值为 35（不含），步长为 5
Fit_N_mean=Fit_N_95CI_Expweib_DF['Expweib 拟合病例数 ']
CI_values_low=Fit_N_95CI_Expweib_DF['95%CI 下限 ']  # 获取 95%CI 下限值
CI_values_up=Fit_N_95CI_Expweib_DF['95%CI 上限 ']  # 获取 95%CI 上限值
plt.plot(x,CI_values_low,'g',x,CI_values_up,'b',x,Fit_N_mean,'r',marker='o',linewidth=2)
  # 绘制三条折线，设置线的颜色、标记和粗细
plt.legend(['95%CI 下限 ','95%CI 上限 ',' 拟合病例数均值 '],loc='upper left',fontsize=12)
  # 依次设置线的图例及其位置
y_low=np.array(CI_values_low)  # 将发病数列表转换为数组
y_up=np.array(CI_values_up); y_mean=np.array(Fit_N_mean)
for a1,b1 in zip(x,y_low):
    plt.annotate('%s'%b1,xy=(a1,b1),xytext=(-10,-15),textcoords='offset points',fontsize=12)
for a2,b2 in zip(x,y_up):
    plt.annotate('%s'%b2,xy=(a2,b2),xytext=(-10,15),textcoords='offset points',fontsize=12)
for a,b in zip(x,y_mean):
```

```
    plt.annotate('%s'%b,xy=(a,b),xytext=(-10,5),textcoords='offset points',fontsize=12)
  # 给折线点设置坐标值、坐标位置和相对位置、字体大小
plt.title(' 图 6-56 Expweib 分布拟合 N 年一遇月最大病例数及其 95%CI 线图 ',fontsize=16, y=-0.28)
  # 设置标题、字体大小及其垂直位置
plt.ylim(0,10000); plt.xticks(x)  # 设置 y 轴取值范围、x 轴刻度值
plt.xlabel(' 年限（年）',fontsize=13); plt.ylabel(' 拟合病例数 ',fontsize=13)
plt.tick_params(axis='both',labelsize=12); plt.show( )
  # 设置刻度的大小，both 代表 x 轴、y 轴同时设置
```

（四）实践结果

1–1 对数值拟合 Expweib 分布参数（位置参数、尺度参数和形状参数（2 个））：(0.285098896452022, 5.797712987865862, –0.266503762781125, 3.5770321742585436)。

1–2 对数值 Expweib 分布拟合的 log_RMSE：0.20178111722807227。

1–3 拟合 Expweib 分布的还原值 RMSE：2831.457195338561。

1–4 对数值拟合 Expweib 分布的 MAPE（%）：inf。

1–5 拟合 Expweib 分布的还原值 MAPE（%）：34.80089351052047。

1–6 对数值拟合 Expweib 分布的决定系数：0.9610204482300119。

1–7 拟合 Expweib 分布的还原值决定系数：0.5010430656850126。

1–8 log_AIC、log_BIC：–97.2354483236066、–95.80146111912146。

1–9 AIC、BIC：494.8098996240747、496.2438868285599。

2–1 ExpweibFit_N_95%CI。

	N	Expweib 拟合病例数	95%CI 下限	95%CI 上限
0	5	1045.0	887.0	1231.0
1	10	2577.0	2188.0	3035.0
2	15	3855.0	3273.0	4539.0
3	20	4939.0	4194.0	5817.0
4	25	5885.0	4997.0	6931.0
5	30	6727.0	5712.0	7922.0

3–1 绘图结果见图 6–56。

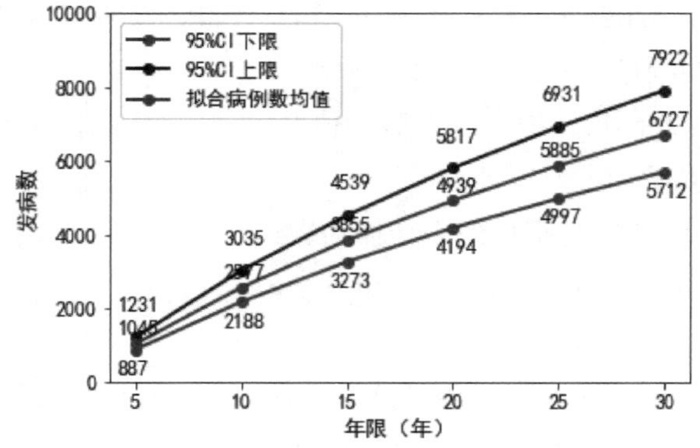

图 6–56　Expweib 分布拟合 N 年一遇月最大病例数及其 95%CI 线图

十、冈珀茨分布拟合

（一）实践数据

某地 1990—2020 年各年登革热月监测病例数最大值，见表 6–3。

（二）实践任务

（1）采用冈珀茨分布拟合月监测病例数最大值的概率分布，并评估拟合效果。

（2）分析该地登革热疫情 5 年、10 年、15 年、20 年、25 年、30 年一遇的月病例数最大值及其 95%CI，生成数据帧。

（三）实践程序及说明

```
    # Model6--Gompertz 分布拟合
import numpy as np;  import pandas as pd;  import matplotlib.pyplot as plt
plt.rcParams['font.sans-serif']=['SimHei'];  plt.rcParams['axes.unicode_minus']=False
from scipy.stats import gompertz   # 导入 Gompertz 分布函数
CaseNMax=[172,215,1,218,4,3679,1,379,368,150,182,124,629,13,37,3,425,237,
          44,5,66,26,227,1449,22755,1141,224, 758,1262,1786,14]
    # 1. 拟合 Gompertz 分布，评估拟合效果
    # 拟合 Gompertz 分布
sorted_CaseNMax=np.sort(CaseNMax);  log_CaseNMax=np.log10(CaseNMax)
years_n=log_CaseNMax.shape[0];  sorted_log_CaseNMax=np.sort(log_CaseNMax)
log_CaseNMax_fit=gompertz.fit(sorted_log_CaseNMax)
  # 将转化后的数据拟合 Gompertz 分布
print('1-1 对数值拟合 Gompertz 分布参数（位置参数、尺度参数和形状参数）：', log_CaseNMax_fit)
cprob=(np.arange(years_n, dtype=np.float32)+1)/(years_n+1)
  # 计算原始数据的经验分位数概率
log_ppf=gompertz.ppf(cprob,*log_CaseNMax_fit)   # 计算原始分位数的对数拟合值
ppf_N=pow(10,log_ppf)   # 计算原始分位数的拟合值
    # 计算 Error、RMSE、MAPE 和决定系数
log_Error=sorted_log_CaseNMax-log_ppf   # 计算对数值拟合误差（前后数据排序对应）
Error=sorted_CaseNMax-ppf_N   # 计算原始值误差（注意前后数据排序对应）
log_RMSE=(np.sum(log_Error**2)/years_n)**0.5   # 计算对数值 RMSE
print('1-2 对数值 Gompertz 分布拟合的 log_RMSE：',log_RMSE)
RMSE=(np.sum(Error**2)/years_n)**0.5   # 计算 RMSE
print('1-3 拟合 Gompertz 分布的还原值 RMSE：',RMSE)
log_MAPE=(np.sum(np.abs(log_Error/sorted_log_CaseNMax))/years_n)*100
print('1-4 对数值拟合 Gompertz 分布的 MAPE（%）：',log_MAPE)
MAPE=(np.sum(np.abs(Error/sorted_CaseNMax))/years_n)*100
print('1-5 拟合 Gompertz 分布的还原值 MAPE（%）：',MAPE)
Mean_CaseNMax=np.mean(CaseNMax);  Mean_log_CaseNMax=np.mean(log_CaseNMax)
log_R2=1-np.sum(log_Error**2)/np.sum((sorted_log_CaseNMax-Mean_log_CaseNMax)**2)
```

```
print('1-6 对数值拟合 Gompertz 分布的决定系数：',log_R2)
R2=1-np.sum(Error**2)/np.sum((sorted_CaseNMax-Mean_CaseNMax)**2)
print('1-7 拟合 Gompertz 分布的还原值决定系数：',R2)
    # 计算 AIC、BIC
log_SSE=np.sum(log_Error**2); k=1
log_AIC=years_n*np.log(log_SSE/years_n)+2*k
log_BIC=years_n*np.log(log_SSE/years_n)+k*np.log(years_n)
print('1-8 log_AIC、log_BIC：',log_AIC,'、',log_BIC)
SSE=np.sum(Error**2)
AIC=years_n*np.log(SSE/years_n)+2*k; BIC=years_n*np.log(SSE/years_n)+k*np.log(years_n)
print('1-9 AIC、BIC：',AIC,'、',BIC)
    # 2. 计算 N 年一遇的月最大病例数及其 95%CI，生成数据帧
N=np.linspace(5,30,6); q=1-1/N
log_StdE=log_RMSE/(years_n**0.5); log_ppf_q=gompertz.ppf(q,*log_CaseNMax_fit)
ppf_q_N=pow(10,log_ppf_q); ppf_q_N=np.round(ppf_q_N,0)
  # 拟合 N 年一遇病例数，取整
log_ppf_q_lower=log_ppf_q-1.96*log_StdE; log_ppf_q_upper=log_ppf_q+1.96*log_StdE
  # 计算 N 年一遇的病例数（对数值）95%CI
ppf_q_N_lower=pow(10,log_ppf_q_lower); ppf_q_N_upper=pow(10,log_ppf_q_upper)
ppf_q_N_lower=np.round(ppf_q_N_lower,0); ppf_q_N_upper=np.round(ppf_q_N_upper,0)
  # 计算 N 年一遇的病例数 95%CI，取整
    # 合并 N 年一遇的病例数及其 95%CI 建立 DF 文件
N_q_DF=pd.DataFrame(N,columns=['N'])
ppf_q_N_DF=pd.DataFrame(ppf_q_N,columns=['ppf_q_N'],index=N)
N_q_ppf_q_N_DF=pd.merge(N_q_DF,ppf_q_N_DF,on=N)
N_q_ppf_q_N_DF.rename(columns={'ppf_q_N':'Gompertz 拟合病例数 '}, inplace=True)
ppf_q_N_lower_DF=pd.DataFrame(ppf_q_N_lower,columns=['95%CI 下限 '],index=N)
N_q_ppf_q_N_lower_DF=pd.merge(N_q_DF,ppf_q_N_lower_DF,on=N)
ppf_q_N_upper_DF=pd.DataFrame(ppf_q_N_upper,columns=['95%CI 上限 '],index=N)
N_q_ppf_q_N_upper_DF=pd.merge(N_q_DF,ppf_q_N_upper_DF,on=N)
N_q_ppf_q_N_lower_DF=pd.merge(N_q_ppf_q_N_DF,N_q_ppf_q_N_lower_DF,on="N")
N_q_ppf_q_N_CI_DF=pd.merge(N_q_ppf_q_N_lower_DF,N_q_ppf_q_N_upper_DF,on='N')。
Fit_N_95CI_Gompertz_DF=N_q_ppf_q_N_CI_DF.iloc[:,[1,2,4,6]]
print('2-1 GompertzFit_N_95%CI。\n',Fit_N_95CI_Gompertz_DF)
```

（四）实践结果

1-1 对数值拟合 Gompertz 分布参数（位置参数、尺度参数和形状参数）：(0.1344807707328355, −6.707945918537129e−08, 1.1642839687161715)。

1-2 对数值 Gompertz 分布拟合的 log_RMSE：0.2004165281719521。

1-3 拟合 Gompertz 分布的还原值 RMSE：2884.360578110807。

1-4 对数值拟合 Gompertz 分布的 MAPE（%）：inf。

1-5 拟合 Gompertz 分布的还原值 MAPE（%）：35.01733253254884。
1-6 对数值拟合 Gompertz 分布的决定系数：0.9615458810589006。
1-7 拟合 Gompertz 分布的还原值决定系数：0.4822237044352161。
1-8 log_AIC、log_BIC：-97.65616111039488、-96.22217390590973。
1-9 AIC、BIC：495.95762809577536、497.3916153002605。
2-1 GompertzFit_N_95%CI。

	N	Gompertz 拟合病例数	95%CI 下限	95%CI 上限
0	5.0	963.0	818.0	1132.0
1	10.0	2361.0	2007.0	2777.0
2	15.0	3567.0	3032.0	4196.0
3	20.0	4619.0	3926.0	5433.0
4	25.0	5555.0	4722.0	6535.0
5	30.0	6402.0	5442.0	7531.0

十一、皮尔逊Ⅲ型分布拟合

（一）实践数据

某地 1990—2020 年各年登革热月监测病例数最大值，见表 6-3。

（二）实践任务

（1）采用皮尔逊Ⅲ型分布拟合月监测病例数最大值的概率分布并评估拟合效果。

（2）分析该地登革热疫情 5 年、10 年、15 年、20 年、25 年、30 年一遇的月病例数最大值及其 95%CI，生成数据帧。

（三）实践程序及说明

```
    # Model6--Pearson3 分布拟合
import numpy as np;  import pandas as pd;  import matplotlib.pyplot as plt
plt.rcParams['font.sans-serif']=['SimHei'];  plt.rcParams['axes.unicode_minus']=False
from scipy.stats import pearson3   # 导入 Pearson3 分布函数
CaseNMax=[172,215,1,218,4,3679,1,379,368,150,182,124,629,13,37,3,425,237,
          44,5,66,26,227,1449,22755,1141,224, 758,1262,1786,14]
    # 1. 拟合 Pears3 分布，评估拟合效果
    # 拟合 Pears3 型分布
sorted_CaseNMax=np.sort(CaseNMax);  log_CaseNMax=np.log10(CaseNMax)
years_n=log_CaseNMax.shape[0];  sorted_log_CaseNMax=np.sort(log_CaseNMax)
log_CaseNMax_fit=pearson3.fit(sorted_log_CaseNMax)
  # 将转化后的数据拟合 Pears3 分布
print('1-1 对数值拟合 Pears3 分布参数（位置参数、尺度参数和形状参数）：', log_CaseNMax_fit)
cprob=(np.arange(years_n, dtype=np.float32)+1)/(years_n+1)
  # 计算原始数据的经验分位数概率
log_ppf=pearson3.ppf(cprob,*log_CaseNMax_fit)   # 计算原始分位数的对数拟合值
ppf_N=pow(10,log_ppf)   # 计算原始分位数的拟合值
```

```
    #计算 Error、RMSE、MAPE 和决定系数
log_Error=sorted_log_CaseNMax-log_ppf  #计算对数值拟合误差（数据排序对应）
Error=sorted_CaseNMax-ppf_N  #计算原始值误差（注意前后数据排序对应）
log_RMSE=(np.sum(log_Error**2)/years_n)**0.5  #计算对数值 RMSE
print('1-2 对数值 Pears3 分布拟合的 log_RMSE：',log_RMSE)
RMSE=(np.sum(Error**2)/years_n)**0.5  #计算 RMSE
print('1-3 拟合 Pears3 分布的还原值 RMSE：',RMSE)
log_MAPE=(np.sum(np.abs(log_Error/sorted_log_CaseNMax))/years_n)*100
print('1-4 对数值拟合 Pears3 分布的 MAPE（%）：',log_MAPE)
MAPE=(np.sum(np.abs(Error/sorted_CaseNMax))/years_n)*100
print('1-5 拟合 Pears3 分布的还原值 MAPE（%）：',MAPE)
Mean_CaseNMax=np.mean(CaseNMax); Mean_log_CaseNMax=np.mean(log_CaseNMax)
log_R2=1-np.sum(log_Error**2)/np.sum((sorted_log_CaseNMax-Mean_log_CaseNMax)**2)
print('1-6 对数值拟合 Pears3 分布的决定系数：',log_R2)
R2=1-np.sum(Error**2)/np.sum((sorted_CaseNMax-Mean_CaseNMax)**2)
print('1-7 拟合 Pears3 分布的还原值决定系数：',R2)
    #计算 AIC、BIC
log_SSE=np.sum(log_Error**2); k=1
log_AIC=years_n*np.log(log_SSE/years_n)+2*k
log_BIC=years_n*np.log(log_SSE/years_n)+k*np.log(years_n)
print('1-8 log_AIC、log_BIC：',log_AIC,'、',log_BIC)
SSE=np.sum(Error**2); k=1; AIC=years_n*np.log(SSE/years_n)+2*k
BIC=years_n*np.log(SSE/years_n)+k*np.log(years_n); print('1-9 AIC、BIC：',AIC,'、',BIC)
    #2. 计算 N 年一遇的月最大病例数及其 95%CI，生成数据帧
N=np.linspace(5,30,6); q=1-1/N
log_StdE=log_RMSE/(years_n**0.5); log_ppf_q=pearson3.ppf(q,*log_CaseNMax_fit)
ppf_q_N=pow(10,log_ppf_q); ppf_q_N=np.round(ppf_q_N,0) #拟合 N 年一遇病例数取整
log_ppf_q_lower=log_ppf_q-1.96*log_StdE; log_ppf_q_upper=log_ppf_q+1.96*log_StdE
  #计算 N 年一遇的病例数（对数值）95%CI
ppf_q_N_lower=pow(10,log_ppf_q_lower); ppf_q_N_upper=pow(10,log_ppf_q_upper)
ppf_q_N_lower=np.round(ppf_q_N_lower,0); ppf_q_N_upper=np.round(ppf_q_N_upper,0)
  #计算 N 年一遇的病例数 95%CI，取整
    #合并 N 年一遇的病例数及其 95%CI 建立 DF 文件
N_q_DF=pd.DataFrame(N,columns=['N'])
ppf_q_N_DF=pd.DataFrame(ppf_q_N,columns=['ppf_q_N'],index=N)
N_q_ppf_q_N_DF=pd.merge(N_q_DF,ppf_q_N_DF,on=N)
N_q_ppf_q_N_DF.rename(columns={'ppf_q_N':'Pears3 拟合病例数 '}, inplace=True)
ppf_q_N_lower_DF=pd.DataFrame(ppf_q_N_lower,columns=['95%CI 下限 '],index=N)
N_q_ppf_q_N_lower_DF=pd.merge(N_q_DF,ppf_q_N_lower_DF,on=N)
ppf_q_N_upper_DF=pd.DataFrame(ppf_q_N_upper,columns=['95%CI 上限 '],index=N)
```

```
N_q_ppf_q_N_upper_DF=pd.merge(N_q_DF,ppf_q_N_upper_DF,on=N)
N_q_ppf_q_N_lower_DF=pd.merge(N_q_ppf_q_N_DF,N_q_ppf_q_N_lower_DF,on="N")
N_q_ppf_q_N_CI_DF=pd.merge(N_q_ppf_q_N_lower_DF,N_q_ppf_q_N_upper_DF,on='N')
Fit_N_95CI_Pears3_DF=N_q_ppf_q_N_CI_DF.iloc[:,[1,2,4,6]]
print('2-1 Pears3Fit_N_95%CI。\n',Fit_N_95CI_Pears3_DF)
```

（四）实践结果

1-1 对数值拟合 Pears3 分布参数（位置参数、尺度参数和形状参数）：(-0.33543518610950807, 2.095037616016885, 1.0220315833326372)。

1-2 对数值 Pears3 分布拟合的 log_RMSE：0.19155998329724555。

1-3 拟合 Pears3 分布的还原值 RMSE：2811.1891204323915。

1-4 对数值拟合 Pears3 分布的 MAPE（%）：inf。

1-5 拟合 Pears3 分布的还原值 MAPE（%）：34.74016469332748。

1-6 对数值拟合 Pears3 分布的决定系数：0.9648694153732967。

1-7 拟合 Pears3 分布的还原值决定系数：0.5081607445812406。

1-8 log_AIC、log_BIC：-100.45836602346591、-99.02437881898076。

1-9 AIC、BIC：494.36449653543974、495.7984837399249。

2-1 Pears3Fit_N_95%CI。

	N	Pears3 拟合病例数	95%CI 下限	95%CI 上限
0	5.0	928.0	795.0	1084.0
1	10.0	2305.0	1973.0	2692.0
2	15.0	3564.0	3052.0	4163.0
3	20.0	4712.0	4034.0	5503.0
4	25.0	5768.0	4938.0	6737.0
5	30.0	6749.0	5779.0	7883.0

第十七节　贡献度分析

一、实践数据

据疾病监测，某地 2018 年 1—12 月登革热月报告病例数依次为 2 例、3 例、2 例、8 例、24 例、31 例、74 例、349 例、1211 例、1262 例、315 例和 34 例。

二、实践任务

（1）试进行贡献度分析，计算发病数占比在 80% 以上的月份及其贡献度。

（2）绘制月登革热报告病例数柱状图及其累积贡献度变化趋势图。

三、实践程序及说明

```
    # Model6-- 贡献度分析
import numpy as np;  import pandas as pd;  import matplotlib.pyplot as plt
plt.rcParams['font.sans-serif']=['SimHei'];  plt.rcParams['axes.unicode_minus']=False
    # 1. 贡献度分析
Months=['1','2','3','4','5','6','7','8','9','10','11','12']   # 创建月份字符列表
MonCaseN=[2,3,2,8,24,31,74,349,1211,1262,315,34]   # 创建各月病例数列表
data=pd.Series(data=MonCaseN,index=Months)   # 创建各月病例数 Series
data.sort_values(ascending=False, inplace=True)   # 将各月病例数由大到小排列
print('1-1 各月病例数由大到小排序结果：',list(data))
CP=data.cumsum( )/data.sum( )   # 计算累计占比
print("1-2 月病例数从大到小累计占比 (%)：",list(np.round(CP,4)*100))
p=0.80   # 设定累计占比界值
key=CP[CP>p].index[0]   # 获取累计占比超过设定界值的索引节点值
key_num=data.index.tolist( ).index(key)   # 获取累计占比超过设定界值的索引节点值位置
print('1-3 超过累计占比界值的节点值索引为：',key)
print('1-4 超过累计占比界值的节点值索引位置为：',key_num)
key_product=data.loc[:key]   # 获取超过累计占比设定界值的决定性月份及病例数
print('1-5 超过累计占比设定界值的决定性月份及其病例数为：\n',key_product)
    # 2. 绘制病例数柱状图及累计占比变化趋势图
plt.figure(figsize=(10,4));  data.plot(kind='bar', color='g', alpha=0.5, width=0.5)
plt.ylabel(' 病例数 ',fontsize=15);  plt.xlabel(' 月份 ',fontsize=15)
CP.plot(style='--bo', secondary_y=True)   # secondary_y 为 y 副坐标轴，按第二 y 轴绘图
plt.axvline(key_num, color='r',linestyle="--",alpha=0.8)
plt.text(key_num+0.2,CP[key]-0.03,' 累计占比为：%.2f%%'%(CP[key]*100), color ='r',fontsize=16)
   # 在累计占比超过设定界值的节点坐标位置附近添加文本注释
plt.ylabel(' 病例数累计占比 ',fontsize=15);  plt.ylim(0,1)
plt.title(" 图 6-57 2018 年登革热月病例数柱状图及其累计贡献度变化趋势图 ",fontsize=20, y=-0.31);
plt.show( )
```

四、实践结果

1–1 各月病例数由大到小排序结果：[1262, 1211, 349, 315, 74, 34, 31, 24, 8, 3, 2, 2]。

1–2 月病例数从大到小累计占比 (%)：[38.07, 74.6, 85.13, 94.63000000000001, 96.86, 97.89, 98.82, 99.55000000000001, 99.79, 99.88, 99.94, 100.0]。

1–3 超过累计占比界值的节点值索引为：8。

1–4 超过累计占比界值的节点值索引位置为：2。

1–5 超过累计占比设定界值的决定性月份及其病例数为：

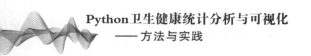

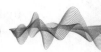

```
10    1262
 9    1211
 8     349
```

2–1 绘图结果见图 6–57。

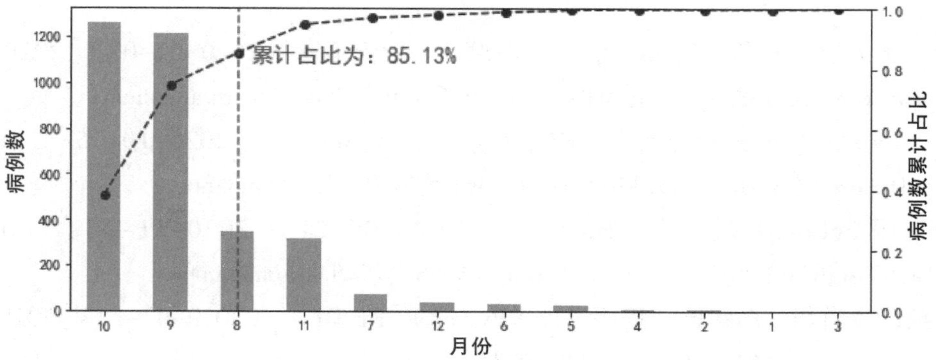

图 6–57　2018 年登革热月病例数柱状图及其累计贡献度变化趋势图

主要参考文献

[1] 嵩天，黄天羽，礼欣．Python 语言程序设计 [EB/OL]．(2020-07-07) [2020-10-15]．https://www.icourse163.org/learn/BIT-268001?tid=1460270441#/learn/announce.

[2] 嵩天．Python 数据分析与展示 [EB/OL]．(2020-08-25) [2020-10-15]．https://www.icourse163.org/learn/BIT-1001870002?tid=1461061450#/learn/announce.

[3] 张莉．用 Python 玩转数据 [EB/OL]．(2020-09-21) [2020-11-04]．https://www.icourse163.org/learn/NJU-1001571005?tid=1460583445#/learn/announce.

[4] 车万翔，潘道华．高级语言程序设计（Python）[EB/OL]．(2020-02-10) [2020-07-29]．https://www.icourse163.org/course/HIT-9003.

[5] 王恺，李妍，闫晓玉，等．Python 编程基础 [EB/OL]．(2020-09-06) [2020-12-25]．https://www.icourse163.org/learn/NKU-1205696807?tid=1461647463#/learn/announce.

[6] 徐艳新，孙冰，吕俊，等．乐学 Python [EB/OL]．(2020-09-28) [2020-12-14]．https://www.icourse163.org/learn/NJTECH-1207171805?tid=1461862444#/learn/announce.

[7] 张良均，王路，谭立云，等．Python 数据分析与挖掘实战 [M]．北京：机械工业出版社，2015.

[8] 黄红梅，张良均，张凌，等．Python 数据分析与应用 [M]．北京：人民邮电出版社，2018.

[9] 张俊红．对比 Excel 轻松学习 Python 数据分析 [M]．北京：电子工业出版社，2019.

[10]（奥）托马斯·哈斯尔万特（Thomas Haslwanter）．Python 统计分析 [M]．李锐，译．北京：人民邮电出版社，2018.

[11] Python Software Foundation.Python 3.11.8 documentation [EB/OL]．(2022-10-24) [2022-10-29]．https://docs.python.org/3.11/.

[12] Anaconda Inc.Anaconda Distribution [EB/OL]．(2023-09-29) [2023-10-08]．https://docs.anaconda.com/anaconda/.

[13] NumPy Developers.NumPy documentation Version:1.26 [EB/OL]．(2023-09-16) [2023-10-18]．https://numpy.org/doc/1.26/index.html#numpy-docs-mainpage.

[14] NumFOCUS，Inc. Pandas documentation Version:2.1.1 [EB/OL]．(2023-09-20) [2023-09-26]．https: //pandas.pydata.org/pandas-docs/version/2.1.1/.

[15] The Scipy community.SciPy documentation Version:1.11.3 [EB/OL]．(2023-09-27) [2023-10-05]．https://docs.scipy.org/doc/scipy-1.11.3/.

[16] The Matplotlib development team.Matplotlib:Visualization with Python [EB/OL]．(2023-09-13) [2023-09-25]．https://matplotlib.org/.

[17] Michael Waskom.Seaborn API reference [EB/OL]．(2022-12) [2023-01-15]．https://seaborn. pydata.org/api.html#.

[18] Hustlei.Seaborn 系列目录 [EB/OL]．(2022-02-23) [2024-02-10]．https: //blog.csdn.net / hustlei/article/details/123087608.

[19] Josef P, Skipper S, Jonathan T, statsmodels-developers.Statsmodels 0.14.0 [EB/OL]. (2023-12-14) [2024-03-15]. https://www.statsmodels.org/stable/index.html.

[20] Scikit-learn developers (BSD License).Scikitlearn API Reference [EB/OL]. [2024-03-12]. https://scikit-learn.org/stable/api/index.html.

[21] 1.6.11.1. Maximum wind speed prediction at the Sprogø station [EB/OL]. [2022-08-15]. http://scipy-lectures.org/intro/summary-exercises/stats-interpolate.html.

[22] 颜虹，徐勇勇，赵耐青，等. 医学统计学 [M]. 2 版. 北京：人民卫生出版社，2010.

[23] 孙振球，徐勇勇，等. 医学统计学 [M]. 3 版. 北京：人民卫生出版社，2012.

[24] 焦奎壮，马煦晰，马小茜，等. 广义估计方程与混合线性模型在 Python 中的实现 [J]. 医学新知，2022，32 (5)：333-337.

[25] 李湘莹，李培政，王 静，等. 环境流行病学研究中广义可加模型在 Python 中的实现 [J]. 数理医药学杂志，2023，36 (4)：241-245.

[26] Cam D-P.Survival regression [EB/OL]. [2024-02-10]. https://lifelines.readthedocs.io/en / latest/Survival%20Regression.html.

[27] Jeremy B, Nitin M.Educational Testing Service.Factor_analyzer API documentation [EB/OL]. (2022-09-05) [2023-11-12]. https://factor-analyzer.readthedocs.io/en/latest/factor_analyzer.html.

[28] Python Software Foundation.Factor-analyzer 0.4.1 [EB/OL]. (2022-09-13) [2024-01-12]. https://pypi.org/project/factor-analyzer/0.4.1/.

[29] 王一脉 . 时间序列课程笔记 [EB/OL]. (2021-07-14) [2023-12-21]. https://aistudio.baidu.com /projectdetail/2186329?channelType=0&channel=0.

[30] Jason B.11 Classical Time Series Forecasting Methods in Python (Cheat Sheet) [EB/OL]. (2023 -09-16) [2023-12-05]. https://machinelearningmastery.com/time-series-forecasting-methods-in-python-cheat-sheet/?nowprocket=1.

[31] 潘东华. 2019 年某高校教职工免散瞳彩色眼底照相筛查眼底疾病结果分析 [J]. 中国校医，2022，36 (12)：942-944.

[32] 魏卓超，张巍，隋丹，等. 3 种检测方法在出血热病原检测中的应用效果比较 [J]. 中华卫生杀虫药械，2020，26 (6)：556-559.

[33] 张凯，韦杏. 复方金黄连颗粒中 8 种成分的含量测定及其主成分分析和聚类分析 [J]. 中国药师，2021，24 (3)：472-476.

[34] 张晓宝，严丹莹，陈灿，等. 传染病流行病学中基本再生数与有效再生数指标的研究进展 [J]. 中华疾病控制杂志，2021，25 (7)：753-757.

[35] 崔玉美，陈姗姗，傅新楚. 几类传染病模型中基本再生数的计算 [J]. 复杂系统与复杂性科学，2017，14 (4)：14-29.

[36] Mr H. 传染病中有效再生数的计算 [EB/OL]. (2020-10-29) [2022-09-29]. https://zhuanlan.zhihu. com/p/267686933.

[37] LGDDDDDD.Python 实现 SI、SIS、SIR、SIRS、SEIR、SEIRS 模型 [EB/OL]. (2020-02-07) [2024-02 -21]. https://blog.csdn.net/weixin_43289424/article/details/104214637.

[38] 零度太平洋. 数学建模中的疾病传播模型 [EB/OL]. (2021-09-12) [2024-03-01]. https://blog. csdn.net/weixin_54718885/article/details/120249140.